国家卫生健康委员会"十四五"规划教材

全 国 高 等 学 校 教 材

供基础、临床、预防、口腔医学类专业用

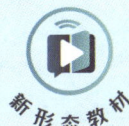

新形态教材

口腔科学

Stomatology

第 **10** 版

主　　审	张志愿
主　　编	郭传瑸　程　斌
副 主 编	蒋欣泉　叶　玲　陈莉莉
数 字 主 编	郭传瑸　蒋欣泉
数字副主编	陈莉莉　陈发明　孙志军

人民卫生出版社

·北京·

图书在版编目（CIP）数据

口腔科学 / 郭传瑸，程斌主编 . — 10 版 . —北京：
人民卫生出版社，2024.7

全国高等学校五年制本科临床医学专业第十轮规划教材

ISBN 978-7-117-36237-5

Ⅰ. ①口…　Ⅱ. ①郭…②程…　Ⅲ. ①口腔科学– 高
等学校 – 教材　Ⅳ. ①R78

中国国家版本馆 CIP 数据核字（2024）第 083398 号

人卫智网	www.ipmph.com	医学教育、学术、考试、健康，购书智慧智能综合服务平台
人卫官网	www.pmph.com	人卫官方资讯发布平台

口 腔 科 学
Kouqiang Kexue
第 10 版

主　　编：郭传瑸　程　斌

出版发行：人民卫生出版社（中继线 010-59780011）

地　　址：北京市朝阳区潘家园南里 19 号

邮　　编：100021

E - mail：pmph @ pmph.com

购书热线：010-59787592　010-59787584　010-65264830

印　　刷：人卫印务（北京）有限公司

经　　销：新华书店

开　　本：850 × 1168　1/16　印张：18　插页：2

字　　数：533 千字

版　　次：1980 年 5 月第 1 版　　2024 年 7 月第 10 版

印　　次：2024 年 8 月第 1 次印刷

标准书号：ISBN 978-7-117-36237-5

定　　价：65.00 元

编委名单

新形态教材使用说明

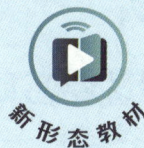

新形态教材是充分利用多种形式的数字资源及现代信息技术,通过二维码将纸书内容与数字资源进行深度融合的教材。本套教材全部以新形态教材形式出版,每本教材均配有特色的数字资源和电子教材,读者阅读纸书时可以扫描二维码,获取数字资源、电子教材。

电子教材是纸质教材的电子阅读版本,其内容及排版与纸质教材保持一致,支持手机、平板及电脑等多终端浏览,具有目录导航、全文检索功能,方便与纸质教材配合使用,进行随时随地阅读。

获取数字资源与电子教材的步骤

1 扫描封底红标二维码,获取图书"使用说明"。

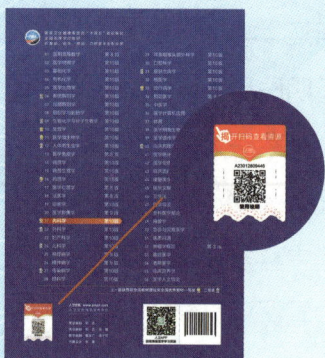

2 揭开红标,扫描绿标激活码,注册/登录人卫账号获取数字资源与电子教材。

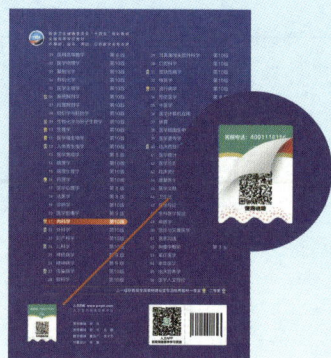

3 扫描书内二维码或封底绿标激活码,随时查看数字资源和电子教材。

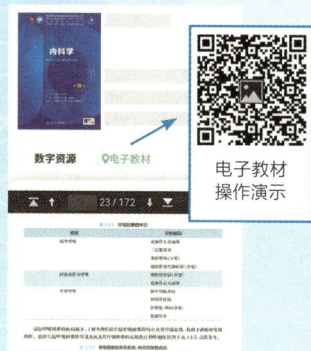

电子教材操作演示

4 登录 zengzhi.ipmph.com 或下载应用体验更多功能和服务。

扫描下载应用

客户服务热线 400-111-8166

读者信息反馈方式

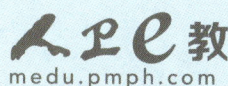

欢迎登录"人卫e教"平台官网"medu.pmph.com",在首页注册登录后,即可通过输入书名、书号或主编姓名等关键字,查询我社已出版教材,并可对该教材进行读者反馈、图书纠错、撰写书评以及分享资源等。

序言

百年大计，教育为本。教育立德树人，教材培根铸魂。

过去几年，面对突如其来的新冠疫情，以习近平同志为核心的党中央坚持人民至上、生命至上，团结带领全党全国各族人民同心抗疫，取得疫情防控重大决定性胜利。在这场抗疫战中，我国广大医务工作者为最大限度保护人民生命安全和身体健康发挥了至关重要的作用。事实证明，我国的医学教育培养出了一代代优秀的医务工作者，我国的医学教材体系发挥了重要的支撑作用。

党的二十大报告提出到2035年建成教育强国、健康中国的奋斗目标。我们必须深刻领会党的二十大精神，深刻理解新时代、新征程赋予医学教育的重大使命，立足基本国情，尊重医学教育规律，不断改革创新，加快建设更高质量的医学教育体系，全面提高医学人才培养质量。

尺寸教材，国家事权，国之大者。面对新时代对医学教育改革和医学人才培养的新要求，第十轮教材的修订工作落实习近平总书记的重要指示精神，用心打造培根铸魂、启智增慧、适应时代需求的精品教材，主要体现了以下特点。

1. 进一步落实立德树人根本任务。遵循《习近平新时代中国特色社会主义思想进课程教材指南》要求，努力发掘专业课程蕴含的思想政治教育资源，将课程思政贯穿于医学人才培养过程之中。注重加强医学人文精神培养，在医学院校普遍开设医学伦理学、卫生法以及医患沟通课程基础上，新增蕴含医学温度的《医学人文导论》，培养情系人民、服务人民、医德高尚、医术精湛的仁心医者。

2. 落实"大健康"理念。将保障人民全生命周期健康体现在医学教材中，聚焦人民健康服务需求，努力实现"以治病为中心"转向"以健康为中心"，推动医学教育创新发展。为弥合临床与预防的裂痕作出积极探索，梳理临床医学教材体系中公共卫生与预防医学相关课程，建立更为系统的预防医学知识结构。进一步优化重组《流行病学》《预防医学》等教材内容，撤销内容重复的《卫生学》，推进医防协同、医防融合。

3. 守正创新。传承我国几代医学教育家探索形成的具有中国特色的高等医学教育教材体系和人才培养模式，准确反映学科新进展，把握跟进医学教育改革新趋势新要求，推进医科与理科、工科、文科等学科交叉融合，有机衔接毕业后教育和继续教育，着力提升医学生实践能力和创新能力。

4. 坚持新形态教材的纸数一体化设计。数字内容建设与教材知识内容契合,有效服务于教学应用,拓展教学内容和学习过程;充分体现"人工智能+"在我国医学教育数字化转型升级、融合发展中的促进和引领作用。打造融合新技术、新形式和优质资源的新形态教材,推动重塑医学教育教学新生态。

5. 积极适应社会发展,增设一批新教材。包括:聚焦老年医疗、健康服务需求,新增《老年医学》,维护老年健康和生命尊严,与原有的《妇产科学》《儿科学》等形成较为完整的重点人群医学教材体系;重视营养的基础与一线治疗作用,新增《临床营养学》,更新营养治疗理念,规范营养治疗路径,提升营养治疗技能和全民营养素养;以满足重大疾病临床需求为导向,新增《重症医学》,强化重症医学人才的规范化培养,推进实现重症管理关口前移,提升应对突发重大公共卫生事件的能力。

我相信,第十轮教材的修订,能够传承老一辈医学教育家、医学科学家胸怀祖国、服务人民的爱国精神,勇攀高峰、敢为人先的创新精神,追求真理、严谨治学的求实精神,淡泊名利、潜心研究的奉献精神,集智攻关、团结协作的协同精神。在人民卫生出版社与全体编者的共同努力下,新修订教材将全面体现教材的思想性、科学性、先进性、启发性和适用性,以全套新形态教材的崭新面貌,以数字赋能医学教育现代化、培养医学领域时代新人的强劲动力,为推动健康中国建设作出积极贡献。

教育部医学教育专家委员会主任委员

教育部原副部长

林蕙青

2024 年 5 月

全国高等学校五年制本科临床医学专业
第十轮 规划教材修订说明

全国高等学校五年制本科临床医学专业国家卫生健康委员会规划教材自1978年第一轮出版至今已有46年的历史。近半个世纪以来,在教育部、国家卫生健康委员会的领导和支持下,以吴阶平、裘法祖、吴孟超、陈灏珠等院士为代表的几代德高望重、有丰富的临床和教学经验、有高度责任感和敬业精神的国内外著名院士、专家、医学家、教育家参与了本套教材的创建和每一轮教材的修订工作,使我国的五年制本科临床医学教材从无到有、从少到多、从多到精,不断丰富、完善与创新,形成了课程门类齐全、学科系统优化、内容衔接合理、结构体系科学的由纸质教材与数字教材、在线课程、专业题库、虚拟仿真和人工智能等深度融合的立体化教材格局。这套教材为我国千百万医学生的培养和成才提供了根本保障,为我国培养了一代又一代高水平、高素质的合格医学人才,为推动我国医疗卫生事业的改革和发展作出了历史性巨大贡献,并通过教材的创新建设和高质量发展,推动了我国高等医学本科教育的改革和发展,促进了我国医药学相关学科或领域的教材建设和教育发展,走出了一条适合中国医药学教育和卫生事业发展实际的具有中国特色医药学教材建设和发展的道路,创建了中国特色医药学教育教材建设模式。老一辈医学教育家和科学家们亲切地称这套教材是中国医学教育的"干细胞"教材。

本套第十轮教材修订启动之时,正是全党上下深入学习贯彻党的二十大精神之际。党的二十大报告首次提出要"加强教材建设和管理",表明了教材建设是国家事权的重要属性,体现了以习近平同志为核心的党中央对教材工作的高度重视和对"尺寸课本、国之大者"的殷切期望。第十轮教材的修订始终坚持将贯彻落实习近平新时代中国特色社会主义思想和党的二十大精神进教材作为首要任务。同时以高度的政治责任感、使命感和紧迫感,与全体教材编者共同把打造精品落实到每一本教材、每一幅插图、每一个知识点,与全国院校共同将教材审核把关贯穿到编、审、出、修、选、用的每一个环节。

本轮教材修订全面贯彻党的教育方针,全面贯彻落实全国高校思想政治工作会议精神、全国医学教育改革发展工作会议精神、首届全国教材工作会议精神,以及《国务院办公厅关于深化医教协同进一步推进医学教育改革与发展的意见》(国办发〔2017〕63号)与《国务院办公厅关于加快医学教育创新发展的指导意见》(国办发〔2020〕34号)对深化医学教育机制体制改革的要求。认真贯彻执行《普通高等学校教材管理办法》,加强教材建设和管理,推进教育数字化,通过第十轮规划教材的全面修订,打造新一轮高质量新形态教材,不断拓展新领域、建设新赛道、激发新动能、形成新优势。

其修订和编写特点如下：

1. 坚持教材立德树人课程思政　认真贯彻落实教育部《高等学校课程思政建设指导纲要》，以教材思政明确培养什么人、怎样培养人、为谁培养人的根本问题，落实立德树人的根本任务，积极推进习近平新时代中国特色社会主义思想进教材进课堂进头脑，坚持不懈用习近平新时代中国特色社会主义思想铸魂育人。在医学教材中注重加强医德医风教育，着力培养学生"敬佑生命、救死扶伤、甘于奉献、大爱无疆"的医者精神，注重加强医者仁心教育，在培养精湛医术的同时，教育引导学生始终把人民群众生命安全和身体健康放在首位，提升综合素养和人文修养，做党和人民信赖的好医生。

2. 坚持教材守正创新提质增效　为了更好地适应新时代卫生健康改革及人才培养需求，进一步优化、完善教材品种。新增《重症医学》《老年医学》《临床营养学》《医学人文导论》，以顺应人民健康迫切需求，提高医学生积极应对突发重大公共卫生事件及人口老龄化的能力，提升医学生营养治疗技能，培养医学生传承中华优秀传统文化、厚植大医精诚医者仁心的人文素养。同时，不再修订第9版《卫生学》，将其内容有机融入《预防医学》《医学统计学》等教材，减轻学生课程负担。教材品种的调整，凸显了教材建设顺应新时代自我革新精神的要求。

3. 坚持教材精品质量铸就经典　教材编写修订工作是在教育部、国家卫生健康委员会的领导和支持下，由全国高等医药教材建设学组规划，临床医学专业教材评审委员会审定，院士专家把关，全国各医学院校知名专家教授编写，人民卫生出版社高质量出版。在首届全国教材建设奖评选过程中，五年制本科临床医学专业第九轮规划教材共有13种教材获奖，其中一等奖5种、二等奖8种，先进个人7人，并助力人卫社荣获先进集体。在全国医学教材中获奖数量与比例之高，独树一帜，足以证明本套教材的精品质量，再造了本套教材经典传承的又一重要里程碑。

4. 坚持教材"三基""五性"编写原则　教材编写立足临床医学专业五年制本科教育，牢牢坚持教材"三基"（基础理论、基本知识、基本技能）和"五性"（思想性、科学性、先进性、启发性、适用性）编写原则。严格控制纸质教材编写字数，主动响应广大师生坚决反对教材"越编越厚"的强烈呼声；提升全套教材印刷质量，在双色印制基础上，全彩教材调整纸张类型，便于书写、不反光。努力为院校提供最优质的内容、最准确的知识、最生动的载体、最满意的体验。

5. 坚持教材数字赋能开辟新赛道　为了进一步满足教育数字化需求，实现教材系统化、立体化建设，同步建设了与纸质教材配套的电子教材、数字资源及在线课程。数字资源在延续第九轮教材的教学课件、案例、视频、动画、英文索引词读音、AR互动等内容基础上，创新提供基于虚拟现实和人工智能等技术打造的数字人案例和三维模型，并在教材中融入思维导图、目标测试、思考题解题思路，拓展数字切片、DICOM等图像内容。力争以教材的数字化开发与使用，全方位服务院校教学，持续推动教育数字化转型。

第十轮教材共有56种，均为国家卫生健康委员会"十四五"规划教材。全套教材将于2024年秋季出版发行，数字内容和电子教材也将同步上线。希望全国广大院校在使用过程中能够多提供宝贵意见，反馈使用信息，以逐步修改和完善教材内容，提高教材质量，为第十一轮教材的修订工作建言献策。

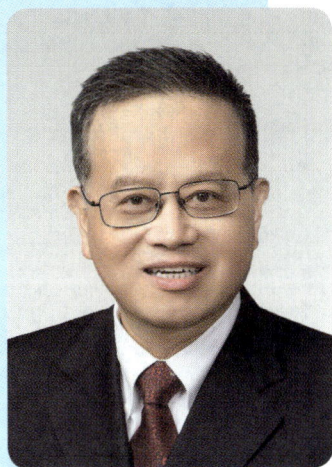

张志愿

　　中国工程院院士,1951 年 5 月生于江苏吴江。中国工程院医药卫生学部常委,中国医学科学院学部委员,上海交通大学光启讲席教授。国家级重点学科"口腔医学"学科带头人,国家口腔医学中心、国家口腔疾病临床医学研究中心主任。中华口腔医学会名誉会长,中国抗癌协会常务理事,上海市退(离)休高级专家协会会长;国际牙医学院、英国爱丁堡皇家外科学院和香港大学牙医学院 fellowship。担任国家卫生健康委员会"十三五"规划教材《口腔颌面外科学》(第 8 版)、《口腔科学》(第 9 版)等规划教材主编,《上海口腔医学》杂志主编。

　　长期从事口腔颌面部肿瘤与血管畸形的临床基础研究。连续 6 年荣列高被引中国学者。主编专著 14 部,副主编 5 部,参编 12 部(英文 2 部)。以第一负责人承担国家 863 计划、"十一五"国家科技支撑计划、国家自然科学基金重点项目、面上项目等国家级课题共 20 余项,中国工程院项目 2 项。主编的《口腔颌面外科学》(第 8 版)获得首届全国优秀教材(高等教育类)一等奖。以第一完成人获得国家科学技术进步奖二等奖 2 项,国家级教学成果奖二等奖、教育部提名国家科学技术奖——自然科学奖二等奖等 10 余项。被评为"卫生部有突出贡献中青年专家"。曾获何梁何利基金科学与技术进步奖、全国创新争先奖以及全国优秀科技工作者、上海市科技精英等荣誉。

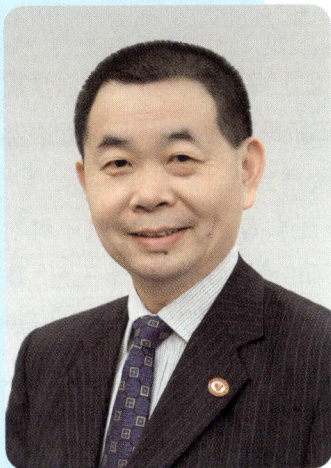

郭传瑸

男,1964年2月生于福建三明,中共党员,主任医师、教授、博士研究生导师。现任中华口腔医学会会长。兼任国家口腔医学质控中心主任,中国医院协会口腔医院分会主任委员,教育部高等学校口腔医学类专业教学指导委员会副主任委员,全国医学专业学位研究生教育指导委员会口腔医学分会召集人,北京医学会口腔医学分会主任委员,多本学术杂志主编、副主编和编委等。曾任国际口腔癌协会委员,国际牙科研究协会(IADR)亚太区主席、中国分会主席。

从事教学工作30余年,先后主持完成国家级课题10项、省部级课题7项。迄今共发表论文234篇,其中94篇被SCI收录。获得发明专利9项,其中2项成功转化。主编教育部规划教材及专著9部。荣获各种教学及科技奖励10余项,包括国家级教学成果奖二等奖、国家科学技术进步奖二等奖、高等学校科学研究优秀成果奖自然科学奖二等奖、高等学校科学研究优秀成果奖科学技术进步奖二等奖等。享受国务院政府特殊津贴,并荣获"国家卫生健康突出贡献中青年专家""白求恩式好医生"等多项荣誉称号。

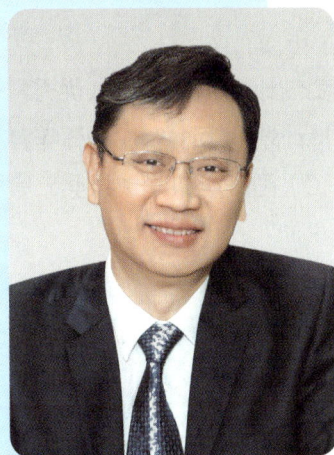

程　斌

男,1964年1月生于广东四会。现任中山大学光华口腔医学院·附属口腔医院院长,兼任国务院学位委员会学科评议组成员,国务院政府特殊津贴专家,教育部高等学校口腔医学类专业教学指导委员会委员,全国高等学校口腔医学专业第六届教材评审委员会副主任委员,中国医师协会口腔医师分会副会长,中国医院协会口腔医院分会副主任委员,中华口腔医学会口腔黏膜病学专业委员会候任主任委员、口腔生物医学专业委员会副主任委员,广东省口腔医疗质量控制中心主任,广东省口腔医学会会长。

从事教学工作至今37年。先后主持国家自然科学基金重点项目1项、重大研究计划培育项目1项、面上项目5项,省部级科研项目6项,厅局级科研项目3项。主编教育部"十二五"规划教材《口腔医学》(第3版),副主编或参编教材与专著7部。主持的研究成果荣获2019年教育部高等学校科学研究优秀成果奖(科学技术)二等奖,2017年、2021年广东省教育教学成果奖一等奖,2012年、2020年广东省科学技术奖二等奖。获评宝钢优秀教师、"白求恩式好医生"、中国医院协会"优秀医院院长"、广东省医学领军人才、广东省高等学校教学名师、广东医院优秀院长等荣誉称号。

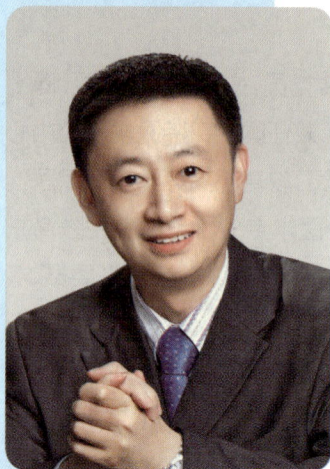

蒋欣泉

男,1971年10月生于江苏无锡。现任上海交通大学口腔医学院执行院长,国际口腔修复学会主席,中华口腔医学会副会长、口腔医学科研管理分会主任委员、口腔修复学专业委员会候任主任委员等。

从事教学工作20余年,系教育部长江学者、国家杰出青年科学基金获得者,主持国家自然科学基金创新研究群体项目、"十三五"及"十四五"国家重点研发计划、国家级一流本科课程等30余项。以第一/通信作者发表SCI收录论文150余篇。主编/副主编全国规划教材4部,参编8部。以第一完成人获国家级教学成果奖二等奖、教育部及上海市科学技术进步奖一等奖。

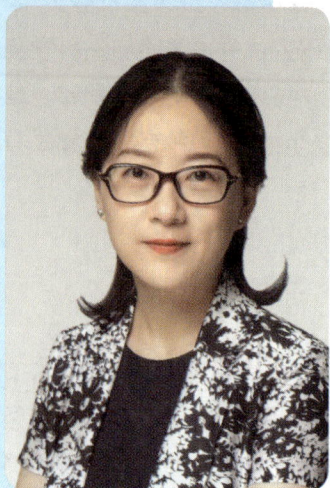

叶 玲

女,1975年1月生于重庆。现任四川大学副校长,四川大学华西口腔医学院(华西口腔医院)院长,国家口腔医学中心主任,国家口腔疾病临床医学研究中心主任,教育部高等学校口腔医学类专业教学指导委员会主任委员,中华口腔医学会副会长;中文核心期刊《华西口腔医学杂志》主编,SCI期刊 *International Journal of Oral Science* 执行主编等。

从事教学工作20余年,先后获得国家杰出青年科学基金、优秀青年科学基金、教育部"新世纪优秀人才支持计划"资助,获中国青年科技奖、四川省科学技术进步奖一等奖(1/10)、国家级教学成果奖二等奖、宝钢优秀教师奖等。

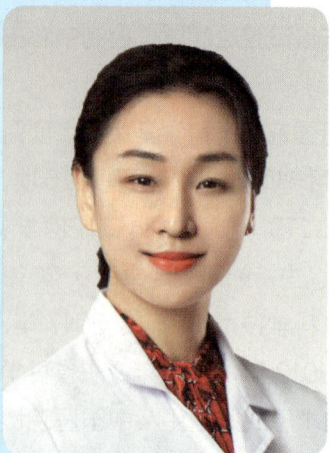

陈莉莉

女,1974年10月生于湖北钟祥。现任华中科技大学同济医学院副院长,口腔医学院党委书记、院长。全国高等学校口腔医学专业第六届教材评审委员会副主任委员,中国医师协会口腔医师分会副会长,中华口腔医学会口腔医学科研管理分会候任主任委员、口腔正畸专业委员会副主任委员。

从事医疗、教学及科研工作20余年,发表SCI收录论文90余篇,获得国家杰出青年科学基金、教育部长江学者特聘教授、中共中央组织部"万人计划"科技创新领军人才。获华夏医学科技进步奖一等奖、湖北省科技进步奖一等奖(3次),并获全国创新争先奖、中国青年女科学家奖、吴阶平医药创新奖等。

前言

供五年制临床医学生使用的《口腔科学》教材自出版以来,受到了广大师生的好评。近些年来,随着科学技术的迅速发展,口腔医学领域涌现出了不少新的知识、理论和技术,其中有的已趋于成熟,如口腔数字化技术等。为了适应形势发展和教材更新需求,在第八届全国高等学校五年制本科临床医学专业教材评审委员会和人民卫生出版社的指导下,我们组织了这本教材的再版编写工作。

本书仍以介绍口腔医学基本临床知识为主,涵盖了口腔医学各专业的基本内容,体现了用于临床医学生学习口腔医学知识的特点。新增的内容包括绪论、口腔美学和口腔数字化技术,体现了学科发展的新进展。由于对字数的严格要求,本书部分章节删减了字数,剔除了少量陈旧、少用的知识。本版编写形式保持了第9版的风格,同时进一步丰富了数字化教学内容,为学生提供了更好的学习形式,有利于对知识的吸收和应用。

本版共有16所院校的18位编委,除基本保留原编者外,又充实了8位中青年学者,这使编写队伍更加年轻化,能满足编者梯队建设的需要。

本版是在第9版基础上再版,衷心感谢第9版主编张志愿院士,共同副主编周学东教授以及龙星、刘建华、刘彦普、张琪、焦晓辉、魏秀峰编委在第9版编写过程中所付出的智慧和辛劳。

本版编写秘书陈立和赵川江老师在稿件的整理工作中做了大量细致的工作,在此一并致以谢忱!

由于水平有限,书中难免存在缺点和错误,诚恳欢迎广大师生和同道提出批评和建议,以便再版时改进。

主编
2024年1月

目录

第三章　口腔卫生保健 　37

第四章　口腔美学概述 　48

绪 论

第一节 | 口腔医学简介

口腔疾病是人类的常见病、多发病,严重危害人类健康。世界卫生组织(WHO)将龋病确定为除癌症和心血管疾病以外,需要在全世界重点防治的第三种非传染性疾病。口腔疾病和全身系统性疾病(如心脏病、糖尿病、新生儿低体重等)关系密切,没有口腔健康,就不会有全身健康。

口腔医学是应用现代生物学、基础医学、临床医学、工程学以及其他自然科学技术的理论和技术,研究牙齿及其周围口腔颌面部软、硬组织的发生发育及其疾病的病因、发病机制、诊断、治疗和预防的理论性、实践性、交叉性很强的医学科学,是医学科学的重要组成部分,分为口腔基础医学和口腔临床医学两大部分,属一级学科。口腔基础医学包括口腔解剖生理学、口腔组织病理学等;口腔临床医学包括牙体牙髓病学、牙周病学、口腔黏膜病学、儿童口腔医学、口腔颌面外科学、口腔修复学、口腔正畸学、口腔预防医学、口腔种植学、口腔临床药物学、口腔颌面医学影像诊断学等专业。

口腔医学无论是基础理论、研究方法还是某些疾病(如炎症、外伤、肿瘤、黏膜病等)的特征,均与临床医学同出一辙,仅是部位不同而已。然而,口腔医学由于其所研究器官的特殊性及疾病诊疗方法的差异,有许多自身的特点。比如牙齿,它是全身最硬的组织,它的缺损修复需要采用色泽、硬度均佳的人工材料;牙齿的中央是牙髓腔,牙髓在牙体硬组织的包围之中,在发生炎症时,牙髓内压力升高,产生剧痛,但牙髓炎仅有疼痛表现,没有可见的"红、肿、热"表现;人一生有两副牙,即乳牙和恒牙,这在人体中也是唯一的;恒牙有28~32颗,而人体其他器官最多只有两个,如眼、耳、肾等,这种数量上的悬殊差异,决定了它的发病率必然高。第四次全国口腔健康流行病学调查结果(2017年)显示,5岁年龄组的乳牙患龋率为71.9%,12岁年龄组恒牙患龋率38.5%,患龋率随年龄增长而升高,65~74岁年龄组患龋率为98.0%;15岁年龄组牙周健康率为34.8%,35~44岁年龄组牙周健康率仅为9.1%。这些数据足以说明口腔疾病的严重性和口腔卫生保健的艰巨性。此外,口腔科疾病治疗方法与其他疾病的治疗方法也有很大不同,常需利用金属材料、高分子塑料、陶瓷等来进行牙体和牙列的修复。因此,口腔医学的发展很大程度上依赖于设备、器械、材料的进步。口腔疾病的特点、治疗方法和发病率情况均可说明,口腔医学发展为一门独立的学科有其深刻的基础。

第二节 | 口腔医学简史

口腔医学的发展史可以追溯到古代埃及。对公元前约2600年Djoser法老时代的一私人墓葬(Mastaba of Hesy-Re)的考古发现,其中一块木雕反映出Hesy-Re为当时的宫廷牙医,这是最早记录的"牙医"。在古希腊,口腔医疗的发展也很迅速,许多古希腊医师整理了有关口腔疾病的诊疗知识。罗马时期,牙科技术有了很大的发展,人们使用木制牙科工具和钳子拔牙,还采用灌注方法填补龋洞。中世纪,阿拉伯外科学家Abulcasis对口腔外科学的贡献很大,他设计了整套牙科手术器械(牙石去除器、拔牙钳、残根钳、牙挺、锯、锉等),还提出了许多疾病的治疗方法。中世纪后期,人们开始用药物治疗口腔疾病,如将砒霜、溴甲烷等用于治疗牙痛和牙周炎。

18世纪,辩证思想促进了医学发展,牙医学也受到了积极影响。19世纪,人们开始探究口腔疾病的发病机制,牙科诊疗工具和药物也得到了发展。从1840年以后到20世纪中叶的100多年间,科技的发展奠定了现代牙医学的基本理论和生物学基础。到20世纪中叶,由于高分子材料的广泛应用、高速涡轮钻机的普及使用和全景X线片的推广,现代牙医学发展有了质的飞跃。同时,生物学和医学的发展深刻地影响着牙医学的发展,牙医学的发展开始超越牙齿本身疾病的范畴,如从龋齿病因的研究引申到唾液和唾液腺疾病的诊治,颞下颌关节疾病的研究和治疗对象从牙齿扩大到咀嚼器官和口颌系统,牙痛和面痛引发了对口腔器官神经和心理的研究,对口腔黏膜疾病的认识、口腔颌面肿瘤的诊治也得到了迅速的发展。所有这些都依赖于医学和生物学的研究成果,由此牙医学也自然而然地逐步向着口腔医学发展。20世纪中叶,我国和苏联等一些国家将牙医学系正式更名为口腔医学系,口腔外科正式更名为口腔颌面外科。口腔颌面部一些疾病包括肿瘤、畸形、外伤,在口腔医学系得到前所未有的发展,在我国还形成了独具特色的口腔医学。21世纪,应用于口腔医学领域的新知识和新技术,如生物学技术、影像学技术、3D技术、导航技术、计算机技术等,大大提高了口腔疾病的诊断和治疗水平。

我国是历史悠久的文明古国,我国古代人民对口腔医学的发展作出过重大贡献。殷商、周秦、两汉、三国、两晋、南北朝是奠定古代口腔医学基础的时期。殷商时期甲骨文中与口腔疾病有关的卜辞有5类:疾口、疾齿、龋齿、疾舌、疾言。甲骨文中有我国最早对龋齿的记录。此后,各朝代的口腔医学无论在理论上还是实践上都在持续发展。这里着重讲述我国口腔医学史上的"四大发明"。

1. 砷剂治疗牙髓炎 东汉末年著名医学家张仲景首先应用砷剂治疗龋齿(牙髓炎),比美国Spooner用三氧化二砷治疗牙齿要早1 600余年。

2. 汞合金充填牙齿 我国是最早使用银汞合金充填牙齿的国家。据考证,汞合金的应用早在唐代就已经开始了,当时称之为"银膏",比国外早了大约1 200年。

3. 牙刷的发明 1954年,内蒙古自治区赤峰市大营子村一号辽代驸马墓中出土了两把骨制牙刷,经鉴定这是辽穆宗应历九年(959年)的遗物,说明最迟在公元959年,中国人已经发明并使用牙刷,至少比国外早800多年。

4. 义齿的发明 宋代已经能够安装义齿。欧洲在18世纪才有以人牙、河马牙、象牙、牛骨等制成的义齿修复体,比我国晚700余年。

到了清代,西方现代口腔医学开始传入中国,给我国口腔医学增添了新的内容,从设备器材到诊疗技术,从从业人员到牙科诊疗机构,从牙科院校到社团组织等都得到了发展。

1949年新中国成立后,我国的口腔医学在教育、医疗、科研、预防等各方面都有了飞跃发展。改革开放40多年来,我国的口腔医学事业突飞猛进,业已成为口腔医学大国。在党的二十大精神指引下,我国正沿着建设世界口腔医学强国的道路迈进。

第三节 | 口腔医学发展展望

生物科学、医学、材料学、信息科学等的发展深刻影响着口腔医学的进步。口腔医学的未来发展大致有以下几个主要趋势。

1. 生物医学领域的基础研究更加深刻影响着口腔医学的发展 目前对口腔疾病的病因、发病机制、发病规律尚不完全明确,因此所采用的诊断治疗方法大多不是针对病因和发病机制的彻底方法。基础研究是解决这个问题的必由之路,例如从分子水平上揭示口腔疾病的本质和发病机制将是未来的一个方向。

2. 口腔诊疗设备和材料的发展在口腔医学的发展过程中起着巨大的推动作用 高速涡轮钻机的普及、锥形束计算机断层扫描(cone-beam computed tomography,CBCT;锥形束CT)的应用、复合树脂光固化修复技术的出现、基于钛和陶瓷材料的种植技术的应用等都给口腔医学带来划时代的发展。新型口腔医疗设备和材料的不断研发及应用,将为口腔医学的快速发展提供有力的支撑。

3. 数字化技术带来智慧口腔医学的发展 口内扫描技术、计算机辅助设计技术、计算机辅助制造技术、3D 打印技术、人工智能技术、大数据、机器人技术、远程医疗技术等使诊疗流程越来越规范，治疗越来越精确、微创、安全、省时，患者就医感受不断提升。借助数字化技术的发展，医院的智慧化管理和诊疗模式的不断完善将给口腔医学带来更加深刻的历史性变革。

4. **口腔医学与其他医学学科的交叉融合更加深入**　口腔健康和全身系统的健康息息相关，口腔疾病与系统性疾病互相影响。未来，口腔医学将会更加注重与临床医学、生物医学工程学、组织工程学等多学科的交叉融合，以共同提升口腔健康和全身健康水平。

（郭传瑸）

本章思维导图

第一章 | 口腔颌面部解剖生理

颌面部为人体最显露的部位，是人体轮廓美、容貌美最重要的形体表达区域。口腔颌面部的组织器官具有摄食、咀嚼、味觉、吞咽、表情及辅助语言和呼吸等功能。颌面部组织器官的病变，常常涉及容貌及功能的损毁，临床治疗中必须坚持形态与功能并重的原则。口腔颌面部解剖生理主要阐明口腔、颅、颌、面、颈部的解剖结构，为口腔临床知识的学习奠定必要的基础。

第一节 | 概　述

一、口腔颌面部的区域划分

口腔颌面部（oral and maxillofacial region）即口腔与颌面部的统称，位于颜面部的下 2/3。颜面部即俗称的脸部、面部，上至发际，下至下颌骨下缘或颏下点，两侧至下颌支后缘或颞骨乳突之间的区域（图 1-1）。临床上，常将颜面部划分为面上、面中、面下三部分。其划分以两眉弓中间连线为第一横线，以口裂水平线为第二横线。额部发际与第一横线间的区域，称为面上部；第一和第二横线间的区域，称为面中部；第二横线与舌骨平行线间的区域，称为面下部（图 1-2）。颜面部的上 1/3 区域称为颅面部，以颅骨为主要骨性支撑。颌面部以颌骨为主要骨性支撑。现代口腔医学，尤其是口腔颌面外科学涉及的领域已扩展到上至颅底、下至颈部的区域，与眼科、耳鼻咽喉科、神经外科、整形外科等有学科交叉。

颌面部的解剖区域可分为额区、眼眶区、眶下区、颧区、鼻区、口唇区、颏区、颊区、腮腺咬肌区、耳区、颞区、颏下区、下颌下区（图 1-3）。

口腔（oral cavity）位于颌面部区域内，是包括牙、颌骨、唇、颊、腭、舌、口底、唾液腺等组织器官组

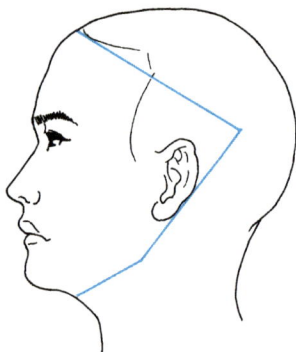

图 1-1　颜面部的范围

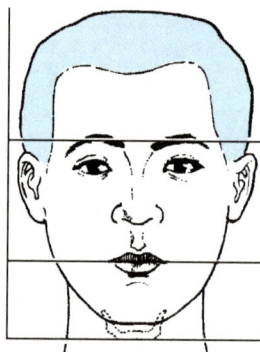

图 1-2　面上、面中、面下三部分

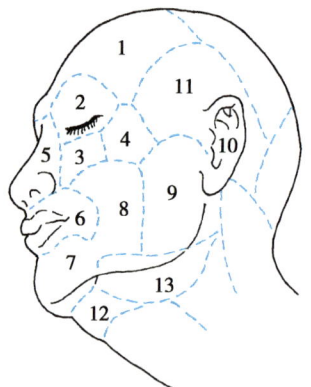

图 1-3　颌面部的解剖分区
1. 额区；2. 眼眶区；3. 眶下区；4. 颧区；5. 鼻区；6. 口唇区；7. 颏区；8. 颊区；9. 腮腺咬肌区；10. 耳区；11. 颞区；12. 颏下区；13. 下颌下区。

成的功能性器官。口腔是一个腔道,闭口时被舌体充满。前界为上、下唇;向后以会厌为界与口咽腔相连接;上为腭部,呈穹隆状与下鼻道相隔;下为肌性口底,轻度凹陷,口底中央大部被舌体占据;两侧为面颊部。口腔的解剖区域可分为口腔前庭部、牙及牙槽骨部、舌部、腭部及口底部等。

二、口腔颌面部的主要生理功能

口腔颌面部的组织器官具有摄食、咀嚼、味觉、吞咽、表情及辅助语言和呼吸等功能。口腔为上消化道的起端,其中牙的主要功能为咀嚼食物,唇的主要功能为吮吸,舌的主要功能为运送食物及辅助食物吞咽,唾液腺则通过分泌唾液,润滑口腔黏膜,唾液在口腔内与食物混合,便于吞咽,并通过其中的淀粉酶对食物进行初步消化。进食时,舌、颊、唇协调运动,先将食物与唾液充分拌匀,并送入上、下牙间进行咀嚼,把食物研细后吞咽。

(一)咀嚼

口腔是人类消化系统的重要组成部分,是重要的咀嚼器官,承担对食物粗加工的任务,主要由口腔内的牙齿协同作用来完成。不同形状的牙齿其功能也各不相同,切牙将食物切断,尖牙将食物撕碎,前磨牙及磨牙将食物进一步磨细,同时,在口腔中央的舌体和口周的唇颊肌肉协调运动下,进行食物调拌,并将食物运送到需要的牙位,研磨后再向后运送到口咽部,经吞咽反射运动进入食管和胃部。通过上述机械研磨和化学反应,为食物消化打下良好的基础。另外,在咀嚼过程中,通过大脑神经反射,促进口周三大唾液腺分泌含多种消化酶的唾液。如果牙齿缺失或松动,咀嚼效率降低,粗大的食物不易吞咽,将加重胃肠消化的负担,容易导致消化不良及胃肠疾病。

(二)味觉

舌体上有多种感受器,具有独特的味觉功能。密布在舌背黏膜上的微小颗粒,状如花蕾,即口腔特有的味觉感受器——味蕾,它将酸、甜、苦、咸、鲜的敏锐感觉传达到大脑中枢,决定对食物的取舍,并通过复杂的神经反射,调控三大唾液腺和密布于口腔黏膜下的黏液腺的分泌,调节唾液的不同成分和分泌量,直接参与食物的消化。舌体上的其他感受器还可分辨冷热、机械刺激等。

(三)感觉

口腔组织和全身其他组织一样存在痛、温、触、压等普通感觉功能,而味觉功能是口腔独特的功能。

(四)发音和言语

口腔也是重要的发音器官,声带发出的声音在口腔产生共鸣,口腔在大脑中枢的调控下,舌体位置前后高低变化使口腔共鸣腔的体积和形状发生变化,同时唇部和颊部、软腭等肌肉协调运动,牙也参与其中,共同调节呼吸气流的大小、快慢,产生不同共鸣和气流,从而发出不同的声音。

(五)支架

上颌骨和下颌骨是构成口腔的主要框架,也是形成面部轮廓的最主要骨性结构。颌骨形态以及附丽于其上的唇、颊软组织,构成千差万别的面部特征。面中1/3处于人类视觉的中心和社会交际的视觉焦点,唇鼻畸形以及颌骨畸形将严重影响人的容貌。先天性的唇腭裂畸形、颌骨的发育性畸形以及创伤、肿瘤等造成的颌面部软硬组织的缺损畸形给患者造成的心理压力可能远远大于该组织结构的功能丧失所造成的影响。人们对颌面部容貌畸形的关注常超过对咀嚼、语言的关注,因此,对颌面部手术方案的制订和实施必须遵循形态与功能并重的原则,并遵循基本的美学原则。

(六)呼吸

口腔虽不属于呼吸系统,但它具有呼吸功能,尤其在呼吸系统的起始部位鼻腔不通畅时,或者在身体剧烈运动,需要增加通气量时,张口呼吸为机体提供更多的空气,是呼吸系统起始段主要的候补器官。舌根的前后位置也直接影响喉咽腔的前后径,如果口底肿胀等原因使舌根后移,将使咽腔缩小,严重时可封闭咽腔,导致上呼吸道梗阻,危及患者生命。因此,口腔医师应时刻关注患者的呼吸道,始终维持呼吸道通畅,确保患者的生命安全。

三、口腔颌面部的解剖生理特点及其临床意义

现代口腔医学的发展已扩展到上至颅底、下至颈部的区域,但不涉及区域内的眼、耳、鼻、咽等器官。口腔颌面部为人体最显露、最具特征的部位,是人体形态美与表情最重要的形体表达区域。口腔颌面部部位的特殊性及解剖特点赋予其特别的临床意义。

(一)位置显露

口腔颌面部位置外露,容易遭受外伤,罹患疾病后容易早期发现,获得及时治疗。

(二)血供丰富

口腔颌面部血管丰富,使其组织器官具有较强的抗感染能力,外伤或手术后伤口愈合也较快。但是因其血供丰富,组织疏松,受伤后出血较多,局部组织肿胀较明显。压迫止血需压迫动脉的近心端。

(三)解剖结构复杂

口腔颌面部解剖结构复杂,有面神经、三叉神经、唾液腺及其导管等组织器官,这些组织器官损伤后可能导致面瘫、麻木及涎腺瘘等并发症。

(四)自然皮纹

颜面部皮肤向不同方向形成自然的皮肤皱纹,简称皮纹(图1-4)。皮纹的方向随年龄增长而有所变化。颌面部手术切口设计应沿皮纹方向,并选择较隐蔽的区域作切口,有利于减弱瘢痕对外观的影响。

(五)颌面部疾病影响形态及功能

口腔颌面部常因先天性或后天性的疾病,如唇、腭裂或烧伤后瘢痕,导致颌面部形态异常,乃至颜面畸形和功能障碍。

(六)疾病易波及毗邻部位

口腔颌面部与颅脑及咽喉毗邻,当发生炎症、外伤、肿瘤等疾病时,容易波及颅内和咽喉部。

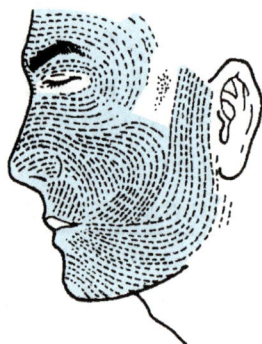

图1-4 颜面部皮纹

第二节 | 口腔解剖生理

一、口腔的分区

口腔是消化管的开口,与外界相通,上壁为腭,下壁为口底,前方为唇,侧方为颊,后方与咽相通。以牙槽骨和牙为分界线,将口腔分为固有口腔和口腔前庭。口腔前庭由牙列、牙槽骨及牙龈与其外侧的唇、颊组织器官构成。固有口腔由牙列、牙槽骨及牙龈与其内侧的口腔内部组织器官舌、腭、口底等构成(图1-5)。

(一)口腔前庭及其外表形态

1. **口腔前庭**(vestibule of mouth) 为牙列的外围间隙,位于唇、颊与牙列、牙龈及牙槽黏膜之间,与牙列的形态一致,呈马蹄形,因唇、颊软组织与牙列通常处于贴合状态而呈一潜在腔隙。

2. **口腔前庭的外表形态** 口腔前庭区域具有临床意义的体表解剖学标志有前庭沟、唇系带、颊系带、腮腺导管口等。

(1)前庭沟:前庭沟又称唇颊龈沟,呈马蹄形,

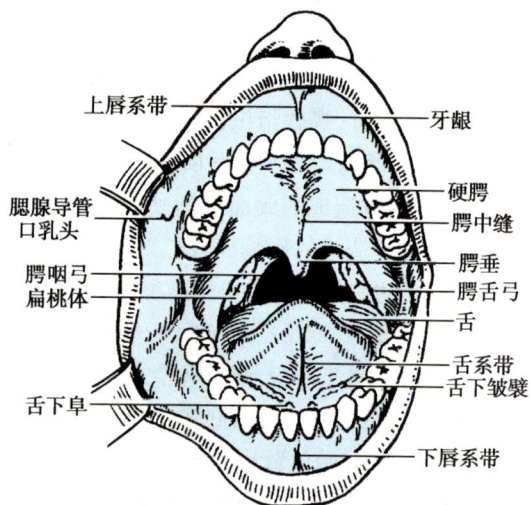

图1-5 口腔组织器官

为口腔前庭的上、下界,为唇、颊黏膜移行于牙槽黏膜的沟槽。前庭沟黏膜下组织松软,是口腔局部麻醉常用的穿刺部位及手术切口部位。

(2)上、下唇系带:上、下唇系带为前庭沟正中线上的黏膜小皱襞。上唇系带一般较下唇系带明显。儿童的上唇系带较为宽大,并可能与切牙乳头直接相连。随着儿童年龄的增长,唇系带也逐渐退缩,如果持续存在,则上颌中切牙间隙不能自行消失,影响上颌恒中切牙的排列而需要手术。

(3)颊系带:颊系带为口腔前庭沟相当于上、下尖牙或前磨牙区的黏膜皱襞。一般上颊系带较明显,义齿基托边缘应注意避开该结构。

(4)腮腺导管口:腮腺导管开口于平对上颌第二磨牙牙冠的颊黏膜上,呈乳头状突起。挤压腮腺区可见唾液经此口流入口腔内。行腮腺造影或腮腺导管内注射治疗时,需要经此口注入对比剂或药液。

(5)磨牙后区:由磨牙后三角及磨牙后垫组成。其中,磨牙后三角位于下颌第三磨牙的后方。磨牙后垫为覆盖于磨牙后三角表面的软组织,下颌第三磨牙冠周炎时,磨牙后垫常出现红肿。

(6)翼下颌皱襞:为延伸于上颌结节后内方与磨牙后垫后方之间的黏膜皱襞,其深面为翼下颌韧带。该皱襞是下牙槽神经阻滞麻醉的重要参考标志,也是翼下颌间隙及咽旁间隙口内切口的标志。

(7)颊脂垫尖:大张口时,平对上、下颌后牙𬌗面间的颊黏膜上有一三角形隆起的脂肪组织,称颊脂垫。其尖称颊脂垫尖,为下牙槽神经阻滞麻醉进针点的重要标志。颊脂垫的位置有时不恒定,该尖可偏上或偏下,甚或远离翼下颌皱襞,此时的麻醉穿刺点应作相应的调整。

(二)固有口腔及其外表形态

1. 固有口腔(oral cavity proper) 是口腔的主要部分,其范围上为硬腭和软腭,下为舌和口底,前界和两侧界为上、下牙弓,后界为咽门。

2. 固有口腔的外表形态 主要为牙冠、腭、舌及口底的外形。

(1)牙冠、牙列或牙弓:在固有口腔内只能见到牙齿的牙冠。不同部位及不同功能的牙有不同的牙冠外形,根据功能及形态可分为切牙、尖牙、前磨牙和磨牙,以口角为界分为前牙和后牙。上、下颌牙分别在上、下颌牙槽骨上排列成连续的弓形,构成上、下牙弓或牙列。牙冠的外表形态除构成牙冠的五个面外,还有沟、窝、点隙等标志。

1)舌面隆突:前牙舌面近颈缘部的半月形隆起称为舌面隆突,是前牙的解剖特征之一。

2)嵴:牙冠上细长形的釉质隆起称为嵴。根据嵴的位置、形状和方向,可分为轴嵴、边缘嵴、三角嵴、颈嵴、横嵴和斜嵴。

3)沟:牙面上细长的线形凹陷称为沟,系牙体发育时生长叶与生长叶交界的部位,如颊沟、舌沟。发育沟处的釉质因钙化不全而不能密合者称裂。

4)点隙:为发育沟的汇合处或沟的末端处的凹陷。裂和点隙均是龋的好发部位。

5)窝:牙冠𬌗面上不规则的凹陷称为窝,如前牙舌面的舌窝,后牙𬌗面的中央窝、近中窝和远中窝。

(2)牙槽突、龈沟与龈乳头

1)牙槽突(alveolar process):颌骨上与牙齿相连接的骨性突起部分。牙根位于牙槽突内,拔除牙根后所见到的窝,即原有牙根所占据的部位称为牙槽窝。牙槽突骨质疏松,承接牙的咀嚼力,改建活跃;失牙后因失去生理性咀嚼力刺激而呈进行性萎缩,牙槽突变低甚至消失,不利于义齿修复。

2)龈沟(gingival sulcus):是牙龈的游离龈部分与牙根颈部间的沟状空隙。正常的龈沟深度不超过 2mm。

3)龈乳头(gingival papilla):位于两邻牙颈部之间的间隙内,呈乳头状突起的牙龈,是龈炎最容易出血的部位。长期的牙石沉积等因素将导致龈乳头退缩,暴露,出现水平性食物嵌塞。

(3)硬腭与软腭:硬腭位于口腔顶部,呈穹窿状,将口腔与鼻腔分隔。软腭为硬腭向后的延续部分,末端为向下悬垂的腭垂。腭裂将导致患者鼻漏气和过高鼻音,语音含混,呈“腭裂语音”,严重影响患者的语言交流。

腭部的解剖标志如下。

1）切牙乳头或腭乳头：为一黏膜隆起，位于腭中缝前端，左、右上颌中切牙间的腭侧，其深面为切牙孔，鼻腭神经、血管经此孔穿出向两侧分布于硬腭前 1/3。因此，切牙乳头是鼻腭神经局部麻醉的表面标志。切牙乳头组织致密，神经丰富，鼻腭神经阻滞麻醉时，应从切牙乳头侧缘刺入黏膜。

2）腭皱襞：为腭中缝前部向两侧略呈波纹状的黏膜皱襞。

3）腭大孔：位于硬腭后缘前方约 0.5cm 处，上颌第三磨牙腭侧，约相当于腭中缝至龈缘连线的中、外 1/3 交界处。肉眼观察此处黏膜稍显凹陷，其深面为腭大孔，腭前神经及腭大血管经此孔向前分布于硬腭后 2/3，该黏膜凹陷为腭大孔麻醉的表面标志。

4）腭小凹：软腭前端中线两侧的黏膜，左右各有一对称的凹陷，称腭小凹，可作为全口义齿基托后缘的参考标志。

5）腭舌弓、腭咽弓：软腭后部向两侧外下形成前、后两条弓形皱襞。前方者向下移行于舌，形成腭舌弓；后方者移行于咽侧壁，形成腭咽弓。两弓之间的三角形凹陷称扁桃体窝，容纳腭扁桃体。软腭后缘、腭舌弓和舌根共同围成咽门。

（4）口底

1）舌系带（frenulum of tongue）：舌腹部黏膜返折，与舌下区的黏膜相延续而在中线形成的带状结构。

新生儿出生时，常见舌系带附着于舌腹前部，不会影响其吮吸、咀嚼及言语功能。随着儿童舌体的生长，舌系带附着处相对后移，真性的舌系带过短很少。很多家长把儿童在牙牙学语时的发音不准误认为是舌系带过短所致，担心延误孩子的语言学习，强烈要求行舌系带矫正手术。实际上，其中绝大多数儿童均不必手术。儿童的言语功能要等到 5 岁左右才发育完善，在这之前有部分发音不准属正常现象，5 岁以后发音不准需积极诊治。当儿童发音时，"2"这个音（卷舌音）发不准，其他的非卷舌音都能准确发音，查体见卷舌时舌尖不能触及腭部，舌前伸不能伸出下唇，舌前伸时后舌尖被紧张的舌系带拉出一深沟，才能确诊为真性舌系带过短，需行舌系带矫正手术。

2）舌下阜（sublingual caruncle）：为舌系带移行到口底黏膜两侧的一对丘形隆起。其顶部有下颌下腺管和舌下腺导管的共同开口，可经此管行下颌下腺造影术。

二、口腔的组织器官

（一）唇

唇（lip）分上唇和下唇。上、下唇联合处形成口角，上、下唇之间称口裂，上唇上面与鼻底相连，两侧以鼻唇沟为界。

唇部组织分皮肤、肌和黏膜 3 层，故外伤或手术时应分层缝合，恢复其正常解剖结构（图 1-6），才不致影响其外貌和功能。唇周为皮肤，上唇中央有一浅凹，称为人中。唇周皮肤有丰富的汗腺、皮脂腺和毛囊，为疖痈好发部位。唇的口腔面为黏膜，在黏膜下有许多小黏液腺，当其导管受到外伤而阻塞时，容易形成黏液腺囊肿。唇部皮肤与黏膜之间为口轮匝肌。唇部皮肤向黏膜的移行部称为唇红缘，常呈弓背形，外伤缝合或唇裂修复手术时，应注意唇红缘对合整齐，以免造成畸形。唇黏膜显露于外面的部分称为唇红，在内侧黏膜下有唇动脉，进行唇部手术时，压迫此血管可以止血。唇红正中稍厚呈珠状、略突向前下的部分称为唇珠。

（二）颊

颊（cheek）位于面部两侧，形成口腔前庭外侧

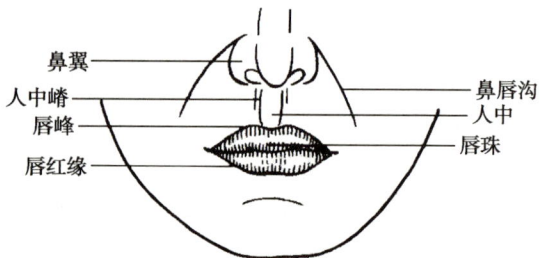

图 1-6　唇鼻表面形态

壁,上界为颧骨颧弓,下达下颌骨下缘,前达鼻唇沟、口角,后以咬肌前缘为界。颊主要由皮肤、浅层表情肌、颊脂垫、颊肌和黏膜所构成。颊脂垫与颞后及颞下脂体连为一体,当感染时,可通过相连的蜂窝组织互相扩散。

颊黏膜下有时可见颗粒状黄白色斑点,称为皮脂腺迷路,有时也可见于唇红部,无临床意义。

(三)牙

牙(tooth)由牙冠、牙根和牙颈三部分组成。由釉质覆盖,显露于口腔的部分为牙冠;由牙骨质所覆盖,埋于牙槽窝内的部分为牙根;牙冠和牙根的交界处为牙颈部(图1-7)。

牙体内有一与牙体外形相似、内含牙髓的腔,称牙髓腔。冠部的称髓室,根部的称根管,髓室和根管的交界处称根管口,根管末端的开口称根尖孔。

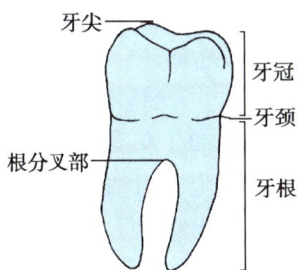

图1-7　牙体结构

1. **牙冠的形态**　每颗牙的功能不同,其牙冠的形态也各异。前牙的咬合面由唇、舌面相交形成切缘,主要用于切割食物;后牙咬合面有尖、窝等结构,主要用于研磨食物;尖牙有尖锐的牙尖,用于撕裂食物。

2. **牙根的数目和形态**　因牙的咀嚼力大小和功能不同,其牙根数目和大小也不相同(图1-8)。上、下前牙和第一、第二前磨牙通常为单根,但上颌第一前磨牙多为双根,磨牙通常为多根。上颌第一、第二磨牙为三根,即近中颊根、远中颊根及腭根;下颌第一、第二磨牙为双根,即近中根和远中根;有时下颌第一磨牙为三根,即远中根再分为颊、舌根。上、下颌第三磨牙的牙根变异较多,常呈融合根。

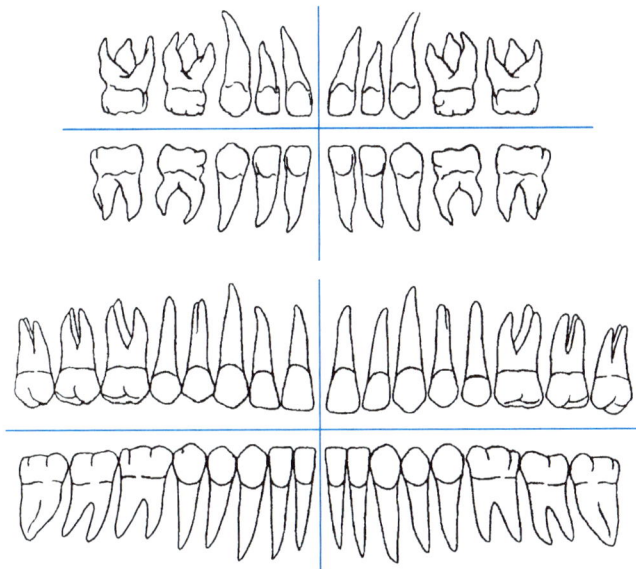

图1-8　乳牙列(上)及恒牙列(下)的数目和形态

所有牙根近中根尖部多弯向远中。有的牙根呈圆锥形,如上颌切牙和尖牙;有的牙根呈扁平形,如下颌切牙和前磨牙;有的多根牙分叉大,如第一磨牙和乳磨牙;有的分叉小,如第二磨牙。牙根的数目和形态对牙髓病的治疗和牙齿拔除有很重要的临床意义。

3. **牙的组织结构**　牙体组织由釉质、牙本质、牙骨质3种钙化的硬组织和牙髓腔内的软组织组成(图1-9)。

(1)釉质(enamel):位于牙冠表面,呈乳白色,有光泽,当釉质有严重磨耗时,则透出牙本质而呈淡黄色。釉质是一种半透明的钙化组织,为人体中最硬的组织。

（2）牙本质（dentin）：构成牙的主体，色淡黄而有光泽，硬度比釉质低。在牙本质中有成牙本质细胞的胞质突起，是痛觉感受器，受到刺激时引起酸痛感。

（3）牙骨质（cementum）：是覆盖于牙根表面的一层钙化结缔组织，色淡黄，构成和硬度与骨相似，但无哈弗斯管。牙骨质借牙周膜将牙体固定于牙槽窝内。当牙根表面受到损伤时，牙骨质可新生而有修复功能。

（4）牙髓（dental pulp）：是位于髓腔内的疏松结缔组织，其四周为钙化的牙本质。牙髓中有血管、淋巴管、神经、成纤维细胞和成牙本质细胞，其主要功能为营养牙体组织，并形成继发性牙本质。牙髓神经为无髓鞘纤维，对外界刺激异常敏感，稍受刺激即可引起剧烈疼痛。牙髓的血管由狭窄的根尖孔进出，一旦发炎，髓腔内的压力增高，容易造成血液循环障碍，牙髓逐渐坏死，牙本质和釉质则得不到营养，因而牙变色失去光泽，牙体变脆，较易崩裂。

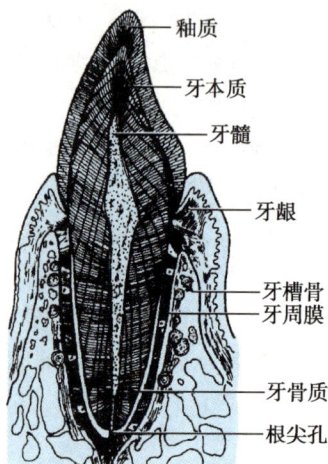

图 1-9　牙体及牙周组织结构

4. **牙周组织**　牙周组织包括牙槽骨、牙周膜、牙龈及牙骨质。牙骨质虽然属于牙体组织，但是它由牙囊中分化的细胞生成，且它与牙龈、牙周膜和牙槽骨共同构成了一个功能系统，故将上述四种组织合称为牙周支持组织（见图1-9）。

（1）牙槽骨（alveolar bone）：是颌骨包围牙根的部分，骨质较疏松，且富于弹性，是支持牙的重要组织。牙根位于牙槽骨内，多根牙的牙根间骨板称为牙槽中隔。两牙之间的牙槽骨称为牙槽间隔。牙槽骨的游离缘称为牙槽嵴。当牙脱落后，牙槽骨逐渐萎缩。

（2）牙周膜（periodontal membrane）：是连接牙根与牙槽骨之间的结缔组织。其纤维一端埋于牙骨质，另一端埋于牙槽骨和牙颈部的牙龈内，将牙固定于牙槽窝内。牙周膜还可以调节牙所承受的咀嚼压力。牙周膜内有纤维结缔组织、神经、血管和淋巴，牙周膜在感受咬合力、缓冲咬合力，以及将咬合力调控为生理性压力，维持牙的稳定性方面，起着极其重要的作用。

（3）牙龈（gingiva）：是口腔黏膜覆盖于牙颈部及牙槽骨的部分，呈粉红色，坚韧而有弹性。牙龈与牙颈部紧密相连，未附着的部分称为游离龈。

（四）舌

舌（tongue）具有味觉功能，能协助相关的组织器官完成语言、咀嚼、吞咽等重要生理功能。舌前2/3为舌体部，活动度大，其前端为舌尖，上面为舌背，下面为舌腹，两侧为舌缘。舌后1/3为舌根部，活动度小。舌体部和舌根部以人字沟为界，其形态呈倒V形，尖端向后有一凹陷处，为甲状舌管残迹，称为舌盲孔（图1-10）。

舌是由横纹肌组成的肌性器官。肌纤维呈纵横、上下等方向排列，因此，舌能灵活地进行前伸、后缩、卷曲等多方向活动。

舌的感觉神经包括分布在舌前2/3的舌神经（第V对脑神经的分支），以及分布在舌后1/3的舌咽神经（第IX对脑神经）和迷走神经（第X对脑神经）。舌的运动由舌下神经（第XII对脑神经）所支配。舌的味觉由面神经（第VII对脑神经）的鼓索支传导。鼓索支加入舌神经内分布于舌黏膜。舌尖部对甜、辣、咸味敏感，舌缘对酸味敏感，舌根部对苦味敏感。

舌背黏膜有许多乳头状突起，当B族维生素缺乏或

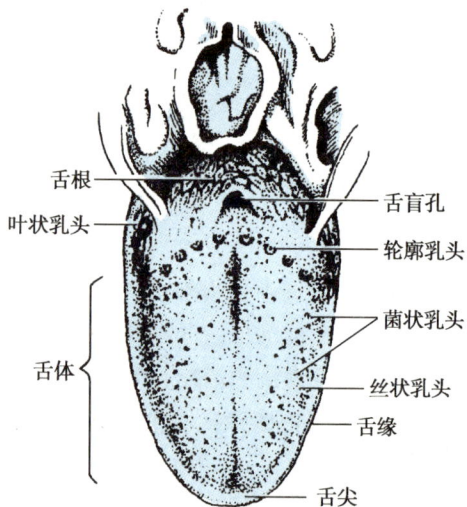

图 1-10　舌的分区及4种舌乳头分布

严重贫血时可见乳头萎缩,舌面光滑。舌乳头可分以下 4 种(见图 1-10)。

（1）丝状乳头:为刺状细小突起,上皮有角化,故呈白色,数量较多,遍布于整个舌体背面。

（2）菌状乳头:呈蕈状,色红,大而圆,散布于丝状乳头间,数量比丝状乳头少,含有味觉神经末梢。

（3）轮廓乳头:有 8~12 个,较大,呈轮状,沿人字沟排列。乳头周围有深沟环绕,含有味蕾以司味觉。

（4）叶状乳头:位于舌根部两侧缘,为数条平行皱襞。正常时不明显,炎症时充血发红,突起而疼痛,有时易误诊为癌。

舌根部黏膜有许多卵圆形淋巴滤泡突起,其间有浅沟分隔,整个淋巴滤泡称为舌扁桃体。

舌腹面黏膜平滑而薄,返折与口底黏膜相连,在中线处形成舌系带。若系带上份附着处靠近舌尖,或其下份附着于下颌舌侧的牙槽嵴上,即为舌系带过短。若婴儿下中切牙萌出过早,可因频繁咳嗽,舌前后活动增多,或吮乳时舌系带及其两侧软组织与切牙经常摩擦而发生溃疡,长期不愈,称为压疮性溃疡或里加-费德病(Riga-Fede disease)。有时这种溃疡呈慢性增殖性改变,形成肉芽组织或纤维性肉芽组织,容易被误诊为肿瘤。

（五）腭

腭(palate)构成口腔的上界,将口腔与鼻腔、鼻咽部分隔开。前面硬腭的骨质部分由两侧上颌骨的腭突和腭骨水平板组成,口腔面覆盖以致密的黏骨膜组织;后面软腭为可以活动的肌性部分。

硬腭前份正中线有突起的纵行皱襞,其两旁有许多横行突出皱襞伸向两侧,称为腭嵴。切牙乳头下方有切牙孔或腭前孔,在硬腭后缘前 0.5cm 有腭大孔或腭后孔。

软腭呈垂幔状,前与硬腭相连续,后为游离缘,其中份有一小舌样物体,称为腭垂。软腭两侧向下外方形成两个弓形黏膜皱襞,在前外方者为腭舌弓(咽前柱),在稍后内方者为腭咽弓(咽后柱),两弓之间容纳扁桃体。软腭较厚,主要由腭帆提肌、腭帆张肌、腭舌肌、腭咽肌、腭垂肌和腭腱膜所构成,表面覆盖以黏膜组织,在口腔面黏膜下含有大量黏液腺(腭腺),伴有脂肪和淋巴组织,一直延伸至硬腭前磨牙区。正常情况下通过软腭和咽部的肌彼此协调运动,共同完成腭咽闭合,行使正常的语言功能。

（六）口底

口底(floor of the mouth)又称舌下部,为位于舌体和口底黏膜之下,下颌舌骨肌和颏舌骨肌之上,下颌体内侧面与舌根之间的部分。在舌腹正中可见舌系带,系带两旁有呈乳头状突起的舌下阜,其中有一小孔为下颌下腺管的开口。舌下阜向后延伸部分为颌舌沟,表面凸起的黏膜皱嵴为舌下皱襞,有许多舌下腺导管直接开口于此。颌舌沟前份黏膜下有舌下腺,后份黏膜下有下颌下腺口内延长部分。口底黏膜下有下颌下腺管和舌神经走行其间。在做口底手术时,注意勿损伤导管和神经(图 1-11)。由于口底组织比较疏松,在口底外伤或感染时,可形成较大的血肿、脓肿,将舌推挤向上后方,造成呼吸困难甚至窒息,应特别警惕。

三、乳牙与恒牙

人一生中有两副天然牙,根据萌出时间可分为乳牙与恒牙。

（一）乳牙

1. 乳牙(deciduous teeth)**的数目、名称**　乳牙有 20 颗,上下颌、左右侧各 5 颗。其名称从中线起向两

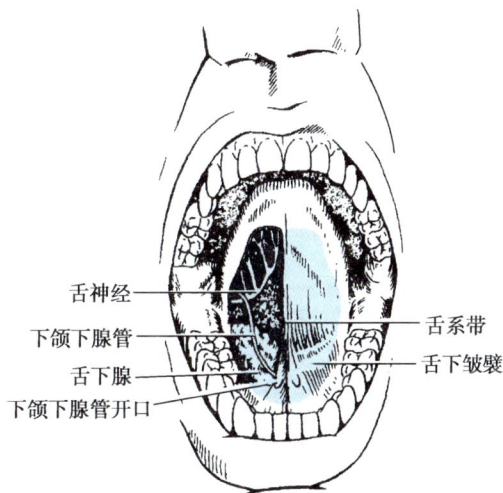

图 1-11　口底结构

(舌神经　下颌下腺管　舌下腺　下颌下腺管开口　舌系带　舌下皱襞)

旁,分别为乳中切牙、乳侧切牙、乳尖牙、第一乳磨牙、第二乳磨牙(图 1-12)。

2. 乳牙萌出时间和次序 乳牙萌出时间和次序见表 1-1。一般从出生后 6~8 个月开始萌出乳中切牙,然后乳侧切牙、第一乳磨牙、乳尖牙和第二乳磨牙依次萌出,2 岁半左右乳牙全部萌出。

表 1-1 乳牙萌出时间和次序

牙名称和次序	萌出时间/月龄
乳中切牙	6~8
乳侧切牙	8~10
第一乳磨牙	12~16
乳尖牙	16~20
第二乳磨牙	24~30

乳牙可能出现过早或延迟萌出,常见于下颌中切牙部位,在婴儿出生时或出生后不久即可出现。乳牙由于过早萌出而没有牙根,常较松动,过于松动者应拔除,以免脱落误入食管或气管而发生危险。有的新生儿口内牙槽嵴黏膜上出现一些乳白色米粒状物或球状物,数目多少不等,俗称"马牙"或"板牙"。它不是真正的牙,而是牙板上皮残余增殖形成的,称为角化上皮珠,一般可自行脱落。

(二) 恒牙

1. 恒牙(permanent teeth)的数目、名称 恒牙共 28~32 颗,上、下颌的左右侧各 7~8 颗,其名称从中线起向两旁分别为中切牙、侧切牙、尖牙、第一前磨牙、第二前磨牙、第一磨牙、第二磨牙、第三磨牙(图 1-13)。切牙和尖牙位于牙弓前部,统称为前牙;前磨牙和磨牙位于牙弓后部,统称为后牙。

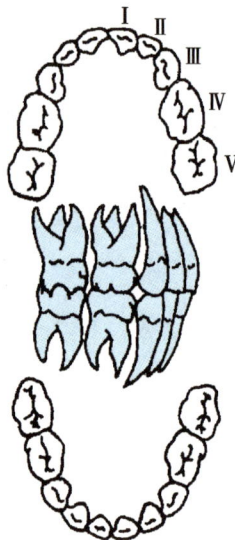

图 1-12 上、下颌乳牙列及命名   图 1-13 上、下颌恒牙列及命名

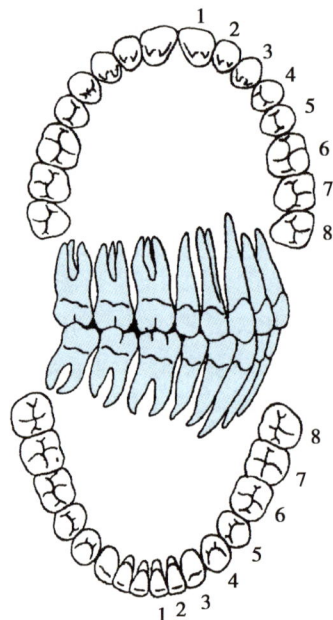

牙列中恒牙的数目并非恒定。少数人还有畸形的多生牙,常位于上颌中切牙间。也可因先天牙胚缺失而少牙,以上颌侧切牙和第三磨牙缺失常见。恒牙的萌出困难或阻生也较常见,如第三磨牙阻生。

2. 恒牙萌出时间和次序 恒牙的萌出时间和次序见表 1-2。恒牙萌出早者可于 5 岁萌出,晚者可于 7 岁萌出,一般从 6 岁左右开始,在第二乳磨牙后方萌出第一恒磨牙(俗称六龄牙),同时乳中切牙开始脱落,恒中切牙萌出,随后侧切牙、第一前磨牙、尖牙、第二前磨牙、第二磨牙及第三磨牙依次萌出。有时第二前磨牙较尖牙更早萌出。

表1-2 恒牙萌出时间和次序

牙名称和次序	萌出时间/岁	
	上颌	下颌
第一磨牙	5~7	5~7
中切牙	7~8	6~7
侧切牙	8~10	7~8
尖牙	11~13	10~12
第一前磨牙	10~12	10~12
第二前磨牙	11~13	11~13
第二磨牙	12~14	11~14
第三磨牙	17~26	17~26

一般左、右同名牙同期萌出,上、下颌同名牙则下颌牙较早萌出,女性恒牙萌出时间通常早于男性。

(三)临床牙位记录

为便于病历书写,要对牙齿进行记录,临床牙位记录主要包括部位记录法、Palmer 记录系统、通用编号系统和国际牙科联合会系统(Fédération Dentaire International system,FDI)4 种。其中最为常用的为国际牙科联合会系统和部位记录法。

1. **国际牙科联合会系统** 采用二位数记录牙位,十位数表示牙所在的部位,个位数表示牙位。

（1）恒牙

```
                    A              上              B
      18  17  16  15  14  13  12  11 │ 21  22  23  24  25  26  27  28
右 ─────────────────────────────────────────────────────────────── 左
      48  47  46  45  44  43  42  41 │ 31  32  33  34  35  36  37  38
                    C              下              D
```

病历书写举例:右上颌侧切牙标识为 12;左下颌第二磨牙标识为 37。

（2）乳牙

```
                 A           上           B
      55  54  53  52  51 │ 61  62  63  64  65
右 ──────────────────────────────────────────── 左
      85  84  83  82  81 │ 71  72  73  74  75
                 C           下           D
```

病历书写举例:左上颌乳尖牙标识为 63;右下颌第二乳磨牙标识为 85。

2. **部位记录法** 用"+"将全口牙分为上、下、左、右四区,横线上方代表上颌,横线下方代表下颌,纵线左侧代表患者右侧,纵线右侧代表患者左侧,或者以"+"将牙列分为四个象限,分别以 A、B、C、D 代表四区。

（1）恒牙:用阿拉伯数字表示,即

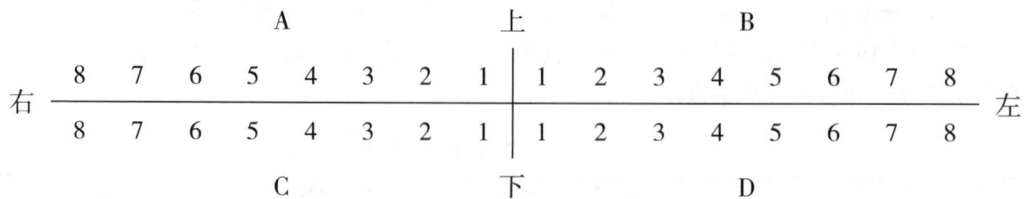

```
              A              上              B
   8  7  6  5  4  3  2  1 | 1  2  3  4  5  6  7  8
右 ─────────────────────────────────────────── 左
   8  7  6  5  4  3  2  1 | 1  2  3  4  5  6  7  8
              C              下              D
```

病历书写举例：右上颌侧切牙可标识为 2| 或 2A；左下颌第二磨牙标识为 |7 或 7D。

（2）乳牙：用罗马数字表示。

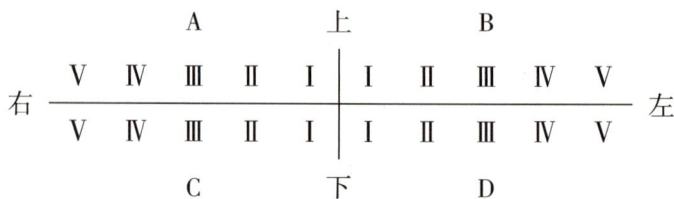

```
              A              上              B
   V  IV  III  II  I | I  II  III  IV  V
右 ─────────────────────────────────── 左
   V  IV  III  II  I | I  II  III  IV  V
              C              下              D
```

病历书写举例：左上颌乳尖牙标识为 III| 或 IIIB；右下颌第二乳磨牙标识为 |V 或 VC。

（四）乳牙与恒牙的替换

从萌出时间和次序来看，一般从 6~12 岁，口腔内乳牙逐渐脱落，恒牙相继萌出，恒牙和乳牙发生交替，此时口腔内既有乳牙，又有恒牙，这种乳、恒牙混合排列于牙弓上的时期称为混合牙列期（mixed dentition）。有时乳牙尚未脱落，而恒牙已萌出，因缺乏位置，该恒牙即错位萌出。错位萌出的恒牙大多位于乳牙舌侧，形成乳牙与恒牙重叠。此时应拔除乳牙，便于恒牙在正常位置萌出。切勿将刚萌出的恒牙误认为乳牙而拔除。应注意鉴别乳牙和恒牙，乳牙牙冠较小，色较白，牙颈部和咬合面较恒牙缩窄。乳牙和恒牙替换关系如下。

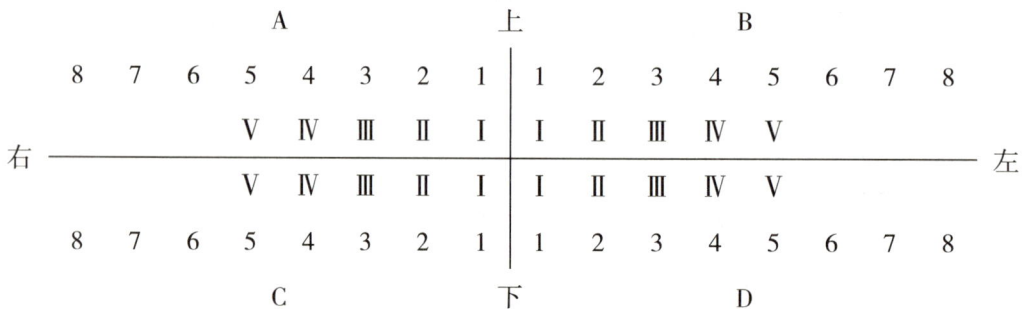

```
                  A                   上                    B
   8  7  6  5  4  3  2  1 | 1  2  3  4  5  6  7  8
         V  IV  III  II  I | I  II  III  IV  V
右 ──────────────────────────────────────────────── 左
         V  IV  III  II  I | I  II  III  IV  V
   8  7  6  5  4  3  2  1 | 1  2  3  4  5  6  7  8
                  C                   下                    D
```

第三节 | 颌面部解剖生理

一、表面形态标志与协调关系

（一）表面形态标志（图 1-14）

1. 睑部区域的表面标志

（1）睑裂：为上睑和下睑之间的裂隙，常作为面部垂直比例的标志。正常睑裂的宽度和高度分别约为 3.5cm 和 1.0~1.2cm。

（2）睑内侧联合和睑外侧联合：分别为上、下睑在内侧和外侧的结合处。

（3）内眦和外眦：分别为睑内侧联合和睑外侧联合处上、

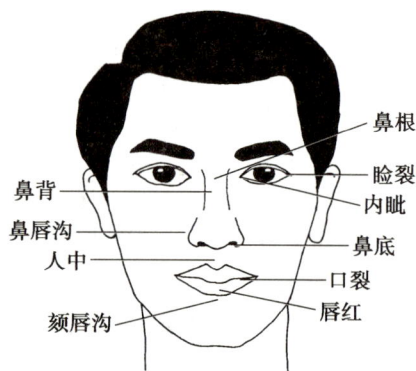

图 1-14　颌面部表面解剖标志

（标注：鼻根、鼻背、睑裂、内眦、鼻唇沟、鼻底、人中、口裂、唇红、颏唇沟）

下睑缘线交叉所构成的角。内眦呈钝圆形,外眦呈锐角形,外眦较内眦高3~4mm。

2. 鼻部区域的表面标志

（1）鼻根、鼻尖和鼻背:外鼻上端连于额部者称为鼻根;前下端隆起处称为鼻尖;鼻根与鼻尖之间称为鼻背。

（2）鼻底和鼻前孔:锥形外鼻的底称为鼻底;鼻底上有左、右卵圆形孔,称为鼻前孔。

（3）鼻小柱和鼻翼:两侧鼻前孔之间的隆嵴称鼻小柱;鼻前孔外侧的隆起称鼻翼。

（4）鼻面沟:为鼻外侧的长形凹陷。沿鼻面沟作手术切口,愈合后瘢痕不明显。

（5）鼻唇沟:鼻面沟与唇面沟合称为鼻唇沟,鼻面沟常作为小手术切口,鼻唇沟常作为判断手术后面容恢复情况的标志。

3. 口唇区域的表面标志

（1）唇面沟:为上唇与颊部之间的斜行凹陷。沿唇面沟作手术切口,愈合后瘢痕不明显。在矫治修复时,唇面沟常作为判断面容恢复情况的指征。

（2）口裂:为上唇与下唇之间的横行裂隙。

（3）口角:口裂两端为口角,其正常位置约相当于尖牙与第一前磨牙之间,施行口角开大或缩小术时,应注意此关系。

（4）唇红:为上、下唇的游离缘,系皮肤与黏膜的移行区。

（5）唇红缘（唇缘）:为唇红与皮肤的交界处。

（6）唇弓和人中点（人中切迹）:上唇的全部唇红缘呈弓背状,称唇弓（labial arch）;唇弓在正中线微向前突,此处称为人中点（人中切迹）。

（7）唇峰和唇珠:人中点两侧的唇弓最高点,称为唇峰（唇弓峰）;上唇正中唇红呈珠状向前下方突出,称为唇珠（上唇结节）。

（8）人中:上唇皮肤表面正中,由鼻小柱（鼻中柱）向下至唇红缘的纵行浅沟称为人中（philtrum）。

（9）人中嵴:人中的两侧各有一条与其并行的皮肤嵴,自鼻孔底延伸到唇峰,称为人中嵴。

4. 下颌及颏部区域的表面标志

（1）颏唇沟:为下唇与颏部之间的横行凹陷。

（2）颏下点:为颏部最低点,常用作测量面部距离的标志。

（3）颏孔:有颏神经穿出,位于下颌体外侧面,成人多位于第二前磨牙或第一、第二前磨牙之间的下方,下颌体上、下缘中点稍上方,距正中线2~3cm。颏孔为颏神经阻滞麻醉的进针部位。

5. 其他区域的表面标志

（1）耳屏:为外耳道前方的结节状突起,临床上常在其前方、颧弓根部下方检查下颌骨髁突的活动情况。在耳屏前方约1cm可触及颞浅动脉的搏动。

（2）眶下孔:位于眶下缘中点下约0.5cm,其体表投影为自鼻尖至眼外眦连线的中点。眶下孔是眶下神经阻滞麻醉的进针部位。

（3）腮腺导管的体表投影:为鼻翼与口角连线的中点至耳垂连线的中1/3段。颊部手术时了解腮腺导管的体表投影,将有助于避免腮腺导管的损伤。

（二）表面形态的协调关系

颌面部表面形态结构的协调关系是指颌面部组织器官表面形态结构彼此之间的关系,和谐的颌面部关系是正常颌面形态的基础。颌面部鼻唇颏之间、唇颏之间、颌面宽度与高度之间存在的明显的相关关系等,决定颌面部的美学形态。

1. 颌面部的水平比例关系　指颌面部长度的比例关系。沿眉间点、鼻下点作横线,可将面部分成水平3等份。此处面部3等份的分界点与开篇时描述的面部分区的分界点有所不同。发际至眉间点为面上1/3,眉间点至鼻下点为面中1/3,鼻下点至颏下点为面下1/3。眼、鼻位于面中1/3,口腔位于面下1/3（图1-15）。面上1/3及面中1/3比例失调则可导致颌面部畸形;面中1/3及面下1/3比例异常则可表现为牙颌面畸形。

2. **颌面部的垂直比例关系**　指颌面部正面宽度的比例关系。沿两眼内外眦作垂线,可在睑裂水平将面部分为 5 等份,每一等份的宽度与一个睑裂的宽度相等,即两眼内眦间距、两睑裂宽度和左右外眦至耳轮间距相等(见图 1-15)。正常睑裂宽度平均为 3.5cm。

另外,还有一些比例关系,如鼻翼的宽度与两眼内眦之间的距离相等,鼻的长度和宽度比例约为 1:0.7,闭口时口裂的宽度与眼平视时角膜内缘之间的距离相等。

3. **鼻、眼、眉关系**　通过内眦作垂线,可见鼻翼的外侧缘、内眦和眉头的内侧缘在同一直线上;作通过鼻翼与眉梢的连线,外眦在此连线上;通过眉头与眉梢的连线通常呈一水平线,与上述两线相交成直角三角形,该直角的顶点位于眉头下方,此为正常的鼻、眼、眉关系。

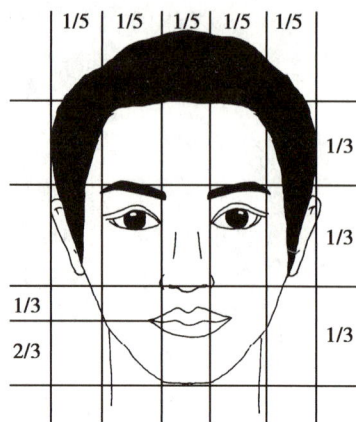

图 1-15　颌面部比例关系

4. **鼻、唇、颏关系**　连接鼻尖与颏前点构成 Ricketts 审美平面,通过评估上、下唇是否位于该平面上,可判断容貌状态,若超前或后退,则容貌均欠美,但这存在种族差异。有学者通过对中国美貌人群的测量分析发现,中国人的上、下唇并不在审美平面上,而且男、女的上下唇距审美平面的距离不等。

5. **左右对称关系**　以面部中线为轴的左右对称关系是颜面美的重要标志之一,也常作为颌面外科和整形外科手术前诊断与手术后评价的标准。美貌人群眼、鼻、口裂等颜面主要结构具有高度对称性。鼻尖点,鼻下点,上、下唇突点,颏唇沟点,颏前点这 6 个标志点均接近中线,与中线的左右位置偏移约在 0.5mm 以内。通常鼻根点最接近中线,越靠近面下部,非对称率有增加趋势。颏前点偏移较大。男性面部的非对称率大于女性。颜面结构具有高度的对称性,但完全对称者很少。

二、颌骨

(一) 上颌骨

1. **解剖结构**　上颌骨(maxilla)为面中份最大的骨骼,是颅面部第二大骨,由左、右两侧形态结构对称但不规则的两块骨构成,并于腭中缝处连接成一体。上颌骨由一体、四突构成,其中"一体"即上颌骨体,"四突"即为额突、颧突、牙槽突和腭突。上颌骨与鼻骨、额骨、筛骨、泪骨、犁骨、下鼻甲、颧骨、腭骨、蝶骨等邻近骨相接,构成眶底、鼻底和口腔顶部。

(1) 上颌骨体:分为四壁一腔,为前、后、上、内四壁和上颌窦腔构成的形态不规则骨体(图 1-16)。

1) 前壁:又称脸面,构成面颊部。上方为眶下缘与上壁(眶下壁)相接,在眶下缘中份下方 0.6~1cm 处有眶下孔,眶下神经和血管从此通过。在眶下孔下方,有尖牙根向外形成的骨突,称尖牙嵴。嵴的内侧,切牙的上方有一骨凹,称切牙凹;嵴的外侧,眶下孔下方,有一深凹称尖牙窝,此处骨质

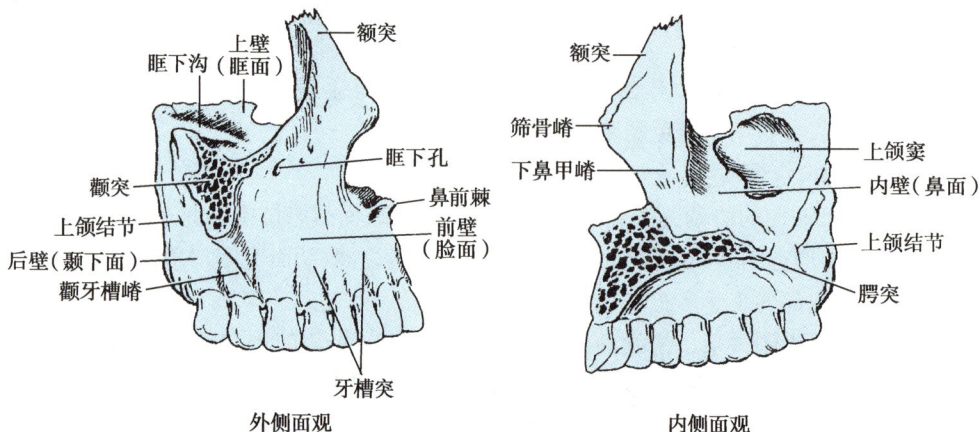

图 1-16　上颌骨

菲薄,厚度约 1.1mm,手术常经此进入上颌窦。

2）后壁:又称颞下面,常以颧牙槽嵴作为前壁与后壁的分界线,其后方骨质微凸呈结节状,称上颌结节。上颌结节上方有 2~3 个小骨孔,为上牙槽后神经、血管所通过。颧牙槽嵴和上颌结节是上牙槽后神经阻滞麻醉的重要标志。

3）上壁:又称眶面,呈三角形,构成眶下壁,其中份有由后方眶下裂向前行的眶下沟,并形成眶下管,开口于眶下孔。上牙槽前、中神经由眶下管内分出,经上颌窦前壁分布到前牙和前磨牙。

4）内壁:又称鼻面,构成鼻腔外侧壁,在中鼻道后部半月板裂孔有上颌窦开口通向鼻腔。施行上颌窦根治术和上颌骨囊肿摘除时,可在鼻道开窗引流。

5）上颌窦:呈锥形空腔,底向内,尖向外伸入颧突,开口于鼻腔。上颌窦壁即骨体的四壁,各壁骨质均薄,内面衬以上颌窦黏膜。上颌窦底与上颌后牙根尖紧密相连,有时仅隔以上颌窦黏膜,故当上颌前磨牙及磨牙根尖感染时,易于穿破上颌窦黏膜,导致牙源性上颌窦炎;在拔除上颌前磨牙和磨牙断根时,应注意勿将断根推入上颌窦内。

（2）上颌骨突:包含额突、颧突、牙槽突和腭突。

1）额突:位于上颌骨体的内上方,与额骨、鼻骨、泪骨相连。

2）颧突:位于上颌骨体的外上方,与颧骨相连,向下至第一磨牙形成颧牙槽嵴。

3）牙槽突:位于上颌骨体的下方,与上颌窦前、后壁连续,左、右两侧在正中线相连形成弓形,前部薄、后部厚。每侧牙槽突上有 7~8 个牙槽窝容纳牙根,尖牙的牙槽窝最深。前牙及前磨牙区牙槽突的唇颊侧骨板薄而多孔,有利于麻醉药液渗入骨松质内,达到局部浸润麻醉的目的。由于唇颊侧骨质疏松,拔牙时向唇颊侧用力,则阻力较小。

4）腭突:指在牙槽突内侧伸出的水平骨板,后份接腭骨的水平板,两侧在正中线相连组成硬腭,将鼻腔与口腔隔开。硬腭前份有切牙孔(腭前孔),有鼻腭神经、血管通过。后份有腭大孔(腭后孔),有腭前神经、血管通过。腭大孔后方还有 1~2 个腭小孔,腭中、后神经由此通过(图 1-17)。

2. 上颌骨的解剖特点及其临床意义

（1）支柱式结构及其临床意义:上颌骨与多数邻骨相连,且骨体中央为一空腔,因而形成支柱式结构。当遭受外力打击时,力量可通过多数邻骨传导分散,不致发生骨折;若打击力量过重,则上颌骨和邻骨结合部最易发生骨折,甚至传导至相邻的头颅骨骼,常常合并颅底骨折并导致颅脑损伤。由于上颌骨无强大肌群附着,骨折后较少受到肌的牵引而移位,故骨折段的移位常常与所受外力的大小、方向一致。上颌骨骨质疏松,血供丰富,骨折后

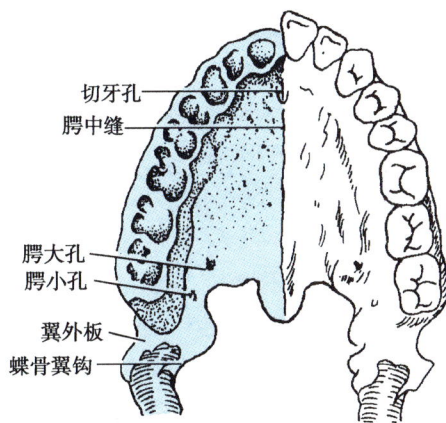

图 1-17　腭部结构

愈合较快,一旦骨折应及早复位,以免发生错位愈合。发生化脓性感染时,疏松的骨质有利于脓液穿破骨质而达到引流的目的,因此,上颌骨较少发生颌骨骨髓炎。

（2）解剖薄弱部位及其临床意义:上颌骨骨质疏密、厚薄不一,连接骨缝多,牙槽窝的深浅、大小不一致,因而在解剖结构上存在一些薄弱环节或部位,这些薄弱环节则是骨折常发生的部位。上颌骨的主要薄弱环节表现为以下 3 条薄弱线。

1）第一薄弱线:从梨状孔下部平行于牙槽突底经上颌结节至蝶骨翼突,当骨折沿此薄弱线发生时,称上颌骨 Le Fort Ⅰ型骨折,骨折线称为上颌骨 Le Fort Ⅰ型骨折线。

2）第二薄弱线:通过鼻骨、泪骨,向外经眶底,向外下经颧上颌缝从颧骨下方至蝶骨翼突,当骨折沿此薄弱线发生时称上颌骨 Le Fort Ⅱ型骨折,骨折线称为上颌骨 Le Fort Ⅱ型骨折线。面中份骨折段不含颧骨。

3）第三薄弱线：通过鼻骨、泪骨，向外经眶底、向外上经颧额缝从颧骨上方至蝶骨翼突，当骨折沿此薄弱线发生时称上颌骨 Le Fort Ⅲ型骨折，骨折线称为上颌骨 Le Fort Ⅲ型骨折线。面中份骨折段含颧骨，常常被形象地称为"颅面分离"。

（二）下颌骨

下颌骨（mandible）是颌面部唯一可以活动而且最坚实的骨骼，在正中线处两侧下颌骨联合，呈马蹄形，由水平的下颌体与垂直的下颌支两部分组成（图1-18）。

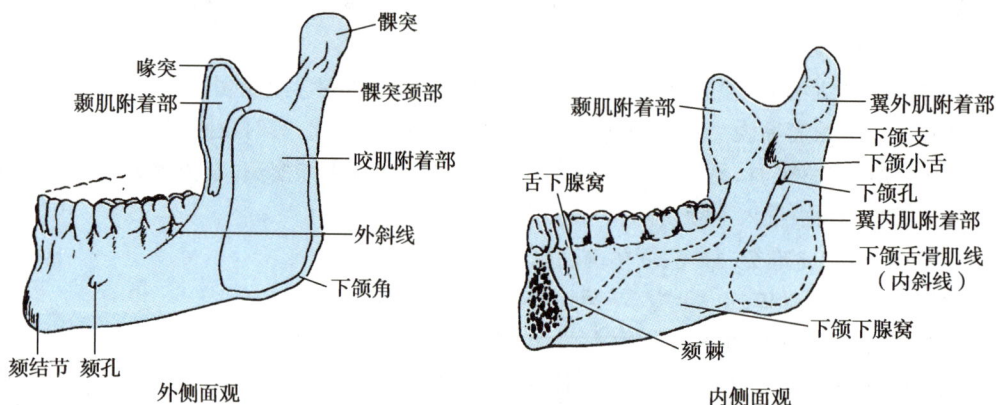

图 1-18 下颌骨

1. 解剖结构

（1）下颌体：分为上、下缘和内、外面，在两侧下颌体的正中联合处，外有颏结节，内有颏棘。下颌体上缘为牙槽突，有牙槽窝容纳牙根。前牙区牙槽骨板较后牙区疏松，而后牙区颊侧骨板较舌侧厚。下颌体下缘骨质致密而厚，正中两旁稍内方有二腹肌窝，为二腹肌前腹的起点。下颌体外面，相当于前磨牙根尖区下方，有颏孔开口，颏神经由此穿出下颌骨。自颏孔区向后上方，与下颌支前缘相连续的骨嵴称外斜线，有颊肌附着；下颌体内面从颏棘斜向上方，与外斜线对应的骨嵴称下颌舌骨肌线或内斜线，为下颌舌骨肌起端附着处；而颏棘上有颏舌肌和颏舌骨肌附着；在下颌舌骨肌线前上份有舌下腺窝，为舌下腺所在处；后下份有下颌下腺窝，为下颌下腺所在处。

（2）下颌支：为左、右垂直部分，上方有2个骨突：前者称喙突，又称冠突，呈三角形，扁平，有颞肌和咬肌附着；后者称髁突、髁状突或关节突，与颞骨关节窝构成颞下颌关节。髁突下方缩窄处称髁突颈。两骨突之间的凹陷切迹，称下颌切迹或下颌乙状切迹，为经颞下途径行圆孔和卵圆孔麻醉的重要标志。

下颌支外侧面中下份较粗糙，有咬肌附着；内侧面中央有一呈漏斗状的骨孔，称下颌孔，为下牙槽神经血管进入下颌管的入口；孔前内侧有一小的尖形骨突，称下颌小舌，为蝶下颌韧带附着处。内侧面下份近下颌角区骨面粗糙，有翼内肌附着。

下颌角是下颌支后缘与下缘相交的部分，有茎突下颌韧带附着。

2. 下颌骨的解剖特点及其临床意义

①解剖薄弱部位：下颌骨的正中联合、颏孔区、下颌角、髁突颈等为下颌骨的骨质薄弱部位，当遭遇外力时，这些部位易发生骨折。②血供较差且骨皮质致密：下颌骨的血供较上颌骨少，下颌骨骨折愈合较上颌骨骨折愈合慢。下颌骨周围有强大致密的肌和筋膜包绕，当炎症化脓时不易得到引流，所以骨髓炎的发生较上颌骨为多。③下颌骨有强大的咀嚼肌群，下颌骨骨折时骨折段不稳定，在张闭口时易受咀嚼肌收缩时的牵拉而发生骨折错位。

三、肌肉

因功能的不同，口腔颌面部的肌分为咀嚼肌群和表情肌群。咀嚼肌群较粗大，主要附丽于下颌骨、颧骨周围，位置也较深；而表情肌群则较细小，主要附丽于上颌骨，分布于口腔、鼻、睑裂周围及面部表浅的皮肤下面，与皮肤相连，当肌纤维收缩时，牵引额部、眼睑、口唇和颊部皮肤活动，显露各种表情。

(一)咀嚼肌群

主要附着于下颌骨上,司开口、闭口和下颌骨的前伸与侧方运动,可分为闭口和开口两组肌群。其神经支配均来自三叉神经的下颌神经,主管运动。

1. **闭口肌群** 又称升颌肌群,主要附着于下颌支,有咬肌、颞肌、翼内肌。该组肌群发达,收缩力强,其牵引力以向上为主,伴有向前和向内的力量(图 1-19)。

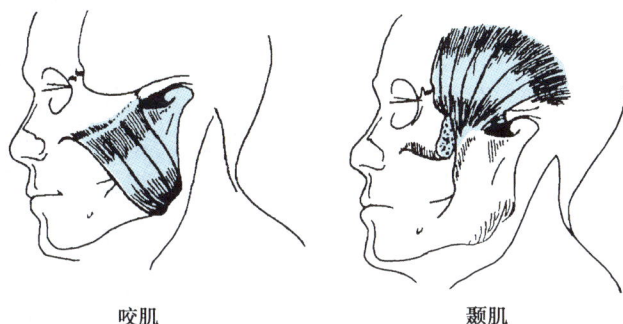

图 1-19 咬肌和颞肌

(1)咬肌(masseter):起自颧骨和颧弓下缘,止于下颌角和下颌支外侧面,为一块短而厚的肌,作用为牵下颌向上前方。

(2)颞肌(temporalis):起自颞骨鳞部的颞窝,经颧弓深面止于下颌支喙突。颞肌是一块扇形而强有力的肌,作用为牵引下颌骨向上、微向后方。

(3)翼内肌(pterygoideus internus):起自蝶骨翼突外板内面和上颌结节,止于下颌角的内侧面,是一块方形而肥厚的肌块,作用为使下颌骨向上,司闭口,并协助翼外肌使下颌前伸和侧向运动。

2. **开口肌群** 又称降颌肌群,主要起于下颌体,止于舌骨,是构成口底的主要肌肉,有二腹肌、下颌舌骨肌和颏舌骨肌。其总的牵引方向是使下颌骨向下后方(图 1-20)。

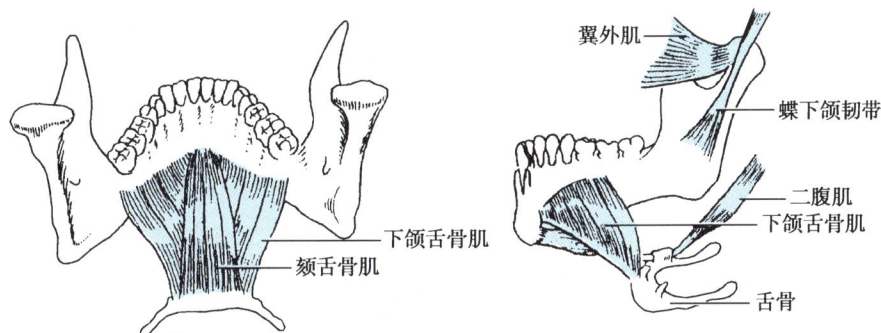

图 1-20 开口肌群(降颌肌群)

(1)二腹肌(digastricus):前腹起自下颌骨二腹肌窝,后腹起自颞骨乳突切迹,前后腹在舌骨处形成圆腱,止于舌骨及舌骨大角。作用是提舌骨向上或牵引下颌骨向下。前腹由下颌舌骨肌神经支配,后腹由面神经支配。

(2)下颌舌骨肌(mylohyoideus):起自下颌体内侧下颌舌骨肌线,止于舌骨体,呈扁平三角形,两侧在正中线融合,共同构成肌性口底。作用是提舌骨和口底向上,或牵引下颌骨向下。支配神经为下颌舌骨肌神经。

(3)颏舌骨肌(geniohyoideus):起自下颌骨颏棘,止于舌骨体。作用是提舌骨向前,使下颌骨下降。支配神经为下颌舌骨肌神经。

（4）翼外肌（pterygoideus externus）:起端有上、下两头,上头起于蝶骨大翼的颞下嵴及其下方的骨面,下头起自翼外板的外面,两头分别止于下颌关节盘前缘和髁突前缘。支配神经为翼外肌神经。

(二) 表情肌群

面部表情肌多薄而短小,收缩力弱,起自骨壁或筋膜浅面,止于皮肤。肌纤维纤细,多围绕面部孔裂,如眼、鼻和口腔,排列成环形或放射状。面部表情肌主要有眼轮匝肌、口轮匝肌、上唇方肌、额肌、笑肌、三角肌和颊肌等(图1-21)。由于表情肌与皮肤紧密相连,故当外伤或手术切开皮肤和表情肌后,创口常裂开较大,应予逐层缝合,以免形成内陷瘢痕。面部表情肌均由面神经支配其运动,若面神经受到损伤,则引起表情肌瘫痪,造成面部畸形。

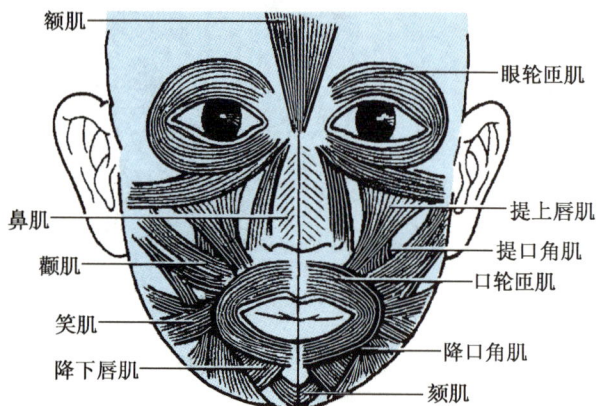

图 1-21 面部表情肌

1. **额肌**（frontalis） 位于额部,起自帽状腱膜,止于眉部皮肤。肌层薄但宽阔,呈四边形。主要功能是提眉、皱额。

2. **眼轮匝肌**（orbicularis oculi） 位于眼眶周围,由眶部、睑部、泪囊部三部分肌纤维组成。眶部肌纤维呈圆弧形,起自上颌骨额突及睑内侧韧带,为眼轮匝肌最外层部分,其作用是牵引眉及额部皮肤。睑部位于睑部皮下,起自睑内侧韧带及邻近骨面,上、下睑的肌纤维于外眦部会合,其作用是使眼睑闭合。泪囊部则位于泪囊的深面,起自泪后嵴,经泪囊后方与睑部肌纤维结合,作用是使泪囊扩张。

3. **皱眉肌**（corrugator） 起自额骨鼻部,止于眉内侧半的皮肤,表情作用为通过牵引眉肌而皱眉。

4. **鼻肌**（nasalis） 分鼻背和鼻翼两部分。鼻背部肌纤维起于上颌切牙窝上方,向上内成为腱膜,至鼻正中与对侧肌相续。鼻翼部肌纤维起于鼻翼软骨,止于鼻尖皮肤。

5. **口轮匝肌**（orbicularis oris） 位于口裂周围,由环绕口裂的呈扁环形的浅、中、深三层肌纤维组成。浅层为口轮匝肌的固有纤维,肌纤维从唇的一侧行至另一侧,构成口轮匝肌的浅层。中层由来自颧肌、上唇方肌、尖牙肌、三角肌及下唇方肌的部分肌纤维构成。深层由来自颊肌唇部的部分肌纤维构成。口轮匝肌的主要作用为闭唇,另外协助发音、咀嚼。

6. **提上唇肌**（levator labii superioris） 有 3 个起始头,即颧头、眶下头、内眦头。其中,颧头位于眼轮匝肌下方或深面,起于颧骨外侧面颧上颌缝后方,止于口角内侧的上唇皮肤;眶下头在眶下孔上方起自眶下缘,被眼轮匝肌覆盖,行向下内与口轮匝肌交织,止于上唇外半侧的皮肤,其深面与尖牙肌之间有眶下神经、血管由眶下孔穿出;内眦头起于上颌骨额突上部,斜向下外,分为内、外两片。内侧片止于鼻翼大软骨和皮肤,外侧片斜行向下,与眶下头和口轮匝肌交织,作用为颧头牵引口角向外上,眶下头和内眦头分别牵引上唇及鼻翼向上。

7. **颧肌**（zygomaticus） 起于颧颞缝之前,斜向下前内,止于口角,与口轮匝肌相连,收缩时牵拉口角向上外。

8. **提口角肌**（levator anguli oris） 又称尖牙肌,位于上唇方肌的深面。起自上颌骨的尖牙凹,部分肌纤维向下止于口角皮肤。部分肌纤维参与口轮匝肌的构成,作用为上提口角。

9. **降下唇肌**（depressor labii inferioris） 呈方形,位于颏孔与颏联合之间,起自下颌骨的外斜线,向上内行,与对侧同名肌会合,止于下唇皮肤和黏膜。起点处与颈阔肌相连,作用为降下唇及降口角。

10. **笑肌**（risorius） 起自腮腺咬肌筋膜,向前、下方越过咬肌止于口角部皮肤,收缩时牵口角向外,呈微笑面容。

11. **三角肌**（triangularis） 呈三角形,起于下颌体的外侧面,止于口角皮肤,部分纤维参与口轮匝肌的组成。三角肌后缘与颈阔肌上部连续,作用为降口角。

12. 颊肌(buccinator)　为四边形薄肌,位于颊部,占据上颌、下颌之间的间隙,起自上、下颌第三磨牙牙槽突的外面及后方的翼突下颌缝(翼突下颌韧带)的前缘。颊肌纤维向口角汇聚,在口角处中份肌纤维彼此交叉,下份肌纤维向上内与上唇的口轮匝肌连续,上份肌纤维向下内与下唇的口轮匝肌连续,其最上和最下肌纤维不交叉,向前内分别进入上、下唇。其作用为牵引口角向后,协助咀嚼和吸吮,并作口腔的鼓气和排气动作。

13. 颏肌(mentalis)　呈圆锥形,位于下唇方肌深面,起自下颌侧切牙牙根平面,下行止于颏部皮肤。其作用为降口角与下唇,并使下唇靠近牙龈和前伸。

四、血管

(一) 动脉

颌面部血液供应特别丰富,主要来自颈外动脉的分支,有舌动脉、面动脉、上颌动脉和颞浅动脉等。各分支间和两侧动脉间均通过末梢血管网而彼此吻合,故伤后出血多。压迫止血时,还必须压迫供应动脉的近心端,才能起到暂时止血的效果(图1-22)。

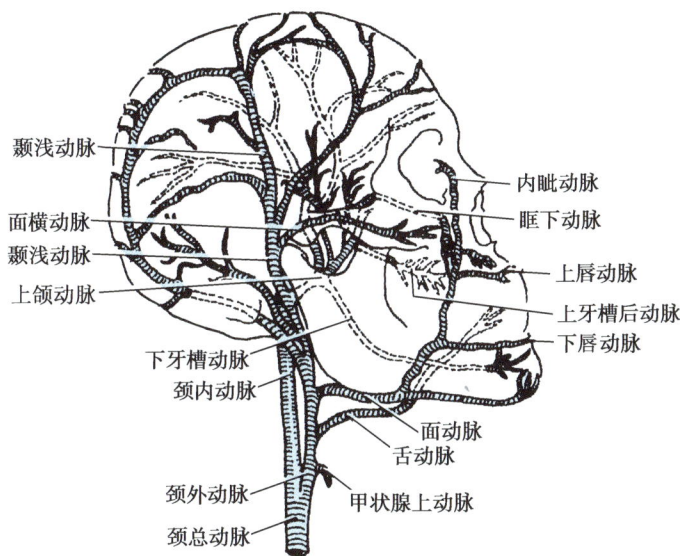

图1-22　颈动脉分支

1. 舌动脉(lingual artery)　自颈外动脉平舌骨大角水平分出,向内上走行,分布于舌、口底和牙龈。

2. 面动脉(facial artery)　又称颌外动脉(external maxillary artery),为面部软组织的主要动脉。在舌动脉稍上方,自颈外动脉分出,向内上方走行,绕下颌下腺及下颌下缘,由咬肌前缘向内前方走行,分布于唇、颏、颊和内眦等部位。面颊部软组织出血时,可于咬肌前缘与下颌骨下缘交点处压迫此血管止血。

3. 上颌动脉(maxillary artery)　又称颌内动脉(internal maxillary artery),位置较深。自颈外动脉分出,向内前方走行,经下颌骨髁突颈部内侧至颞下窝,分布于上、下颌骨和咀嚼肌。行颞下颌关节区手术时易伤及该动脉,应特别小心。

4. 颞浅动脉(superficial temporal artery)　为颈外动脉的终末支之一,在腮腺组织内分出面横动脉,分布于耳前部、颞部和颊部。颞浅动脉分布于额、颞部头皮,在颧弓上方皮下可扪及动脉搏动,可在此压迫动脉止血。对颌面部恶性肿瘤进行动脉内灌注化疗药物时,可经此动脉逆行插管进行治疗。

（二）静脉

颌面部静脉系统较复杂且有变异，分为深、浅两个静脉网。浅静脉网由面前静脉和面后静脉组成；深静脉网主要为翼静脉丛（图 1-23）。面部静脉的特点是静脉瓣较少，当受肌肉收缩或挤压时，血液易反流。鼻根至两侧口角的三角区称为"危险三角区"，颌面部的感染，特别是"危险三角区"的感染，若处理不当，易逆行传入颅内，引起海绵窦血栓性静脉炎等严重的颅内并发症。

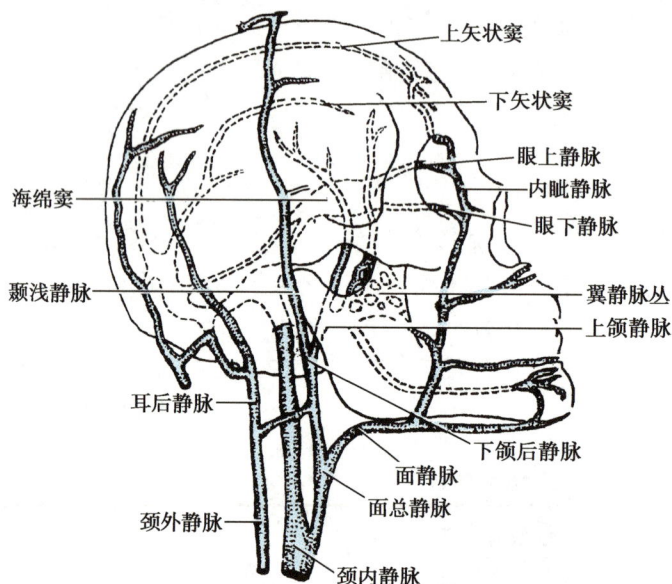

图 1-23 颌面部静脉系统

1. **面静脉**（facial vein） 起于额静脉和眶上静脉汇成的内眦静脉，沿鼻旁口角外到咬肌前下角，在颊部有面深静脉与翼静脉丛相通；由咬肌前下角向下穿颈深筋膜，越下颌下腺浅面，在下颌角附近与面后静脉前支汇成面总静脉，横过颈外动脉浅面，最后汇入颈内静脉。因此，面前静脉可经内眦静脉和翼静脉丛两个途径通向颅内海绵窦。

2. **下颌后静脉**（retromandibular vein） 由颞浅静脉和上颌静脉汇合而成，沿颈外动脉外侧方，向下走行至下颌角平面，分为前、后两支。前支与面前静脉汇成面总静脉；后支与耳后静脉汇成颈外静脉。颈外静脉在胸锁乳突肌浅面下行，在锁骨上凹处穿入深面，汇入锁骨下静脉。

3. **翼静脉丛**（pterygoid vein plexus） 位于颞下窝，大部分在翼外肌的浅面，少部分在颞肌和翼内、外肌之间。在行上颌结节麻醉时，有时可穿破此静脉丛而形成血肿。它收纳颌骨、咀嚼肌、鼻内和腮腺等处的静脉血液，经上颌静脉汇入面后静脉。翼静脉丛可通过卵圆孔和破裂孔等与颅内海绵窦相通。

五、淋巴组织

颌面部的淋巴组织分布极其丰富，淋巴管呈网状结构，收纳淋巴液，汇入淋巴结，构成颌面部的重要防御系统。正常情况下，淋巴结小而柔软，不易扪及，在炎症或肿瘤等病理情况下，相应淋巴结就会肿大，可扪及，故有重要的临床意义。

颌面部常见而较重要的淋巴结有腮腺淋巴结、颌上淋巴结、下颌下淋巴结、颏下淋巴结和位于颈部的颈浅与颈深淋巴结（图 1-24）。

1. **腮腺淋巴结** 为面部较大的淋巴结，分为浅淋巴结和深淋巴结两组。浅淋巴结位于耳前和腮腺浅面，收纳来自鼻根、眼睑、额颞部、外耳道、耳廓等区域的淋巴液，引流至颈深上淋巴结。深淋巴结位于腮腺深面，收纳软腭、鼻咽部等区域的淋巴液，引流至颈深上淋巴结。

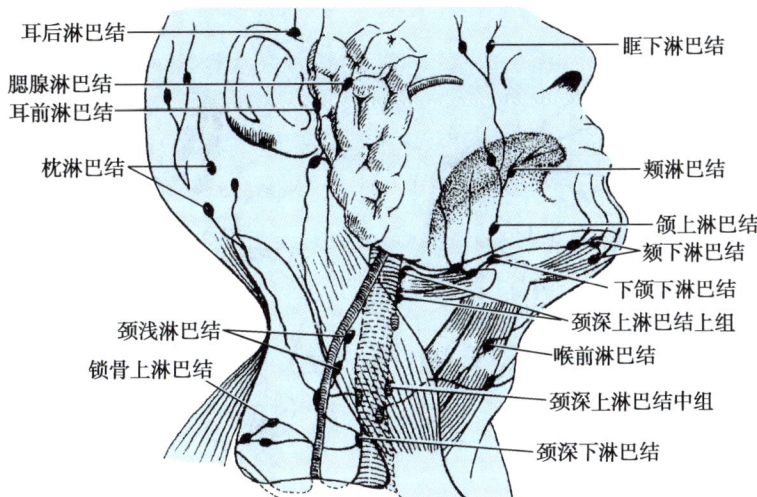

图 1-24 颌面部淋巴结的分布

2. **颌上淋巴结** 位于咬肌前、下颌下缘外上方,收纳来自鼻、颊部皮肤和黏膜的淋巴液,引流至下颌下淋巴结。

3. **下颌下淋巴结** 位于下颌下三角内,下颌下腺浅面及下颌下缘之间,在面动脉和面前静脉周围。淋巴结数目较多,收纳来自颊、鼻侧、上唇、下唇外侧、牙龈、舌前部、上颌骨和下颌骨的淋巴液;同时还收纳颏下淋巴结输出的淋巴液,引流至颈深上淋巴结。

4. **颏下淋巴结** 位于颏下三角,收纳来自下唇中部、下切牙、舌尖和口底等处的淋巴液,引流至下颌下淋巴结及颈深上淋巴结。

5. **颈淋巴结** 分为颈浅淋巴结、颈深上淋巴结和颈深下淋巴结。

(1)颈浅淋巴结:位于胸锁乳突肌浅面,沿颈外静脉排列,收纳来自腮腺和耳廓下份的淋巴液,引流至颈深淋巴结。

(2)颈深上淋巴结:位于胸锁乳突肌深面,沿颈内静脉排列,上自颅底,下至颈总动脉分叉处,主要收纳来自头颈部的淋巴液及甲状腺、鼻咽部、扁桃体等的淋巴液,引流至颈深下淋巴结和颈淋巴干。

(3)颈深下淋巴结:位于锁骨上三角,胸锁乳突肌深面。自颈总动脉分叉以下,沿颈内静脉至静脉角,收纳来自颈深上淋巴结、枕部、颈后及胸部等的淋巴液,引流至颈淋巴干,再到淋巴导管(右侧)和胸导管(左侧)。

六、神经

口腔颌面部的感觉神经主要是三叉神经,运动神经主要是面神经(图 1-25)。

(一)三叉神经

三叉神经(trigeminal nerve)系第 V 对脑神经,为混合神经,是脑神经中最大者,起于脑桥嵴,主管颌面部的感觉和咀嚼肌的运动。其感觉神经根较大,自颅内半月神经节分三支出颅,三个分支即眼支、上颌支和下颌支(图 1-25A);运动神经根较小,在感觉根的下方横过神经节与下颌神经混合,故下颌神经属混合神经。

1. **眼神经** 属感觉神经,为三叉神经分支中最小的一支,由眶上裂出颅,分布于眼球和额部。

2. **上颌神经** 属感觉神经,由圆孔出颅,向前越过翼腭窝达眶下裂,再经眶下沟入眶下管,最后出眶下孔分为睑、鼻、唇三个末支,分布于下睑、鼻侧和上唇的皮肤和黏膜。其与口腔颌面部麻醉密切相关的分支如下。

(1)蝶腭神经及蝶腭神经节:上颌神经在翼腭窝内分出小支进入蝶腭神经节,再由此节发出 4 个分支。

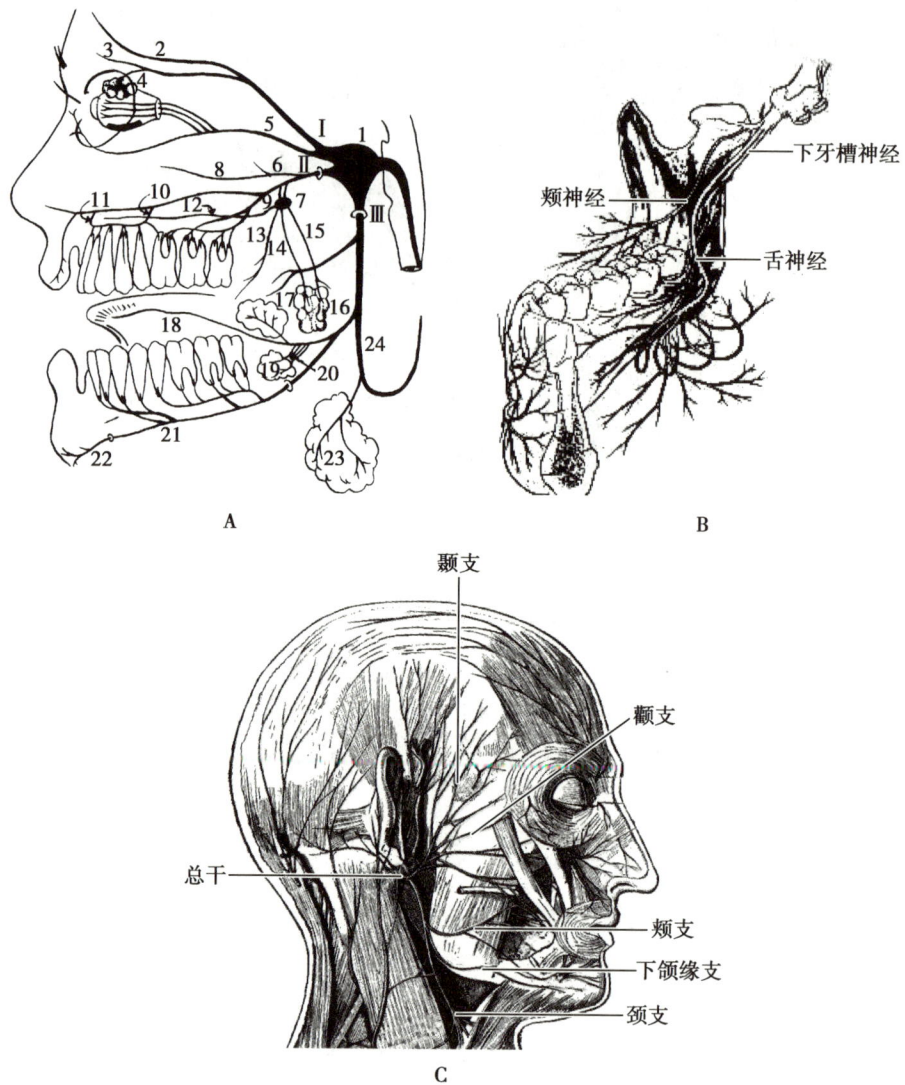

图1-25 三叉神经及面神经分支

A. 三叉神经分支：Ⅰ.眼支；Ⅱ.上颌支；Ⅲ.下颌支。1.半月神经节；2.额神经；3.泪腺神经；4.泪腺；5.鼻睫神经；6.颧神经；7.蝶腭神经节；8.眶下神经；9.上牙槽后神经；10.上牙槽中神经；11.上牙槽前神经；12.鼻腭神经；13.腭前神经；14.腭中神经；15.腭后神经；16.扁桃体；17.舌下腺；18.舌神经；19.下颌下腺；20.下颌下神经节；21.下牙槽神经；22.颏神经；23.腮腺；24.耳颞神经。B. 下颌神经分支。C. 面神经分支。

1）鼻腭神经：穿过蝶腭孔进入鼻腔，沿鼻中隔向前下方，入切牙管，自口内切牙孔穿出，分布于两侧上颌切牙、尖牙腭侧的黏骨膜和牙龈，并与腭前神经在尖牙腭侧交叉。

2）腭前神经：为最大的一个分支，经翼腭管下降出腭大孔，在腭部向前分布于磨牙、前磨牙区的黏骨膜和牙龈，并与鼻腭神经在尖牙区交叉。

3）腭中神经和腭后神经：经翼腭管下降出腭小孔，分布于软腭、腭垂和腭扁桃体。

（2）上牙槽神经：为上颌神经的分支，根据其走行及部位分为上牙槽前、中、后神经。

1）上牙槽前神经：由眶下神经出眶下孔之前发出，沿上颌窦前壁进入牙槽骨，分布于上颌切牙、尖牙及其牙周膜、牙槽骨和唇侧牙龈，并与上牙槽中神经和对侧上牙槽前神经交叉。

2）上牙槽中神经：在上颌神经刚入眶下管处发出，沿上颌窦外侧壁下行，分布于上颌前磨牙、第一磨牙近中颊根及其牙周膜、牙槽骨、颊侧牙龈和上颌窦黏膜，并与上牙槽前、后神经交叉。

3）上牙槽后神经：上颌神经经由翼腭窝前行，在近上颌结节后壁处发出数小支。有的分布于上颌磨牙颊侧黏膜及牙龈;有的进入上颌结节牙槽孔,在上颌骨体内,沿上颌窦后壁下行,分布于上颌窦黏膜、上颌第三磨牙,并在上颌第一磨牙近中颊根与上牙槽中神经交叉。

3. **下颌神经** 为颅内半月神经节发出的最大分支,属混合神经,含有感觉和运动神经纤维。下颌神经自卵圆孔出颅后,在颞下窝分为前、后两股。前股较小,除颊神经为感觉神经外,其余均为支配咀嚼肌运动的神经;后股较大,主要为感觉神经,有耳颞神经、下牙槽神经和舌神经。与口腔颌面部麻醉密切相关的分支如下(图 1-25B)。

(1)下牙槽神经:自下颌神经后股发出,居翼外肌深面,沿蝶下颌韧带与下颌支之间下行,由下颌孔进入下颌管,发出细小分支至同侧下颌全部牙和牙槽骨,并在中线与对侧下牙槽神经相交叉。下牙槽神经在下颌管内相当于前磨牙区发出分支,出颏孔后称为颏神经,分布于第二前磨牙前面的牙龈、下唇、颊黏膜和皮肤,在下唇和颏部正中与对侧颏神经分支相交叉。

(2)舌神经:自下颌神经后股发出,在翼内肌与下颌支之间,沿下牙槽神经的前内方下行,在下颌第三磨牙骨板的舌侧进入口底,向前分布于舌前 2/3、下颌舌侧牙龈和口底黏膜。

(3)颊神经:为下颌神经前股分支中唯一的感觉神经,经翼外肌两头之间,沿下颌支前缘顺颞肌肌腱纤维向下,平下颌第三磨牙𬌗面穿出颞肌鞘,分布于下颌磨牙颊侧牙龈、颊部后份黏膜和皮肤。

以上神经分支在翼下颌间隙内,颊神经位于前外侧,舌神经居中,下牙槽神经居后,这种关系对下颌阻滞麻醉有一定的临床意义。

(二)面神经

面神经(facial nerve)为第Ⅶ对脑神经,属混合性脑神经,主要是运动神经,伴有味觉和分泌神经纤维。面神经出茎乳孔后,立即进入腮腺,在腮腺内向前下方走行 1~1.5cm 后先分为 2 支,然后再分为 5 支,即颞支、颧支、颊支、下颌缘支和颈支(图 1-25C),这些分支支配面部表情肌的活动。面神经损伤可能导致眼睑闭合不全、口角偏斜等面部畸形。

面神经总干进入腮腺实质内,分支前的神经总干长度仅 1~1.5cm,距皮肤 2~3cm,先分为面颞干和面颈干,然后面颞干微向上前方走行,分出颞支、颧支和上颊支,面颈干下行,分下颊支、下颌缘支和颈支。各分支之间还形成网状交叉。各分支由腮腺边缘穿出后,紧贴咬肌筋膜的表面,呈扇形分布于面部表情肌(见图 1-25C)。

1. **颞支** 有 1~2 支,出腮腺上缘,在关节之前越过颧弓向上,主要分布于额肌。当其受损伤后,额纹消失。

2. **颧支** 有 1~4 支,由腮腺前上缘穿出后,最大支靠前,沿颧骨向前上走行,分布于眼轮匝肌下部和上唇肌肉;另 2~3 支越过颧弓中点附近,主要分布于眼轮匝肌上部和额肌。当其受损伤后,可出现眼睑不能闭合。

3. **颊支** 有 2~6 支,自腮腺前缘、腮腺导管上下穿出,主要有上、下颊支,分布于颊肌、上唇方肌、笑肌和口轮匝肌等。当其受到损伤后,鼻唇沟消失而变得平坦,鼓腮时漏气。

4. **下颌缘支** 有 2~4 支,由腮腺前下方穿出,向下方前行于颈阔肌深面。向上方前行,越过面动脉和面前静脉向前上方,分布于下唇诸肌。大约 80% 的下颌缘支位于下颌下缘上方,在下颌角处位置较低,仅约 20% 的下颌缘支在下颌下缘下 1cm 以内的区域。进行下颌下区手术时,切口设计在下颌下缘下 1.5~2cm,可避免损伤该神经。该支损伤表现为口角偏斜。

5. **颈支** 有 2~4 支,由腮腺下缘穿出,分布于颈阔肌。该支损伤对功能影响小。

七、唾液腺

口腔颌面部的唾液腺(salivary gland)由左右对称的 3 对大唾液腺,即腮腺、下颌下腺和舌下腺,以及遍布于唇、颊、腭、舌等处黏膜下的小黏液腺构成,各有导管开口于口腔(图 1-26)。

唾液腺分泌的涎液为无色而黏稠的液体,进入口腔内则称为唾液,它有润湿口腔、软化食物的作用。唾液内还含有淀粉酶和溶菌酶,具有消化食物和抑制致病菌活动的作用。

（一）腮腺

腮腺（parotid gland）是最大的一对唾液腺，其分泌液主要为浆液。腮腺位置表浅，位于两侧耳垂前下方和下颌后窝内，外形不规则，约呈锥体形。其浅面被皮肤及皮下脂肪覆盖；深面与咬肌、下颌支及咽侧壁相邻；后面紧贴胸锁乳突肌、茎突和二腹肌后腹；上极达颧弓，居外耳道和颞下颌关节之间；下极达下颌角下缘。

腮腺实质内有面神经分支穿过。在神经浅面的腮腺组织称腮腺浅叶，位于耳前下方咬肌浅面；在神经深面者称腮腺深叶，经下颌后窝突向咽旁间隙。

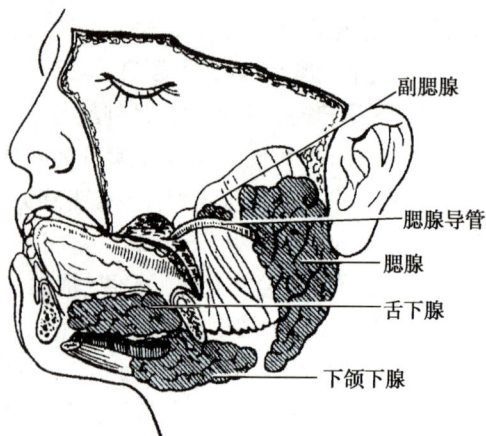

图 1-26　唾液腺

腮腺被致密的腮腺咬肌筋膜包裹，并被来自颈深筋膜浅层所形成的腮腺鞘分成多个小叶，筋膜鞘在上方和深面咽旁区多不完整，时有缺如。由于这些解剖特点，故当腮腺感染化脓时，脓肿多分隔，且疼痛较剧，切开引流时注意将分隔的脓肿贯通，才能保证引流通畅。脓肿多向筋膜薄弱区即外耳道和咽旁区扩散。

腮腺导管在颧弓下一横指处，从腮腺浅叶前缘穿出，贴咬肌前行至咬肌前缘，绕前缘垂直转向内，穿过颊肌，开口于正对上颌第二磨牙的颊侧黏膜上。此导管粗大，在面部投影部位为耳垂到鼻翼和口角连线的中 1/3 段，在面颊部手术时，注意不要损伤导管。在行面神经解剖时可先找到此导管作为参照，则容易找到邻近与其平行的上、下颊支。

（二）下颌下腺

下颌下腺（submaxillary gland）位于下颌下三角内，形似核桃，分泌液主要为浆液，含有少量黏液。下颌下腺深层延长部经下颌舌骨肌后缘进入口内。其导管起自深面，自下后方向前上方走行，开口于舌系带两旁的舌下阜。导管长且平缓，常有唾液腺结石堵塞而导致下颌下腺炎症。

（三）舌下腺

舌下腺（sublingual gland）位于口底舌下，为最小的一对大唾液腺。分泌液主要为黏液，含有少量浆液。其小导管甚多，有的直接开口于口底，有的与下颌下腺管相通。分泌液黏稠，易堵塞，形成无上皮衬里的"潴留性囊肿"。

八、颞下颌关节

颞下颌关节（temporomandibular joint）为全身唯一的联动关节，头面部唯一的活动关节，具有转动和滑动两种功能，其活动与咀嚼、语言、表情等功能密切相关。颞下颌关节由颞骨关节窝、关节结节、下颌骨髁突以及位于两者间的关节盘、关节囊和周围的韧带所构成，其解剖结构如图 1-27 所示。

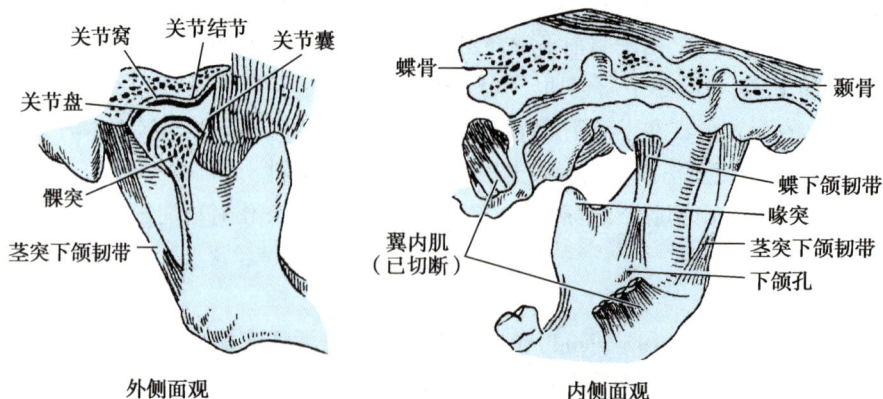

外侧面观　　　　　内侧面观

图 1-27　颞下颌关节的结构

（王　静）

思考题

1. 口腔颌面部的解剖生理特点及其临床意义是什么？

2. 口腔的组织器官包括哪些？

3. 上颌骨的解剖特点及其临床意义是什么？

4. 咀嚼肌群包括哪些？

5. 面神经的分支有哪些？

6. 口腔颌面部三对大的唾液腺包括哪些？

思考题解题思路　　　　　本章目标测试　　　　　本章思维导图

第二章 | 口腔颌面部检查

口腔及颌面部的常规检查是诊断和治疗口腔颌面部疾病的基础,对口腔颌面部疾病要作出正确的诊断、进行有效的治疗,必须在进行认真细致的口腔及颌面部常规检查的基础上,结合必要的特殊检查手段或方法,全面深入地了解病情,科学地进行综合分析和判断,才能避免误诊漏诊。另外,口腔及颌面部是整个机体的组成部分,某些口腔颌面部疾病可以影响全身,而全身某些系统性疾病也可在口腔及颌面部出现表征。因此,在进行口腔颌面部常规检查时,除着重检查牙、牙周、口腔黏膜和颌面部组织器官外,还需具有整体观念,必要时还应进行全身系统的检查。

第一节 | 口腔颌面部常规检查

一、口腔内常规检查

(一) 常用检查器械

口腔内检查常用器械为镊子、探针和口镜(图 2-1)。

1. **镊子** 为口腔专用镊子,用于夹持敷料、夹除腐败组织和异物、夹持牙以检查其松动度,柄端可兼作牙叩诊之用。

2. **探针** 两头尖细,一端呈弧形,另一端呈弯角形。用于检查牙各面的沟裂、点隙、龋洞以及敏感区;还可用于探测牙周袋的深度和有无龈下牙石;检查充填物或修复体与牙体的密合程度;检查皮肤或黏膜的感觉功能。另外,还有一种钝头圆柱形有刻度(以毫米计)的专用于检查牙周袋深度的探针。

3. **口镜** 可用于牵引唇、颊或推压舌体等软组织;镜面可反射检查者视线不能直达部位的影像以便观察;反射并聚光于被检查部位以增强照明。

(二) 检查前准备

1. **检查体位** 现代口腔综合治疗椅的电子及数字化操控系统已使口腔综合治疗椅的操作与控制变得非常方便;同时四手操作的规范化,使医师坐于工作椅位上即可完成其诊疗工作。因此,目前常规的口腔内检查方法是检查者取坐位于患者头部右前侧或右后侧,患者仰卧于椅上,助手位于患者头部左侧位。开始检查前,应根据具体情况调节治疗椅,使患者既感到体位舒适,又便于医师操作。

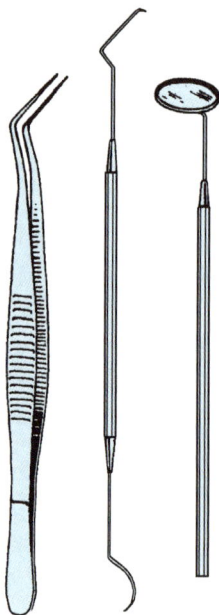

图 2-1 镊子、探针和口镜

2. **检查光源** 检查中,光源必须充足。现代综合治疗椅均配备良好的适合于口腔内检查的光源,它能真实地反映牙冠、牙龈和口腔黏膜的色泽。口腔内某些光线不能直射到的部位,可借助口镜反射光来照明。

(三) 常规检查方法

1. **问诊** 检查前,应先通过问诊了解患者疾病的发生、发展、检查治疗经过,既往史以及家庭成员健康状况等。问诊的目的主要在于弄清患者的主诉、现病史、既往史和家族史。问诊应包括下述内容。

（1）主诉：是患者最迫切要求解决的痛苦问题，也是患者就诊的主要原因。询问时，应问清最主要的症状、部位和患病时间。

（2）现病史：指疾病的发生、发展、演变直至就诊前的整个过程。包括：①发病时间、诱因、原因以及症状。如为牙痛，则应问清何时开始发病，由何诱因或原因引起，牙痛的部位、性质（锐痛、钝痛、自发痛、激发痛等）、时间（白天、黑夜、阵发性、持续性等）和程度（剧烈或轻微）。②病情演变过程，是初发还是反复发作，加重或减轻等情况；有无并发症。③经过哪些检查和治疗，检查结果和治疗效果如何。

（3）既往史：除了解与现在疾病的诊断及治疗有关的既往情况外，还应着重了解患者过去患过的重要的全身性疾病，如心脏病、高血压、糖尿病、血友病等可能影响口腔疾病治疗的全身性疾病，肝炎、梅毒等传染性疾病，以及有无药物特别是麻醉药的过敏史。对老年患者应注意了解是否正在服用阿司匹林等抗凝血药，对有恶性肿瘤或者骨质疏松治疗史的患者应了解是否用过双膦酸盐类药物及地舒单抗等靶向药物。

（4）家族史：询问患者家庭成员的健康状况，是否有人患过类似疾病。对有唇腭裂且有家族史者，应记录至少三代的家系情况。

2. **视诊** 口腔内观察内容包括牙、牙龈、口腔黏膜、舌、唾液腺导管口等组织器官。

（1）牙：应注意其排列、数目、形态、颜色及咬合关系是否正常，有无龋病、裂纹、残冠、残根及牙石等。

（2）牙龈：应注意其形态、颜色、质地的变化，包括有无增生、萎缩及脓肿形成等，是否有出血、溢脓。

（3）口腔黏膜：应注意其色泽是否正常，上皮覆盖是否完整，有无疱疹、丘疹、糜烂、溃疡、过度角化、瘢痕、肿块及色素沉着等。

（4）舌：应注意其舌苔、颜色、表面有无沟裂或溃疡，舌乳头有无肿胀或消失，运动和感觉有无异常，舌体有无肿胀或畸形。

（5）唾液腺导管口：应注意检查颊部腮腺导管口、口底下颌下腺管开口的情况，观察有无红肿，挤压腮腺或下颌下腺时导管口处有无唾液流出及唾液是否清亮。

3. **探诊** 利用口腔科探针检查并确定病变部位、范围和反应情况。包括探查牙有无龋坏，确定其部位、深浅，有无探痛以及牙髓是否暴露。当有充填物时，探查充填物边缘与牙体是否密合及有无继发龋。牙本质敏感时，可用探针探测敏感部位，还可探查牙周袋深度、龈下牙石及瘘管的方向等。

4. **叩诊** 用口镜柄或镊子柄垂直或从侧方叩击牙时询问患者有无疼痛，用于检查是否存在根尖周或牙周病变。垂直叩诊主要检查根尖区病变，如有病变则出现叩痛，且声音变浊。侧方叩诊用于检查牙周膜某一侧的病变。叩诊时不宜用力过猛，应先叩邻近正常牙，后叩患牙，以便对照比较。

5. **触诊（扪诊）** 用手指或用镊子夹棉球扪压龈缘或根尖部牙龈，观察有无溢脓、压痛或波动，有助于牙周病和根尖周病的诊断。用手指扪压在两邻牙的唇（颊）侧颈部，嘱患者做各种咬合运动，可感知该牙所受力的大小，以了解有无创伤性咬合存在。

检查牙的动度，可用口腔镊子。检查前牙时，以镊子夹持牙冠的唇、舌面；检查后牙时，将镊尖合拢置于牙的咬合面，摇动镊子，即可查出牙松动情况。按松动程度分为以下 3 度。

Ⅰ度松动：牙向唇（颊）舌侧方向活动幅度在 1mm 以内。

Ⅱ度松动：牙向唇（颊）舌侧方向活动幅度为 1~2mm，且伴有近远中向活动。

Ⅲ度松动：牙的唇（颊）舌向松动幅度在 2mm 以上，且伴有近远中及垂直向多方向活动。

6. **嗅诊** 借助医师的嗅觉以助诊断，如坏疽的牙髓组织有特殊的腐臭味，而坏死性龈炎则有更特殊的腐败腥臭味。

7. **咬诊** 有空咬法和咬实物法。①空咬法：嘱患者直接咬紧上下牙并做各种咬合运动，观察患者有无疼痛，牙有无松动移位。②咬实物法：嘱患者咬棉卷或棉签，如有疼痛，则表示牙周组织或根尖周组织存在病变。如有牙本质敏感,咬实物时亦可出现酸痛。通过咬诊,可了解患者咬合时有无牙痛,发现早接触的牙和查明早接触点在牙上的具体部位及范围。为查清牙的早接触部位,可让患者咬蜡片或咬合纸,然后通过蜡片上的咬印或牙面上的着色点来确定。

二、颌面部常规检查

颌面部的常规检查主要是问诊、视诊、扪(触)诊、听诊。其中,问诊方法及内容同口腔内常规检查。扪(触)诊是指医师用手指或器械在病变部位触摸或按压,以探查病变的范围、大小、形状、硬度、活动度以及有无压痛、波动感、发热及其程度等。

颌面部的专科检查应包括以下方面。

1. 表情与意识状态　颌面部表情的变化既可以是某些口腔颌面外科疾病的表征,又可以是各种全身性疾病的反映。依据面部表情,可了解患者的意识状态、性格、体质及病情的轻重等。

2. 外形与色泽　观察颌面部外形是否左右对称,上、中、下比例是否协调,有无突出或凹陷。皮肤的色泽、质地和弹性的变化对某些疾病的诊断具有临床意义。

3. 颌面部器官

(1) 眼睑、外耳、鼻有无缺损畸形及缺损的部位及范围,睑裂的大小、眶间距及眼睑的动度。

(2) 对颌面部损伤患者,特别要注意双侧瞳孔的形态、大小及对光反射情况,以明确有无颅脑损伤;注意检查有无脑脊液耳漏或鼻漏,耳漏表明颅中窝底骨折,鼻漏表明颅前窝底骨折。若外耳道仅表现为溢血,则可能为髁突骨折引起的外耳道破裂。

(3) 对于上颌窦癌患者,患侧鼻塞或血性分泌物为早期症状之一;晚期则可引起眼球突出及运动障碍,出现复视。对于耳部邻近部位(如颞下颌关节及腮腺区)的炎症及肿瘤,尚应检查听力和耳部的情况。

4. 病变部位和性质　对已发现的病变,应进一步触诊检查,注意病变区皮肤的温度、湿度、硬度与弹性,病变的范围、深度、形态、大小以及与深部组织和皮肤或黏膜的关系,病变能否活动,有无波动感、捻发感、触痛等体征;对颌面部畸形和两侧不对称者,应注意区别是骨性还是软组织畸形,是一侧肿大、膨隆,或是另一侧萎缩、缺损。对口腔颌面部的瘘管、窦道,可用探针进行探诊,必要时注入染色剂或行造影来检查其走向和深度。

5. 颌面部骨骼　包括眼眶、颧骨、颧弓、上颌骨、鼻骨、下颌支、下颌角及下颌体的检查。应注意其对称性,骨连续性有无中断,有无台阶或凹陷缺损,有无压痛、骨擦音或异常活动;对骨面膨隆者,尚需检查有无乒乓球样感或波动感。

6. 语音及听诊　语音检查对某些疾病的诊断具有特殊意义。如腭裂患儿具有明显的鼻音,即腭裂语音;舌根部肿块可出现"含橄榄音";对动静脉畸形患者,用听诊器可听到吹风样杂音;在颞下颌关节紊乱病患者的关节区可听到不同性质及时间的弹响,对该病的确诊及分型具有帮助。

7. 颌面颈部淋巴结　面颈部淋巴结的扪诊对颌面部炎症和肿瘤的诊断与治疗具有重要意义。检查时患者应取坐位,检查者应站在其右前方或右后方,患者头稍低,略偏向检查侧,使皮肤、肌肉放松。检查者手指紧贴检查部位,依次从枕部开始,沿耳后、耳前、腮腺、颊部、下颌下、颏下,再沿胸锁乳突肌前缘及后缘、颈前后三角,直至锁骨上窝滑动扪诊,仔细检查颈深、颈浅各组淋巴结有无肿大及其所在部位、大小、数目、硬度、活动度、有无压痛或波动感、与皮肤或基底部有无粘连等情况。

8. 颞下颌关节　对颞下颌关节的检查应包括以下内容。

(1) 外形与关节动度:面部是否左右对称,关节区、下颌角、下颌支和下颌体的大小和长度是否正常,两侧是否协调一致,注意面部有无压痛和髁突动度的异常。检查髁突动度有两种方法:①以双手示指或中指分别置于两侧耳屏前(即髁突外侧),患者做张闭口运动时,感触髁突的动度;②将两侧小手指伸入外耳道内,向前方触诊,以了解髁突的活动及冲击感,协助关节疾病的诊断。此外,还应注意观察颏部中点是否居中,面下1/3部分有无明显增长或缩短。

（2）咀嚼肌：检查咀嚼肌群的收缩力，依次触压各肌以检查是否有压痛点；并嘱患者同时做咬合运动，感受双侧肌肉运动是否对称、协调。在口内触压各咀嚼肌的解剖部位如下：下颌支前缘向上触压颞肌前份；上颌结节后上方触压翼外肌下头；下颌磨牙舌侧的后卜方及卜颌支的内侧面触压翼内肌下部。

（3）下颌运动：①开闭颌运动：检查开口度是否正常及开口型有无偏斜，是否出现关节绞锁等异常现象；②前伸运动：检查下颌前伸的距离及前伸时下颌中线有无偏斜；③侧颌运动：检查左右侧颌运动是否对称，髁突动度是否一致。在下颌做以上各种运动时，还应注意观察有无疼痛、关节弹响或杂音出现；观察弹响出现的时间、性质、次数和响度等。弹响明显者，一般用手指扪诊即可感觉到，必要时可用听诊器协助。

（4）关系：颞下颌关节疾病与牙的状态有密切关系，因此，应注意检查咬合关系是否正常、有无紊乱；覆𬌗覆盖程度及曲线是否正常；牙齿咬合面磨耗程度是否均匀一致；此外，还应注意后牙有无缺失，缺失时间长短；后牙有无倾斜及阻生等情况。

9. **唾液腺**　唾液腺的检查重点是三对大唾液腺的检查，但是对某些疾病而言，亦不能忽视小唾液腺的检查。

（1）面部对称性：首先应注意两侧面部是否对称，然后观察各腺体所处部位的解剖标志是否存在。对腮腺损伤或恶性肿瘤患者，应观察其面神经各支功能有无障碍；对舌下腺、下颌下腺恶性肿瘤患者，则应注意舌体运动，如伸舌时偏向一侧或患侧舌肌震颤，表明该侧舌下神经已麻痹。

（2）唾液分泌：应注意导管口有无红肿、溢脓现象；按摩挤压腺体时，唾液分泌是否通畅；唾液本身是否清亮、黏稠或呈脓性。

（3）对腮腺肿瘤患者尚应观察咽侧及软腭有无膨隆，如有，则可能为腮腺深叶肿瘤所致。

（4）腺体的触诊应注意有无肿块；如有肿块，则应注意其部位、大小、质地、活动度，以及与周围组织的关系。

（5）唾液腺导管的触诊应注意有无结石存在，还应注意导管的粗细及质地；检查时应从近心端向导管口方向滑行触压，以免将结石推向深部。

（6）唾液腺触诊的方法：腮腺触诊一般以示指、中指、无名指三指平触为宜，忌用手指提拉腺体触摸；下颌下腺、舌下腺及腮腺深叶的触诊则采用双手合诊法。

第二节　｜口腔颌面部特殊检查

一、牙周探诊与牙周袋测量

1. **牙周探诊**　用有刻度的钝头牙周探针探测牙龈与附着龈的关系，了解牙周袋的范围、深度及牙龈与牙的附着关系。检查时支点宜稳，探针尽可能靠牙面，与牙长轴方向一致，力量轻微，以免引起疼痛。

2. **牙周袋测量**　指对牙周袋深度的测量检查。按牙的颊（唇）、舌（腭）侧的近、中、远三点做测量记录，检查龈缘至袋底的深度。同时应检查附着丧失，以了解牙周破坏的严重程度。附着丧失的测量应在牙周袋深度测量后进行，测量龈缘至釉牙骨质界的距离，若龈缘位于釉牙骨质界下的根面，则测量记录为负值。附着水平 = 牙周袋深度 – 龈缘至釉牙骨质界的距离。

二、牙髓活力测试

正常的牙髓对温度和电流的刺激有一定的耐受量。当牙髓存在病变时，刺激阈会发生变化，对本来可耐受的刺激反应敏感或对过强的刺激反应迟钝，甚至无反应。因此，临床上的牙髓活力测试常用牙髓对温度或电流的不同反应来协助诊断牙髓是否患病，判断病变的发展阶段，以及牙髓的活力是否存在。

正常情况下,牙髓对 20~50℃的温度刺激不产生反应。一旦发生炎症,则对温度刺激反应敏感;如发生变性或坏死,则反应迟钝或消失。

温度诊可用冷试法,亦可用热试法。冷试法可用冷水、氯乙烷、无水乙醇、冰棒等。临床上最简便易行的方法为用冷水,即用水枪喷试。测试过程中要注意掌握一个原则:在患牙不易确定时,喷试时一定要先下颌牙、后上颌牙,先后牙,后前牙,逐个测试,以免造成误诊。热试法可用热水喷注,或将烤热的牙胶搁置于牙面以观察其反应。测试时应以相邻牙或对侧同名牙作为对照。

电流检查用牙髓活力电测验器(又称电牙髓活力计)来进行测试。其种类繁多,测试者应熟悉其性能及操作方法,并向患者说明目的,取得其合作。测试时,先将牙面擦干,严格隔离唾液,将牙膏涂于活力计探头上,然后放置于被测牙面,将活力计电位从 "0" 开始逐渐加大到牙有刺激感时,让患者举手示意,记下测试器数值,作为诊断的参考。电流检查时,同样要测试相邻牙或对侧同名牙作为对照。牙髓对外界刺激的反应可随年龄的增长而逐渐降低;当处于月经期、妊娠期、精神紧张等状态时,其反应又可增强。故在进行牙髓活力测试时,应注意到这些情况。

三、唾液腺分泌功能检查

唾液腺分泌功能检查包括唾液分泌的定性、定量检查及对唾液进行成分分析,对唾液腺疾病及某些代谢性疾病的诊断有一定价值。

1. **定性检查** 给患者以酸性物质,如将 2%枸橼酸钠、维生素 C 或 1%枸橼酸等置于舌背或舌缘,使腺体分泌反射性增加,根据腺体本身变化和分泌情况,判断腺体的分泌功能和导管的通畅程度。

2. **定量检查** 正常人 24 小时唾液总量为 1 000~1 500ml,其中 90%来源于腮腺和下颌下腺,舌下腺仅占 3%~5%,小唾液腺分泌量则更少。所以唾液腺分泌功能的定量检查是通过在相同程度刺激的条件下,检测一定时间内腮腺的唾液分泌量来协助某些唾液腺疾病的诊断的。如急性口炎或重金属中毒时唾液分泌增加;而慢性唾液腺炎、唾液腺结石病和淋巴上皮病等疾病时则唾液分泌减少。

3. **唾液成分分析** 唾液中有内源性物质及外源性物质,包括电解质、蛋白质、酶、尿酸、尿素和免疫球蛋白以及药物等,其中的内源性物质有一定的正常值范围。在病理条件下,各成分则发生一定程度的改变,对某些疾病的诊断有一定的辅助价值。

第三节 | 口腔颌面部影像学检查

影像学检查是口腔颌面部检查的重要手段之一。口腔颌面部影像学检查多借助全身影像学的技术和手段,但由于口腔颌面部特殊的解剖结构和形态,以及口腔科的诊治要求,又有别于全身影像学技术,如对牙体、牙周膜、牙髓、根管等细微结构的清晰显示。

一、X 线牙片

X 线牙片(dental film)又称根尖片(periapical radiograph),为临床最常用的牙影像检查方法,主要显示牙体、牙髓腔、根管及根尖周组织(图 2-2)。牙片大小为 3cm×4cm,一张牙片可了解 1~3 颗牙的根周、根管及牙冠情况。用于拍摄 X 线牙片的 X 线机分为普通 X 线牙片机和数字化 X 线牙片机两类。后者的放射量仅为前者的 10%,对患者及操作者的放射量均降低到最低限度,是目前最流行和值得推广的口腔科 X 线设备。

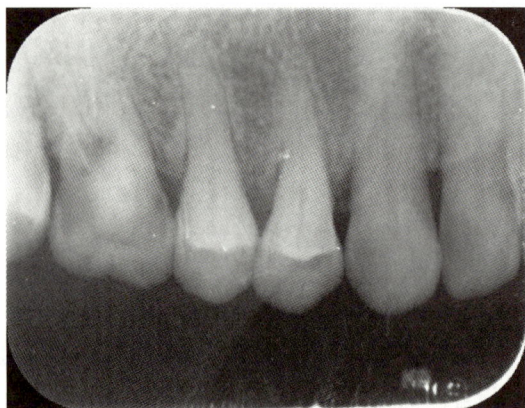

图 2-2 X 线牙片

二、全景 X 线片

全景 X 线片（panoramic X-ray film）是口腔颌面影像学特有的一种检查方法，是曲面体层摄影技术在口腔颌面部的改良应用（图 2-3）。X 线球管沿呈弧形的上、下颌骨旋转，成像不重叠。一次曝光即可将全口牙及双侧上、下颌骨，上颌窦及颞下颌关节等部位的体层影像显示于一张胶片上。因此，其常用于口腔颌面部肿瘤、外伤、炎症及颌骨畸形的检查，有利于左、右结构的对比分析。数字化曲面体层摄影使图像经计算机处理后更为清晰。

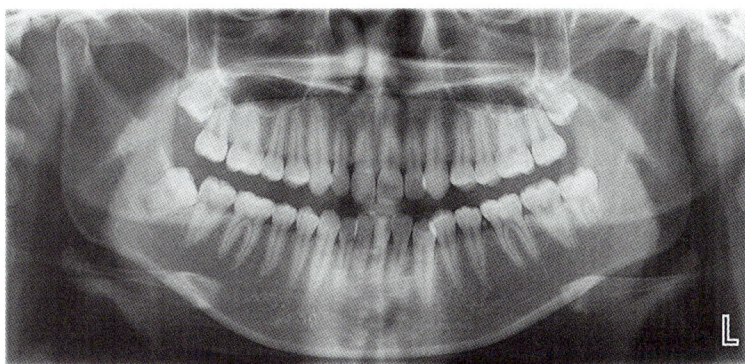

图 2-3　全景 X 线片

三、X 线头影测量术

X 线头影测量术（cephalometric roentgenography）主要应用于口腔、牙、颌骨畸形的诊治，口腔正畸及正颌外科常用。通常需拍摄正位、侧位头颅 X 线片，采用 X 线头影测量分析技术对头颅的软、硬组织影像进行测量分析。通过分析错𬌗畸形的 X 线表现，作出正确的矫治计划。

头颅定位仪是拍摄 X 线头影测量片必需的设备，它不仅要求患者的头颅保持在正确的位置，而且要有良好的重复性，只有这样才能保证正畸或正颌治疗前、中、后测量结果的可靠性。

四、X 线造影检查

X 线造影检查是指在管腔内注入对比剂之后再拍摄 X 线片，以便更好地在 X 线片上显示组织器官结构。口腔颌面部造影检查主要应用于唾液腺、颞下颌关节、血管，以及鼻咽腔、囊腔、窦腔、窦道及瘘管等。最常见的造影检查有腮腺及下颌下腺造影、颞下颌关节造影。

近年来，数字减影血管造影（digital subtraction angiography，DSA）在口腔颌面部肿瘤诊治中的应用逐渐增加。其基本原理是将注入对比剂前、后拍摄的两帧 X 线图像经数字化输入图像计算机，消除骨骼和软组织结构，使第二帧中被对比剂充盈的血管在减影图中显现，增强对比度，并实时显示血管影像（图 2-4）。可根据临床需要同期行血管栓塞等介入治疗，能够减少术中出血。

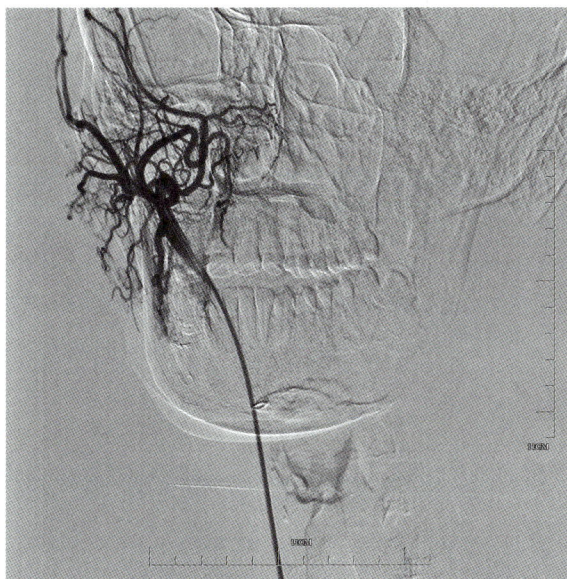

图 2-4　颈部血管 DSA 影像

五、CT

计算机体层摄影（computerized tomography，CT）的优点是能避免影像重叠，使图像非常清晰，具有很高的密度分辨率。对颌面部的肿瘤，特别是骨组织内的肿瘤，能提供较为准确的信息。结合增强剂的使用，对软组织肿瘤及其与血管的关系的显示更加清晰。三维图像的重建对口腔颌面部骨折的诊断和治疗很有帮助（见文末彩图 2-5）。

六、锥形束 CT

锥形束 CT（cone beam CT，习惯上称 CBCT，俗称牙科 CT）是牙及颌骨特有的 CT 技术。与传统全身 CT 机相比，CBCT 机有以下优点：①对于需要高分辨率显示区域，如牙齿根管系统、下颌骨、下颌神经管、颞下颌关节细微硬组织结构的成像质量更好。CBCT 在三维重建图像上通过调节窗去除部分骨组织，只留下密度更高的牙齿图像，可更清晰地显示骨内埋伏牙与邻牙的空间位置关系（见文末彩图 2-6）。②扫描时间短。③X 线剂量小。④购买设备费用低，拍摄成本低，检查费也大大降低。CBCT 是当今口腔头颅影像学中简便实用的检查技术，在牙种植（确定种植体位置、上颌窦底位置、牙槽嵴高度和宽度、下颌神经管的位置）、牙外科（可以精确地了解埋伏牙的形态、位置、与邻牙的关系以及邻牙有无位移或根吸收等）、牙体牙髓科（确定根管数目和位置），以及颞下颌关节病诊断（了解髁突形态、位置和骨结构）等方面已显示出其独特的优势，近年来得到越来越广泛的应用。但 CBCT 也有其局限性：投照重组图像中低密度分辨率不够，对部分软组织的解剖结构，特别是软组织病变显像，不如多排螺旋 CT 清晰。

七、MRI 检查

磁共振成像（magnetic resonance imaging，MRI）对软组织的显示优于 CT，无须使用对比剂即能显示血管，且能进行三维成像，使病变准确定位。MRI 一般适用于口腔颌面部软组织肿瘤，或范围较广泛、侵犯多个组织器官者，可直接了解肿瘤与颈内动静脉等大血管的关系。MRI 图像在反映组织和病变特性方面比 CT 图像更精细和准确（图 2-7，图 2-8）。

八、超声检查

超声检查（ultrasonography）常用于口底、腮腺、颈部等较深部位肿物的检查。检查仪器有 B 型超声（简称 B 超）诊断仪和彩色多普勒超声诊断仪。应用彩色多普勒血流成像（color Doppler flow imaging，CDFI）技术可判断肿瘤的血供丰富与否，对血管性肿瘤的诊断尤有价值。

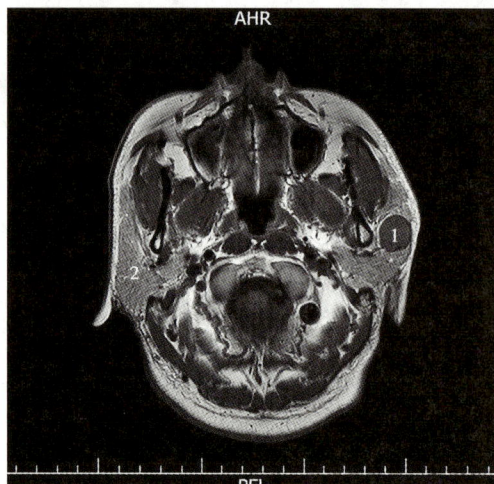

图 2-7　腮腺 MRI 图像（T_1WI）
1. 腮腺肿瘤；2. 正常腮腺。

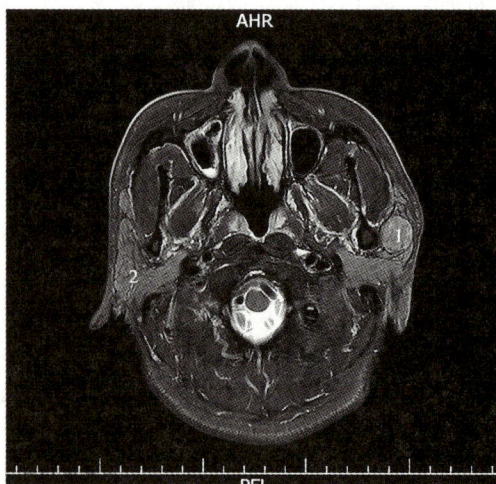

图 2-8　腮腺 MRI 图像（T_2WI）
1. 腮腺肿瘤；2. 正常腮腺。

九、PET-CT/PET-MRI

正电子发射计算机体层显像(positron emission tomography,PET)的英文缩写是 PET。PET-CT/PET-MRI 将 PET 与 CT/MRI 完美融为一体,由 PET 提供病灶详尽的功能与代谢等分子信息,而 CT/MRI 提供病灶的精确解剖定位,一次显像可获得全身各方位的断层图像,具有灵敏、准确、特异及定位精确等特点,从而早期发现恶性肿瘤病灶以及判断病变性质。该项检查用于口腔颌面部主要是为了了解肿瘤是否为恶性、有无其他部位转移等(见文末彩图 2-9,文末彩图 2-10)。其中 PET-MRI 相较于 PET-CT,具有无放射损伤、软组织分辨率更高等优点,在肿瘤的诊断与排查中综合效果更优。PET 的不足之处是使用代价高,炎症和恶性肿瘤的区别比较困难。

十、发射型计算机断层扫描

发射型计算机断层扫描(emission computed tomography,ECT)是一种利用放射性核素进行检查的方法。ECT 的基本原理是:放射性药物经代谢后在脏器内外或病变部位和正常组织之间形成放射性浓度差异,ECT 将探测到这些差异,通过计算机处理再成像。在口腔颌面部,放射性核素显像主要应用于唾液腺显像及其功能测定、颌骨显像等(见文末彩图 2-11)。

第四节 │ 其他检查方法

一、穿刺检查

穿刺检查主要用于口腔颌面部感染、囊肿的检查,用于鉴别某些肿块内容物的性质。如穿刺抽到内容物,应观察其颜色、透明度、黏稠度等,判断其是否为脓液、囊液和血液。除肉眼观察外,还可将抽吸出的内容物涂片做细胞学检查。

二、活体组织检查

活体组织检查简称活检,根据病变的部位、大小、位置、深浅的不同,可采用粗针穿刺、钳取和切取活检,一些较小的病变应行切除活检以及冷冻活检,以明确病变的性质、类型及分化程度。活检是肿瘤诊断的"金标准"。但是由于送检组织块的质量不一,如是否为典型病变区取样、组织块大小,以及在取样、包埋等过程中是否受到挤压等,还应结合临床和其他检查方法综合分析;有时一次活检不能明确诊断,需反复多次活检才能确诊。

在行深部病变活检时,应注意避开重要的组织结构,可采用活检与根治手术同步进行的术中冷冻活检;对腮腺及下颌下腺肿瘤,常规采用术中冷冻活检。高度怀疑为恶性黑色素瘤者不宜行常规活检,因活检可促使其加速生长,并使肿瘤播散,发生远处转移,可行术中冷冻切片检查,争取一期完成根治性治疗。怀疑为血管畸形、血管瘤、颈动脉体瘤者,禁忌活检。

三、实验室检查

实验室检查包括血、尿、唾液的化验检查、细胞学检查、细菌涂片检查或培养等。口腔颌面外科患者应常规行临床血液检验及细菌学检查。

第五节 │ 口腔科病历记录与书写规范

一、病历记录内容

病历书写要求完整、准确、有科学性和逻辑性;但又应简明、扼要、重点突出,字迹清晰。口腔科门诊病历除常规资料(姓名、性别、年龄、职业、民族、婚姻、籍贯、出生地、住址、就诊日期等)外,还应包括主诉、现病史、既往史,必要时加家族史、检查情况、初步诊断、治疗计划、治疗(处置)记录及医师签名等项目。口腔科住院病历按普通住院病历格式书写,但应特别详细描述口腔颌面部专科检查情况。

二、病历书写规范

1. 口腔科门诊病历 口腔科门诊病历举例如下。

姓名:张×× 性别:男 年龄:28 职业:程序员 民族:汉 婚姻:未婚 籍贯:××省××市 出生地:××市 住址:××市××路××号 就诊日期:2024年×月×日

主诉:左下后牙区疼痛1周,伴左面部肿胀3天。

现病史:约1周前,左下后牙区隐痛,逐渐加重。3天前开始左面部出现肿大,有触痛。昨天开始有发热,全身不适。今日自觉症状有所加重,故前来就诊。

既往史:平素身体健康,无牙痛史,无药物过敏史,无不良嗜好。

检查:一般情况好。体温37.7℃,左面下部轻度肿大、压痛。张口度小于3横指。38牙冠部分萌出,冠周软组织肿胀,触痛明显,牙周袋溢脓。左下颌下淋巴结轻度压痛。余无殊。

诊断:38急性冠周炎伴咬肌间隙感染(轻度)。

治疗计划:

(1)38盲袋内冲洗上药。

(2)口服抗生素3天。

(3)建议炎症完全控制后拔除38。

处置:

(1)38盲袋内3%过氧化氢溶液、生理盐水交替冲洗,置碘甘油。明日复诊。

(2)Rp.:头孢呋辛酯片 0.25g×12片

        Sig. 0.25g b.i.d.

甲硝唑片 0.2g×21片

        Sig. 0.2g t.i.d.

医师签名 王×

2. 口腔科住院病历 口腔科住院病历的书写要求同普通住院病历,要求详细记录患者的基本信息、疾病的发生发展过程、临床表现、全身检查体征等,还应特别强调口腔颌面部专科检查及特殊检查方法与结果的记录。具体内容在此不再赘述。

(朱慧勇)

思考题

1. 口腔内检查常用器械及其临床用途是什么?
2. 牙髓活力测试方法及其临床意义是什么?
3. 唾液腺分泌功能检查及其临床意义是什么?

思考题解题思路   本章目标测试   本章思维导图

第三章 口腔卫生保健

口腔健康与全身健康息息相关。口腔不仅是 700 多种微生物的贮藏库、集散地,而且是许多传染病,如乙型肝炎等的传播途径。口腔疾病及其引起的免疫反应是心脑血管疾病、糖尿病、妊娠并发症、呼吸道感染等疾病的重要危险因素。因此,提高口腔卫生保健意识、预防口腔疾病、维护全身健康的重要性已成国际共识。

第一节 口腔卫生

口腔卫生的重点在于控制菌斑,消除软垢和食物残渣,增强生理刺激,以使口腔和牙颌系统有一个清洁、健康的良好环境,从而达到发挥其生理功能,增进口腔健康的目的。采取的主要措施包括以下几方面。

一、漱口

漱口(mouth rinsing)是最常用的清洁口腔的办法,一般用清水即可。饭后漱口能清除食物残渣、部分软垢及口内易被含漱力冲落的污物,但不能去除牙菌斑。为了预防和控制口腔疾病的发生,可选用含不同药物的含漱液漱口。应注意,使用含漱液不能代替刷牙对菌斑的机械性清除作用,只能作为刷牙之外的日常口腔护理的辅助手段。

(一)含漱液的作用

1. 防龋作用　使用含氟含漱液是一种局部用氟防龋的方法,适合于低氟区及适氟区,是预防儿童龋病的口腔公共卫生措施之一。但 5 岁以下儿童的吞咽功能尚未健全,不建议使用。

2. 抑菌作用　某些含药物的含漱液如氯己定等,可以抑制牙菌斑,减轻牙龈炎症。

(二)含漱液的用法

1. 漱口时间和用量　通常为进食后漱口,一次 5~10ml。口腔黏膜溃疡、牙周洁治和刮治、牙周手术前后,用药物含漱液含漱 1 分钟,每天含漱 2~3 次。

2. 注意事项　有些药物含漱液只用于牙周洁治、刮治和手术后,不能用于长期漱口。当疾病控制后应停止使用,以免引起口腔内正常菌群失调及耐药。

二、刷牙

刷牙(tooth brushing)是应用最广泛的保持口腔清洁的方法,它能清除口腔内食物残渣、软垢并去除牙面上的菌斑,还能按摩牙龈,从而减少口腔环境中的致病因素,增强组织的抗病能力,减少各种口腔疾病的发生。刷牙适用于所有人群,因而具有普遍的公共卫生意义。

(一)牙刷

牙刷(tooth brush)是刷牙必不可缺的工具,其设计因年龄和口腔具体情况的不同而有所差别。

1. 牙刷的种类

(1)手动牙刷:由刷头、刷颈和刷柄构成。根据刷头形状、刷毛排列的不同,牙刷又可分为通用型和特殊型两大类。通用型牙刷一般设计为刷头大小适中,刷柄以直柄为主,刷毛软硬适度、排列整齐,毛束之间有一定间距。特殊型牙刷是为了适应口腔的特殊情况和特殊目的而设计的,其刷头形状、刷毛的排列形式各有不同,刷柄的设计也不尽相同。

(2)电动牙刷:是以电动方式驱动牙刷头运动,用于清洁牙齿和口腔的器具。电动牙刷可分为机械电动牙刷和声波电动牙刷。其刷头和刷毛的基本运动形式有旋转运动、往复运动、振动。电动牙刷的主要优点是能够提高刷牙效率和依从性,对于手部动作受限或不够灵活者推荐使用电动牙刷。

2. 牙刷的选择 可根据个人刷牙能力、牙齿排列状况、个人喜好、医师的推荐和指导等选择合适的牙刷(图 3-1)。

选择牙刷的基本原则如下。

(1)刷头大小合适,以便在口腔内(特别是口腔后部)转动自如。

(2)刷毛排列合理,一般为 10~12 束长,3~4 束宽,各束之间有一定间距,既有利于有效清除牙菌斑,又有利于牙刷本身的清洗。

(3)刷毛硬度为中软毛,刷毛长度适当,刷毛顶端磨圆钝,避免牙刷对牙齿和牙龈的损伤。

(4)牙刷柄长度、宽度适中,并具有防滑设计,以便于握持、感觉舒适。

还有一些特异型牙刷是针对口腔内特殊解剖情况或修复体而设计的,如正畸牙刷和义齿刷等,可以根据具体情况选择几种牙刷组合使用,以最大限度控制牙菌斑。

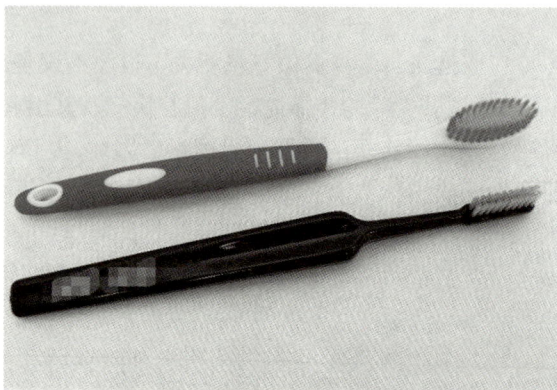

图 3-1 手动牙刷

3. 牙刷的保管 刷牙后要用清水多次冲洗牙刷,并将刷毛上的水分甩干,刷头朝上,放置于通风处充分干燥。每把牙刷使用不宜超过 3 个月,刷毛发生分叉、弯曲或倒伏时会对口腔软、硬组织造成损伤,须及时更换。

(二)牙膏

牙膏是辅助刷牙的一种制剂,可加强刷牙的摩擦洁净作用,辅助去除食物残渣、软垢及牙菌斑,利于消除或减轻口腔内异味,清新口气。在牙膏中加入其他有效成分,如氟化物、抗菌药物和抗牙本质敏感的化学物质,则分别具有防龋、减少牙菌斑和抗牙本质敏感的作用。成人每次刷牙只需用大约 1g(长约 1cm)膏体即可。目前我国市场上牙膏大致可以分为普通牙膏和功效牙膏两大类。

1. 牙膏的基本成分和作用 普通牙膏的成分主要为摩擦剂、洁净剂、润湿剂、胶黏剂、芳香剂、防腐剂及水(表 3-1)。

表 3-1 普通牙膏的基本成分和作用

组成	成分	百分比/%	作用
摩擦剂	碳酸钙、磷酸二氢钙、不溶性偏磷酸钠、焦磷酸钙等	20~60	除去牙菌斑、色素、食物残屑,磨光,使牙面光洁
洁净剂(表面活化剂)	十二烷基硫酸钠	1~2	降低表面张力,增进洁净效果,浸松牙面附着物,使残屑乳化和悬浮,发泡利于除去食物残屑
润湿剂	甘油、山梨醇、丙二醇	20~40	维持一定湿度,使牙膏呈膏状,防止在空气中脱水,延迟变干
胶黏剂	藻酸盐、合成纤维素衍生物	2~3	稳定膏体,避免水分同固相成分分层
芳香剂	薄荷、薄荷油等	2~3	味道清新、爽口,减轻口臭
防腐剂	乙醇、苯甲酸盐、甲醛、二氯酚	3	防止膏体变质、硬化
水	蒸馏水	20~40	作为溶媒

2. 功效牙膏

（1）含氟牙膏：是指含有氟化物的牙膏。氟化物可以减少釉质脱矿并促进釉质再矿化,抑制致龋菌产酸,干扰细菌和牙菌斑在牙面上的堆积与黏附。使用含氟牙膏是安全、有效的防龋措施之一,尤其适用于有患龋倾向的儿童及老年人。6 岁以上儿童及成人,每次用量约 1g。3~6 岁儿童,每次牙膏用量约为"豌豆"大小,在家长监督指导下使用,以免过多吞咽牙膏,产生氟牙症的危险。

（2）抑制牙菌斑与减轻牙龈炎症的功效牙膏:通过化学成分的作用抑制牙菌斑或减轻牙龈红肿、出血等炎症表现,但这些产品不是治疗牙龈炎的根本方法。

（3）抗牙本质敏感牙膏:能缓解牙本质敏感。

（4）中草药牙膏:品种较多,有些中草药牙膏经实验室抑菌试验证实有一定的抑菌作用。

（三）刷牙方法

刷牙是保持口腔卫生的有效方法,但刷牙方法不当常会对牙体或牙周组织造成损伤,应予以纠正。最常见的损伤是牙龈退缩使牙根暴露,或在牙颈部形成楔状缺损。这里介绍两种主要的刷牙方法。

1. 水平颤动拂刷法 又称改良 Bass 刷牙法,是一种有效清除龈沟内和牙面菌斑的刷牙方法。水平颤动主要去除牙颈部及龈沟内的菌斑,拂刷主要清除唇(颊)舌(腭)面的牙菌斑。具体操作要领如下。

（1）将刷头置于牙颈部,刷毛指向牙根方向(上颌牙向上,下颌牙向下),与牙长轴大约成 45° 角,轻微加压,使刷毛部分进入龈沟内,部分置于牙龈上。

（2）从后牙颊侧以 2~3 颗牙为一组开始刷牙,用短距离水平颤动的动作在同一个部位数次往返,然后将牙刷向牙冠方向转动,拂刷颊面。刷完第一个部位后,将牙刷移至下一组 2~3 颗牙的位置重新放置,注意与前一部位保持有重叠的区域,继续刷下一部位,按顺序刷完上、下牙齿的唇(颊)面。

（3）用同样的方法刷后牙舌(腭)侧。

（4）刷上前牙舌面时,将刷头竖放在牙面上,使前部刷毛接触龈缘,自上而下拂刷。刷下前牙舌面时,自下而上拂刷。

（5）刷咬合面时,刷毛指向咬合面,稍用力做前后短距离来回移动(图 3-2)。

2. 圆弧刷牙法 又称 Fones 刷牙法,这种方法最易为年幼儿童学习理解和掌握,是儿童最常用的刷牙方法。

刷牙要领:在上下牙轻咬合、闭口状态下,牙刷进入颊间隙,刷毛轻度接触上颌最后磨牙的牙龈区,用较快、较宽的圆弧动作,以较小的压力从上颌牙龈拖拉至下颌牙龈。刷前牙区时,上下前牙切缘对切缘接触,作连续的圆弧形颤动。舌侧面与腭侧面须往返颤动,由上颌牙弓到下颌牙弓(图 3-3)。

（四）刷牙注意事项

1. 刷牙顺序 为保证刷牙时不遗漏某些部位,需按照一定的顺序做到面面刷到。一般从一侧最后一颗牙开始按顺序刷牙。

2. 刷牙时间 临床研究显示,人们在刷牙的初始 2 分钟内,牙菌斑去除量超过 80%,2 分钟后刷牙效率明显降低。所以,建议普通人群每次刷牙时间至少 2 分钟。

3. 刷牙次数 最好在餐后和睡前各刷牙 1 次,每天至少刷牙 2 次,晚上睡前刷牙更重要。

三、邻间隙清洁

牙与牙之间的间隙称为邻间隙或牙间隙,邻间隙是藏污纳垢、牙菌斑极易形成的场所。刷牙时牙刷刷毛不能完全伸入清洁到邻间隙区域,故必须采用其他方法来清洁邻间隙。

（一）牙线

牙线(dental floss)可用棉、麻、丝、尼龙或涤纶制成,不宜过粗或过细。牙线的使用方法如下。

1. 取一段长 20~25cm 的牙线,将线的两端合拢打结形成一个线圈;或取一段 30~40cm 长的牙线,

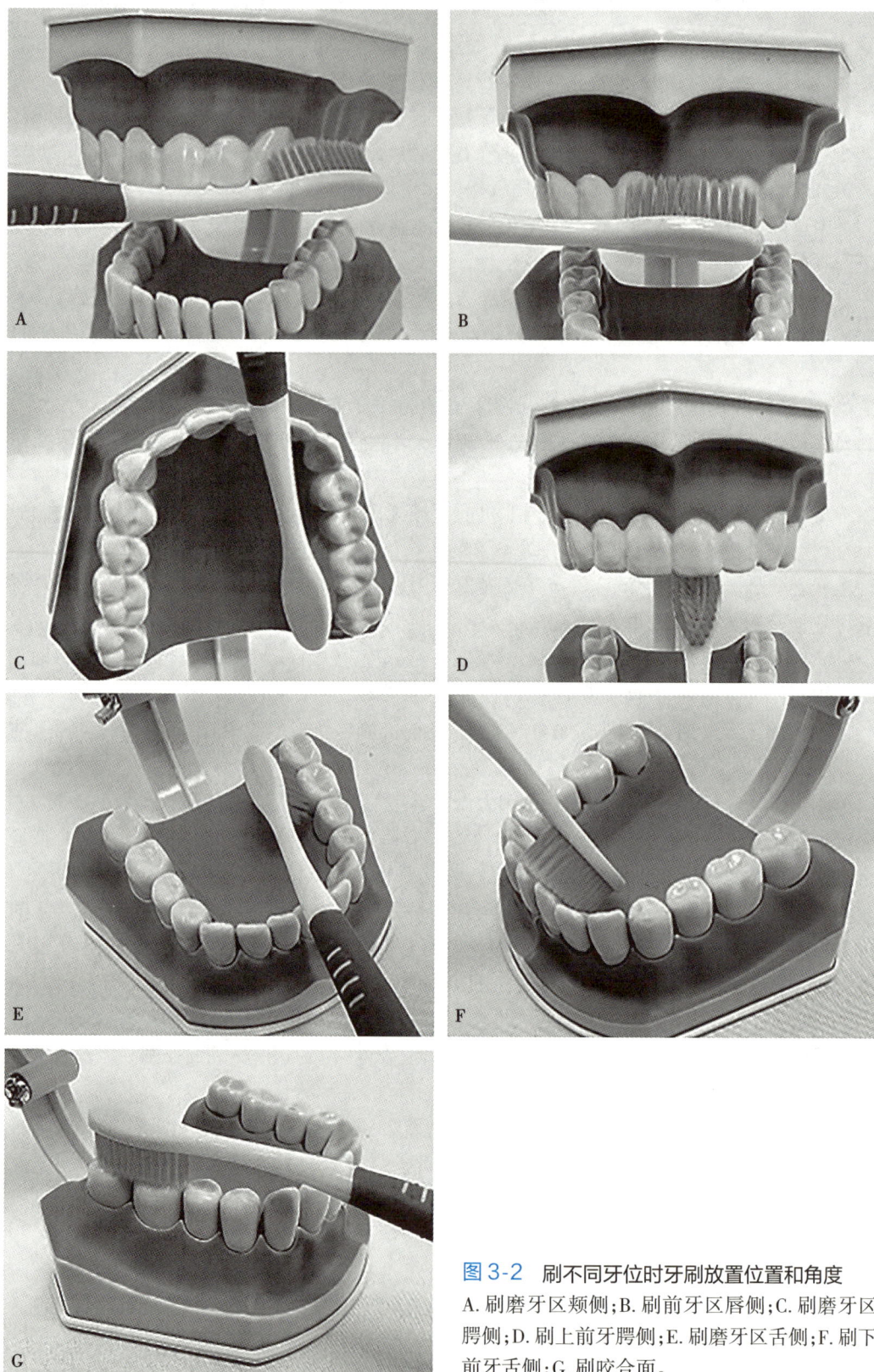

图 3-2　刷不同牙位时牙刷放置位置和角度
A. 刷磨牙区颊侧；B. 刷前牙区唇侧；C. 刷磨牙区腭侧；D. 刷上前牙腭侧；E. 刷磨牙区舌侧；F. 刷下前牙舌侧；G. 刷咬合面。

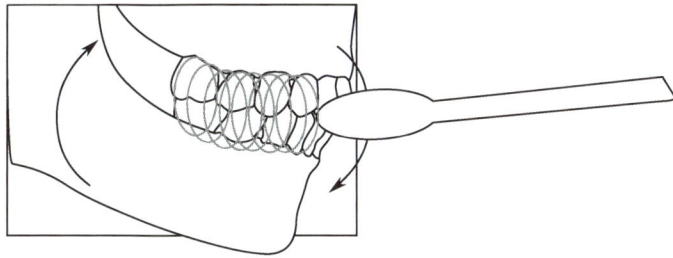

图 3-3　圆弧刷牙法

将其两端各绕在左、右手的中指上。

2. 清洁右上后牙时,用右手拇指及左手示指掌面绷紧牙线,然后将牙线通过接触点,拇指在牙的颊侧并协助将面颊牵开。

3. 清洁左上后牙时转为左手拇指及右手示指持线,方法同上。

4. 清洁所有下牙时可由两手示指持线,将牙线轻轻通过接触点。

5. 两指间牙线长度为 1~1.5cm。

6. 牙线通过接触点时,手指轻轻加力,使牙线到达接触点以下的牙面并进入龈沟底以清洁龈沟区。应注意不要用力过大,以免损伤牙周组织。如果接触点较紧不易通过,可牵动牙线在接触点以上做水平向拉锯式动作,以逐渐通过接触点。

7. 将牙线紧贴牙颈部牙面并包绕牙面,使牙线与牙面接触面积较大,然后上下牵动,刮除邻面菌斑及软垢。每一个牙面要上下剔刮 4~6 次,直至牙面清洁为止。

8. 再以上述同样方法清洁相邻另一牙的牙面。

9. 将牙线从𬌗面方向取出,再次依上法进入相邻牙间隙,逐个将全口牙的邻面菌斑彻底刮除(图 3-4)。

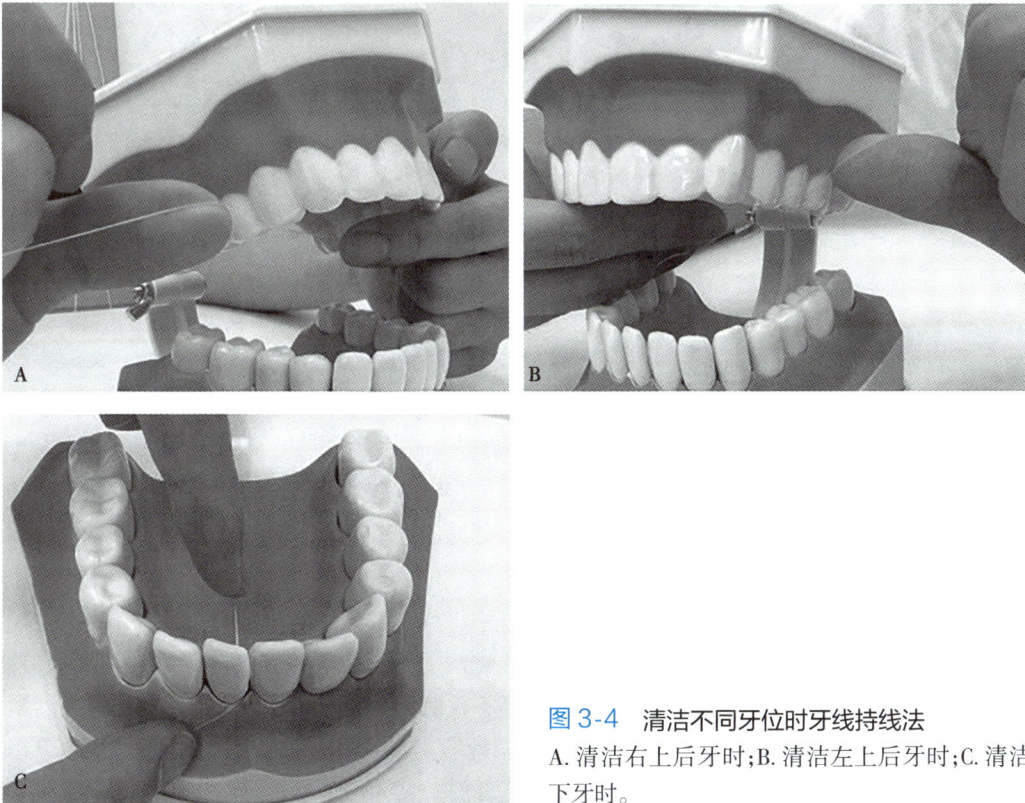

图 3-4　清洁不同牙位时牙线持线法
A. 清洁右上后牙时;B. 清洁左上后牙时;C. 清洁下牙时。

注意:勿遗漏最后一颗牙的远中面,且每处理完一个区段的牙后,以清水漱口,漱去被刮下的菌斑。

如果手指持线不便,可用带持线柄的牙线(牙线棒)(图3-5)。

(二) 牙间隙刷

牙间隙刷(interdental brush)适用于牙龈退缩处的、暴露的根分叉区以及排列不整齐的牙邻面,对去除颈部和根面上附着的菌斑比牙线和牙签更有效,使用起来比牙线方便。牙间隙刷分刷毛和持柄两部分,不同型号的牙间隙刷的刷毛部直径不同,可根据牙间隙的大小选择不同型号的牙间隙刷,原则上选号宜小不宜大,

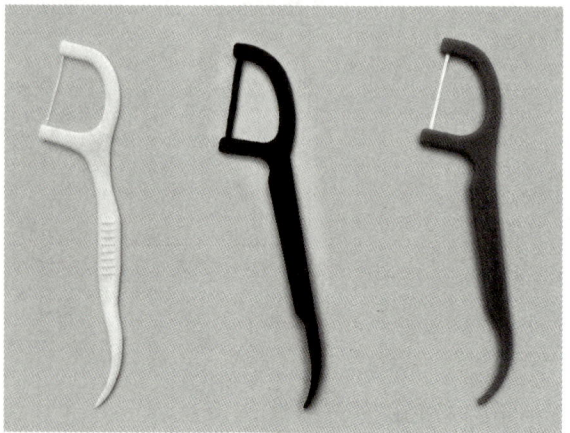

图 3-5　带持线柄的牙线

根据最小通过直径(即牙间隙大小)选择牙间隙刷。使用牙间隙刷应避免刺伤牙龈,同时应注意,若无牙龈退缩、插入有困难,不应强行进入,以免损伤牙龈(图3-6)。

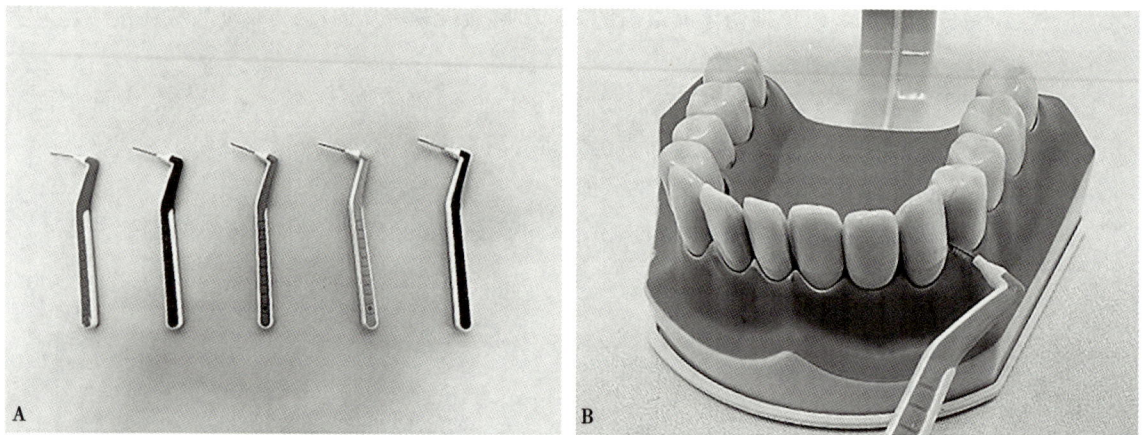

图 3-6　牙间隙刷及使用方法
A. 牙间隙刷;B. 使用方法。

(三) 牙签

在牙龈乳头退缩或牙周治疗后牙间隙增大时,可用牙签(tooth pick)来清洁牙的邻面和根分叉区。常用的有木质牙签和塑料牙签。

使用方法:将牙签以45°角进入牙间隙,牙签尖端指向殆面,侧面紧贴邻面牙颈部,向殆方剔起或做颊舌向穿刺动作,清除邻面菌斑和嵌塞的食物,并磨光牙面,然后漱口。

注意事项:①勿将牙签压入健康的牙龈乳头区,以免形成人为的牙间隙;②使用牙签时动作要轻,以防损伤龈乳头或刺伤龈沟底,破坏上皮附着。

四、龈上洁治术和龈下刮治术

牙菌斑在牙面上附着沉积,与唾液中的矿物质结合,逐渐钙化形成牙石。牙石表面粗糙,易导致新的菌斑附着,同时其对牙龈造成压迫、局部感染等不良刺激,是引起牙周疾病的一种促进因素。日常自我口腔保健只能清除牙菌斑,不能去除牙石,因此应定期到医院由口腔医师检查并给予相应处置。牙石依据附着的部位不同分为龈上牙石和龈下牙石。龈上牙石是沉积在临床牙冠、直接可看到

的牙石；龈下牙石是在龈缘以下、肉眼看不到，需探诊才能查到的牙石（图3-7）。龈上洁治术是用龈上洁治器去除龈上牙石和牙菌斑，并磨光牙面，防止牙菌斑和牙石再沉积，从而防治牙周病的措施；龈下刮治术则是用龈下刮治器刮除位于牙周袋内牙根面上的牙石和牙菌斑，是牙周炎治疗的主要方法。龈上洁治术、龈下刮治术一般由专科人员进行操作。

龈上牙石 ————

龈下牙石 ————

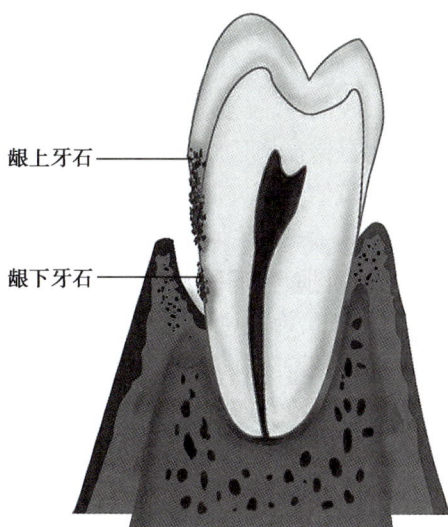

图3-7　龈上牙石和龈下牙石

根据所用的器械不同，龈上洁治术、龈下刮治术可分为手用器械法和超声波器械法。

1. **手用器械法**　是用手持洁治器、刮治器，依靠腕力进行清洁牙齿的一种方法，虽然费时费力，但它是牙周专业医师的基本功。

2. **超声波器械法**　是利用超声波器械高效去除牙石的一种方法，尤其对去除大块牙石有省时、省力的优点。

洁治后要用探针仔细检查有无遗漏的牙石，如有遗留，应将其清除干净。洁治后应进行牙面抛光处理。

超声波器械禁用于置入旧式心脏起搏器的患者，这是因为旧式心脏起搏器容易被电子辐射干扰而造成眩晕及心律失常的症状。而新型起搏器具有屏障功能，不会受超声波器械干扰，因而戴用此类起搏器的患者不在禁用之列。超声波器械亦不宜在无相应防护措施的情况下用于肝炎、肺结核、艾滋病等传染性疾病患者。

第二节 | 口腔保健

口腔保健是全身健康保健的组成部分。2007年WHO制定的口腔健康标准是"无口腔颌面部慢性疼痛、口咽癌、口腔溃疡、先天性缺陷如唇腭裂、牙周（牙龈）病、龋齿、牙齿丧失以及影响口腔的其他疾病和功能紊乱"。为了实现这一目标，人们必须树立预防为主的思想，创造有利于口腔预防保健的条件，纠正有碍口腔卫生的不良习惯，清除一切可能致病的因素，从而加强口腔防御能力，提高口腔健康水平。在疾病发生之前或发现有发病趋势时，立即给予适当防护，以预防和控制口腔疾病的发生。

一、普通人群的口腔保健

（一）定期口腔健康检查

定期口腔检查，了解受检者的口腔卫生状况及口腔常见病的流行情况，达到"有病早治，无病预防"的目的。检查时限可根据需要及客观条件确定，一般每半年进行一次专业的口腔检查。

（二）纠正不良习惯

口腔不良习惯也是影响口腔健康的重要因素之一，其种类很多，影响各异，主要影响牙齿的正常排列和颌骨的正常发育，以及丧失生理刺激。下列一些不良习惯危害较大，必须及早予以纠正。

1. **不适当喂奶法**　长期偏一侧喂奶，可造成婴儿颌骨发育不均衡。

2. **单侧咀嚼**　长期只用一侧牙齿咀嚼食物，由于两侧的生理刺激不均衡，可造成非咀嚼侧组织衰退、发育不良，且缺乏自洁作用，易堆积牙石，导致龋病和牙周疾病的发生。

3. **口呼吸**　长期用口呼吸会造成上牙弓狭窄，腭部高拱，上前牙前突，唇肌松弛，上、下唇不能闭合，形成开唇露齿，导致口腔黏膜干燥和牙龈增生。

4. **吮唇、咬舌、咬颊**　常吮下唇可形成前牙深覆𬌗;吮上唇可形成反𬌗。咬舌可形成开𬌗。咬颊可影响后牙牙位及上、下颌的颌间距离。所有这些都可导致错𬌗畸形。

5. **咬笔杆、咬筷子、吮指**　这些不良习惯可使上前牙向唇侧移位,下前牙向舌侧移位,造成牙位不正,也是错𬌗畸形的病因。

6. **其他**　如长期偏一侧睡眠,枕头过硬,儿童睡前吃糖果、饼干等都可造成不良后果,应及早纠正。

(三) 消除影响口腔卫生的不利因素

牙面的窝沟、点隙为龋病的好发部位,应及时涂布窝沟封闭剂,预防龋病发生。多生牙、阻生牙及错位牙等可造成口腔错𬌗畸形及其他病变,应根据情况尽早予以拔除或矫治。对于乳牙过早缺失所遗留的间隙,应及时制作间隙保持器,保持其近、远中距离,以免引起邻牙移位及对颌牙过度伸长,造成恒牙错位萌出或阻生。缺失牙应及时修复。口内无保留价值的残根、残冠应及时拔除,以免形成慢性不良刺激。

(四) 合理营养

从保证口腔健康、预防口腔疾病的角度要求,应注意下列几点。

1. **加强牙颌系统生长发育期的营养**　在胎儿期、婴幼儿期、儿童期要特别注意钙、磷、维生素及微量元素氟的供应。

2. **注意食品的物理性质**　应多吃一些较粗糙和有一定硬度的食物,以增加口腔自洁作用和对牙龈的按摩作用。

3. **适当控制糖和精制碳水化合物的摄入**　两者都是龋病发生必不可少的底物,多吃对防龋不利。

(五) 改善劳动环境

对接触酸雾、铅、汞等有害物质的人员,必须为其改善劳动环境,以隔绝或减少有害物质与人体的接触,维护口腔及全身的健康。

二、特定人群的口腔保健

不同人群的口腔患病情况各有特点,对口腔保健的需求也各不相同。因此,口腔保健必须适合各类特定人群的需求,只有针对其特点和特殊问题进行预防保健和康复保健,才能使制订的口腔预防保健计划获得成功。

(一) 妊娠期妇女的口腔保健

1. **妊娠期妇女口腔保健的目的与重要性**　妊娠期妇女的口腔保健有着双重的意义,即不仅关系到孕妇自身的健康,还与胎儿的生长发育息息相关。应针对孕妇的生理变化进行口腔保健,并应保证不断发育的胎儿的营养,促使其口颌系统正常生长发育。妊娠期妇女的口腔保健应把重点放在预防上,尤其重视孕前的口腔健康检查和妊娠期间的口腔健康维护。

2. **定期口腔健康检查**　早期发现口腔疾病并适时处理,重点做好妊娠期牙周疾病、龋病及智齿冠周炎等妊娠期妇女常见口腔健康问题的防治,促进孕妇口腔健康。妊娠后应尽早做口腔检查。妊娠期前3个月为易发生流产的时期,口腔治疗一般仅限于处理急症。妊娠期第4~6个月是治疗口腔疾病的适宜时期,口腔治疗最好在此阶段完成。妊娠期后3个月如果出现口腔疾病,应以保守治疗为主,以免引起早产。

必要时妊娠期妇女可在合理防护下接受放射线检查,需注意屏蔽甲状腺、腹部和盆腔。在穿着有效防护衣(铅围裙)的情况下接受口腔影像学检查对胎儿是安全的,但是筛查性的放射线检查建议在分娩后进行。

3. **孕妇营养与胎儿口腔健康**　孕妇营养缺乏将导致胎儿营养不良,影响胎儿体格、大脑和智力的发育,也会使其口腔颌面部组织发生改变。

正常妊娠期约为 40 周,根据胎儿的生长发育特点,一般将妊娠期划分为 3 个阶段。

（1）妊娠初期(第 1~3 个月):合理营养、平衡膳食对孕妇的健康和胎儿的生长发育非常重要。这个时期,乳牙牙胚正处于形成阶段,即胚胎 35 天后乳牙胚基质形成。因此,妊娠 1~2 个月时应当摄取优质蛋白质及足够的钙、磷和维生素 A 等,否则可能会影响乳牙的抗龋力。另外,应防止风疹等病毒感染,不使用镇静催眠类药物,这些因素不仅可能会影响牙胚的发育,还有可能造成唇裂或腭裂等畸形的发生。

（2）妊娠中期(第 4~7 个月):应加强对无机盐、维生素 A、维生素 D 的摄入。这个时期,大部分乳牙正处于矿化过程中,因此必须充分保证钙、磷无机物和与钙代谢有关的维生素 A、维生素 D 的摄入量。

（3）围产期(第 8 个月~产后 1 周):这个时期胎儿/新生儿的乳牙形成,也有部分恒牙胚形成,一些药物会对胎儿/新生儿造成影响。

(二) 婴幼儿的口腔保健

婴幼儿口腔健康的目标是无龋以及保持牙龈健康。在婴儿出生后头 6 个月,应帮助其家长认识到婴幼儿有患龋病和口腔黏膜感染的可能。牙齿萌出后,家长可用纱布或软毛刷为孩子轻轻地擦洗口腔和牙齿。当多颗牙齿萌出后,家长可用指套刷或软毛刷为孩子每天刷牙 2 次,并确保清洁上下颌所有的牙面,特别是接近龈缘的部位。第一颗牙萌出后,应安排婴儿做第一次口腔检查,目的是发现、终止和改变任何由家长养成的可能不利于婴儿口腔健康的生活习惯,并开始采用积极的预防措施,如氟化物的正确应用,喂养方法的改善与菌斑去除。

婴儿第一次口腔检查后,每半年定期进行一次。注意观察牙的萌出状况、牙列和咬合状况、龋患与软组织状况。

(三) 学龄前儿童的口腔保健

从牙颌系统生长发育状况来看,婴幼儿经历了乳牙萌出前期、乳牙萌出期、乳牙列完成期。各期口腔保健有其不同侧重点。随着儿童成长,应注意萌出乳牙的保健,特别注意预防龋病,作好口腔清洁指导;乳牙列萌出完成以后,应强调预防龋病,维护乳牙列的完整性;学龄前后期恒牙开始萌出,乳牙患龋率增高,此时应对儿童定期检查,有龋病早期治疗。3~6 岁是儿童患龋的高峰期,提倡学龄前儿童每 6 个月接受一次口腔健康检查。

1. **家庭口腔保健**　由于儿童年纪小,注意力集中的时间短,口腔医师应指导父母教会和帮助儿童刷牙。可为儿童选用软毛小头的尼龙牙刷,这类牙刷易于清洁牙和按摩牙龈。3 岁左右的儿童倾向于要自己刷牙,但这时儿童手部的灵活性较差,需要父母帮助和指导。

3~6 岁儿童的预防措施主要是培养儿童建立口腔卫生习惯,掌握正确的刷牙方法,刷牙可应用少量含氟牙膏以去除牙菌斑,有效地刷牙。

6 岁左右儿童的乳牙开始脱落,恒牙逐渐萌出,此时可能出现疼痛、牙龈水肿不适等症状,应及时请医师检查处理。家长应继续帮助儿童维持早期建立的口腔卫生习惯,保护好新萌出的恒牙。

另外,有些儿童会有不良习惯,如吮指、咬下唇、吐舌、口呼吸等,应尽早戒除,否则会造成上颌前突、牙弓狭窄、牙列拥挤等口颌畸形。

2. **氟化物的应用**　氟是人体正常代谢和促进牙与骨正常生长发育所必需的微量元素。适量补充氟是儿童时期非常重要的预防措施。大量研究证实,釉质形成和矿化时期补氟有良好的防龋效果。

3~6 岁儿童补充氟的较好方法是在口腔专科医师或口腔预防保健专业人员的指导与监督下局部用氟,酌情使用含低浓度氟的牙膏等保健产品。

(四) 学龄儿童的口腔保健

1. **学龄儿童口腔保健的具体内容**

（1）监测学生健康状况,包括定期口腔健康检查与监测。

（2）对学生进行健康教育,包括口腔健康教育。

（3）培养学生良好的卫生习惯,包括刷牙与饮食卫生习惯。

（4）常见病的预防,包括对第一恒磨牙进行窝沟封闭、防治错𬌗畸形等。

（5）身体意外事故的预防,包括前牙外伤与颌骨骨折。

2. 口腔健康教育　学校口腔健康教育课程应循序渐进,主要包括以下几方面。

（1）口腔的生理常识,包括牙齿的形态与功能,乳牙及恒牙的萌出与结构等。

（2）口腔常见疾病简介,包括龋病、牙周病、错𬌗畸形、前牙外伤等相关知识。

（3）口腔疾病的预防与治疗知识,如牙菌斑与牙石、牙刷、牙膏、刷牙方法,食物、饮食习惯与口腔健康,氟化物与窝沟封闭,其他口腔卫生用品等相关介绍。

（4）口腔卫生保健服务介绍,如关于口腔医师、学校口腔卫生服务、社区口腔卫生服务等内容的介绍。

（五）老年人的口腔保健

老年人随着年龄增长,口腔相关的各种组织器官也发生了明显增龄性改变,这些改变使得老年人口腔疾病的发病及预防具有特殊性。

1. 常见的口腔问题

（1）牙龈退缩和根面龋:老年人由于牙龈退缩,易发生食物嵌塞,牙颈部和根面极易发生龋坏并可伴发牙本质敏感。

（2）牙列缺损和缺失:龋病与牙周病是造成老年人牙列缺损和缺失的主要原因。

（3）牙齿磨耗和楔状缺损:牙齿磨耗和楔状缺损与不正确的刷牙方法、咀嚼硬物及年龄增长等诸多因素相关。

（4）口腔黏膜病和口腔癌:主要包括灼口综合征、创伤性溃疡、念珠菌病、白斑、口腔癌等。

2. 口腔保健的方法

（1）提高自我口腔保健能力:要不断提高老年人自身的口腔保健意识,帮助老年人树立正确的口腔健康观念,消除“人老掉牙”的旧观念。

（2）注重个人口腔卫生:除每天早晚刷牙外,每餐后用清水或淡盐水漱口。由于老年人牙间隙增大、牙根暴露,应使用牙间隙刷、牙线和牙签等清除留在邻面及牙根面的食物残渣及牙菌斑。可摘义齿每餐后应摘下刷洗,使用有效的义齿清洁片、粉、液浸泡义齿。

（3）定期进行口腔检查:定期检查的目的在于及早发现疾病。最好半年一次,发现问题及时治疗处理。

（4）及时修复缺失牙:牙缺失可造成咀嚼困难、食物嵌塞、对颌牙伸长、邻牙倾斜,并可影响发音,导致面部形态改变及营养障碍等问题。因此,无论失牙多少,都应及时进行义齿修复,以减轻余牙的咀嚼负担,恢复口腔的基本功能。

（六）残障人士的口腔保健

残障人士的口腔卫生问题主要是龋病与牙周疾病,以及残障儿童的先天性缺陷、错𬌗畸形、颌面外伤等。残障人士的口腔卫生差,主要原因是完全或部分丧失自我口腔保健能力,缺少必要的预防保健措施与适当的治疗。因此,根据我国具体情况,残障人士的口腔保健应从以下几方面进行。

1. 早期口腔卫生指导　残障患儿肢体运动障碍的程度有轻有重,无精神障碍的轻度残障患儿,如同健康儿童一样能独立进行口腔清洁。残障程度较重的患儿因不能自理,必须借助于监护者的帮助。为了使患儿能较好地维护口腔健康和今后参加社会性活动,早期开始功能训练和教育尤为重要。

2. 口腔保健用品选择　残障人士所必需的口腔卫生用品与健康人类似,主要根据残障的程度和患者的能力选择适宜的口腔清洁工具,如菌斑显示液、牙刷、牙线、牙线夹持器、牙签、开口器等。

（1）改良牙刷:是将市售牙刷经过改进、易于被残障人士使用的一种特殊形状的牙刷。其刷柄制成球形或安装橡皮把手等,使之容易握持;植毛部制作成两排。改良的牙刷主要根据残障人士的口腔健康管理、残障人士的运动能力和接受程度等因素设计。

（2）电动牙刷：对于使用一般牙刷维护口腔卫生有困难的残障人士，可推荐使用电动牙刷。

（3）对于使用牙刷有困难的残障人士，有以下几种方法可以帮助其握好牙刷：①牙刷柄上可以带一条较宽的弹力或尼龙带，或刷柄用海绵、泡沫塑料或橡皮加厚，使患者易于握持，不易滑脱；②可用一根木条或塑料条加长刷柄；③如果患者能站立或倚靠站立，但手和肩均有残障，则可以将电动牙刷夹在矮桌上或椅背后。

3. 残障人士的特殊口腔护理　对于缺乏生活自理能力的残障人士，至少应帮助其每天彻底刷牙或用牙线清洁牙齿 1 次，以有效地去除牙菌斑，必要时使用电动牙刷。

4. 氟化物的适当使用　对于残障儿童，可适当选择局部应用氟化物：如每天使用含氟牙膏，或用含氟含漱液含漱，或者由专业人员使用氟凝胶等，这些方法具有明显的防龋作用。

5. 定期口腔健康检查　口腔专业人员应定期为残障人士提供检查、洁治、局部用氟、健康教育与适当治疗服务，至少每半年到一年检查 1 次，发现问题一定要及时处理。

（赵川江）

> **思考题**
>
> 1. 水平颤动拂刷法刷牙的操作要领是什么？
> 2. 刷牙的注意事项有哪些？
> 3. 学龄前儿童的口腔保健包括哪些内容？
> 4. 妊娠期妇女口腔保健的具体内容有哪些？
> 5. 老年人有哪些常见的口腔问题？老年人口腔保健的方法是什么？
>
> 思考题解题思路　　　　本章目标测试　　　　本章思维导图

第四章 | 口腔美学概述

口腔美学是近年来迅速发展的口腔医学重要分支和组成部分。口腔美学是以口腔医学为基础，以医学美学为指导，采用合适的口腔医学技术、程序及材料等，以维护、修复和塑造牙齿、口腔和颌面部美观的一门口腔医学分支学科。口腔美学的实现往往涉及口腔修复学、口腔正畸学、牙体牙髓病学、牙周病学、口腔种植学和口腔颌面外科学等，因此口腔美学是多个口腔医学专业交叉融合的学科。随着经济和社会的发展，人们对口腔颌面部美观越来越重视，以口腔美学问题为主诉的患者也越来越多。口腔医师不但要治愈患者的口腔疾病，消除炎症，恢复口腔功能，还要重建患者口腔颌面部的美观。牙体缺损或畸形、牙齿颜色异常、牙齿缺失、牙颌和颌骨畸形等病症均可严重影响患者的美观。口腔医师需要仔细分析患者的口腔美学缺陷，通过美学表达呈现治疗设计并进行医、患、技多方沟通，最终通过团队合作，选择合理的治疗程序、方法、材料等，实现口腔美学的重建。

第一节 | 口腔颌面部美学分析

口腔颌面部美学分析是根据口腔美学标准或共识，对患者的口腔颌面部美学缺陷及其严重程度进行分析评价，为后续的美学表达和实现提供参考和依据。美学具有很强的主观性，患者对口腔美学的认知和要求受性别、年龄、种族、教育背景等多因素影响，也极具个性化，临床医师务必与患者建立良好的沟通，认真倾听患者诉求。美学也具有客观性，人们对口腔颌面部的审美遵循一定的规律及标准，这为口腔颌面部美学分析提供了依据。

口腔颌面部美学缺陷主要有 5 种类型：牙齿形态美学缺陷，是由龋病、外伤、发育畸形等病因造成的牙齿结构、形态发生异常，影响患者牙齿美观；牙齿颜色美学缺陷，是牙齿颜色异常如四环素牙、氟牙症、死髓变色牙、外源性染色等导致的牙齿不美观；牙周软组织美学缺陷，是指由牙周炎症、牙龈增生或退缩等导致的牙周软组织形态、颜色不美观；牙列空间美学缺陷，主要包括牙列缺损或缺失，以及错𬌗畸形，导致牙列形态、排列和完整性发生异常而影响美观；颌面部美学缺陷，是由发育、外伤、肿瘤术后等各种病因导致的颌面部骨及软组织异常，从而影响美观。

在对患者进行美学分析之前，需要尽可能详细地采集患者资料，如临床照片、视频、模型、影像学资料等，也可以对患者进行牙列及面部扫描，将采集到的资料进行配准整合，构建"虚拟患者"进行后续分析。口腔颌面部美学分析需要全局观，包括面部分析、唇齿关系分析、牙齿分析和牙龈分析等，这些系统分析为临床医师针对每个病例选择适当的治疗程序提供了必要的信息。

一、面部分析

口腔颌面部美学分析设计要从面部分析开始，患者面部比例、对称性及侧貌等特征是口腔颌面部美学的重要组成部分。

（一）正面分析

1. **重要参考线** 从正面观察患者面部时，患者头部应处于自然放松状态。通过一些重要的点可以连接成假想参考线，以辅助美学分析。瞳孔连线是连接两瞳孔中心的假想线，通常瞳孔连线与水平线平行，是进行面部分析的理想参考线。其他水平参考线还有眉间线、口角连线、鼻翼连线等。垂直参考线主要有中线，它是贯穿眉间点、鼻尖、人中和下颏尖端的一条假想线，中线将人的面部分为大致对称的两半(图 4-1)。

2. **面部比例**　面部高度的测量是评估面部比例的一种方法,从正面观面部可分为基本相等的三等份:面部上 1/3 的测量起止点是从发际到眉间点,面部中 1/3 是从眉间点至鼻下点(鼻中隔下点),面部下 1/3 是从鼻下点至颏下点(软组织颏前点)(图 4-2)。与口腔临床关系最为密切的是面部下 1/3,此部分通常上唇占 1/3,下唇及颏部占 2/3。

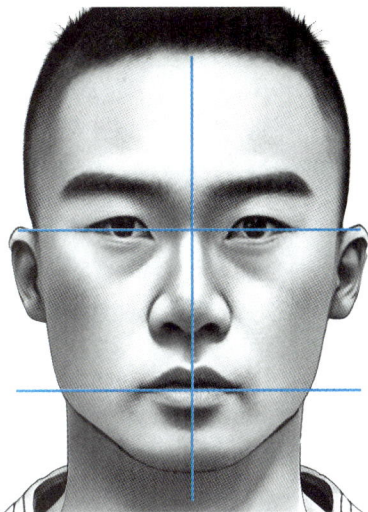

図 4-1　面部水平与垂直参考线　　　　図 4-2　面部三等份

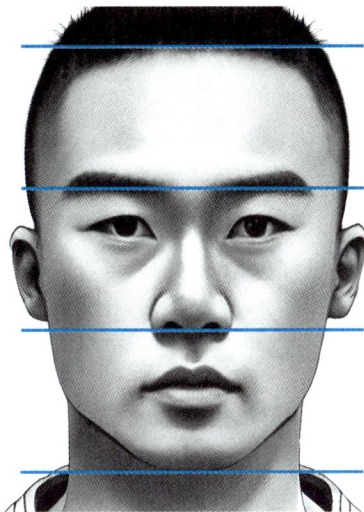

面部比例分析是口腔颌面部美学分析的重要内容,面部下 1/3 是口腔医师尤为关注的部分,有些疾病会导致面部下 1/3 比例过大或过小,从而影响面部的美观。如颌骨垂直向过度发育导致面部下 1/3 明显长于面部中 1/3;而牙列重度磨耗则可导致垂直距离降低,从而使面部下 1/3 比例过小。

3. **水平向和垂直向的不协调**　从水平向观察,瞳孔连线、口角连线与水平面三者平行或基本平行是比较理想的,若三者之间不平行则会形成不协调的情况。当瞳孔连线与口角连线互不平行且与水平面也不平行时,可以考虑以水平面为参考平面进行设计;当瞳孔连线与口角连线平行但与水平面不平行时,可以考虑以瞳孔连线和口角连线为参考线。当然最重要的是,需要与患者沟通选择哪一条线作为参考。

面中线与牙列中线平行但不重叠或不平行,均可造成垂直向的不协调。多数研究表明,面中线与牙列中线相距 2mm 内是可以接受的。比中线位置更为关键的是中线的角度,牙列中线一旦出现倾斜,将明显影响面部美观。

(二) 侧貌分析

侧貌分析是面部分析非常重要的内容,通过侧貌分析可以了解患者颌骨突度、面型等。侧貌分析时患者头部同样处于自然状态。可选用 Frankfort 平面(眶耳平面)为水平参考面,它是通过眼眶下缘和左、右外耳门上缘所确定的平面。

1. **面型**　将眉间点、鼻底和颏底(软组织颏前点)三个参考点相连,形成的角度有助于判断侧貌类型。当角度约 170° 或三点连线近似直线时,患者为直面型,上下颌骨突度正常;当三点连线形成向后的夹角,角度明显比直面型小时为凸面型,下颌呈后缩状态,严重者往往意味着骨性Ⅱ类错𬌗畸形;当三点连线形成向前的夹角时,患者为凹面型,严重者往往意味着骨性Ⅲ类错𬌗畸形。

2. **E 线**　E 线为鼻尖与颏前点的连线,主要评估目标是观察上唇和下唇与该线的关系,从而评估鼻、唇、颏三者的位置关系。面部协调美观的不同人种,上下唇相对于 E 线的位置不同。白种人上下唇多位于 E 线后方,上唇位于 E 线后 4mm,下唇位于 E 线后 2mm;黄种人上下唇更接近 E 线或位于 E 线上;黑种人的上下唇多前突超出 E 线。上下唇与 E 线的关系取决于鼻尖、颏前点和上下唇的凸度,而上下唇的凸度又与上颌骨的前后向位置、上切牙的唇舌向倾斜度、上唇软组织的厚度相关。

二、唇齿关系分析

(一)息止颌位上中切牙的暴露量

当升降颌肌群处于最小收缩,上下唇轻轻分开时,下颌处于休息的静止状态,称为息止颌位。处于息止颌位时,上中切牙的切缘位置是口腔美学分析设计的关键起点,上中切牙唇下暴露量与性别及年龄相关,年轻女性暴露量为 3~4mm,男性为 1~2mm。上述暴露量直接受上唇长度的影响,上唇长度是从鼻底到上唇下缘的距离,年轻女性为 20~22mm,年轻男性为 22~24mm。40 岁后,上唇长度随着年龄增长而变长,约每 10 年增长 1mm,再加上牙齿磨耗等原因,导致上中切牙暴露量减少。

(二)笑线与露龈笑

微笑时前牙及牙龈暴露量是美学分析的重要内容。笑线为微笑时上唇唇缘的位置,根据前牙及牙龈暴露量可将笑线分为低位、中位和高位 3 种类型。微笑时上前牙显露量 <75% 时为低位笑线;微笑时上前牙显露量在 75%~100%,牙龈乳头少量暴露为中位笑线;微笑时上前牙显露 100% 并且部分牙龈暴露为高位笑线(图 4-3)。

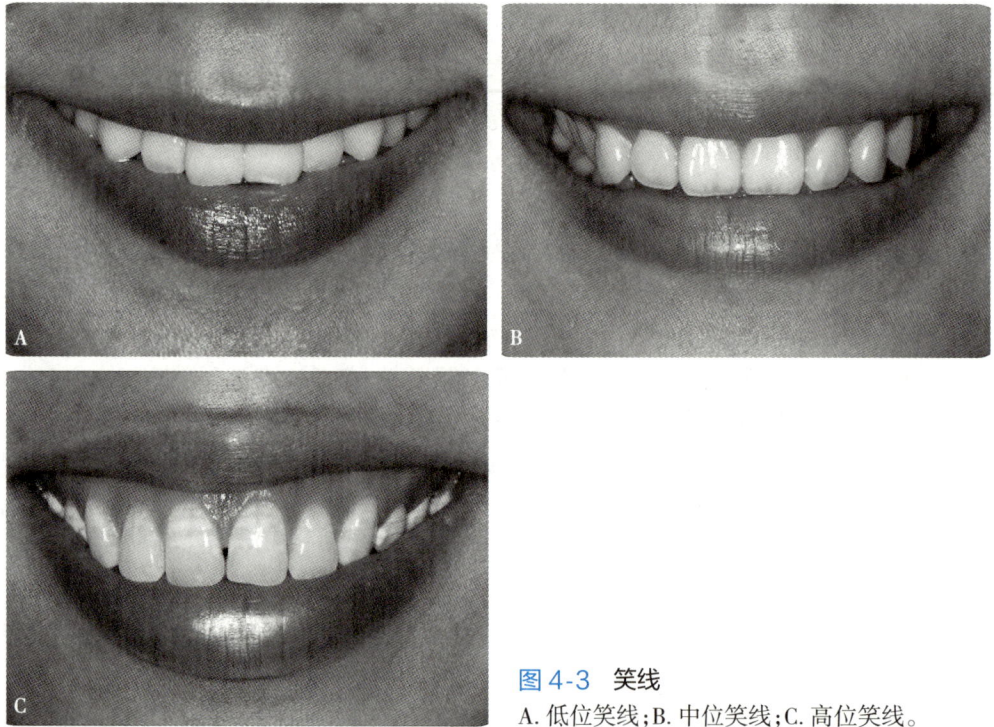

图 4-3　笑线
A. 低位笑线;B. 中位笑线;C. 高位笑线。

微笑时上前牙牙龈暴露量一般不超过 3mm,超过 3mm 则可影响美观,称为露龈笑(图 4-4)。以下一种或多种因素均可引起露龈笑。

1. **上唇过短**　年轻男性和女性上唇长度如前文所述,上唇长度短则容易导致露龈笑。

2. **上唇动度过大**　上唇从静息到微笑,正常动度是 6~8mm,超过这一运动幅度即为上唇动度过大。

3. **被动萌出异常**　被动萌出是覆盖在牙

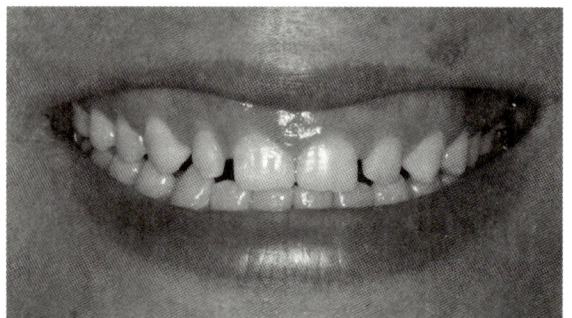

图 4-4　露龈笑

冠表面的软组织根向移动至靠近釉牙骨质界的过程,各种原因导致的牙被动萌出过程未能完成即为被动萌出异常。此时牙龈覆盖于解剖牙冠表面,易导致露龈笑。

4. 牙槽骨过长 过度磨耗及对颌牙缺失均可导致牙和牙槽骨过长,牙龈软组织位置偏低,易导致露龈笑。

5. 上颌骨发育过度 上颌骨过度发育使上颌牙槽骨向前下突出,易导致露龈笑。

三、牙齿分析

(一)上颌中切牙临床冠宽长比

上颌中切牙平均宽度为 8.3~9.3mm,长度为 10.4~11.3mm。上颌中切牙临床冠宽长比一般为 0.75~0.85,并且两颗上颌中切牙临床冠应有相同或近似的宽长比。

(二)上前牙宽度比

正面观上颌相邻前牙的宽度比是重要的前牙美学指标。临床常用的上前牙宽度比有黄金分割比例和 Preston 比例(图 4-5)。黄金分割比例指正面观上颌侧切牙与中切牙、尖牙与侧切牙的宽度比均为 0.618。研究表明,天然牙上前牙宽度比符合黄金分割比例的并不多见。Preston 比例指正面观上颌侧切牙与中切牙的宽度比为 0.66,尖牙与侧切牙的宽度比为 0.84。北京大学口腔医院的一项研究对我国公众对上前牙美学比例的喜好度进行了调查,结果显示选择 Preston 比例的被调查者最多(31.8%),而黄金分割比例的选择率不到 10%。

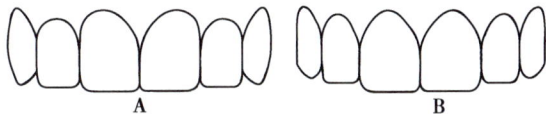

图 4-5 上前牙宽度比例
A. 黄金分割比例;B. Preston 比例。

四、牙龈分析

牙龈由游离龈、龈乳头和附着龈三部分组成。牙龈美学分析的前提是牙龈软组织是健康的,炎症状态下牙龈软组织的颜色、形态、质地均受影响而不适合进行美学分析。

(一)龈缘曲线

从一侧上颌尖牙到另一侧尖牙游离龈边缘相连形成上颌前牙区龈缘曲线。这是一条左右大致对称的曲线,两上中切牙龈缘曲线的对称性对于牙龈美观尤为重要。上颌前牙区龈缘曲线与上前牙切缘连线及下唇曲线大致平行,且与面部水平参考线如瞳孔连线、鼻翼耳屏线协调。中切牙与尖牙的龈缘曲线最高点(即牙龈顶点)大致处于同一高度,而侧切牙牙龈顶点略低于二者,三者相连呈一倒三角形。中切牙牙龈顶点位于牙长轴远中,从中切牙至尖牙,牙龈顶点与牙长轴越来越近,尖牙的牙龈顶点几乎位于牙长轴上。

(二)牙龈乳头

牙龈乳头应充满两牙之间的龈外展隙,两中切牙间牙龈乳头高度约为中切牙临床冠高度的40%。牙龈乳头不能完全充满龈外展隙而出现"黑三角"有损牙龈美观。影响牙龈乳头是否完整的因素有:①邻接触点到牙槽骨嵴顶的距离,当这个距离为 5mm 或更小时,牙龈乳头充满龈外展隙的概率约为 100%,随着距离增大,这个概率迅速变小;②两牙根形成的根间角,龈乳头退缩概率随根间角度的增加而增大;③牙冠的形态,与方圆形和卵圆形的牙冠相比,三角形的牙冠对牙龈乳头的支持作用更弱,更容易出现"黑三角"。

第二节 口腔美学表达

口腔美学表达是美学修复重要的中间环节,将二维或三维设计的未来牙齿/修复体形态通过诊断蜡型或 3D 打印的方法制作出来,并可以进一步通过诊断饰面、临时冠桥等将修复体形态复制到患者口内,患者可以通过发音、外观及咀嚼功能等进行综合分析与体验,深度参与美学修复过程,并与医技人员共同确定最终修复体的形态。

口腔美学表达也是一个医、技、患充分沟通的过程,虽然口腔美学有一定的普遍性和客观性,但仍具有很强的主观性,不同的年龄、性别、民族、文化和教育背景的患者对口腔美学的理解和要求会有所不同,通过美学表达的环节可以将医师的分析设计和患者的期望进行良好的融合,使最终制作完成的修复体能更好地满足患者要求。口腔美学表达的方法有多种,需遵循从无创到有创、从可逆到不可逆的顺序进行,最终确定患者能接受和适应的美学与功能设计。本节列举几项。

一、数字化口腔美学设计

数字化口腔美学设计是基于口腔美学分析,将符合美学和功能要求的牙齿形态、位置在软件上进行设计呈现的过程。数字化口腔美学设计可以是基于照片的二维设计(图4-6),也可以是基于数字模型的三维设计。二维设计可以指导技师制作诊断蜡型或用于辅助三维设计,而三维设计完成后,可以通过3D打印将诊断模型打印出来。

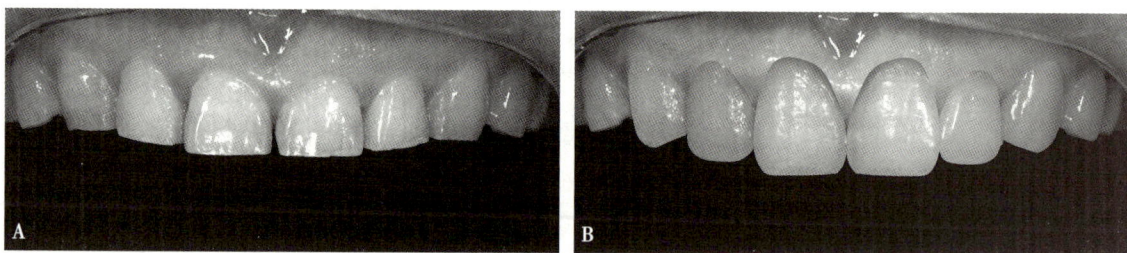

图4-6 上前牙二维美学设计
A.设计前照片;B.设计后的效果。

二、诊断蜡型

诊断蜡型是基于口腔美学分析和设计,在研究模型上通过蜡材料制作未来修复体的形态、位置和咬合关系,模拟最终修复的美观和功能效果(图4-7)。诊断蜡型是医患沟通的工具,可以用于与患者讨论治疗计划,让患者更好地理解并参与决策过程。一旦确定了最终的治疗方案,诊断蜡型还可以作

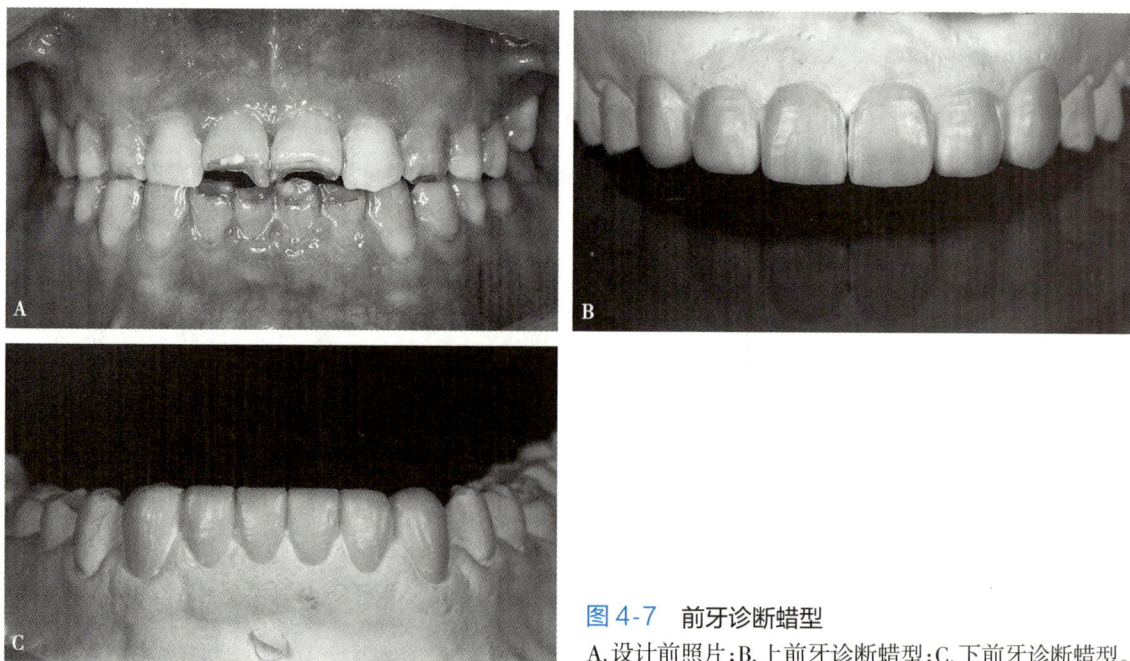

图4-7 前牙诊断蜡型
A.设计前照片;B.上前牙诊断蜡型;C.下前牙诊断蜡型。

为修复制作过程的参考模型。

三、诊断饰面

诊断饰面是将经过口腔美学分析设计的修复体形态,用复合树脂、临时冠树脂等牙色材料复制到患者口内将要修复的牙齿表面,从而进行美观和功能诊断分析的临时修复体(图4-8)。与数字化口腔美学设计和诊断蜡型相比,诊断饰面在患者口内制作,患者可以直观地看到美学设计效果,并直接体验诊断饰面对美观、发音甚至咬合等方面的影响,并可基于体验提出调改意见。

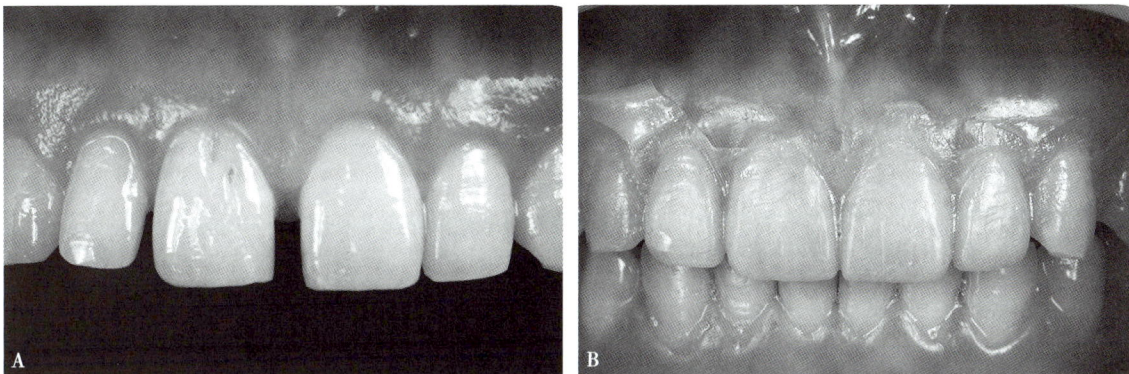

图 4-8　诊断饰面
A. 治疗前;B. 诊断饰面制作后。

诊断饰面制作前通常不磨牙或仅少量调磨牙齿,是无创或极微创的操作。对于简单病例,临床医师可以用复合树脂直接在口内制作诊断饰面。对于复杂病例,通常先通过传统方法或口内扫描制取印模,制作诊断蜡型,进一步制作阴模,在阴模中注入流动性良好的树脂材料,再复位到患者口内,等树脂固化后,去除多余的材料即可形成诊断饰面。诊断饰面可以戴用一段时间,让患者充分体验。

四、临时冠桥

临时冠桥是牙体预备后到最终修复完成期间患者戴用的过渡性修复体,可以保护牙龈、牙髓,稳定牙齿位置,同时也维持前牙美观,为美观、咬合关系的修复提供诊断信息。

五、模型外科

模型外科是根据临床检查和头影测量分析及预测效果所得出的数据,将转移到𬌗架上的牙颌石膏模型截断拼对,最后取得良好上下颌骨位置关系和上下颌牙列咬合关系并制备出咬合导板的过程。目前也可以通过数字化的方法来模拟颌面外科手术,替代传统的模型外科。

第三节 ┃ 口腔美学实现

口腔美学实现是指在美学分析和表达的基础上,通过选择合理的治疗程序及团队合作,并采用适宜的技术和材料,最终实现预先设计的口腔美学效果。

在美学实现过程中,要充分利用美学分析、表达的结果,尤其是结合了患者的意见进行调改后确定的牙齿形态、位置、咬合关系等,是最终修复体制作的重要参考。美学信息可以通过照片、石膏模型及数字模型传递给技师;咬合相关信息可以通过交叉上𬌗架、个性化切导盘、下颌运动轨迹描记仪器等方法进行复制,用于指导最终修复体的制作。

复杂病例的美学实现往往涉及多学科协作,各学科临床医师应在美学分析设计及表达的各阶段进行充分沟通,达成共识,共同制订治疗方案,并在治疗关键节点一起研判。各学科均有特色治疗技术,在美学实现中发挥独特作用。例如,正畸治疗可以排齐牙列,调整覆𬌗覆盖,改善患者侧貌。通过正畸压低、排齐还可以减少牙体预备量,因此正畸修复联合治疗可以使治疗更为微创。对于被动萌出异常的患者,牙冠延长术可以改善露龈笑及临床牙冠的宽长比,从而改善患者美观。

最终修复时,需要选择合适的修复体及修复材料。根据牙体缺损大小、牙齿颜色等条件,在前牙区可以选择贴面、全冠和桩核冠三种修复体,后牙区可选择嵌体、高嵌体、全冠、桩核冠、嵌体冠、𬌗贴面和部分冠。全瓷材料由于有良好的美学性能、机械性能和生物相容性,越来越多地应用于口腔美学修复。前牙轻中度颜色改变、部分缺损、形态改变、间隙、轻度牙列不齐等均可选用更为微创的贴面进行修复,贴面主要靠粘接固位,因此通常选用有良好粘接性能的玻璃基陶瓷来制作。氧化锆全瓷材料近年来发展迅速,其半透性等美学性能有明显改善,并且通过分层渐变的方式模拟天然牙从切端到颈部颜色、半透性的变化特征,因此即使不含饰瓷层的单层氧化锆修复体也能实现较好的美学效果(图4-9)。

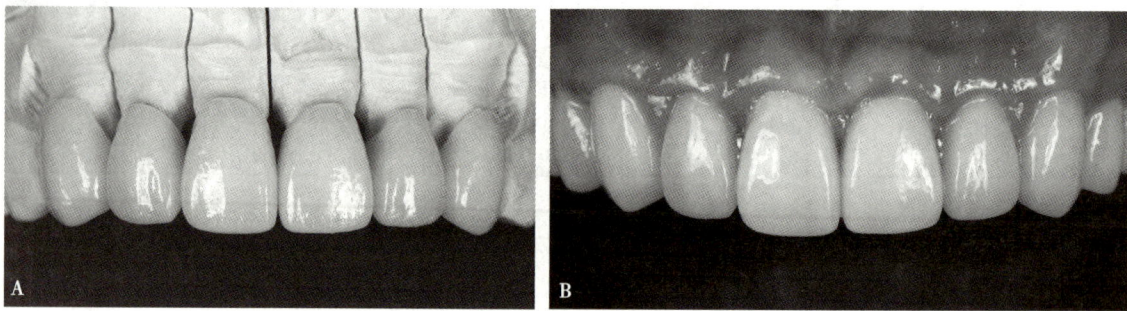

图4-9　单层氧化锆全冠修复效果
A. 单层氧化锆全冠;B. 修复后。

(陈　立)

思考题

1. 面部分析时有哪些重要的参考线?
2. 根据侧貌有哪几种面型?如何分析?
3. 什么是 E 线?有哪些影响因素?
4. 息止颌位上中切牙的暴露量是多少?随年龄增长有什么变化趋势?
5. 哪些因素可导致露龈笑?
6. 口腔美学表达有哪些方法?
7. 口腔美学实现有哪些考虑因素?

思考题解题思路　　　　本章目标测试　　　　本章思维导图

第五章 | 口腔临床麻醉

麻醉的最基本任务是消除各种有创诊疗特别是手术治疗所引起的疼痛。随着现代医学的发展，麻醉学已发展成为一门研究临床麻醉、生命功能调控、重症监测治疗和疼痛诊疗的学科。本章主要介绍口腔临床工作中常用的局部麻醉药、局部麻醉方法及并发症的防治，以及口腔颌面部手术全身麻醉的特点、基本步骤及围手术期处理，强调口腔临床医师掌握相关麻醉知识的重要性。通过本章的学习，将对口腔临床常用的麻醉方法有一个基本的了解。

麻醉（anesthesia）是指用药物或其他方法使患者整个机体或机体的一部分暂时失去知觉，从而达到无痛的目的，多用于手术或某些疼痛的治疗。根据麻醉方法、麻醉药及麻醉部位的不同，可分为局部麻醉和全身麻醉，临床上应根据患者的全身状况、疾病性质、手术部位、麻醉设备和技术水平等，本着安全、有效、方便、经济的原则合理选用。

此外，由于很多患者对口腔疾病的诊疗存在焦虑甚至恐惧感，这种牙科焦虑症（dental anxiety）严重影响了患者对口腔疾病的治疗意愿，因此随着社会的进步和医学技术的发展，以提供舒适化医疗（comfortable medical treatment）为主要目标的口腔门诊镇静镇痛治疗已在我国逐步开展，其中以笑气-氧气吸入镇静的应用较为普遍，技术上也比较成熟，可达到抗焦虑和保留意识镇静的目的，具有起效快、镇静深度容易控制、恢复快速完全等优点。

第一节 | 局部麻醉

局部麻醉（local anesthesia）简称局麻，是指用药物暂时阻断机体某一区域的感觉神经传导，使该区域的痛觉消失，从而达到在无痛的情况下进行治疗的目的。局麻无需特殊设备，术者可独立操作，患者意识清醒，能与医师配合，安全性相对较高。口腔局部麻醉常用于牙髓病及牙周病的治疗、口腔颌面部门诊手术、固定义齿修复的牙体预备及某些疼痛性疾病的诊断与治疗等。临床上常在局麻药中加入适量血管收缩剂，具有减少术区出血、便于手术操作等优点。但是，局麻不适用于不合作的患者及局部有炎症的部位，其临床应用也受到一定的限制。

一、常用局部麻醉药

局麻药种类很多，按化学结构可分为酯类和酰胺类。不同的局麻药，其麻醉效果、起效速度、维持时间、安全剂量、对组织的刺激性、毒副作用以及药物本身的理化性质各不相同。酯类局麻药有普鲁卡因（procaine）和丁卡因（tetracaine）。普鲁卡因由于可能引起严重的过敏反应，已很少应用。丁卡因作用迅速，穿透力强，但毒性较大，主要用于表面麻醉。因此，目前临床常用的主要是利多卡因（lidocaine）、布比卡因（bupivacaine）和阿替卡因（articaine）等酰胺类局麻药。

（一）利多卡因

局麻作用较强，并具有起效快、弥散广、穿透性强、对组织无刺激、无明显扩张血管作用的特点，是口腔临床应用最多的局麻药。临床常用 1%~2% 溶液进行浸润麻醉和阻滞麻醉，亦可用 2%~4% 溶液进行表面麻醉。利多卡因由于具有迅速而安全的抗室性心律失常的作用，因而是心律失常患者的首选局麻药。

（二）布比卡因

局麻作用强，为利多卡因的 3~4 倍。麻醉维持时间长，可达 6 小时以上，是一种较安全的长效局麻药。常以 0.5% 的溶液与少量肾上腺素共用，特别适合于耗时较久的手术，术后镇痛时间也较长。

（三）阿替卡因

起效时间快，对组织渗透性强，麻醉效能高，毒副作用小，目前已广泛用于临床。适用于成人及 4 岁以上儿童。

二、口腔局部麻醉方法

口腔局部麻醉常用的方法有表面麻醉、浸润麻醉和阻滞麻醉。

（一）表面麻醉

表面麻醉（superficial or topical anesthesia）是将麻醉药涂布或喷射于手术区表面，药物被吸收而使末梢神经麻痹，以达到痛觉消失的效果。其主要适用于表浅的黏膜下脓肿切开引流，松动的乳牙或恒牙拔除，舌根、软腭或咽部检查，以及气管内插管前的黏膜表面麻醉。常用药物为 1% 丁卡因或 2%~4% 利多卡因。由于表面麻醉药能迅速被组织吸收，有时可出现毒性反应，如与局部注射麻醉药合用则毒性更大。

（二）浸润麻醉

浸润麻醉（infiltration anesthesia）是将局麻药注射于组织内，作用于该区域神经末梢，使之失去传导痛觉的功能而产生麻醉效果。其主要适用于口腔颌面部软组织手术以及牙、牙槽突的手术。常用药物为 1%~2% 利多卡因。

常用的浸润麻醉方法如下。

1. **皮丘注射法**　在皮下或黏膜下注射少量药液，形成皮丘，然后再沿手术切口线，由浅至深分层注射到手术区域的组织中。此法除有麻醉神经末梢的作用外，由于药液的水压力，组织内张力增大，毛细血管渗血减少，手术野清晰，组织易于分离。

2. **骨膜上浸润法**（supraperiosteal infiltration）　是将局麻药注射到牙根尖部位的骨膜浅面，药液经骨膜再通过骨面小孔渗透至牙根尖的神经丛，产生麻醉效果。因上、下颌牙槽突前份骨质疏松、多孔，故骨膜上浸润法主要适用于涉及这些部位的牙、牙槽突手术。一般在拟麻醉牙的唇颊侧前庭沟，距龈缘约 1cm 处进针，针头与黏膜成 45°，进入根尖平面骨膜上后注射药液 0.5~1ml。注意针尖不要刺入骨膜下，以免引起术后疼痛和局部反应。

3. **牙周膜注射法**（periodontal membrane injection）　又称牙周韧带内注射法（intraligamentary injection），一般用短而细的注射针头，自牙的近中和远中直接刺入牙周膜，深 0.2~0.5cm，注射药物 0.2~0.4ml。此法注射时较痛，但因注射所致的损伤小，所以适用于血友病和类似有出血倾向的患者。此外，当骨膜上浸润麻醉或阻滞麻醉效果欠佳时，加用牙周膜注射常可取得较好的效果。

4. **计算机控制局部麻醉**（computer controlled local anesthesia）　是通过一种电动的带有预设程序的输注设备来完成的麻醉。由于局麻药的注射速率和注射压力由计算机精确控制，在腭黏膜、附着龈或牙周膜等致密组织内注射时，可以明显减轻患者的疼痛和组织反应。

（三）阻滞麻醉

阻滞麻醉（block anesthesia）是将局麻药注射到神经干或主要分支周围，以阻断神经末梢传入的刺激，使该神经分布区域产生麻醉效果。该方法使用药物剂量少，麻醉区域广，麻醉效果完全，麻醉作用深，维持时间长，并能避免多次注射带来的疼痛。由于可远离病变部位进行注射，该法对整形手术和感染患者尤为适用。

进行阻滞麻醉时要熟悉口腔颌面部的局部解剖，特别是三叉神经的行程与分布，以及注射标志与有关解剖结构的关系。操作时，应严格遵守无菌原则，针头避免接触未消毒的口腔组织器官，如舌、唇、颊、牙、牙龈等，以免将细菌带入深部引起感染。推注药物前，必须将注射器内芯向后回抽，检查有无回血,避免将药物直接注入血管内而引起中毒反应。如有回血,应改变注射针的方向,直到回抽无血,方可注射局麻药。

1. **上牙槽后神经阻滞麻醉**(block anesthesia of posterior superior alveolar nerve)　是将局麻药注射于上颌结节,以麻醉上牙槽后神经,故又称为上颌结节注射法(tuberosity injection)。适用于上颌磨牙的拔除以及相应的颊侧牙龈、黏膜和上颌结节部的手术。

进针点为上颌第二磨牙远中颊侧的口腔前庭沟。如第二磨牙尚未萌出,进针点则为第一磨牙远中颊侧的口腔前庭沟。如上颌磨牙缺失,则以颧牙槽嵴处的前庭沟作为进针点。

注射时,患者取坐位,头稍后仰,半张口,上颌牙平面与地面成45°。术者用口镜将口颊向后上方牵开,显露进针点。注射针与上颌牙长轴成45°,向后上方刺入,同时将注射器向同侧口角方向移动,使针头沿上颌结节的弧形表面滑动,向后、上、内方向进针,深约2cm,回抽无血后注射局麻药1.5~2ml(见文末彩图5-1)。注意针尖刺入不宜过深,以免刺破上颌结节后方的翼静脉丛,引起深部血肿。

麻醉范围包括除上颌第一磨牙近中颊根外的同侧上颌磨牙、牙槽突及相应的颊侧软组织。由于上颌第一磨牙近中颊根由上牙槽中神经支配,因此拔除上颌第一磨牙时,应补充颊侧浸润麻醉。

2. **眶下神经阻滞麻醉**(block anesthesia of infraorbital nerve)　是将局麻药注射到眶下孔或眶下管内,以麻醉眶下神经及其分支,故又称眶下孔或眶下管注射法(infraorbital foramen or canal injection)。如局麻药注入眶下管内,还可同时麻醉上牙槽前、中神经。主要适用于同侧上颌切牙至前磨牙的拔除、牙槽突修整及上颌囊肿剜除、唇裂整复等手术。

眶下孔的表面标志是眶下缘中点下方0.5~1cm处。眶下神经阻滞麻醉分为口外注射法和口内注射法。注射时,患者取坐位,头稍后仰,上、下颌牙闭合。

(1)口外注射法:术者左手示指扪及眶下缘,右手持注射器,注射针自同侧鼻翼旁约1cm处刺入皮肤后,与皮肤成45°,斜向上、后、外,进针约1.5cm,即可直接进入眶下孔。如针尖抵触眶下孔周围骨面不能进入管孔,可先注射少量局麻药,然后移动针尖探寻眶下孔,直至感觉阻力消失,表明针尖已经进入孔内,回抽无血后注射局麻药1~2ml。注意针头进入眶下管不宜过深,以免损伤眼球。

(2)口内注射法:用口镜牵开上唇,以上颌侧切牙口腔前庭沟处为进针点,注射针与上颌中线成45°,向上、后、外进针约2cm,即可到达眶下孔,但不易进入眶下管(见文末彩图5-2)。

麻醉范围包括同侧下睑、鼻、眶下区、上唇、上颌前牙、上颌前磨牙以及这些牙的唇侧或颊侧牙槽突、骨膜、牙龈和黏膜等组织。

3. **腭前神经阻滞麻醉**(block anesthesia of anterior palatine nerve)　是将局麻药注射到腭大孔或其附近以麻醉腭前神经,故又称腭大孔注射法(greater palatine foramen injection)。适用于上颌前磨牙与磨牙拔除术的腭侧麻醉、腭隆突切除及腭裂整复术等。

患者体位及进针标志与上颌神经阻滞麻醉的翼腭管注射法相同。注射针在腭大孔的表面标志稍前处刺入腭黏膜,往上后方推进至腭大孔,注射局麻药0.5ml,此时可见局部腭黏膜变白。注意进针点不能偏后,注射局麻药也不可过量,否则会同时麻醉腭中、腭后神经,导致软腭、腭垂麻痹不适而引起恶心呕吐。

麻醉范围包括同侧磨牙、前磨牙腭侧的黏骨膜、牙龈及牙槽突等。由于腭前神经与鼻腭神经在尖牙腭侧交叉分布,故当手术涉及尖牙腭侧时,尚需补充鼻腭神经阻滞麻醉或在尖牙腭侧行浸润麻醉。

4. **鼻腭神经阻滞麻醉**(block anesthesia of nasopalatine nerve)　是将局麻药注入腭前孔(切牙孔)以麻醉鼻腭神经,故又称腭前孔注射法(anterior palatine foramen injection)。适用于上颌前牙拔除及颌骨囊肿剜除等手术的腭侧麻醉。

进针点为腭前孔,位于上颌中切牙的腭侧,左右尖牙连线与腭中缝的交点,表面有菱形的腭乳头。上颌前牙缺失者,以唇系带为准,向后越过牙槽嵴0.5cm。

注射时,患者取坐位,头后仰,大张口,注射针从侧面刺入腭乳头的基底部,然后将注射器摆到中线,使之与牙长轴平行,向后上方推进约0.5cm,即可进入腭前孔,注射药物0.3~0.5ml。由于该处组织致密,注射药物时需较大压力,此时需特别小心防止针头脱落滑入气管或食管而造成严重后果。

麻醉范围包括两侧尖牙连线前方的腭侧牙龈、黏骨膜和牙槽突(见文末彩图5-3)。当手术涉及尖牙腭侧时,需补充腭前神经阻滞麻醉或局部浸润麻醉。

5. **下牙槽神经阻滞麻醉**(block anesthesia of inferior alveolar nerve) 是将局麻药注射到翼下颌间隙内,针尖到达下颌支内侧下颌小舌平面以上的下颌神经沟附近,局麻药扩散后麻醉下牙槽神经,故亦称翼下颌注射法(pterygomandibular injection)。

进针标志为翼下颌皱襞中点外侧0.3~0.4cm或颊脂垫尖。注射时,患者取坐位,大张口,下颌牙平面与地面平行。注射器位于对侧下颌前磨牙区,注射针与中线成45°,向后外方刺入进针点,深达2~2.5cm,针尖可触及下牙槽神经后缘的骨面,即下颌神经沟处(见文末彩图5-4)。回抽无血后注射局麻药2~3ml。

麻醉范围包括同侧下颌骨、下颌牙、牙周膜、前磨牙至中切牙的唇颊侧牙龈、黏骨膜和下唇。患者下唇会出现麻木、肿胀和变肥厚的感觉。

6. **舌神经阻滞麻醉**(block anesthesia of lingual nerve) 是将局麻药注射到舌神经周围以麻醉该神经。舌神经自下颌神经分出后伴随下牙槽神经往下前行,从翼外肌深面穿出,进入翼下颌间隙。在相当于下颌神经沟水平,舌神经位于下牙槽神经前内1cm处。因此,在进行下牙槽神经阻滞注射后,将注射针退出1cm,再注射局麻药1ml,或边退针边注射局麻药,即可麻醉舌神经。

麻醉范围包括同侧舌前2/3、下颌舌侧牙龈和黏骨膜及口底黏膜。麻醉后,舌有烧灼、肿胀、麻木感,尤以舌尖部明显。

7. **颊神经阻滞麻醉**(block anesthesia of buccal nerve) 是将局麻药注射到颊神经周围以麻醉该神经。颊神经自下颌神经分出后在翼外肌两头之间向外走行,在翼外肌下头处转向下,大约在相当于下颌磨牙的平面,分支进入颊部及下颌磨牙颊侧牙龈、骨膜和黏膜(见文末彩图5-5)。由于下牙槽神经和舌神经阻滞麻醉的进针点正好是颊神经的分布区域并接近颊神经干,因此,在行下牙槽神经和舌神经阻滞麻醉后,将针尖退至肌层、黏膜下,注射局麻药1ml,即可麻醉颊神经(见文末彩图5-6)。也可在拟拔除下颌磨牙的远中根口腔前庭沟处直接行局部浸润麻醉。

麻醉范围包括下颌磨牙颊侧牙龈、黏骨膜,以及颊部黏膜、肌肉和皮肤。麻醉后局部有肿胀、麻木感。

三、口腔局部麻醉的并发症与防治

口腔局部麻醉的并发症包括全身和局部并发症。全身并发症有晕厥、过敏反应、中毒等,局部并发症有注射区疼痛和水肿、血肿、感染、注射针折断、暂时性面瘫、暂时性牙关紧闭、暂时性复视或失明等。

(一)全身并发症

1. **晕厥**(syncope) 由一时性中枢缺血导致的突发性、暂时性意识丧失,可由患者精神紧张、恐惧、疲劳、饥饿、体质差以及疼痛等因素诱发。

发作的前驱症状是患者感到头晕、胸闷、恶心等。临床检查可见面色苍白、全身冷汗、四肢无力、脉搏快而弱,进一步发展可出现心率减慢、血压下降、呼吸困难以及短暂的意识丧失。

防治:做好术前准备及患者的思想工作,消除其紧张情绪。如患者身体虚弱、饥饿、疲劳或局部疼痛明显,应暂缓手术,并给予相应治疗。一旦发现患者有晕厥发作的前驱症状,应立即停止注射,放平椅位,使患者处于头低位,松解衣领,保持呼吸通畅。情况严重者可针刺或指压人中,给予吸氧、静脉补液等。

2. **过敏反应**(allergic reaction) 多见于注射酯类局麻药后,可分为即刻反应和延迟反应两种类型。即刻反应是在使用极少量药物后,立即发生的严重的类似中毒的症状。轻者表现为烦躁不安、胸闷、寒战、恶心、呕吐等,严重者出现惊厥、神志不清、血压下降、昏迷甚至呼吸心搏骤停而死亡。延迟反应主要表现为血管神经性水肿,偶见荨麻疹、药疹、哮喘和过敏性紫癜。

防治:术前仔细询问有无麻醉药过敏史。对怀疑有过敏史及过敏体质的患者,应先做皮内过敏试验。在进行局部麻醉时,注射药物的速度要慢,并注意密切观察。如出现过敏症状,应立即停止注射。反应轻者给予脱敏药物如钙剂、异丙嗪、糖皮质激素肌内注射或静脉注射,吸氧。严重者应立即注射肾上腺素。出现抽搐或惊厥时,应迅速静脉注射地西泮 10~20mg,或分次静脉注射 2.5% 硫喷妥钠,每次 3~5ml,直至惊厥停止。如发生呼吸、心搏骤停,则按心肺复苏流程迅速抢救。

3. 中毒(toxicosis)　是指单位时间内进入血液循环的局麻药总量超过了该药物的分解速度,达到一定血药浓度后导致的过量反应,其原因主要是单位时间内注射药量过大或误将药物直接注入血管。

临床表现可分为兴奋型和抑制型两类。兴奋型表现为烦躁不安、多语、恶心、呕吐、气急、多汗及血压升高,严重者出现全身抽搐、发绀、惊厥。抑制型上述症状不明显,患者迅速出现脉搏细弱、血压下降、神志不清,甚至呼吸心搏停止。

防治:术者应熟悉所使用的局麻药的毒性及一次最大剂量,老年人、小儿及全身状况差的患者,应适当减少用药量。要坚持回抽无血再缓慢注射药物,避免将药物直接注入血管内。一旦发生中毒反应,应立即停止注射。症状轻者的处理与晕厥处理相同,症状严重者应立即采取吸氧、补液、升血压、抗惊厥、应用激素等抢救措施。

(二)局部并发症

1. 疼痛和水肿(pain and edema)　常见原因包括:局麻药变质,混有杂质或未配成等渗溶液;注射针头钝、弯曲或有倒钩;注射针头刺入骨膜下,造成骨膜撕裂;患者对疼痛敏感等。

防治:注射前认真检查局麻药和注射针头。进针时将针尖斜面朝向骨面,以免刺入骨膜下,并避免在同一部位反复注射。一旦发生疼痛、水肿,可局部热敷、理疗、封闭,并给予抗炎镇痛药。

2. 血肿(hematoma)　在注射过程中刺破血管,导致组织内出血,有可能形成血肿,多见于上牙槽后神经阻滞麻醉时刺破翼静脉丛,偶见于眶下神经阻滞麻醉时刺破眶下动静脉,或局部浸润麻醉时刺破小血管。临床表现为局部迅速肿胀,皮下或黏膜下出现紫红色瘀斑,数天后转变为黄绿色,并缓慢吸收消失。

防治:注射针头不能有倒钩。应正确掌握进针点的位置及进针的方向、角度和深度,切忌反复穿刺,以免增加刺破血管的概率。如发现局部已出现血肿,应立即压迫止血,并予冷敷,必要时给予抗生素及止血药物。48 小时后局部热敷或理疗,可促进血肿吸收。

3. 感染(infection)　注射部位消毒不严格,针头被污染或注射时穿过感染灶,可能将细菌带入深部组织,引起颌面部间隙感染。一般在注射后 1~5 天局部出现红、肿、热、痛,甚至开口受限或吞咽困难。有些患者还会出现全身症状,表现为畏寒、发热、白细胞计数增高等。

防治:注射前应检查无菌物品外包装有无破损,灭菌日期是否在有效期内。注射时严格遵守无菌操作原则,防止注射针头被污染,避免穿过或直接在炎症区注射。如已发生感染,按抗感染原则处理。

4. 注射针折断(needle breakage)　临床上较为少见。主要原因有:注射针质量差,缺乏弹性;术者操作不当,进针时突然改变用力方向使注射针过度弯曲,或刺入骨孔、骨管或韧带时用力不当;患者躁动,突然摆动头位等。

防治:术前仔细检查针的质量,有问题的注射针应废弃。注射前向患者解释清楚,得到患者的配合。操作要轻柔,针尖刺入组织后不要用力改变方向,有阻力时不要强力推进。注射针的长度要合适,至少应有 1cm 留在组织外。如发生注射针折断,嘱患者保持张口状态,立即夹住针头外露部分将其拔出。如折断部分已完全进入组织内,应行影像检查定位后手术取出。

5. 暂时性面瘫(transient facial nerve paralysis)　一般多见于下牙槽神经阻滞麻醉后,进针时针尖未能触及骨面,向后越过下颌支后缘或向上越过下颌切迹,将局麻药注入腮腺内而导致面神经被麻醉。表现为注射后数分钟,患者面部活动异常,注射侧眼睑不能闭合、口角下垂。

防治:术者应正确掌握进针的位置、方向和深度。如出现暂时性面瘫,一般在药物作用消失后可自行恢复。

6. 其他并发症　其他并发症包括暂时性牙关紧闭、暂时性复视或失明等。此类并发症一般在药物作用消失后即可恢复正常,无须特殊治疗,但要耐心给患者作好解释工作。

第二节 | 全身麻醉

全身麻醉(general anesthesia)简称全麻,是指麻醉药物进入人体后,产生可逆性全身痛觉和意识丧失,同时伴有反射抑制和一定程度的肌肉松弛的一种状态。主要适用于口腔颌面部中、大型及时间较长的手术,局麻效果差的手术,以及术中不能合作的患者或儿童的手术。

一、口腔颌面部手术全身麻醉的特点

(一)麻醉与手术相互干扰

口腔颌面部手术与麻醉操作和管理位于同一部位,相互干扰。麻醉机及管道、监护仪的摆放应尽可能远离手术区域以方便手术操作。但术中如患者出现异常,手术则应服从和利于麻醉急救处理。术者在手术过程中应主动观察病情,与麻醉医师密切协作。

(二)维持呼吸道通畅较为困难

口腔颌面部肿瘤、损伤、炎症以及先天或后天畸形如小下颌、颞下颌关节强直等会引起上呼吸道狭窄、张口困难或头后仰受限,使气管内插管发生困难,出现困难气道(difficult airway)的情形。此外,某些口腔内手术以及需要在术中核对咬合关系的手术如颌骨骨折复位固定、正颌外科手术等,通常需要经鼻气管内插管,进一步加大了操作的难度。术前应认真检查、仔细评估,必要时可保留患者自主呼吸,在清醒或半清醒状态下,借助光导纤维镜、盲探插管装置等进行气管内插管,并做好气管切开的准备,最大限度地避免发生呼吸道意外。插管成功后,气管插管应予以妥善固定,术中需改变患者头位时,要注意气管导管有无扭曲、折叠、脱落。在邻近导管处手术时,要防止损伤气管导管。

(三)手术时间长、创伤大、失血多

口腔颌面部手术尤其是恶性肿瘤根治术,手术时间长,创伤大,如果同期进行修复重建,往往还需开辟第二术区。此外,由于口腔颌面部血运丰富,术中出血多。术前应评估是否需要输血,术中应常规监测循环动力学指标,精确估计失血量并及时补充血容量。如条件允许,可考虑施行控制性降压与自体血回输技术。

(四)小儿及老年患者比例高

口腔颌面部手术患者中,小儿及老年人的比例高,围手术期容易出现各种并发症。小儿的呼吸、循环及神经系统在解剖、生理及药代动力学方面与成人相比有较大差别。如先天性唇、腭裂患儿常伴有慢性呼吸道感染、营养不良和心脏畸形。老年人器官功能减退,可能存在隐匿性的心脑血管疾病。此外,颞下颌关节强直、恶性肿瘤及颌面外伤患者由于进食受到影响,可能存在低蛋白血症、贫血及水、电解质紊乱。术前应仔细询问病史,认真检查,充分评估手术麻醉的风险。对麻醉、手术耐受力低的患者,术前需经过妥善治疗,待病情控制后再接受手术。

(五)麻醉恢复期呼吸道并发症多

口腔颌面部手术后局部肿胀明显,分泌物及血液容易滞留,加之皮瓣移植、半侧下颌骨切除等手术方式的影响,均不利于患者保持呼吸道的通畅,要引起高度重视。麻醉恢复期应严密监护,并常规吸氧,及时吸痰,在患者完全清醒后再拔除气管导管。如估计术后可能发生上呼吸道阻塞,应行预防性气管切开。由于患者一般对经鼻气管导管的耐受性较强,故也可留置气管导管,待肿胀基本消退、病情稳定后再决定拔管或行气管切开。

二、全身麻醉的实施

口腔颌面部手术常用的全麻方法可分为吸入麻醉、静脉麻醉、基础麻醉、静脉-吸入复合麻醉和全凭静脉复合麻醉等。不同的麻醉方法各有其优缺点、适应证和禁忌证,临床上应根据手术特点及患者自身情况等进行选择。实施全麻的主要步骤如下。

(一)麻醉前准备

应再次核对患者基本信息,全面评估患者的全身状况,只有符合条件者才能实施全麻。术前 6 小时禁食,防止胃内容物反流或呕吐,以免误吸后造成呼吸道梗阻或吸入性肺炎。其他准备工作包括各种麻醉器械、药品的准备以及静脉通道的开放等。

(二)全身麻醉诱导

一般选择静脉诱导的方法,其优点是起效快、患者舒适。先以面罩吸入纯氧,依次静脉注射镇静药、静脉麻醉药及肌肉松弛药等,待全身骨骼肌松弛、呼吸停止后进行气管内插管。

(三)气管内插管

气管内插管是口腔颌面部手术全麻中呼吸道管理的重要手段。多数情况下可经口腔或鼻腔在喉镜明视下插管。但对于困难气道患者,有时插管非常困难,需借助一些特殊方法或器械的辅助甚至气管切开才能得以完成。

(四)麻醉维持

患者进入麻醉状态后,为保证麻醉的平稳和安全,常需采用几种方式或途径来继续给药,使患者体内血药浓度在手术过程中维持恒定。在麻醉的整个过程中,要持续对患者进行生命体征的监测,准确判断麻醉深度,及时增加或减少麻醉药的用量。

(五)麻醉苏醒与气管拔管

手术结束前 5~10 分钟停止麻醉,患者随即进入麻醉苏醒期。患者苏醒所需的时间与手术过程中麻醉药的用量、手术时间的长短以及患者体质等因素有关。患者呼吸道反射恢复、神志基本清醒后方可拔除气管导管。对于估计拔管后存在上呼吸道阻塞者,则应暂缓拔管或行气管切开。

三、口腔颌面部手术全身麻醉后处理

口腔颌面部手术结束后的一段时间内,全麻用药虽已停止,但各种不良反应的发生率仍然很高,需引起高度重视。

(一)气道的管理

口腔颌面部全麻手术后患者的气道管理至关重要。术后应常规予以吸氧及血氧饱和度监测。患者口腔内的唾液、血凝块要及时清除。对留置气管导管的患者,要及时吸除导管内的分泌物。酌情使用糖皮质激素及雾化吸入有利于减轻呼吸道水肿。

(二)不良反应的处理

全麻后可能发生各种不良反应,常见的有呕吐与误吸、苏醒延迟、体温异常等。

1. **呕吐与误吸** 可能与麻醉药的副作用及胃肠道受到不良刺激有关。患者尚未完全清醒时出现反复呕吐可能导致误吸。患者一旦出现呕吐,应将其身体上半部放低,头偏向一侧,使呕吐物容易引出口腔外,避免进入呼吸道,同时用纱布及吸引器将口鼻腔内的呕吐物清除干净。如已发生误吸,必要时可立即行支气管镜检查,清除呼吸道内误吸物,并行支气管内冲洗。

2. **苏醒延迟** 如全身麻醉后 2 小时患者意识仍未恢复,在排除昏迷后可认定为苏醒延迟。苏醒延迟可能与麻醉药过量、循环或呼吸功能恶化、体温过低以及严重的水、电解质紊乱等因素有关,应查明原因进行相应处理。

3. **体温异常** 低温一般与环境温度低及血容量不足有关,尤其是小儿及老年患者更容易发生。全麻后要注意加强保暖,及时补充血容量。高热多见于感染患者及婴幼儿,可引起抽搐甚至惊厥,应及时通过冰敷或乙醇擦浴进行物理降温。

（三）重症监护

全身情况较差或麻醉手术过程中发生严重并发症的患者,术后应转至重症监护室,由受过专门训练的医护人员进行监测治疗。

（蒋灿华）

思考题

1. 口腔常用的酰胺类局部麻醉药有哪些?它们各有什么优缺点?

2. 口腔局部麻醉的常见并发症有哪些?如何防治?

3. 口腔颌面部手术全身麻醉有哪些特点?

4. 为什么说口腔颌面部手术全身麻醉围手术期的气道管理较为困难但又至关重要?

5. 临床上拔除上颌及下颌第一磨牙时,如何进行局部麻醉?

思考题解题思路　　　　本章目标测试　　　　本章思维导图

第六章 | 牙体牙髓病

牙体牙髓病是发生在牙体硬组织、牙髓根尖周组织的多种疾病的统称,包括龋病、牙体硬组织非龋性疾病、牙髓病及根尖周病,是口腔常见病和多发病。牙体牙髓病可通过破坏牙及牙列的完整性影响患者的咀嚼、发音、颜面美观,尤其是影响儿童(包括胎儿)时期牙颌骨的生长发育。牙体牙髓病作为慢性牙源性病灶,可引起颌骨骨髓炎、面部间隙感染、颌骨囊肿、全身感染等,严重影响患者全身健康。

第一节 | 龋 病

龋病(dental caries,tooth decay)是牙体硬组织的慢性细菌性、进行性破坏性疾病。

龋病是人类的常见病、多发病,我国不同年龄段人群的患病率达 34.5%~98%。龋病进展缓慢,当龋病向牙体深部发展后,可引起牙髓病、根尖周病、颌面部间隙感染、颌骨骨髓炎等,严重者甚至出现败血症,危及生命。现有研究表明,龋病与糖尿病等众多全身系统性疾病相关。

龋病的临床表现是牙体组织色、质、形的改变。基本发病过程是口腔微生物黏附在牙表面形成牙菌斑生物膜,口腔微生物在牙菌斑生物膜微生态环境中利用糖类食物代谢产酸,并长期堆积在牙表面引起脱矿,形成龋损。早期龋出现牙透明度降低,牙釉质表面呈白垩色改变;继而病变部位色素沉着,局部呈黄褐色或棕褐色,此时尚无牙体缺损。随着破坏的深入,牙体缺损形成龋洞,龋洞一旦形成则不能自行恢复(图 6-1)。

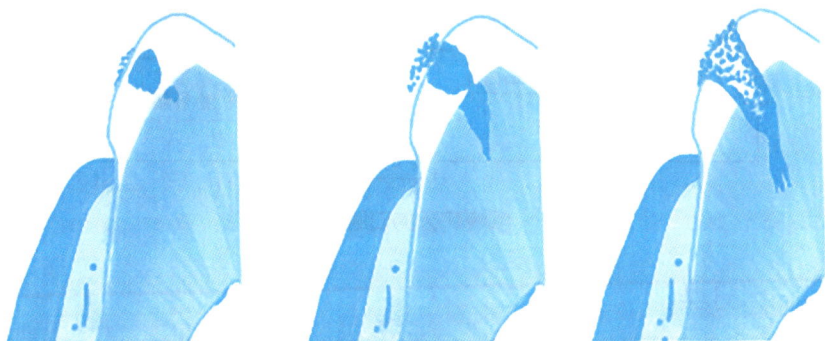

图 6-1 **龋病的发展过程示意图**

一、龋病病因

针对龋病病因,学者们先后提出了化学细菌学说、四联因素学说和口腔微生态学说等,这些学说均得到了广泛的认可和应用。

(一)化学细菌学说

W. D. Miller 最早提出龋病的化学细菌学说(chemico-parasitic theory),指出口腔微生物代谢食物中的碳水化合物产生有机酸,是造成牙体硬组织溶解,最终形成龋洞的重要原因。这一学说首次系统提出了口腔微生物在产酸和溶解牙体硬组织方面的作用,成为现代龋病病因学的重要基础。

（二）四联因素学说

龋病是一种多因素疾病,是口腔微生物、食物、宿主和时间四个因素相互作用的结果,即龋病病因的四联因素学说(图6-2)。只有四种因素同时存在,才能发生龋病。

1. **微生物因素**　人的口腔中约有700种细菌,细菌必须黏附在牙面形成牙菌斑生物膜才能引起龋病。牙菌斑生物膜中与龋病有关的细菌具有:①强的黏附能力;②产酸力和耐酸力;③合成细胞内外多糖等生物学特征。如变异链球菌(*Streptococcus mutans*)、乳杆菌属(*Lactobacillus*)、放线菌属(*Actinomyces*)等。

2. **食物因素**　主要为碳水化合物,致龋性与碳水化合物种类、性状、黏度、进食频率、摄入量有关。

3. **宿主因素**　不同的个体对龋病的易感程度不同,与牙的形态、结构、牙排列、唾液的流速流量、抗菌及缓冲成分、全身状况等因素有关。

4. **时间因素**　从细菌在牙面黏附形成牙菌斑生物膜,到细菌产生的有机酸在牙面停留并引起牙脱矿,龋病发病需要一定时间。

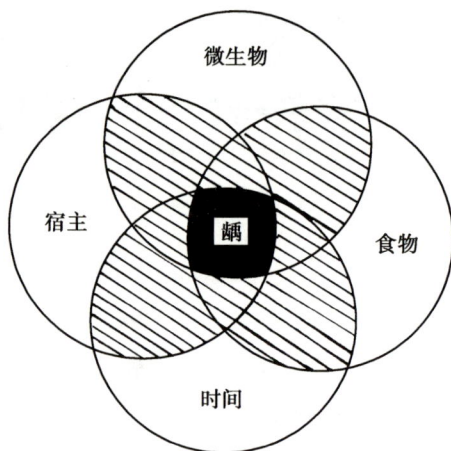

图6-2　龋病病因的四联因素学说

（三）口腔微生态学说

口腔微生态学说认为定植在人口腔的细菌多为口腔常驻菌,在生长发育过程中与人形成了良好的生态关系,健康状态下维持着生理动态平衡,不发生龋病。一旦局部、全身、环境等因素造成口腔微生态失衡,口腔内pH持续降低至临界pH(5.5)以下,牙体硬组织脱矿与再矿化的平衡破坏,可最终导致牙体硬组织持续脱矿,形成龋洞(图6-3)。

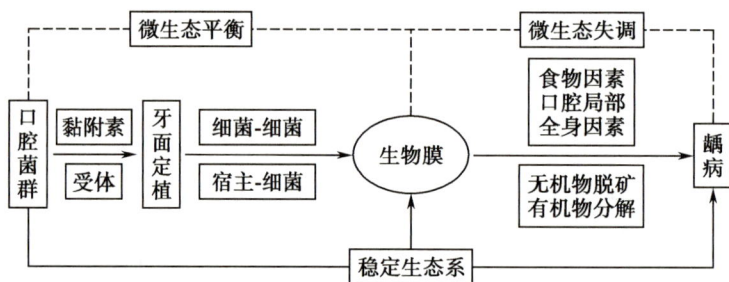

图6-3　龋病病因的口腔微生态学说

二、龋病临床分类

按龋损的进展速度、解剖部位及病变深度,龋病有不同的临床分类。

（一）按进展速度分类

1. **急性龋**(acute caries)　又称湿性龋,多见于儿童或青年人。龋损呈浅棕色,质地湿软,龋损进展较快。

猛獗龋(rampant caries)又称猛性龋,是急性龋的一种特殊类型,常见于接受口腔颌面及头颈部放疗的患者,又称放射性龋。临床表现为患者多数牙在短期内同时患龋,进展迅速。干燥综合征或一些有严重全身疾病的患者,由于唾液分泌量减少或未注意口腔卫生,亦可能发生猛獗龋。

2. **慢性龋**(chronic caries)　又称干性龋,龋损进展较慢,质地较干,呈黑褐色。

静止龋(arrested caries)是一种特殊的慢性龋,由于病变环境改变,牙体隐蔽部位外露或开放,原有的致病条件发生了变化,龋病不再继续发展而自行停止。

3. **继发龋**（secondary caries）　是指龋病治疗后,由于龋损组织没有除净,修复材料与牙体组织不密合而形成微渗漏,修复体边缘或窝洞周围牙体组织破裂形成滞留区等,在修复材料周围的牙体组织上再次发生的龋病。

（二）按解剖部位分类

1. **窝沟龋**（pit and fissure caries）　发生在磨牙或前磨牙咬合面、磨牙颊面沟、上前牙舌面的龋损。这类龋损底部朝牙本质,尖朝牙釉质表面。

2. **平滑面龋**（smooth surface caries）　平滑面龋分为邻面龋和牙颈部龋。邻面龋发生在牙近中或远中面,牙颈部龋发生在牙颊面或舌面靠近釉牙骨质界处。平滑面龋损呈三角形,其底朝牙釉质表面,尖向牙本质。当龋损到达釉牙本质界时,可沿釉牙本质界向侧方扩散。

3. **根面龋**（root caries）　在牙根部发生的龋损称为根面龋,多发生于牙龈退缩、根面外露的老年人,最常发生在牙根的颊面、舌面。

4. **线形牙釉质龋**（linear enamel caries）　为非典型性龋损,常见于乳上颌前牙唇面的新生线（neonatal line）处,龋损呈新月形。

5. **隐匿性龋**（undermined caries）　牙釉质脱矿常从表面下层开始,因此可在看似完整的釉质下方形成隐匿的龋洞,好发于磨牙𬌗面点隙沟裂和邻面,临床上常漏诊。

（三）按病变深度分类

根据龋损深度可分为浅龋、中龋和深龋,临床诊断多采用此分类方法。

三、龋病临床表现与诊断

浅龋发生在牙冠为牙釉质龋,发生在牙颈部或牙根表面为牙骨质龋或牙本质龋。浅龋的临床表现为:①色:窝沟龋的龋损部位变黑,平滑面龋一般呈白垩色、黄褐色或褐色斑点;②形:多无龋洞形成;③质:用探针检查时有粗糙感或能钩住探针尖端;④主观症状:患者一般无自觉症状,对冷、热、酸、甜刺激亦无明显反应;⑤辅助检查:X线片检查有利于发现隐蔽部位的龋损,荧光显示法或氩离子激光透射法可辅助诊断。

中龋的病变已到达牙本质浅层,临床表现包括:①色:龋损部位牙本质呈黄褐或深褐色;②形:龋洞形成,牙体缺损明显;③质:病变牙本质质地较软;④患者对酸甜刺激敏感,过冷过热饮食也能引起酸痛感觉,冷刺激尤为显著,但刺激去除后症状立即消失;⑤X线片检查:牙体组织低密度影累及牙本质浅层。

深龋的龋洞深大,达牙本质深层,临床上表现为:①色:龋损部位牙本质呈黄褐或深褐色;②形:龋洞形成,牙体缺损明显;③质:病变牙本质质地较软;④当食物嵌塞入龋洞中或患牙遇冷热刺激时可出现疼痛,去除刺激后症状立即消失;⑤X线片检查:牙体组织低密度影累及牙本质深层。位于邻面的深龋,牙的外观略有色泽改变,洞口较小而病损破坏深,易漏诊,应结合患者主观症状仔细探查。

第二节 │ 牙体硬组织非龋性疾病

牙体硬组织非龋性疾病是牙体牙髓常见病,主要包括牙着色、牙发育异常、牙外伤及牙本质敏感症等,临床上尤以牙外伤及牙本质敏感症多见。

一、氟牙症

氟牙症（dental fluorosis）又称氟斑牙,是牙釉质在发育期因摄入了过量的氟导致的牙体组织疾病（见文末彩图6-4）。氟牙症是慢性氟中毒早期最常见的症状,具有典型的地区分布特点。

（一）病因

高氟地区的婴幼儿及儿童（6~7岁之前）,通过饮水等途径从环境中摄入过量的氟,导致牙釉质发育不良或矿化不全,牙釉质多孔性增加,表层牙釉质塌陷,形成牙体缺损。

(二) 临床表现

1. 具有地区好发性,患者多来自高氟地区,如山西、贵州等地。

2. 恒牙多发。

3. 对称性斑块或牙体缺损,同一时期萌出牙的牙釉质上有白垩色或褐色的斑块及缺损。牙对摩擦的耐受性降低,但对酸的抵抗力增强。

4. 严重者可伴有氟中毒的表现,如氟骨症。

(三) 防治

预防氟牙症的关键是在 6~7 岁之前尽量避免摄入过量的氟。已形成氟牙症的牙,可通过复合树脂修复、贴面修复及全冠修复等方法治疗。

二、四环素牙

四环素牙(tetracycline stained teeth)是牙发育矿化期间服用四环素族药物引起的牙体硬组织病变(见文末彩图 6-5)。

(一) 病因

在牙发育矿化期服用四环素族药物,药物被结合到牙体组织内,药物本身或其降解产物的颜色使牙着色。初期呈黄色,在阳光照射下呈现明亮的黄色荧光,后逐渐由黄色变成棕褐色或深灰色。严重时也合并牙釉质发育不全。

四环素可通过胎盘引起乳牙着色,且乳牙比恒牙着色明显。当牙发育矿化完成后(6~7 岁以后)再服用四环素族药物,一般不引起牙着色或牙釉质发育不全。

(二) 防治

妊娠期妇女、哺乳期妇女及 8 岁以下小儿不宜使用四环素族药物。已形成的四环素牙,可通过漂白、复合树脂修复、贴面修复、全冠修复等方法治疗。

三、楔状缺损

楔状缺损(wedge-shaped defect)是指发生在牙唇面、颊面颈部硬组织的慢性缺损。

(一) 病因

1. 牙颈部釉牙骨质界的结构薄弱,易被磨去而发生缺损。不正确的刷牙方法,尤其是横刷法是发生楔状缺损的主要原因。

2. 颊面牙颈部是咬合应力集中区,长期的咀嚼压力使牙体组织疲劳,应力集中区出现破坏,也会造成楔状缺损。

3. 龈沟内酸性渗出物与缺损发生有关。

(二) 临床表现

1. 多发于前磨牙,尤其是第一前磨牙,一般伴有牙龈退缩。

2. 典型的楔状缺损由两个平面相交而成,有的由三个平面组成,缺损边缘整齐,表面坚硬光滑,可出现不同程度的着色(图 6-6)。

3. 较浅的缺损可无症状,也可发生牙本质敏感症。深至牙髓的缺损可伴有牙髓及根尖周病的临床表现。

(三) 治疗

1. 口腔卫生宣教,指导患者改正刷牙方法、避免大量食用酸性食物、避免咬异物及硬物等不良习惯。

2. 牙体缺损少者,若无临床症状无须特别处理;有牙本质敏

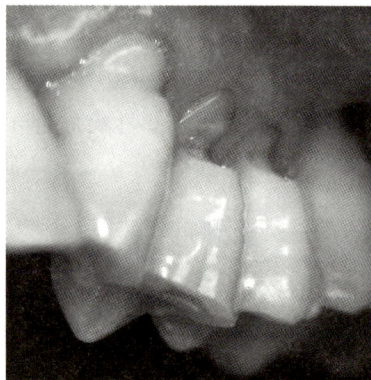

图 6-6 楔状缺损

感症状时可用脱敏疗法。

3. 牙体缺损较大者,可行充填修复治疗。伴有牙髓根尖周病症状或缺损已导致牙横折时,可根据病变情况行根管治疗或拔除患牙等。

四、牙本质敏感症

牙本质敏感症(dentine hypersensitivity)是指牙受到生理范围内的刺激时出现短暂、尖锐的疼痛或不适。牙本质敏感症不是一种独立的疾病,而是多种牙体疾病的症状。

(一)病因

1. 局部因素　凡引起牙釉质完整性破坏、牙本质暴露的各种牙体疾病和牙龈退缩致牙颈部暴露等均可诱发牙本质敏感症,如楔状缺损、牙折、龋病、隐裂、牙周病等。

不是所有牙本质暴露的牙都会出现敏感症状,通常与牙本质暴露的时间、修复性牙本质的形成有关。

2. 全身因素和环境因素　机体因素如月经期、妊娠期、感冒、疲劳、高血压、精神因素等。环境因素如气候环境的变化等也可诱发牙本质敏感症。

(二)临床表现

牙本质敏感症的主要表现为刺激痛,当刷牙、吃硬物、遇酸甜冷热刺激时均出现酸痛,对机械刺激最敏感。刺激痛发作迅速,疼痛尖锐,时间短暂。患牙可定位。

(三)诊断

1. 用探针探查牙本质暴露区可找到敏感点,多位于牙颈部釉牙骨质交界处。

2. 将室温的空气吹向敏感牙面,判断牙的敏感程度。

3. 根据患者的主观评价判断牙的敏感程度。

(四)治疗

1. 治疗导致牙本质敏感症的相关疾病。

2. 采用局部涂搽氟化物等脱敏治疗,疗效因人而异。

3. 若脱敏无效或磨损接近牙髓,可考虑牙髓治疗,并做全冠修复。

五、牙隐裂

牙隐裂(cracked tooth)是发生在牙冠表面非生理性的细小裂纹,不易被发现。

(一)病因

1. 牙结构上薄弱部分如𬌗面的深沟、牙釉质中的釉板,其抵抗外力的能力较差。

2. 牙承受的咬合力增加,如咀嚼时突然咬到沙砾或骨渣。

(二)临床表现

1. 最常发生于上颌磨牙,其次是下颌磨牙和上颌前磨牙。

2. 隐裂位置与某些窝沟的位置重叠并向边缘嵴延伸(图 6-7)。

3. 表浅的隐裂常无明显症状,较深时则遇冷热刺激敏感,或有咬合不适。深隐裂多有慢性牙髓炎症状,有时也可急性发作,并出现定点咀嚼剧痛。

(三)治疗

1. 调磨高陡牙尖及锐利边缘嵴,消除创伤𬌗。

2. 隐裂仅达釉牙本质界,着色浅而无继发龋损者,用酸蚀法和牙釉质粘接剂光固化处理。隐裂达牙本质浅层、中层者,沿裂纹备洞,氢氧化钙糊剂覆盖,玻璃离子粘

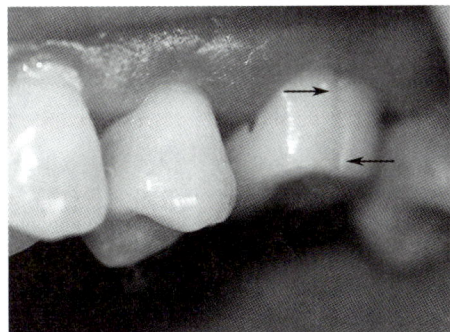

图 6-7　上颌磨牙隐裂

固剂暂封,2周后无症状则更换为光固化复合树脂。较深的裂纹或已有牙髓病变者,应行牙髓治疗和全冠修复。牙髓治疗前应降低咬合,防止治疗中裂纹加深。定期观察随访,及时对症治疗。

六、牙外伤

牙外伤(dental trauma)是牙受到各种机械外力而发生的牙体硬组织、牙髓组织和牙周组织的急剧损伤。牙外伤多为急症,就诊时必须首先注意患者的全身情况,查明有无其他部位的骨折和颅脑损伤等全身问题。

(一)病因

较大的外力直接作用于牙是牙外伤的主要原因,如交通事故、打架、运动摔伤、啃骨头等。好发于前牙,儿童发生率高于成人。

(二)临床表现

牙外伤包括牙周膜的损伤、牙折和牙脱位,这些症状可单独出现,也可同时出现。

1. 牙周膜震荡　牙周膜震荡是牙周膜的轻度损伤,一般不伴有牙体组织的缺损。患者自觉患牙伸长不适,轻微松动或叩诊不适。通常受伤后牙髓活力一过性消失,数月或数周后恢复。3个月后仍有反应的牙髓,大多数能继续存活并保持活力,但不排除远期牙髓坏死的可能。

2. 牙折　牙折表现为外伤后牙体硬组织的损伤、缺损,可同时伴有牙髓及牙周组织的损伤。根据牙折发生的部位,分为冠折、根折、冠根折。根据牙折与牙髓的关系分为牙折露髓、牙折未露髓。部分牙折患者就诊时牙髓无反应,但6~8周后可出现反应。

3. 牙脱位　牙脱位是受到外力作用后牙从牙槽窝脱离的现象。根据牙脱位的程度,分为不完全脱位和完全脱位。不完全脱位者,牙偏离其在牙槽窝中的生理位置;完全脱位者,牙完全离体,牙槽窝空虚。不完全脱位按偏离的方向,可分为部分脱位、嵌入、唇颊舌向移位。牙脱位多伴发牙龈撕裂和牙槽突骨折。

(三)治疗

1. 牙周膜震荡的治疗　尽量避免使用患牙咀嚼,必要时降低咬合并固定松动牙。定期随访,有牙髓坏死发生时及早行牙髓治疗。

2. 牙折的治疗

(1)冠折的治疗:①缺损极少、无牙本质暴露者不影响美观及咀嚼功能时,修磨锐利边缘;②缺损致牙本质暴露或影响美观及功能时,有敏感症状则先行脱敏治疗,观察6~8周无牙髓症状后,可使用复合树脂、嵌体或全冠修复牙冠形态;③缺损过多导致牙髓暴露时,年轻恒牙可做活髓切断术以利于牙根继续发育,牙根已经发育完成的牙应行牙髓治疗。

(2)根折的治疗:①根尖1/3折断者,夹板固定,定期随访,有牙髓炎症或坏死症状时再行根管治疗;②根中1/3折断者,复位固定,定期随访,有牙髓炎症或坏死症状时行根管治疗;③牙颈部1/3折断者,需拔除冠方牙体组织,行牙髓治疗后再行冠修复;④对于牙折线位于牙龈下的病例,需视情况行切龈术、牙冠延长术、正畸牵引及牙槽内牙根移位术以暴露断端。

(3)冠根折的治疗:可参考根折1/3折断的治疗原则进行处理。

3. 牙脱位的治疗

(1)不完全牙脱位的治疗:①部分脱位及唇颊舌向移位的患牙及时复位固定,定期随访,有牙髓炎症或坏死症状时行牙髓治疗。②嵌入性不完全牙脱位,若为年轻恒牙则观察,任其自然萌出;如牙根已经发育完成,则复位固定2周后行根管治疗。

(2)完全牙脱位的治疗:①就诊及时或自行复位及时的年轻恒牙,牙髓常可保留,不要贸然行牙髓治疗;就诊不及时或拖延复位时间的患牙,只能体外完成牙髓治疗后再植。②就诊及时或自行复位及时的根尖发育完成的牙,可在3~4周后松动度减小时行根管治疗;就诊不及时或拖延复位时间(超过2小时)的患牙,只能体外完成牙髓治疗后再植。

完全牙脱位在30分钟内可行牙再植治疗。一旦出现牙完全脱位,应立即植入原位。若落地污染,可使用生理盐水或无菌水冲洗,即刻植入原位。若不能即刻植入,可将脱落牙放入舌下、口腔前庭沟、牛奶、生理盐水或自来水中,切忌干燥,迅速就诊。

七、酸蚀症

酸蚀症(dental erosion)是长期接触酸造成的牙体硬组织脱矿的疾病。

(一)病因

酸或酸酐是直接病因。

1. **外源性酸**　制酸、汽车电池、电镀材料、化肥及酿酒行业的从业人员是酸蚀症的高危人群。长期大量饮用酸性饮料如可乐、果汁等也易引起酸蚀症(图6-8)。外源性酸一般破坏前牙唇面。

2. **内源性酸**　主要见于各种原因导致的胃液反流,酸蚀的部位主要是牙舌腭侧。

(二)临床表现

酸蚀症早期仅出现牙敏感,后逐渐出现牙体组织实质性缺损。酸蚀症的表现因酸的种类不同而有所差异。

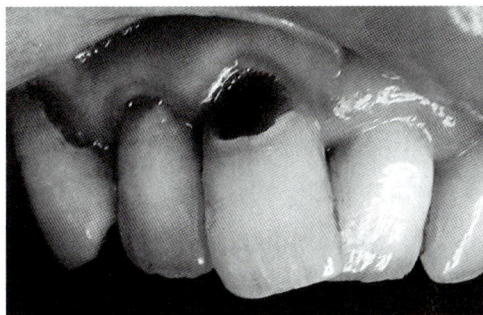

图6-8　酸蚀症

1. 盐酸所致者表现为自切缘向唇面形成刀削状的光滑面,硬而无变色,切端可因为太薄而折断。

2. 硝酸所致者多发生于牙颈部,表现为白垩状、黄褐色或灰色的脱矿斑块,质地松软、易崩碎而逐渐形成实质性缺损。

3. 硫酸不易引起酸蚀,因二氧化硫气体溶解于水后形成的是弱酸,对牙的腐蚀不明显,仅有酸涩感。

4. 其他低浓度酸导致的破坏一般发生在釉牙骨质界,轻者出现沟状损害,重者出现大面积深度破坏。

(三)治疗

1. 积极进行劳动保护,注意刷牙,控制酸性饮食,积极治疗消化系统相关疾病。对高危人群和已治疗者要定期复查,发现异常及时处理。

2. 症状较轻时可进行脱敏治疗。牙缺损严重可采用充填修复治疗。出现牙髓根尖周病变时需行根管治疗。

八、牙釉质发育不全

牙釉质发育不全(enamel hypoplasia)是在牙发育期间,由多种原因导致的牙釉质改变。

(一)病因

全身疾病、严重营养障碍、内分泌失调、婴儿和母体疾病及局部严重的乳牙根尖周感染可致牙釉质形成异常,分为牙釉质发育不全和牙釉质矿化不全。牙釉质发育不全是牙釉质基质形成障碍所致,常伴有实质缺损。牙釉质矿化不全为牙釉质基质形成正常而矿化不良所致,一般无实质缺损。二者可单独存在,也可同时存在。

(二)临床表现

轻度牙釉质发育不全时,牙冠形态完整,仅有色泽和透明度的改变,形成白垩色釉质,一般无自觉症状。重度牙釉质发育不全时,牙面可出现带状或窝状的棕色凹陷。由于致病因素出现在牙发育期,故受累牙往往呈对称性。乳牙根尖周严重感染,可导致继承恒牙釉质发育不全。这种情况往往见于个别牙,以前磨牙居多。

（三）治疗

牙釉质发育不全者应预防龋病发生。牙着色或缺陷可使用复合树脂、全冠等方法进行治疗。

九、遗传性牙本质障碍

遗传性牙本质障碍（hereditary dentine disorders）可分为遗传性牙本质发育不全（dentinogenesis imperfecta）及遗传性牙本质发育不良（dentin dysplasia）。

（一）病因

遗传性牙本质障碍是一种常染色体显性遗传病。

（二）临床表现

1. **遗传性牙本质发育不全**　根据临床表现及影像学表现可分为 3 型：①Ⅰ型：该类患者伴有成骨不全。乳恒牙通常呈现琥珀色、半透明、显著磨损。影像学可见牙根细短，牙本质肥厚导致萌出前或刚萌出的牙髓腔闭锁。②Ⅱ型：又称遗传性乳光牙本质（hereditary opalescent dentin），因牙外观有特殊半透明乳光色得名。临床表现与Ⅰ型相似，但牙完全通透且不伴有成骨不全。牙颈部明显缩窄形成球根状的牙冠。③Ⅲ型：除牙大小、色泽与Ⅱ型相似外，乳牙髓腔增大，由于牙本质萎缩而中空，影像学表现为"壳状牙"。

2. **遗传性牙本质发育不良**　可分为两类。①Ⅰ型：外观正常，影像学表现为牙根尖锐、呈圆锥形、根尖缩窄。恒牙萌出前髓腔闭锁，剩余的牙髓呈与釉牙骨质界相平行的新月形，乳牙则髓腔完全闭锁。②Ⅱ型：与Ⅰ型表现类似，但恒牙可能不受影响或仅在影像学上有轻微异常。

（三）治疗

对于遗传性牙本质发育不良的患牙，乳牙常有严重的磨耗，可使用𬌗垫预防处理；恒牙可采用全冠修复，也可使用𬌗垫处理。

十、先天性梅毒牙

先天性梅毒牙（congenital syphilitic teeth）包括半月形切牙和桑葚状磨牙等。

（一）病因

在牙胚发育时期，梅毒螺旋体导致的炎症细胞浸润，特别是在成釉器中有炎症渗出，致使成釉细胞受损，部分牙釉质停止发育。牙本质矿化出现障碍，前期牙本质明显增多导致牙本质塌陷，形成半月形损害。

（二）临床表现

1. **好发牙位**　多见于恒牙，乳牙少见。

2. **半月形切牙**　又称哈钦森牙（Hutchinson teeth），切牙的切缘比牙颈部狭窄，切缘中央有半月形缺陷，切牙之间有较大空隙。

3. **桑葚状磨牙**（mulberry molar）　先天性梅毒患者第一恒磨牙的牙尖皱缩，表面粗糙，牙釉质呈多个不规则的小结节和坑窝状凹陷，散在于近𬌗面处。牙尖向中央聚拢，牙横径的最大处在牙颈部。

4. **蕾状磨牙**（moon teeth，Pflüger teeth）　第一恒磨牙较正常牙小，呈圆顶状，近中面观牙尖聚拢，但冠部无沟隙或缺损环绕；除外形畸形外，牙表面光滑。

（三）防治

妊娠早期治疗梅毒是预防先天性梅毒牙的有效方法。对先天性梅毒牙，可采用复合树脂或修复学方法进行修复。

十一、融合牙、双生牙、结合牙

融合牙（fused teeth）由两个正常发育的牙胚融合而成，可完全融合，也可不完全融合（图 6-9）。乳牙和恒牙均可发生融合牙，最常见的是下颌乳切牙。

双生牙（geminated teeth）由一个内向的凹陷将一个牙胚不完全分开而形成。通常双生牙为完全或不完全分开的牙冠,有一个共同的牙根和根管（图6-10）。双生牙在恒牙及乳牙中均可发生。

结合牙（concrescence of teeth）为两颗牙的牙根发育完全后发生粘连的牙。牙借助增生的牙骨质结合在一起（图6-11）。

乳牙列的融合牙或双生牙可能延缓牙根的生理性吸收,阻碍其继承恒牙的萌出。如确定已有继承恒牙,应定期观察并将融合牙或双生牙及时拔除。发生在上颌前牙区的恒牙双生牙或融合牙,由于牙面宽大且有深沟,影响美观,应用复合树脂修复,适当调磨,使牙略微变小,以改善外形。

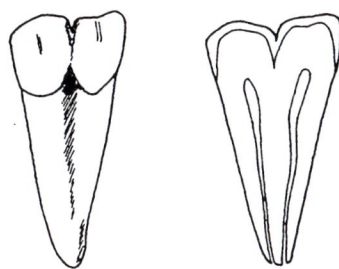

图 6-9　融合牙

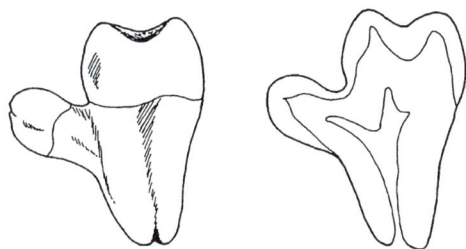

图 6-10　双生牙

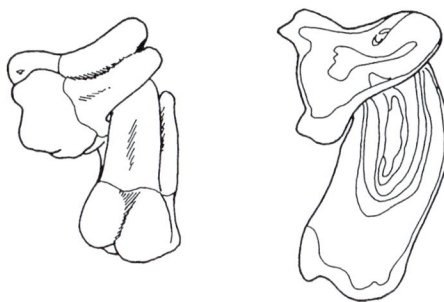

图 6-11　结合牙

十二、畸形中央尖

畸形中央尖（abnormal central cusp）多见于下颌前磨牙,尤其是第二前磨牙,常对称性发生。一般位于𬌗面中央窝处,呈圆锥形凸起（图6-12,图6-13）。畸形中央尖也可发生在牙的颊嵴、舌嵴、近中窝和远中窝,形态可为圆锥形、圆柱形或半球形。多数畸形中央尖有髓角伸入。

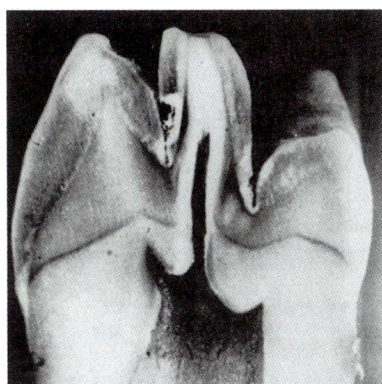

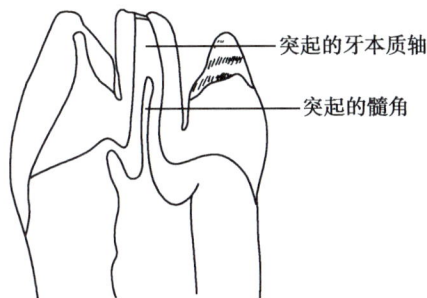

突起的牙本质轴

突起的髓角

图 6-12　畸形中央尖磨片及示意图

（一）病因
畸形中尖牙是牙发育期间牙乳头向成釉器突起而形成的牙形态异常。

（二）临床表现
畸形中央尖被折断或磨损后,表现为圆形或椭圆形黑环,中央有浅黄色或褐色的牙本质轴,在轴中央有时可见黑色的小点——髓角。

部分患牙萌出不久,畸形中央尖因与对颌牙接触而折断,牙髓感染坏死,影响牙根发育,这种终止发育的牙根根尖呈喇叭形。

(三) 治疗

圆钝而无妨碍的畸形中央尖可不作处理。尖而长的畸形中央尖易折断或被磨损而露髓。可在麻醉和严格消毒的条件下将此尖磨除,制备洞形,进行盖髓治疗;或适当调对颌牙,多次少量调磨此尖。畸形中央尖折断,已经引起牙髓根尖周病变时,应根据具体情况选择根管治疗术或根尖诱导成形术。

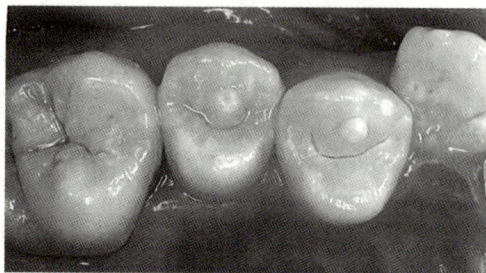

图 6-13　畸形中央尖

十三、牙内陷

牙内陷(dens invaginatus)常见于上颌侧切牙。

(一) 病因

为牙发育时期成釉器过度卷叠或局部过度增殖深入到牙乳头中所致。

(二) 临床表现

根据牙内陷的深浅程度及形态变异,临床上可分为畸形舌侧窝、畸形根面沟、畸形舌侧尖及牙中牙。

1. **畸形舌侧窝**　舌侧窝呈囊状凹陷,易滞留食物,囊底存在发育缺陷,易引起牙髓感染、坏死及根尖周病变(图 6-14)。

2. **畸形根面沟**　为一条纵行裂沟,可与畸形舌侧窝同时出现。裂沟向舌侧越过舌隆突并向根方延伸,严重者可达到根尖部,甚至将根一分为二,形成一个额外根(图 6-15)。畸形根面沟易导致牙周病变。

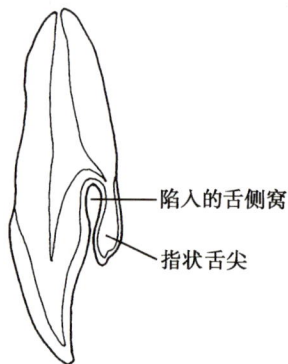

陷入的舌侧窝

指状舌尖

图 6-14　畸形舌侧窝

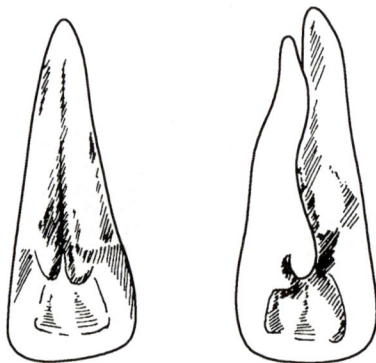

图 6-15　畸形根面沟

3. **畸形舌侧尖**　指舌隆突呈圆锥形隆起而形成一牙尖。畸形舌侧尖内多有牙髓组织突入,易遭磨损而引起牙髓及根尖周组织病变。

4. **牙中牙**　牙中牙是牙内陷中最严重的一种。X 线片显示其深入凹陷部,似包含在牙中的一个小牙(图 6-16)。陷入部分中央不是牙髓,而是含有残留成釉器的空腔。

(三) 治疗

对牙内陷的治疗应根据牙髓是否感染确定。早期按深龋处理,如有牙髓根尖周感染,则需行根管治疗。畸形根面沟的治疗应根据沟的深浅、长短及牙髓牙周状态制订治疗计划。

十四、牙数目异常

牙数目异常主要是指正常牙数之外多生的额外牙(supernumerary tooth)和先天性缺额牙(congenital anodontia)。

(一)病因

额外牙的发生来自形成过多的牙蕾或牙胚分裂。个别牙的缺失与遗传因素有关。全口多数牙缺额或全口缺额牙常为全身性发育畸形的局部表现。无牙畸形多伴有外胚叶发育不全,如缺少毛发、指甲、皮脂腺、汗腺等。

(二)临床表现

额外牙可发生在颌骨的任何部位,但最多见的是"正中牙",位于上颌中切牙之间,

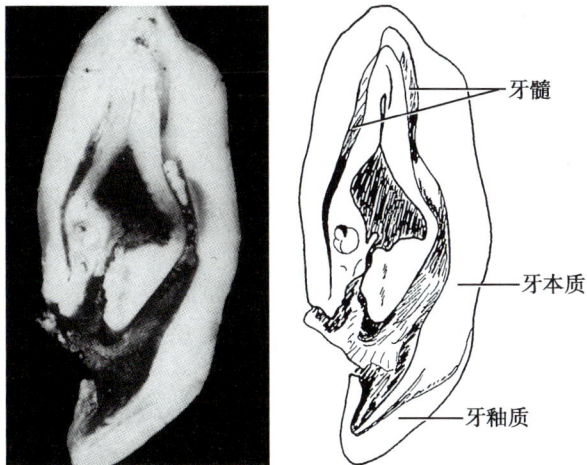

图 6-16　牙中牙磨片及示意图

单个或成对。正中牙体积小,牙冠呈圆锥形,根短。上颌第四磨牙也较常见。额外牙还可在下颌前磨牙或上颌侧切牙区出现。乳牙的额外牙少见。

先天性缺额牙可分为个别缺牙、多数缺牙和全部缺牙 3 种情况。个别缺牙常见于恒牙列且多为对称性,最常见者为缺少第三磨牙,其次为上颌侧切牙或下颌第二前磨牙。缺额牙也可为非对称性,在下颌切牙区内缺少个别牙。缺额牙在乳牙列中非常少见。

(三)治疗

额外牙大多数需要拔除,无牙畸形的治疗可参考儿童口腔医学教材中的详细阐述。

十五、牙萌出异常

牙萌出异常有早萌、迟萌、异位萌出、萌出困难等。个别牙早萌多由乳牙早脱所致。全口牙迟萌多是因系统疾病或遗传因素。个别乳牙迟萌可能与外伤或感染有关。恒牙迟萌或异位萌出多由乳牙滞留或乳牙早脱所致。恒牙萌出困难常见于上颌切牙。

第三节 │ 牙髓病

牙髓病是指牙髓组织的疾病,包括牙髓炎、牙髓坏死、牙髓退行性改变及牙内吸收。

一、病因

(一)微生物因素

口腔微生物是牙髓病的主要致病因素。当深龋、重度磨耗、创伤或医源性因素等破坏牙釉质或牙骨质的完整性时,口腔微生物可通过暴露的牙本质小管、牙髓、牙周袋途径或血源性感染引起牙髓炎。

(二)物理因素

急慢性创伤,温度刺激,如用牙钻备洞但未用冷却剂、银汞合金材料充填深洞未垫底、修复体抛光产热等,相邻或对颌牙采用异种金属修复体,或使用牙髓活力电测验、离子导入治疗、电外科手术时操作不当等物理因素的刺激均可引起牙髓病变,导致牙髓变性、炎症或坏死。激光也可对牙髓组织造成不同程度的损伤。

(三)化学性因素

充填修复材料、酸蚀剂、粘接剂等具有一定的化学刺激性,可导致牙髓炎症反应。消毒药物如酚处理深洞后,会导致严重的牙髓病变。

（四）免疫因素

进入牙髓的抗原物质可诱发机体特异性免疫反应,导致牙髓和根尖周的损伤。

二、可复性牙髓炎

可复性牙髓炎(reversible pulpitis)是牙髓组织以血管扩张、充血为主要病理变化的初期炎症。若彻底去除病原刺激因素,同时给予患牙适当的治疗,牙髓可恢复原有状态。

（一）临床表现

当患牙遇冷热温度刺激或酸甜化学刺激时,立即出现瞬间的疼痛反应,尤其对冷刺激敏感,刺激去除后疼痛立即消失。无自发痛。患牙常有近髓的牙体硬组织病损,或有深牙周袋、咬合创伤等。

（二）诊断

主诉对温度刺激一过性敏感,患牙对冷测试表现为一过性敏感,无自发痛病史,可找到能引起牙髓病变的牙体或牙周组织病损。

三、不可复性牙髓炎

不可复性牙髓炎(irreversible pulpitis)是一类病变较为严重的牙髓炎症,其最终结局为全部牙髓坏死,临床治疗只能选择摘除牙髓以去除病变的方法。按其临床发病和病程特点,分为急性牙髓炎(包括慢性牙髓炎急性发作)、慢性牙髓炎、残髓炎和逆行性牙髓炎。

（一）急性牙髓炎

急性牙髓炎(acute pulpitis)的临床特点是发病急,疼痛剧烈。

1. 临床表现　急性牙髓炎(包括慢性牙髓炎急性发作)疼痛剧烈,疼痛的性质有下列特点。

（1）自发性阵发性痛:未受任何外界刺激而突然发生剧烈的自发性尖锐疼痛,疼痛可分持续过程和缓解过程,即所谓的阵发性发作或阵发性加重。炎症牙髓出现化脓时,患者可诉有搏动性跳痛。

（2）夜间痛:疼痛往往于夜间发作,或夜间疼痛较白天剧烈。

（3）温度刺激加剧疼痛:冷热刺激可激发患牙的剧烈疼痛。若牙髓已有化脓或部分坏死,患牙表现为热刺激疼痛,冷刺激缓解。患者含漱冷水可暂时镇痛。

（4）疼痛不能自行定位:疼痛发作时,患者大多不能明确指出患牙所在,且疼痛呈放射性或牵涉性,但不会放射至患牙对侧区域。

2. 临床检查

（1）患牙可查及近髓深龋或其他牙体硬组织疾病,也可见牙冠有修复体,或可查及患牙有深牙周袋。

（2）探诊常可引起剧烈疼痛。有时可探及微小穿髓孔,并可见少许脓血自穿髓孔流出。

（3）温度测试时,患牙的反应极其敏感或表现为激发痛。刺激去除后,疼痛持续一段时间。当患牙对热测试更敏感时,表明牙髓已出现化脓或部分坏死。

（4）牙髓炎症处于早期阶段时,患牙无叩诊不适;处于晚期炎症的患牙,因牙髓炎症已波及根尖部的牙周膜,可出现垂直向的叩诊不适。

3. 诊断要点

（1）典型的疼痛症状。

（2）患牙可找到引起牙髓病变的牙体损害或其他病因。

（3）牙髓活力测试结果可帮助定位患牙。

（二）慢性牙髓炎

慢性牙髓炎(chronic pulpitis)是临床上最为常见的一类牙髓炎,有时临床症状不典型。

1. 临床表现　一般无剧烈的自发痛,有时可出现阵发性隐痛或钝痛。慢性牙髓炎的病程较长,患者可诉有长期的冷热刺激痛病史。患牙常伴有咬合不适或轻度叩痛,可自行定位。

（1）慢性闭锁性牙髓炎(chronic closed pulpitis):有长期冷热刺激痛史,可定位,无明显自发痛。

可查及深龋洞、冠部修复体或其他近髓的牙体硬组织疾病。探诊患牙感觉较迟钝,去净腐质后无肉眼可见的露髓孔。患牙对牙髓活力测试多为迟缓性反应,多有轻度叩痛。

（2）慢性溃疡性牙髓炎（chronic ulcerative pulpitis）:多无自发痛,食物嵌入患牙洞内或遇冷热刺激时产生剧痛,可定位。可查及深龋洞或其他近髓的牙体损害。由于长期失用,常见患牙有大量软垢、牙石堆积。去除腐质后可见穿髓孔。探针探查穿髓孔时,浅探不痛,深探剧痛且有少量暗红色血液渗出。温度测试敏感。一般无叩痛,或仅有轻微叩诊不适。

（3）慢性增生性牙髓炎（chronic hyperplastic pulpitis）:多见于青少年患者,一般无自发痛,有时可有进食时患牙疼痛或出血,因此长期不敢用患侧咀嚼食物。由于长期失用,常见患牙有大量牙石堆积。患牙大而深的龋洞中有红色牙髓息肉,探诊牙髓息肉时患者无疼痛感,但极易出血。温度测试表现异常,一般无叩痛。

2. **诊断**　患牙有长期冷热刺激痛病史和/或自发痛病史,患牙可定位。可查及引起牙髓炎的牙体硬组织疾病或其他病因。患牙对温度测试的反应异常。叩诊反应可作为重要参考指标。

（三）残髓炎

残髓炎（residual pulpitis）发生在经牙髓治疗后的患牙,是因残留了少量的炎症根髓或遗漏了有炎症牙髓的根管。

1. **临床表现**　残髓炎的疼痛与慢性牙髓炎相似,常表现为自发性钝痛、放散性痛、温度刺激痛。炎症发生于近根尖孔处的根髓组织,患牙多有咬合不适感。患牙牙冠可见牙髓治疗后的充填修复体或暂封材料。温度测试反应可为迟缓性痛或稍有感觉。叩诊时有轻度叩痛或不适感。探查患牙根管深部时有感觉或疼痛。

2. **诊断**　有牙髓治疗史、牙髓炎症状,强温度刺激患牙有迟缓性痛,叩诊疼痛,探查根管深部有疼痛感觉即可确诊。

（四）逆行性牙髓炎

逆行性牙髓炎（retrograde pulpitis）的感染来源于患牙牙周病所致的深牙周袋。牙周袋内的细菌及毒素通过根尖孔、侧支根管或开放的牙本质小管逆行进入牙髓,引起根部牙髓慢性炎症,继而向冠方进展,形成牙周-牙髓联合病变。

1. **临床表现**　患牙可表现为典型的急性牙髓炎症状,也可呈慢性牙髓炎症状。患牙均有长期的牙周炎病史,牙体多完整,无引发牙髓炎的深龋或其他牙体硬组织疾病;可见牙龈水肿、充血,牙周袋溢脓。可探及深达根尖区的牙周袋或较为严重的根分叉病变。温度测试表现为激发痛、迟钝或无反应。有轻度到中度叩痛。患牙可有不同程度的松动。X线片检查可见患牙有广泛的牙周组织破坏或根分叉病变。

2. **诊断**　主要依据包括:有长期的牙周炎病史及严重牙周炎的临床表现,近期出现牙髓炎症状,未查及引起牙髓病变的牙体硬组织疾病。

四、牙髓坏死

牙髓坏死（pulp necrosis）常由各型牙髓炎发展而来,也可因创伤、温度、化学刺激或医源性因素引起。当牙髓组织发生严重营养不良及退行性病变时,由于血供严重不足,最终可发展为牙髓坏死,又称渐进性坏死。

（一）临床表现

患牙一般无自觉症状。牙冠可存在深龋洞或其他牙体硬组织疾病,以及修复体、深牙周袋等。部分患者牙冠变色,呈暗黄色或灰色,失去光泽。探诊、温度测试、牙髓活力测试无反应。叩诊多无反应或有不适感。X线片显示患牙根尖周影像无明显异常。

（二）诊断

主要依据包括:无自觉症状,牙冠变色,以及牙髓活力测试结果和X线片表现。

五、牙髓钙化

牙髓钙化（pulp calcification）包括髓石和弥漫性钙化。牙髓的血液循环障碍可造成牙髓组织的营养不良，出现细胞变性、钙盐沉积，形成块状钙化物质。

（一）临床表现

髓石一般不引起临床症状，个别情况下出现与体位有关的自发痛，也可沿三叉神经分布区域放散，一般与温度刺激无关。患牙对牙髓活力测试的反应可异常，表现为迟钝或敏感。X线片显示髓腔内有阻射的钙化物（髓石），或呈弥漫性阻射影像而使原髓腔处的透射区消失。

（二）诊断

X线检查结果可作为重要的诊断依据。有外伤或氢氧化钙治疗史可作为参考。需排除其他可引起自发性放射性痛的疾病，且只有经牙髓治疗后疼痛症状消失才能确诊。

第四节 | 根尖周病

根尖周病（periradicular lesion）是发生在根尖周组织的炎症性疾病。根尖周病与牙髓病的病因相似。牙髓组织和根尖周组织通过根尖孔密切相连，牙髓组织中的病变产物、细菌及其毒素等可通过根尖孔扩散到根尖周组织，引起根尖周病。

根据临床表现和治疗预后，根尖周病分为：①急性根尖周炎，包括急性浆液性根尖周炎和急性化脓性根尖周炎；②慢性根尖周炎，包括根尖周肉芽肿、慢性根尖周脓肿、根尖周囊肿、根尖周致密性骨炎。

一、急性根尖周炎

急性根尖周炎（acute apical periodontitis）是从根尖部牙周膜出现浆液性炎症，到根尖周组织形成化脓性炎症的病理改变过程，可发展为局限性牙槽骨骨髓炎，严重者可发展为颌骨骨髓炎。

（一）急性浆液性根尖周炎

急性浆液性根尖周炎（acute serous apical periodontitis）是根尖周炎发生的初期，临床过程往往很短。若细菌毒力强，机体抵抗力弱，局部引流不畅，则迅速发展为化脓性炎症。若细菌的毒力弱，机体抵抗力强，炎症渗出得到了引流，可转变为慢性根尖周炎。

1. **临床表现** 主要表现为患牙咬合痛。患牙初期只有不适浮出感，与对颌牙早接触；随病情发展，患牙出现自发性持续性钝痛、咬合痛。患牙有龋损、修复体或其他牙体硬组织疾病；牙冠可变色；可探及牙周袋。牙髓活力测试无反应，但乳牙或年轻恒牙可对活力测试有反应，甚至出现疼痛。患牙有轻到中度叩痛，可有轻度松动。扪诊患牙根尖部有不适或疼痛感。X线片检查显示根尖周组织影像无明显异常。

2. **诊断** 患者有牙髓病史、外伤史或牙髓治疗史等；典型的咬合痛症状；叩诊和扪诊有反应；牙髓活力测试无反应。

（二）急性化脓性根尖周炎

急性化脓性根尖周炎（acute suppurative apical periodontitis）多由急性浆液性根尖周炎发展而来，也可由慢性根尖周炎转化而来。

1. **临床表现** 依据脓液集聚区域的不同，急性化脓性根尖周炎分为根尖周脓肿、骨膜下脓肿及黏膜下脓肿。

（1）根尖周脓肿（图6-17A）：患牙出现自发性剧烈、持续的跳痛，伸长感加重，不敢咬合。根尖部牙龈潮红，但无明显肿胀，叩痛明显，可有中、重度松动。患牙根尖部扪诊轻微疼痛，下颌下淋巴结或颏下淋巴结可有肿大、压痛。

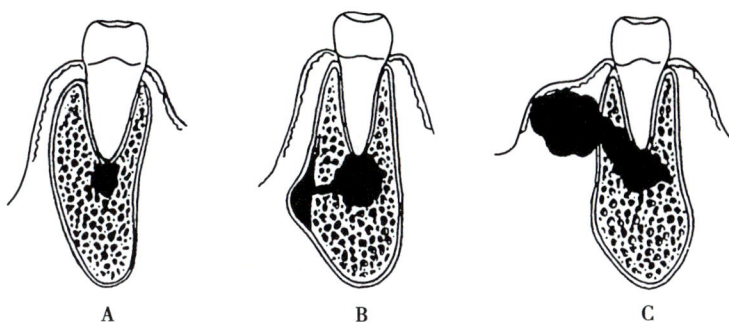

图 6-17 急性化脓性根尖周炎发展的 3 个阶段
A. 根尖周脓肿阶段;B. 骨膜下脓肿阶段;C. 黏膜下脓肿阶段。

（2）骨膜下脓肿（图 6-17B）:患牙持续性、搏动性跳痛更加剧烈,患者感到极度痛苦。患者自觉患牙高起、松动,轻触患牙即感觉疼痛难忍,影响睡眠和进食,可伴有体温升高、乏力等全身症状。严重者可出现颌面部间隙感染。牙龈红肿,移行沟变平。叩痛明显,患牙重度松动。扪诊有明显疼痛,深部有波动感。

（3）黏膜下脓肿（图 6-17C）:患牙自发性胀痛及咬合痛减轻,全身症状缓解。根尖区黏膜肿胀已局限,呈半球状隆起。患牙有轻到中度叩痛,轻度松动。扪诊波动感明显,脓肿较表浅而易破溃。

2. 诊断　主要依据患牙的典型临床症状及体征,由疼痛及红肿的程度来分辨患牙所处的炎症阶段。

二、慢性根尖周炎

慢性根尖周炎（chronic apical periodontitis）是指根管内由于长期有感染及病原刺激存在,根尖周组织呈现慢性炎症反应,分为根尖周肉芽肿（periapical granuloma）、慢性根尖周脓肿（chronic periapical abscess）、根尖周囊肿（periapical cyst）和根尖周致密性骨炎（periradicular condensing osteitis）。

1. 临床表现　慢性根尖周炎一般无明显自觉症状,部分患牙咀嚼时有不适,也有因主诉牙龈起脓包而就诊者。患牙多有牙髓病史、反复肿痛史或牙髓治疗史。可查及深龋洞、充填修复体或其他牙体硬组织疾病;部分患者可见牙龈脓包、牙冠变色。探诊无反应;有窦型慢性根尖周炎者可查及位于患牙根尖部的牙龈表面窦道口;部分患者可探及牙周袋。牙髓活力测试无反应。叩诊反应无明显异常或仅有不适感。一般牙不松动。部分患者有扪诊疼痛感。较大的根尖周囊肿可在患牙根尖部的牙龈处呈半球状隆起,有乒乓球样感,富有弹性。

X 线片检查显示,根尖周肉芽肿的根尖部为圆形透射影,边界清晰,周围骨质正常或稍显致密。透射区范围较小,直径一般不超过 1cm。慢性根尖周脓肿的透射区边界不清,形状不规则,周围骨质较疏松,呈云雾状。根尖周囊肿可见较大的圆形透射区,边界清楚,并有由致密骨组成的阻射白线围绕;根尖周致密性骨炎表现为根尖部局限性的骨质致密阻射影。

2. 诊断　X 线片显示患牙根尖区骨质破坏的影像为确诊的依据。患牙牙髓活力测试结果、病史及患牙牙冠情况也可作为辅助诊断指标。临床诊断时可统称为慢性根尖周炎。

第五节 | 牙体牙髓病的治疗方法

牙体牙髓病治疗的目的是最大限度地保存牙体组织,保存具有正常生理功能的牙髓及保存患牙。主要治疗方法包括早期龋损的非手术治疗、已形成龋洞的充填修复治疗,以及牙髓根尖周病的牙髓治疗技术。

一、龋病的非手术治疗技术

龋病治疗的目的是终止龋损的发展,修复牙的形态与功能。治疗技术包括非手术治疗和充填修复治疗。非手术治疗适用于早期龋,主要采用再矿化、预防性树脂充填等技术,终止或消除龋病。

(一)再矿化治疗

再矿化治疗(remineralizative therapy)是采用人工方法使脱矿的牙釉质或牙骨质再矿化,恢复其硬度,终止或消除早期龋损的方法。适用于光滑面早期龋、白垩斑或褐斑,也作为龋易感者的预防性措施。通常使用再矿化液,其主要成分为不同比例的钙、磷和氟。

(二)预防性树脂充填

预防性树脂充填(preventive resin restoration)是采用窝沟封闭剂防治窝沟龋的有效方法,适用于窝沟内微小浅龋及窝沟可疑龋。而窝沟封闭主要用于未发生龋坏的深点隙窝沟,是预防龋病的一种手段。临床操作步骤包括清洁牙面、隔湿、酸蚀、涂布及固化封闭剂。

二、龋病的充填修复治疗技术

充填修复治疗技术用于龋病已造成牙体硬组织缺损的治疗。通过手术方法去除龋损,制备窝洞,选择适宜的修复材料修补组织缺损,终止龋病发展,恢复牙的形态与功能。

(一)洞形制备

洞形制备(cavity preparation)是指采用牙体手术的方法去除龋,按要求制备窝洞,以容纳和支持充填修复材料。

1. **窝洞的分类**　临床上常用 G. V. Black 的洞形分类法,将窝洞分为以下 5 类。

(1)Ⅰ类洞:所有牙面发育点隙裂沟的龋损所备成的窝洞,包括磨牙和前磨牙的𬌗面洞、上前牙腭面洞、下磨牙颊面 2/3 的颊面洞和颊面洞、上磨牙腭面 2/3 的腭面洞和腭面洞。

(2)Ⅱ类洞:后牙邻面的龋损所备成的窝洞,包括磨牙和前磨牙的邻面洞、邻颊面洞、邻舌面洞和邻𬌗面洞。

(3)Ⅲ类洞:前牙邻面未累及切角的龋损所备成的窝洞,包括切牙和尖牙的邻面洞、邻舌面洞和邻唇面洞。

(4)Ⅳ类洞:前牙邻面累及切角的龋损所备成的窝洞,包括切牙和尖牙的邻切洞。

(5)Ⅴ类洞:所有牙颊(唇)舌面颈 1/3 处的龋损所备成的窝洞,包括前牙和后牙颊舌面的颈 1/3 洞。

临床上可按龋洞所累及的牙面,分为单面洞、双面洞和复杂洞。

2. **窝洞的结构**　窝洞的基本结构包括洞壁、洞角和洞缘,洞壁又分为侧壁和髓壁(图 6-18)。

(1)侧壁(lateral wall):与牙面垂直的洞壁,侧壁以所在牙面命名。

(2)髓壁(pulpal wall):与侧壁垂直、位于洞底且覆盖牙髓的洞壁称髓壁。与牙长轴平行的髓壁又称为轴壁(axial wall)。

(3)洞角:洞壁相交形成洞角,分为线角和点角。两壁相交构成线角,三壁相交构成点角。

(4)洞缘:窝洞侧壁与牙面相交构成洞的边缘,即洞缘。

3. **洞形制备**　洞形制备的基本原则包括去净龋损、保护牙髓、尽量保留健康牙体组织,预备抗力形和固位形。

抗力形(resistance form)是使修复体和余留牙结构获得足够抗力,在承受正常咬合力时不折裂的

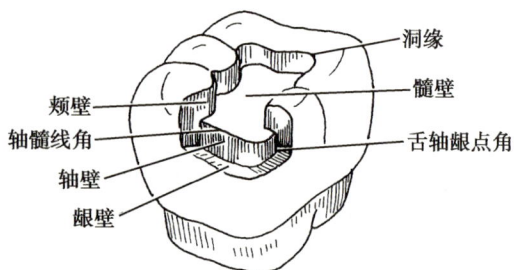

图 6-18　窝洞的结构和命名

形状。窝洞的抗力形结构主要包括:①窝洞的深度,使充填修复体有足够的厚度抵抗外力,承受咀嚼力;②盒状洞形是窝洞最基本的抗力形,窝洞底平,侧壁平面与洞底垂直,点线角圆钝;③双面洞的𬌗面洞底与邻面洞的轴壁应形成阶梯,轴髓线角圆钝;④窝洞的外形线应圆缓,避开承受咬合力的尖、嵴;⑤去除无牙本质支持的无机釉;⑥适当降低薄壁弱尖的高度。

固位形(retention form)是防止充填修复体在侧向或垂直方向力量作用下移位、脱落的形状。窝洞固位形的主要固位方式有:①一定深度的侧壁通过与充填修复材料之间产生摩擦力而产生固位作用;②倒凹固位,即在窝洞的侧髓线角或点角处平洞底向侧壁牙本质做出的潜入小凹,材料充填入倒凹或固位沟后,形成洞底略大于洞口的形状,形成机械固位;③鸠尾固位,外形类似斑鸠的尾巴,由缩窄的鸠尾峡和膨大的尾部组成,借助鸠尾峡部的扣锁作用防止充填修复体水平向的脱位;④梯形固位,是在邻𬌗面洞的邻面制备成龈方大于𬌗方的梯形,防止充填修复体垂直方向的脱位。

(二)术区隔离

术区隔离(tooth isolation)的目的是防止唾液进入窝洞,避免细菌污染。常用术区隔离方法如下。

1. **棉卷隔离** 使用消毒棉卷阻挡唾液,隔离患牙。
2. **吸唾器** 即利用水流和抽气产生的负压吸出口腔内的唾液,常与棉卷隔离配合使用。
3. **橡皮障隔离法**(rubber dam isolation) 是术区隔离最有效的方法。用一块橡皮膜经打孔后套在牙上,利用橡皮的弹性紧箍患牙颈部,使其隔离。
4. **选择性辅助隔离法** 如使用排龈线及开口器等。

(三)窝洞封闭及垫底

为隔绝外界和修复材料的刺激,保护牙髓并垫平洞底,形成充填洞形,充填修复前应根据窝洞的深度和修复材料的性质对窝洞作适当处理。

1. **窝洞封闭**(cavity sealing) 在窝洞洞壁涂一层封闭剂,以封闭牙本质小管,阻止细菌侵入,隔绝修复材料的化学刺激,增加修复材料与洞壁的密合性,减小微渗漏。常用的窝洞封闭剂有洞漆和树脂粘接剂。
2. **垫底**(basing) 在洞底(髓壁和轴壁)垫一层足够厚(>0.5mm)的材料,隔绝外界和修复材料的温度、化学、电流及机械刺激,同时垫平洞底,形成充填洞形,承受充填修复的压力和咀嚼力。常用的垫底材料有氧化锌丁香油酚粘固剂、磷酸锌粘固剂、聚羧酸锌粘固剂及玻璃离子粘固剂。

(四)充填修复

洞形制备完毕后,选用适当的充填修复材料,填入窝洞,恢复牙的外形和功能。正确选择和使用充填修复材料是充填修复治疗的关键。前牙充填修复材料重点考虑美观,应选择与牙颜色一致的牙色材料,如复合树脂。

三、牙痛的应急治疗

牙痛是牙髓根尖周病的主要症状,通常需要立即减轻疼痛,应急处理是初次治疗中需要采取的重要措施。

(一)开髓引流
1. **急性牙髓炎** 局麻下直接进行牙髓摘除,完全去除牙髓后,放置无菌小棉球暂封。
2. **急性根尖周炎** 局麻下开髓,疏通根尖孔,使根尖渗出物及脓液通过根管得到引流。若根管内脓液持续溢出,可在髓室内置无菌棉球开放髓腔,1~2天后复诊。

(二)切开排脓
根尖周炎至骨膜下或黏膜下脓肿期,应在局麻下切开排脓。

(三)去除刺激
对于根管外伤和化学药物刺激引起的根尖周炎,应去除刺激物,反复冲洗根管,重新封药,或封无菌棉捻,避免再感染。

（四）调𬌗磨改

对于由外伤引起的急性根尖周炎,应降低咬合,减轻患牙受力。

（五）抗炎镇痛

一般可采用口服或注射途径给予抗生素类药物或镇痛药,也可局部封闭、理疗等。

四、活髓保存术

当牙髓病变局限或可逆时,应选择以保存活髓为目的的治疗方法。活髓保存术主要包括盖髓术和牙髓切断术。

（一）盖髓术

盖髓术（pulp capping）是一种保存活髓的方法,即在接近牙髓的牙本质表面或已暴露的牙髓创面上,覆盖具有使牙髓病变恢复效应的制剂,以保护牙髓,消除病变。盖髓术又可分为直接盖髓术和间接盖髓术（图 6-19）。

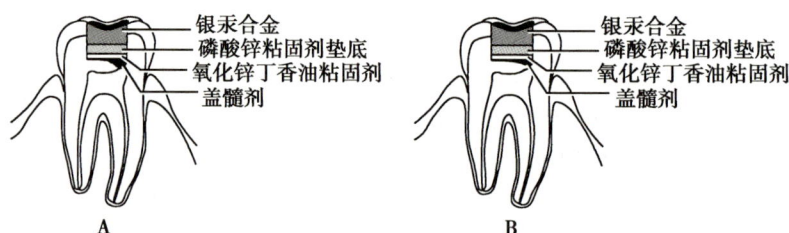

图 6-19　盖髓术
A. 直接盖髓术;B. 间接盖髓术。

1. **直接盖髓术**（direct pulp capping）　用药物覆盖在牙髓暴露处,以保存活髓的方法。直接盖髓术适用于:①根尖孔尚未发育完全,机械性或外伤性露髓的年轻恒牙;②根尖已发育完全,机械性或外伤性露髓、穿髓直径不超过 0.5mm 的恒牙。龋源性露髓的乳牙、临床检查有不可复性牙髓炎或根尖周炎表现的患牙不适合做直接盖髓治疗。常用的盖髓剂有氢氧化钙和三氧矿物聚合物（mineral trioxide aggregate,MTA）。

2. **间接盖髓术**（indirect pulp capping）　将盖髓剂覆盖在接近牙髓的牙本质表面,以保存活髓的方法。间接盖髓术主要用于:①深龋、外伤等引起近髓的患牙;②深龋引起的可复性牙髓炎,牙髓活力测试结果正常,X 线片显示根尖周组织健康的恒牙;③无明显自发痛,去净腐质后未见穿髓,却难以判断是慢性牙髓炎或可复性牙髓炎时,可采用间接盖髓剂作为诊断性治疗。常用盖髓剂有氢氧化钙和氧化锌丁香油酚粘固剂。

（二）牙髓切断术

牙髓切断术（pulpotomy）是切除炎症牙髓组织,以盖髓剂覆盖于牙髓断面,从而保留活髓的方法。主要适用于根尖未发育完成的年轻恒牙。无论是龋源性、外伤性或机械性露髓,均可行牙髓切断治疗以保存活髓。待牙根发育完成后,再行根管治疗术。

五、根管治疗术

根管治疗术（root canal therapy）是目前最有效、最常用于牙髓根尖周病的治疗技术。采用专用的器械对根管进行清理、成形,使用有效的药物对根管进行消毒灭菌,最后严密填塞根管并行冠方修复,达到控制感染、修复缺损、促进根尖周病变的愈合或防止根尖周病变发生的目的。

根管治疗的适应证:①不可复性牙髓炎;②牙髓坏死;③牙内吸收;④根尖周炎;⑤外伤牙、移植牙、再植牙;⑥某些牙体硬组织非龋性疾病,如重度牙釉质发育不全、重度磨耗、牙隐裂等;⑦因其他治疗需要而牙髓正常者,如因颌面外科手术或义齿修复而需要治疗的牙。

（一）根管治疗的步骤

根管治疗的步骤主要包括根管预备、根管消毒和根管充填。

1. 根管预备　包括开髓,测量根管工作长度,根管扩大成形及冲洗。

（1）开髓:正确开髓的基本要求是建立根管器械进入的直线通路。前牙常在舌面,后牙在殆面开髓。洞口大小一般以去除髓室顶后不妨碍器械进入根管为准。

（2）测量根管工作长度:根管的工作长度是指从牙冠部参照点到根尖牙本质牙骨质界的距离。牙本质牙骨质界通常位于根管最狭窄处,此处是根管预备的终止点,又称根尖止点,一般距根尖孔0.5~1mm。确定工作长度的方法主要有X线片法和电测法。

（3）根管扩大成形:根管扩大的目的是清除感染物质;建立根尖病灶的排脓通道;便于根管封药,保证药物的消毒杀菌作用;便于根管充填,使根管充填严密准确。扩大根管主要使用扩孔锉和扩孔钻,由细到粗,依顺序进行。

（4）根管冲洗:在整个根管预备过程中需反复冲洗以充分消毒灭菌,去除牙本质碎屑、微生物及其代谢产物,溶解残余的牙髓组织,去除玷污层并润滑根管以利于根管成形。冲洗可用注射器冲洗或超声冲洗。

2. 根管消毒　非感染根管经预备后可直接充填。感染根管经机械预备和冲洗后,还必须对根管进行消毒,预防再感染。根管消毒的方法包括药物、激光、微波、超声等,临床上常用根管封药（intracanal medication）或诊间封药（interappointment dressing）,消毒药物多为氢氧化钙和氯己定。

3. 根管充填　根管充填的目的是封闭根管系统,防止细菌进入根管系统而造成再感染。根管预备和消毒后,如无疼痛或其他不适、无异味、无大量渗出液,即可充填根管。临床上常用的根管充填材料是牙胶尖和根管封闭剂。根管充填的常用方法有侧方加压充填法（lateral condensation technique）和垂直加压充填法（vertical condensation technique）,都是为了达到严密封闭根管的效果。

（二）显微根管治疗

显微根管治疗是借助根管显微镜和显微器械进行根管治疗的方法,可用于根管治疗的全过程,包括:①根管口的定位;②钙化根管的疏通;③变异根管（如扁形、椭圆形或C形根管）的治疗;④根管内充填物、分离器械、根管桩的取出;⑤根管内台阶及根尖偏移的处理;⑥根管壁或髓室底穿孔的显微治疗。

六、根尖诱导成形术

根尖诱导成形术（apexification）是指对牙根未完全形成前发生牙髓严重病变或根尖周炎症的年轻恒牙,在消除感染或治愈根尖周炎的基础上,用药物诱导根尖部的牙髓和/或根尖周组织形成硬组织,使牙根继续发育和根尖孔缩小或封闭的治疗方法。

根尖诱导成形术遵循根管治疗术的基本原则,治疗步骤包括根管预备、清理、药物诱导和根管充填。通过药物诱导牙根继续发育,使根尖孔缩小或封闭。牙根继续发育所需时间一般为6个月至2年左右,其时间长短与牙根原来的长度、根尖孔形态、根尖周炎症的程度及患者的机体状况等有关。氢氧化钙是诱导根尖形成的首选药物。

七、牙髓血运重建术

牙髓血运重建术（pulp revascularization）是通过彻底有效的根管消毒,尽量保护残留牙髓组织、牙髓干细胞和根尖乳头干细胞等,形成以血凝块为主的再生支架并提供生长因子,最后进行严密的冠方封闭,为干细胞增殖和分化提供良好的环境,从而促使牙根继续发育的一种治疗方法。

八、根尖外科手术

根尖外科手术是将根管治疗术无法获得良好治疗效果的牙髓根尖周病患牙,通过根尖外科手术达到控制感染、促进根尖周病变愈合、保留天然牙的目的,适用于根管治疗或再治疗失败、根管解剖严重变异或需要通过探查手术明确诊断的患牙。

第六节 | 牙体牙髓病与全身疾病的关系

关于牙体牙髓病和全身系统性疾病的相互关系,临床医师需要意识到在诊断和治疗过程中,二者均会相互影响。

一、牙体牙髓病诊断中的全身因素考量

牙髓炎的典型临床表现为自发痛、牵涉痛,可能与其他系统疾病引起的疼痛相混淆。临床中需要判断是牙源性牙痛还是非牙源性牙痛。

临床中常见的非牙源性牙痛包括远隔器官疾病来源的牵涉痛、神经性疼痛、血管神经性痛等。远隔器官疾病来源的牵涉痛包括心绞痛、甲状腺炎、颈椎疾病等。神经性疼痛是由周围神经组织结构病变或异常导致的疾病,如三叉神经痛。血管神经性痛通常为来源于非器质性病变的一组疼痛性疾病,可能与颅内外血流变化或缺氧有关,如偏头痛。

对于非牙源性痛,若在临床上盲目开始不可逆的牙科治疗会给患者造成新的损害,且由此导致的症状还可能混淆原发疾病的表现。

二、牙体牙髓病治疗中的全身因素考量

(一)牙体牙髓病对全身疾病的影响

龋病作为细菌感染性疾病,与全身多系统疾病相关。龋病可影响心血管疾病的发生和发展,相关证据表明致龋微生物与感染性心内膜炎发病密切相关;此外,龋病可能与头颈癌发生相关。

牙髓根尖周病也可引起全身系统性疾病。当根管内细菌及其有毒产物通过根尖孔侵入根尖周围组织并诱发急性炎症和脓液形成时,会发生根尖周脓肿。根尖周脓肿常局限于受累牙齿,但严重时也可扩散至周围组织,导致蜂窝织炎及颌骨骨髓炎,也可通过血液播散至全身而导致败血症。

(二)全身系统性疾病对牙体牙髓病的影响

全身系统性疾病与牙体牙髓病密切相关。研究表明,糖尿病、哮喘、精神疾病等均可引起患龋风险增加。与龋病相关的全身系统性疾病还包括甲状腺疾病、肾脏疾病、佝偻病、骨质疏松等。

全身系统性疾病,如肝病、糖尿病、血液病等可影响牙髓根尖周病的愈合。系统性疾病可损害患者的免疫应答能力,进而对根管治疗结果产生不利影响。以糖尿病为例,控制其他干扰因素后,糖尿病患者的根管治疗成功率显著低于非糖尿病患者。

因此,对于牙体牙髓病,应给予高度重视,及时正确地干预、治疗。积极治疗全身系统性疾病对牙体牙髓病的预防和治疗也有积极的作用。

(叶　玲)

？ 思考题

1. 四联因素是如何导致龋病发生的? 如何通过四联因素预防龋病?
2. 牙体牙髓病为什么会与全身系统性疾病相关?

思考题解题思路　　　　　　　本章目标测试　　　　　　　本章思维导图

第七章 | 牙周疾病

牙周疾病是口腔最常见的两大类疾病之一,也是成人牙齿丧失的主要原因,主要包括牙龈病(gingival disease)、牙周炎(periodontitis)、坏死性牙周病(necrotizing periodontal disease)以及反映全身疾病的牙周炎(periodontitis as manifestation of systemic disease)。牙周疾病不只是存在于口腔的局部慢性感染,它和关节炎、肾炎、心内膜炎等全身疾病也存在一定的相关性;同时也是某些系统性疾病的重要危险因素,包括心血管疾病、糖尿病、阿尔茨海默病、呼吸系统疾病、骨质疏松、早产及新生儿低体重等。本章介绍了牙周健康的概念以及临床常见牙周疾病的病因、临床表现、诊断和治疗原则。而牙周疾病与全身疾病的关系,则将在第二十章介绍。

第一节 | 牙周健康

牙周健康是评估牙周组织疾病状态和临床治疗效果的重要参考指标,对于患者治疗决策、评估牙周炎症程度和未来疾病发展的个体化风险至关重要。探诊出血(bleeding on probing,BOP)、探诊深度(probing depth,PD)、附着丧失(attachment loss,AL)和影像学骨丧失是评价牙周健康的重要诊断指标。

牙龈是牙周组织的重要组成部分,牙周炎导致的牙周组织破坏起始于牙龈的炎症,因此在判断牙周健康与否时需要首先对牙龈健康状态进行评估。探诊出血是用于评估牙龈健康或炎症最为简单、客观、准确的指标。在进行流行病学调查时,若受检者探诊出血位点 <10%,探诊深度 ≤3mm,即为牙龈健康。而在临床诊疗过程中,若患者仅有 1~2 个位点发生炎症,探诊轻微出血和延迟出血,也可归于临床牙龈健康,但此时若不进行治疗干预,可发展成为牙龈炎。

牙周健康的诊断需要在牙龈健康的基础上结合对附着丧失和骨丧失的评估。严格意义上的临床牙周健康,牙龈应健康并且牙周组织完整无破坏,其临床特征为无探诊出血,无牙龈红肿,患者无症状且不伴有附着丧失和骨丧失。在临床上,一些患者虽然存在牙周组织的部分丧失,但是其牙龈处于健康状态,此时亦可归于临床牙周健康,其临床特征为无探诊出血,无牙龈红肿,患者无症状但伴有附着丧失和骨丧失,主要包括经治疗后病情稳定的牙周炎患者及某些非牙周炎患者(如牙龈退缩、冠延长术后等)。需要注意的是,经治疗后病情稳定的牙周炎患者仍然有牙周炎复发进展的风险,因此需要定期进行牙周支持照护。

第二节 | 牙龈病

牙龈病是指一组发生于牙龈组织的病变,包括牙龈组织的炎症及全身疾病在牙龈的表现。牙龈病一般不侵犯深层牙周组织,可分为牙菌斑诱导的菌斑性龈炎(如慢性龈炎、青春期龈炎、妊娠期龈炎及药物性牙龈肥大等)以及非牙菌斑诱导的牙龈病(如遗传性或发育性疾病、特异性感染、炎症和免疫性疾病、反应性病变、肿瘤以及内分泌、营养和代谢性疾病等诱导的牙龈病)两大类。菌斑性龈炎是牙周炎发生的重要危险因素,若未及时治疗,有可能发展为牙周炎。本节将重点讲述临床上几种常见的牙龈病。

一、慢性龈炎

慢性龈炎(chronic gingivitis)又称边缘性龈炎(marginal gingivitis)或单纯性龈炎(simple gingivitis),

病损主要位于游离龈和龈乳头,是菌斑性龈炎中最为常见的类型。几乎每个人在其一生中的某个时间段都可发生不同程度和不同范围的慢性龈炎。慢性龈炎的患病率高,国内外调查资料显示,人群中慢性龈炎的患病率可达 60%~90%,治愈后仍可复发,且一部分慢性龈炎的患者可发展成为牙周炎。

(一)病因

龈缘附近牙面上堆积的牙菌斑(一种细菌性生物膜,为基质包裹的互相黏附或黏附于牙面的软而未矿化的细菌性群体)是引起慢性龈炎的始动因子。龈炎时,牙菌斑中不仅细菌的量增多,菌群组成也发生改变,种类更加复杂,革兰氏阴性菌比例明显增高,产黑色素拟杆菌、梭形杆菌及螺旋体比例升高,而球菌比例下降。

其他刺激因素如牙石、食物嵌塞、不良修复体等均可促使菌斑积聚,引发或加重牙龈的炎症。

(二)临床表现

病损部位一般局限于游离龈和龈乳头。牙龈的炎症一般以前牙区为主,尤其以下前牙区最为显著。①症状:患者常因刷牙或咬硬物时牙龈出血而就诊,但一般无自发性出血;有些可能因口腔异味(口臭)而就诊。②牙龈色泽:游离龈和龈乳头颜色变为鲜红或暗红色,病变较重时,炎性充血可波及附着龈。③牙龈外形:龈缘变厚,龈乳头圆钝肥大,可增生并呈球状覆盖牙面,附着龈点彩消失,表面光亮。④牙龈质地:牙龈松软脆弱,缺乏弹性。当牙龈以增生性反应为主时,龈缘和龈乳头呈坚韧的实质性肥大,质地较硬而有弹性。⑤探诊出血:轻探龈沟可引起出血,即探诊后出血。⑥龈沟液量(gingival crevicular fluid volume):龈沟液量增多,炎症细胞相应增多,还可能出现龈沟溢脓现象。⑦龈沟深度:龈沟可深达 3mm 以上,形成假性牙周袋,但龈沟底的位置仍位于釉牙骨质界处,即无附着丧失和牙槽骨吸收。是否有附着丧失是区别牙龈炎和牙周炎的重要指征。经过治疗且牙周状况稳定的牙周炎患者若出现局部牙龈炎症,应接受维护治疗并密切监测炎症活动性,以避免疾病进展。

(三)诊断

根据上述主要临床表现,结合局部刺激因素的存在即可诊断。

(四)治疗原则

通过洁治术彻底清除牙菌斑和牙石,去除不良修复体等造成牙菌斑滞留和局部刺激牙龈的因素。炎症较重者,可配合局部药物治疗,包括 1%~3% 过氧化氢溶液、0.12%~0.2% 氯己定或碘制剂。牙龈增生明显,炎症消退后牙龈形态仍不能恢复正常者,可行牙龈成形术。对患者进行口腔卫生宣教(oral hygiene instruction),并定期复查和维护,防止复发。

二、青春期龈炎

青春期龈炎(puberty gingivitis)是指发生于青春期人群的慢性非特异性龈炎,是受内分泌影响的龈炎之一。男女均可患病,但女性患者稍多。

(一)病因

菌斑仍是青春期龈炎的主要病因。青春期少年由于乳恒牙的更替、牙排列不齐、口呼吸以及佩戴正畸装置等,造成牙齿不易清洁,加之难以保持良好的口腔卫生习惯,易造成菌斑滞留,引发龈炎,而牙石一般较少。青春期内分泌特别是性激素的改变,可使牙龈对菌斑等局部刺激物产生明显的炎症反应,或使原有的慢性龈炎加重。

(二)临床表现

好发于前牙唇侧的龈乳头和龈缘。患者一般因刷牙或咬硬物时出血或口臭而就诊。唇侧龈缘明显肿胀,龈乳头呈球状突起,颜色呈鲜红或暗红色,光亮,质地软,探诊易出血。龈袋形成,但无附着水平的变化。

(三)诊断

患者处于青春期,牙龈的炎症反应超过了局部刺激物所能引起的程度,即牙龈组织的炎症反应较强。

（四）治疗原则

去除局部刺激因素仍是治疗青春期龈炎的关键。洁治术配合局部药物治疗,如龈袋冲洗、袋内上药及含漱液含漱。必要时可施行牙龈切除术。对患者进行口腔卫生宣教,防止复发。

三、妊娠期龈炎

妊娠期龈炎(pregnancy gingivitis)指发生在妇女妊娠期间,与女性激素水平升高相关的龈炎。妊娠期妇女升高的女性激素水平可加重菌斑所致的牙龈慢性炎症,使牙龈肿胀或形成龈瘤样的改变,分娩后病损可自行减轻或消退。

（一）病因

菌斑仍是妊娠期龈炎的直接病因。妊娠期妇女若不注意维护口腔卫生,致使牙菌斑、牙石在龈缘附近堆积,可引起牙龈炎症反应。妊娠期雌激素(孕酮)水平升高可加重原有的病变。妊娠期龈炎患者的龈下菌斑中,中间普雷沃菌明显增多而成为龈下优势菌,分娩后其数量降至妊娠前水平。

（二）临床表现

妊娠期龈炎患者多在妊娠前即有不同程度的慢性龈炎,从妊娠 2~3 个月后开始出现明显症状,至妊娠 8 个月时达到高峰,分娩后约 2 个月龈炎可减轻至妊娠前水平。炎症可发生于个别牙龈或全口牙龈,以前牙区为重。患者常因吮吸或进食易出血而就诊。龈缘和龈乳头呈鲜红或暗红色,松软光亮,有龈袋形成,轻探易出血。一般无疼痛。

部分妊娠期龈炎患者的临床表现为一个或多个龈乳头的瘤样肥大,被称为妊娠期龈瘤。病变多发生于个别牙列不齐或有殆创伤的龈乳头区,尤以下前牙唇侧龈乳头较为多见。通常始发于妊娠第 3 个月,瘤体常呈扁圆形,有的呈分叶状,可有蒂,直径一般不超过 2cm。分娩后,妊娠期龈瘤能逐渐自行缩小,但必须去除局部刺激物后才能完全消失。

（三）诊断

妊娠期妇女的牙龈出现鲜红色、高度水肿、肥大、极易出血等症状,或有龈瘤样表征,即可诊断。长期服用激素类避孕药的妇女也有类似的临床表现。

（四）治疗原则

育龄期妇女在孕前需进行彻底的口腔检查,及时治疗原有的慢性龈炎。治疗应首先去除一切局部刺激因素,认真、细致地进行口腔卫生指导。当牙龈炎症明显、龈袋有溢脓时,可用 1% 过氧化氢溶液和生理盐水冲洗,加强漱口。体积较大的妊娠期龈瘤可手术切除。手术时机应尽量选择在妊娠期的第 4~6 个月内,以免引起流产或早产。术后严格控制菌斑,以防复发。

四、药物性牙龈肥大

药物性牙龈肥大(drug-induced gingival enlargement)是指长期服用某些药物而引起的牙龈纤维性增生和体积增大。

（一）病因

长期服用抗癫痫药苯妥英钠,可使已有炎症的牙龈发生纤维性增生,40%~50% 的服药者会发生牙龈增生,年轻人多于老年人。除此之外,免疫抑制剂(如环孢素等)、钙通道阻滞剂(如硝苯地平、维拉帕米等)也可引起药物性牙龈肥大。

（二）临床表现

药物性牙龈增生常于用药后 3 个月内发生,可累及全口牙龈,好发于前牙区,且只发生于有牙区,拔牙后可自行消退。

增生常起始于唇颊侧或舌腭侧龈乳头,呈小球状突起于牙龈表面。增生的龈乳头可呈球状、结节状,牙龈表面呈桑葚状或分叶状,增生牙龈基底与正常牙龈之间可有明显的沟状界线。增生牙龈可向游离龈扩展,覆盖部分牙面。牙龈呈淡粉红色,质地坚韧,略有弹性,一般不易出血,不伴附着丧失或牙松动。多数患者无自觉症状和疼痛,但合并牙龈炎症时可有慢性龈炎的临床症状。

(三)诊断

根据牙龈实质性增生的特点及上述药物长期服用史可作出诊断,同时应仔细询问全身病史。

(四)治疗原则

治疗应首先通过洁治、刮治去除局部刺激因素。牙龈有明显炎症的患者可配合局部药物治疗,用3%过氧化氢溶液冲洗龈袋,在袋内放入抗菌、抗炎的药物。对于牙周基础治疗后牙龈肥大状况改善不明显者,应在内科医师的协助下停药或更换其他药物,也可采取药物交替使用等方法,以减轻副作用。在经过上述治疗后增生牙龈仍不能完全消退者,可在患者全身病情稳定时进行手术切除并修整牙龈外形。应对患者进行口腔卫生宣教,指导患者严格控制菌斑。若术后忽视口腔卫生,病情仍易复发。

五、遗传性牙龈纤维瘤病

遗传性牙龈纤维瘤病(hereditary gingival fibromatosis)又称为家族性或特发性牙龈纤维瘤病,表现为牙龈组织的弥漫性纤维结缔组织增生,是一种较为罕见的疾病。

(一)病因

病因不明,可能与患者 SOS1 及 SOS2 基因突变相关。有的患者有家族史,有家族史者可能为常染色体显性或隐性遗传。

(二)临床表现

本病可在幼儿时就发病,一般开始于恒牙萌出后,有时可出现牙齿萌出困难。牙龈广泛增生,可累及全口的龈缘、龈乳头和附着龈,甚至达膜龈联合处,以上颌磨牙腭侧最为严重。增生的牙龈覆盖部分或整个牙冠,牙常因增生牙龈挤压而发生移位。增生的牙龈颜色正常,组织坚韧,表面光滑,点彩明显,不易出血。

(三)诊断

根据典型的临床表现或家族史及组织病理学检查,可作出诊断,无家族史者并不能排除本病。

(四)治疗原则

治疗以牙龈成形术为主,切除增生的牙龈并修整外形,或用翻瓣术的内斜切口结合龈切术,保留附着龈。手术最好在青春期后进行。本病手术后易复发,保持良好的口腔卫生可避免或延缓复发。

六、牙龈瘤

牙龈瘤(epulis)是一种炎症反应性瘤样增生物,多发生于牙龈乳头,亦可发生于龈缘。它来源于牙周膜及牙龈的结缔组织,因其无肿瘤的生物学特征和结构,故非真性肿瘤,但切除后易复发。

(一)病因

菌斑、牙石、食物嵌塞或不良修复体等刺激因素引起牙龈局部长期慢性炎症,致使牙龈结缔组织形成反应性增生物。妇女妊娠期间因内分泌改变,容易发生牙龈瘤,分娩后牙龈瘤则缩小或停止生长。

(二)临床表现

女性较多发,中年及青年较为常见。多发生于唇、颊侧牙龈乳头处,为单个牙发生。肿块呈圆球形或椭圆形,表面可呈分叶状,一般直径从几毫米至1~2cm。肿块可有蒂而呈息肉状,可无蒂、基底宽。一般生长较慢。较大的肿块可被咬破而伴发溃疡、出血或感染。若病损长时间存在,还可能发生牙槽骨壁的破坏。X线片可见骨质吸收、牙周膜间隙增宽现象。可能伴有牙齿松动、移位等症状。

根据组织病理学表现的不同,牙龈瘤通常可分为纤维型龈瘤、钙化成纤维细胞性肉芽肿、血管型龈瘤(化脓性肉芽肿)及巨细胞肉芽肿4类。

(三)诊断

根据上述临床表现诊断并不困难,病理检查有助于确诊牙龈瘤的类型。

（四）治疗原则

部分牙龈瘤通过彻底的牙周基础治疗和良好的菌斑控制可以完全消退。如基础治疗效果欠佳，则应当进行手术彻底切除。将瘤体连同骨膜完全切除，裸露骨面，并磨削表层骨皮质，刮除相应部位的牙周膜组织，防止复发。若复发次数多，应将病变波及的牙齿拔除，防止再发。

第三节 ｜ 牙周炎

牙周炎是指一组由菌斑微生物引起的累及牙龈、牙周膜、牙槽骨和牙骨质四种牙齿支持组织的感染性、破坏性疾病。其发病率高，在我国成年人群中患病率达 50% 以上，是成人丧失牙齿的首位原因。牙周炎的病程以慢性为主，且患病率和严重程度随年龄增长而增高，但有一部分患者病程进展迅速，在短期内即出现严重而快速的附着丧失和牙槽骨破坏，且好发于青少年和 30 岁以下成人，这类牙周炎曾被定义为侵袭性牙周炎（aggressive periodontitis）。然而，随着对牙周炎流行情况、组织病理、发病机制、临床表现和转归研究的深入，尚未发现能够充分证实侵袭性牙周炎与慢性牙周炎（chronic periodontitis）之间存在显著差别的证据，因而目前将其统称为牙周炎。

当菌斑性龈炎未及时治疗时，部分患者的牙龈炎症可向深部组织扩散，导致牙周支持组织的进行性破坏，发展为牙周炎。牙周炎的临床表现为牙周袋形成、附着丧失和牙槽骨吸收，随着病变的进展可引起牙齿松动直至脱落，造成功能损伤、美观缺陷和营养缺失，对患者的全身健康和生活质量均带来极大影响，因此牙周炎的早期诊断和治疗十分重要。

一、病因及发病机制

菌斑是牙周炎发生的始动因素，牙石、食物嵌塞、不良修复体等为加重菌斑滞留的局部刺激因素。当微生物数量增加及毒性增强时，龈下菌斑中的牙周致病菌如牙龈卟啉单胞菌、伴放线聚集杆菌、福赛斯坦纳菌、螺旋体等大量滋生，导致胶原破坏、结合上皮向根方增殖、牙周袋形成和牙槽骨吸收，发展为牙周炎。

宿主的免疫反应在牙周炎的发生发展过程中同样扮演了关键的角色，中性粒细胞和单核巨噬细胞等免疫细胞对于细菌的过度反应可形成过量细胞因子及炎症介质，引起牙周炎症和组织破坏。有研究发现，部分牙周炎患者外周血中的中性粒细胞和/或单核细胞的趋化功能降低，吞噬功能存在障碍，且该缺陷呈现为家族性。

一些全身促进因素如遗传因素、性激素、吸烟、精神压力、糖尿病等系统性疾病是牙周炎的危险因素，可能增加宿主对牙周炎的易感性。

二、临床表现

牙周炎患者常表现为刷牙或进食时牙龈出血或口腔异味，牙龈呈现不同程度的慢性炎症，颜色呈鲜红或暗红色，质地松软，点彩消失，牙龈水肿。探诊出血甚至溢脓。袋内壁炎症可导致胶原纤维水解，结合上皮向根方增殖，牙槽骨吸收，造成附着丧失。牙周炎晚期可有深牙周袋形成，严重的附着丧失引起牙齿松动和病理性移位，并常伴有根分叉病变，患牙咀嚼无力或疼痛，甚至发生急性牙周脓肿，最终导致牙齿脱落。

为帮助临床医师对牙周炎患者进行全面的评估，并提供个性化的诊断和治疗策略，可根据牙周炎的临床表现进行分型、分期和分级。

（一）牙周炎的分型

临床上根据附着丧失和骨吸收波及的范围，将牙周炎分为局限型和广泛型：全口牙中有附着丧失和骨吸收的位点数 <30% 者为局限型牙周炎；若 ≥ 30% 的位点受累，则为广泛型牙周炎。

（二）牙周炎的分期

牙周炎分期所参考的主要临床指标包括：临床附着丧失、牙槽骨吸收量、探诊深度、角形骨吸收、根分叉病变、牙齿松动度和有无因牙周炎失牙等。结合临床指标,根据病情的严重程度以及治疗的复杂性可将牙周炎分为Ⅰ~Ⅳ期(表 7-1)。

表 7-1　牙周炎分期标准

分期	严重程度			复杂程度(局部)
	邻面 CAL 最重位点	影像学骨丧失	因牙周炎失牙数	
Ⅰ期	1~2mm	牙根冠方 1/3 (<15%)	无	最大 PD≤4mm 以水平型骨吸收为主
Ⅱ期	3~4mm	牙根冠方 1/3 (15%~33%)	无	最大 PD≤5mm 以水平型骨吸收为主
Ⅲ期	≥5mm	牙根中 1/3 及 以上(>33%)	≤4 颗	PD≥6mm;垂直骨丧失≥3mm;Ⅱ~Ⅲ度根分叉病变;中度牙槽嵴破坏
Ⅳ期	≥5mm	牙根中 1/3 及 以上(>33%)	≥5 颗	在Ⅲ期复杂程度基础上,伴有因以下原因需要综合治疗的症状:咀嚼功能障碍;继发性殆创伤(松动度≥Ⅱ度);重度牙槽骨破坏;咬合紊乱;余留牙 <20 颗(10 组对颌牙)

注:CAL 为临床附着丧失;PD 为探诊深度。

1. **Ⅰ期牙周炎**　为轻度牙周炎,反映了疾病的初始阶段,其主要临床表现为:邻面最严重位点的附着丧失为 1~2mm,影像学结果显示牙槽骨吸收位于牙根冠方 1/3 且小于根长 15%,最大 PD≤4mm 且主要表现为水平型骨吸收,无因牙周炎失牙。然而,临床上通过牙周探诊评估早期附着丧失通常不够准确,唾液生物标志物和/或新成像技术的引入对Ⅰ期牙周炎的早期诊断具有重要意义。

2. **Ⅱ期牙周炎**　为中度牙周炎,其主要临床表现为:邻面最严重位点的附着丧失为 3~4mm,影像学结果显示牙槽骨吸收同样位于牙根冠方 1/3 但为根长的 15%~33%,最大 PD≤5mm 且主要表现为水平型骨吸收,无因牙周炎失牙。

3. **Ⅲ期牙周炎**　为具有更高失牙风险的重度牙周炎,在未经进一步治疗的情况下,可能发生更多牙齿脱落。其主要临床表现为:邻面最严重位点的附着丧失≥5mm,影像学骨丧失延伸至牙根中 1/3 及以上。局部病变更加复杂,在Ⅱ期牙周炎的基础上,通常还伴有:PD≥6mm,垂直骨丧失≥3mm,Ⅱ~Ⅲ度根分叉病变和中度牙槽骨破坏。此阶段因牙周炎失牙数≤4 颗。

4. **Ⅳ期牙周炎**　为具有潜在牙列缺失风险的重度牙周炎,其主要临床表现为:牙槽骨重度破坏吸收,可导致更多牙齿缺失甚至牙列缺失,极大影响咀嚼功能。与Ⅲ期牙周炎相比,这一阶段因牙周炎失牙数≥5 颗,通常还伴有以下症状:咀嚼功能异常、继发性殆创伤(牙松动度≥Ⅱ度)、咬合紊乱(移位或扭转)、余留牙少于 20 颗(10 组形成咬合关系的牙)等。

(三)牙周炎的分级

年龄、全身疾病或不良生活习惯等危险因素可影响牙周炎进程。牙周炎的分级是针对其进展速度以及存在的危险因素进行的评估,主要参考的临床指标包括:5 年内影像学骨丧失或临床附着丧失、骨丧失量(%)与年龄比、临床表现、是否吸烟以及有无糖尿病。依据相应的临床参考指标将牙周炎分为缓慢进展(A 级)、中速进展(B 级)、快速进展(C 级),分别代表牙周炎进展的低、中、高风险(表 7-2)。

5 年以上影像学骨丧失或临床附着丧失为牙周炎分级的直接证据:A 级表明患者 5 年以上无骨丧失或附着丧失;B 级为患者 5 年以上骨丧失或附着丧失 <2mm;C 级则是指患者 5 年以上骨丧失或附着丧失≥2mm。

然而,由于患者就诊时往往没有 5 年的牙周治疗记录以及相应的病程信息,这一标准在临床实际应用的难度较大。因此,常常通过间接证据即骨丧失量(%)与年龄比来评估牙周炎患者的进展速度:A 级指患者的骨丧失量(%)与年龄比 <0.25,临床检查可见大量菌斑附着,但牙周破坏程度较低;

表 7-2　牙周炎分级标准

分级	直接证据(影像学骨丧失或CAL)	间接证据		风险因素	
		骨丧失量(%)/年龄	临床表现	吸烟	糖尿病
A级(缓慢进展)	5年以上无丧失	<0.25	大量菌斑附着,伴有低水平牙周破坏	无	血糖水平正常或未诊断为糖尿病
B级(中速进展)	5年以上<2mm	0.25~1.0	牙周破坏程度与菌斑附着量相匹配	<10支/天	糖尿病患者且HbA1c<7.0%
C级(快速进展)	5年以上≥2mm	>1.0	破坏程度超过菌斑附着量;临床表现提示快速进展和/或有早发性特征	≥10支/天	糖尿病患者且HbA1c≥7.0%

注:CAL为临床附着丧失;HbA1c为糖化血红蛋白。

B 级为患者的骨丧失量(%)与年龄比在 0.25~1 之间,其牙周破坏程度与菌斑附着程度相匹配;而 C 级则指的是患者的骨丧失量(%)与年龄比 >1,其牙周破坏程度常超过实际菌斑附着量,临床检查明确显示出疾病迅速进展和/或有早发性特征(如对标准的菌斑控制治疗反应不佳等)。

此外,牙周炎的分级还可根据是否存在相关危险因素进行调整:若患者吸烟且吸烟量 <10 支/天,可由 A 级调整至 B 级;若患者吸烟量 ≥10 支/天,可由 A 级或 B 级调整为 C 级;若患者有糖尿病,且糖化血红蛋白(HbA1c)<7.0%,可由 A 级调整为 B 级;若 HbA1c≥7.0%,则由 A 级或 B 级调整为 C 级。

三、诊断

牙周炎的临床诊断标准为:≥2 颗不相邻牙齿存在邻面临床附着丧失,或者 ≥2 颗牙齿的颊侧或舌侧附着丧失 ≥3mm 且伴有 PD≥3mm 的牙周袋。此外,应排除由非牙周原因导致的附着丧失,如创伤引起的牙龈退缩、累及牙颈部的龋坏、第三磨牙阻生或拔除引起的第二磨牙远中的附着丧失、通过牙周途径排脓的根尖周病、牙根纵裂等。满足以上标准即可诊断为牙周炎,并根据前述的具体临床表现对其进行分期、分级。

四、治疗原则

牙周炎的治疗目标是彻底清除菌斑、牙石等病原刺激物,消除牙龈炎症,使牙周袋变浅和改善牙周附着水平,争取适当的牙周组织再生,并使疗效长期稳定地保持。应基于牙周炎分期对患者进行个性化治疗,对于有需求的患者在适当时机进行种植、修复和正畸等多学科联合治疗,以最终恢复牙列的功能与美观。牙周炎的治疗可分为以下阶段。

1. **牙周治疗的第一阶段**　菌斑以及危险因素的控制。该阶段旨在实现患者良好的自我菌斑控制,去除龈上菌斑和牙石,以及控制影响牙周病进程的相关危险因素,主要包括口腔卫生宣教、促进患者改善健康行为、龈上洁治去除龈上菌斑并控制其滞留因素、控制糖尿病和吸烟等危险因素。

2. **牙周治疗的第二阶段**　减少或清除龈下菌斑和牙石。本阶段主要包括龈下刮治和根面平整、局部或全身免疫调节药物的应用、龈下局部或全身抗菌药物应用等措施。龈下刮治术可清除龈下牙石,根面平整术刮除根面含有大量内毒素的病变牙骨质,使其符合生物学要求,有利于牙周支持组织重新附着于根面,形成新附着。

3. **牙周治疗的第三阶段**　该阶段主要针对在前面两阶段治疗后炎症控制不佳的位点进行治疗,以期更好地控制龈下菌斑,并对复杂性病损(如骨内缺损或根分叉病变)采取切除或再生治疗。主要包括重复龈下刮治、牙周翻瓣术、牙周切除手术和牙周再生手术等措施。对于经完善的基础治疗后仍存在的 4~5mm 牙周袋,建议重复行龈下刮治及根面平整术;而对于 ≥6mm 的深牙周袋,则建议采用牙周翻瓣术,在直视下彻底刮除根面或根分叉处的牙石及肉芽组织,修整牙龈和牙槽骨外形或截除病变严重的患根等。此外,引导组织再生术有利于促进病变区产生新的牙骨质、牙周膜和牙槽骨。

4. 牙周支持照护 定期的复查和维护期支持治疗是牙周治疗效果能长期保持的关键条件之一,是规范的牙周治疗中不可缺少的部分。支持治疗旨在控制菌斑及危险因素,维护牙周稳定,主要包括定期复查监测并行必要的后继治疗,防止复发。

5. 多学科联合治疗 对于病情较为复杂的Ⅳ期牙周炎患者,除了前述治疗程序之外,通常还需行种植、修复或正畸等多学科联合治疗,如固定松动牙,修复缺失牙,治疗继发性𬌗创伤,建立平衡𬌗关系,改善咀嚼功能,恢复咬合垂直距离,矫正错𬌗或病理性移位的患牙等。通过多学科联合治疗提升牙周治疗的整体效果,协同取得最佳疗效,并最终改善患者的生活质量和促进全身健康。

第四节 | 坏死性牙周病

坏死性牙周病按其主要临床表现可分为坏死性龈炎(necrotizing gingivitis,NG)、坏死性牙周炎(necrotizing periodontitis,NP)和坏死性口炎(necrotizing stomatitis,NS)。疾病可呈现为急性或慢性进程,在严重的全身受累的情况下,坏死性牙周病可能会发展成坏死性口炎甚至"走马牙疳"(noma)。在口腔诊所就诊的普通人群中,坏死性龈炎的患病率为 0.51%~3.3%;而在免疫缺陷人群如艾滋病患者中,坏死性龈炎和坏死性牙周炎的患病率分别可达 10.1%~11.1% 和 0.3%~9.0%。

一、病因

Plaut 与 Vincent 于 19 世纪末证实了螺旋体和梭形杆菌在坏死性牙周病中的关键作用。另外,中间普雷沃菌、密螺旋体、月形单胞菌属和梭杆菌属被认为是坏死性牙周病病变中的"恒定菌群"。总的来说,坏死性牙周病是一种由多种微生物引起的机会性感染。宿主免疫反应在该疾病的发病过程中同样扮演着重要角色,当宿主局部抵抗力降低时,微生物的相关毒力因子可加速组织病损的形成。此外,坏死性牙周病的危险因素还包括:人类免疫缺陷病毒(human immunodeficiency virus,HIV)感染/获得性免疫缺陷综合征(acquired immune deficiency syndrome,AIDS)、营养不良、精神压力与睡眠不足、口腔卫生不良、牙龈炎或坏死性牙周病病史、烟酒嗜好、年龄因素、季节性与气候性因素等。

二、临床表现

坏死性龈炎常发生于青壮年,以男性吸烟者多见,亦可发生于不发达国家或贫困地区的营养不良或患急性传染病的儿童。

本病起病急,病程较短,常为数天至 1~2 周。以龈乳头和龈缘的坏死为其特征性损害,尤以下前牙多见,个别龈乳头顶端可发生坏死性溃疡,上覆有灰白色坏死物,中央凹下如火山口状。龈缘如虫蚀状,坏死区出现灰褐色假膜,擦去后可见出血创面。病损一般不波及附着龈。患处牙龈极易出血,甚至有自发性出血。患者疼痛明显并有典型的腐败性口臭。轻症坏死性龈炎患者一般无明显全身症状,重症患者可有低热、疲乏等全身症状,并可伴有下颌下淋巴结肿大和压痛。若急性期治疗不彻底或反复发作,疾病可转为慢性坏死性龈炎,此时可表现为龈乳头严重破坏甚至消失,龈乳头高度低于龈缘高度,呈反波浪状。

坏死性龈炎患者若未及时治疗,或在某些免疫缺陷的患者,病损可延及深层牙周组织,引起牙周袋形成、牙槽骨吸收和牙齿松动,称为坏死性牙周炎。

坏死性龈炎急性期如未能及时治疗且当患者抵抗力低时,坏死还可波及牙龈病损对应的唇、颊侧黏膜,成为坏死性口炎。当机体抵抗力极度低下时还可合并感染产气荚膜杆菌,面颊部组织可迅速坏死和穿孔,称为"走马牙疳"。此时患者有全身中毒症状甚至死亡。

三、诊断

根据上述临床表现,结合必要的细菌学涂片检查即可诊断。病变区的细菌学涂片检查可见大量梭形杆菌和螺旋体与坏死组织及其他细菌混杂。本病应与慢性龈炎、疱疹性龈炎、疱疹性口炎、急性白血病等相鉴别。

四、治疗原则

急性期应首先轻轻去除局部坏死组织,并初步去除大块的龈上牙石。使用氧化剂如 1%~3% 过氧化氢溶液进行局部擦拭、冲洗和反复含漱,有利于去除坏死组织以及杀灭或抑制厌氧菌。必要时,在清洁后的局部也可涂布或贴敷抗厌氧菌的制剂。全身给予维生素 C、蛋白质等支持疗法。重症患者可口服甲硝唑或替硝唑等抗厌氧菌药物。及时对患者进行口腔卫生指导并对全身性因素进行矫正和治疗。急性期过后,采取洁治、刮治等牙周基础治疗以及必要的牙周手术,控制局部菌斑和防止复发。

第五节 | 反映全身疾病的牙周炎

反映全身疾病的牙周炎是指一组伴有全身疾病的、破坏严重而迅速的牙周炎,涵盖了一组以牙周炎为其突出表征之一的全身疾病,主要包括血液疾病(如白细胞数量和功能异常、粒细胞缺乏症、家族性和周期性中性粒细胞减少症)和遗传性疾病(如掌跖角化-牙周破坏综合征、Down 综合征)两大类疾病,以及与牙周炎关系密切的糖尿病和获得性免疫缺陷病等。

近年来,牙周病与全身健康之间的关系备受关注,越来越多的研究证明牙周病和多种全身疾病关系密切,一门新兴的分支学科——牙周医学(periodontal medicine)也应运而生。牙周医学主要研究牙周病与全身健康或疾病的双向关系。一些全身疾病是牙周病发展的重要危险因素,而牙周病也可通过牙周致病菌及其代谢产物的作用加剧相关疾病的进程,牙周感染的有效控制则有利于全身疾病的控制并促进全身健康。牙周疾病和全身疾病的关系将在第二十章中进行详细介绍。

(程　斌)

思考题

1. 慢性龈炎的病因和临床表现有哪些? 其预后如何?
2. 哪些药物能够引起药物性牙龈肥大?
3. 确定牙周组织破坏严重程度的临床指标有哪些?
4. 牙周炎分期和分级的内涵是什么,主要参考的临床指标和具体分类标准是什么?
5. 牙周炎的治疗目标和治疗程序包括哪些内容?
6. 坏死性牙周病的临床表现和治疗原则是什么?
7. 哪些牙龈病有牙龈增生的表现,如何对这些疾病进行鉴别诊断?

思考题解题思路　　　　本章目标测试　　　　本章思维导图

第八章 口腔黏膜常见疾病

口腔黏膜病是主要累及口腔黏膜组织、类型各异、种类众多的疾病的总称。口腔黏膜病变种类繁多，临床表现也复杂多样。有些全身性疾病在口腔黏膜上有所表现，而有些口腔表征也可为全身性疾病的诊断提供依据。

第一节 口腔单纯疱疹

单纯疱疹（herpes simplex）是由单纯疱疹病毒（herpes simplex virus，HSV）所致的皮肤黏膜病，临床上以出现簇集性小水疱为特征，有自限性，易复发。单纯疱疹病毒在人群中分布广泛，感染率高，可导致多种疾病。

一、病因

HSV 是疱疹病毒的一种，根据 HSV 的理化性状、生物学特征等不同，分为 1 型单纯疱疹病毒（HSV-1）和 2 型单纯疱疹病毒（HSV-2）两个血清型，引起口腔损害的主要为 HSV-1。HSV 感染的患者及病毒携带者为传染源，主要通过飞沫、唾液及疱疹液直接接触传染，也可通过食具和衣物间接传染。单纯疱疹病毒感染引起的口腔黏膜病损有原发性单纯疱疹感染和复发性单纯疱疹感染两类。

二、临床表现

（一）原发性疱疹性龈口炎

多表现为急性疱疹性龈口炎。幼儿和儿童多见，成人亦可发病。其发病有以下 4 个时期。

1. 前驱期　发病前常有与疱疹患者接触史。经过 4~7 天的潜伏期后，出现发热、头痛、疲乏不适、全身肌肉疼痛、咽喉肿痛等急性症状，下颌下和颈上淋巴结肿大、触痛。患儿流涎、拒食、烦躁不安。经过 1~3 天后，口腔黏膜、附着龈和龈缘广泛充血水肿。

2. 水疱期　口腔黏膜出现成簇小水疱，似针头大小，特别是邻近乳磨牙（成人是前磨牙）的上腭和龈缘处更明显。水疱壁薄、透明，易溃破形成浅表溃疡。

3. 糜烂期　成簇的小水疱溃破后可引起大面积糜烂，并可造成继发感染，上覆黄色假膜。唇和口周皮肤也可有类似病损，水疱破溃后形成痂壳。

4. 愈合期　糜烂面逐渐缩小、愈合，整个病程需 7~10 天。

（二）复发性疱疹性口炎

原发性疱疹感染病损愈合后，不管其病损的程度如何，均有 30%~50% 的病例可能发生复发性损害。一般复发感染的部位在口唇附近，故又称为复发性唇疱疹。其临床特点如下。

1. 损害往往以多个成簇的水疱开始。

2. 损害复发时多在原先发作过的位置或附近。

3. 在前驱阶段，患者可感觉到轻微的疲乏与不适，病损区出现痒、张力增加、灼痛、刺痛等症状。

4. 出现前驱症状后数小时内出现水疱，周围发红，随后破溃、糜烂、结痂。病程约 10 天，但继发感染时常延缓愈合。

5. 诱使复发的因素包括局部机械刺激、感冒、阳光照射等，情绪因素也能促使复发。

三、诊断

多数病例依据临床表现即可作出诊断。原发性感染多见于婴幼儿,急性发作,全身反应重,口腔黏膜和口唇周围出现成簇的小水疱,破溃后形成浅表溃疡,在口周皮肤形成结痂。复发性感染多见于成人,好发于唇红部黏膜及皮肤或口角,表现为成簇小水疱,痒、痛,破溃后结痂,有自限性,全身反应轻。

口腔单纯疱疹病毒感染的实验室诊断方法有:病毒分离和鉴定、直接检测病毒、血清学检查。

四、治疗

(一) 全身抗病毒治疗

1. **阿昔洛韦**　是目前认为抗 HSV 最有效的药物之一。不良反应有注射处静脉炎、暂时性血清肌酐水平升高,肾功能不全患者慎用。

2. **伐昔洛韦**　又名万乃洛韦。为阿昔洛韦的前体药物,血药浓度较口服阿昔洛韦高 3 倍。不良反应与阿昔洛韦相似。

(二) 局部用药

1. **含漱液**　0.1%~0.2% 氯己定溶液、聚维酮碘含漱液等。

2. **软膏**　3% 阿昔洛韦软膏或酞丁安软膏,用于治疗唇疱疹。

3. **散剂**　锡类散、西瓜霜粉剂。

4. **含片**　西吡氯铵含片、溶菌酶片等。

(三) 物理疗法

可用氦氖激光治疗。

(四) 对症和支持疗法

对病情严重和进食困难者,可静脉输液,补充维生素等。对剧烈疼痛者,可用麻醉药局部涂搽。

(五) 中医中药治疗

中医认为疱疹性口炎属于口糜的范畴,是由脾胃积热上攻口舌、心火上炎或再兼外感风热之邪而致病。针对疾病的不同阶段,相应地辨证施治。

第二节 ︱ 口腔念珠菌病

口腔念珠菌病(oral candidosis)是由念珠菌属感染所引起的口腔黏膜疾病,是人类最常见的口腔真菌感染。近些年来,随着抗生素和免疫抑制剂的广泛使用,人群中菌群失调或免疫力降低的情况更为常见,使口腔黏膜念珠菌病的发病率相应增高。

一、病因

引起人类念珠菌病的主要致病菌是白念珠菌、热带念珠菌和光滑念珠菌,其中白念珠菌和热带念珠菌的致病力最强。局部刺激如义齿、口干、皮肤潮湿等也是导致白念珠菌感染的因素。病原体侵入机体后能否致病,取决于其毒力、数量、入侵途径与机体的适应性、机体的抵抗能力及其他相关因素。

二、临床表现

口腔念珠菌病按其主要病变部位可分为:念珠菌性口炎、念珠菌性唇炎与念珠菌性口角炎。

(一) 念珠菌性口炎

1. **急性假膜型念珠菌性口炎**　多见于长期使用糖皮质激素者、HIV 感染者、免疫缺陷者、婴幼儿及衰弱者,但以新生儿最多见,故又称新生儿鹅口疮或雪口病。多在出生后 2~8 天发生,好发部位为颊、舌、软腭及唇,损害区黏膜充血,随即出现许多散在的色白如雪的小斑点,不久即相互融合为白色丝绒状斑片,严重者蔓延至扁桃体、咽部、牙龈。早期黏膜充血较明显,斑片附着不紧密,稍用力可擦掉,露出红的黏膜糜烂面及轻度出血。患儿烦躁不安、哭闹、拒食,有时伴有轻度发热。

2. **急性红斑型(萎缩型)念珠菌性口炎**　又称抗生素口炎、抗生素舌炎,多见于长期应用抗生素、激素后及 HIV 感染者,并且大多数患者患有消耗性疾病,如白血病、营养不良、内分泌紊乱、肿瘤化疗后等。主要表现为黏膜充血、糜烂,舌背乳头呈团块萎缩,周围舌苔增厚。自觉症状为味觉异常或味觉丧失,口腔干燥,黏膜灼痛。

3. **慢性红斑型(萎缩型)念珠菌病**　又称义齿性口炎,义齿上附着的念珠菌是主要致病原因。损害部位常为上颌义齿腭侧面接触的腭、龈黏膜,女性患者多见。黏膜呈亮红色水肿,或有黄白色的条索状或斑点状假膜。

4. **慢性增殖性念珠菌病**　又称慢性肥厚型念珠菌性口炎、念珠菌性白斑,可见于颊黏膜、舌背及腭部。本型的颊黏膜病损害对称地位于口角内侧三角区,表现为固着紧密的白色过角化斑块,类似一般黏膜白斑,严重时呈结节状或颗粒状增生。腭部损害可由义齿性口炎发展而来,黏膜呈乳头状增生。

(二) 念珠菌性唇炎

多发于 50 岁以上患者。一般发生于下唇,可同时有念珠菌性口炎或口角炎,分糜烂型和颗粒型。糜烂型者在下唇唇红中份长期存在鲜红色的糜烂面,周围有过角化现象,表面脱屑。颗粒型者表现为下唇肿胀,唇红皮肤交接处常有散在突出的小颗粒。

(三) 念珠菌性口角炎

多发生于儿童、身体衰弱患者和血液病患者。双侧口角区的皮肤与黏膜发生皲裂,邻近的皮肤与黏膜充血,皲裂处常有糜烂和渗出物,或有结痂,张口时疼痛、出血。年长患者的口角炎多与咬合垂直距离缩短有关,也与义齿的局部刺激、义齿性溃疡的感染有密切关系。儿童在冬季,因口唇干裂继发的念珠菌感染的口角炎也较常见,其特点为唇周皮肤干燥并附有细的鳞屑,伴有不同程度的瘙痒感。

三、诊断

根据病史、临床表现和实验室检查明确诊断,包括涂片检查病原菌、分离培养、免疫学和生化检验、组织病理学检查和基因诊断等。

四、治疗

首先应去除可能的诱发因素,如停用抗生素等。治疗以局部治疗为主,辅以全身治疗。

(一) 局部药物治疗

1. **2%~4% 碳酸氢钠(小苏打)溶液**　是治疗婴幼儿鹅口疮的常用药物,用于清洗婴幼儿口腔,也可用于清洗母亲乳头及浸泡义齿。

2. **氯己定**　0.1%~0.2% 溶液或 1% 凝胶。可与制霉菌素配伍成软膏或霜剂。

3. **西地碘**　碘过敏者禁用。

4. **制霉菌素**　局部可用 5 万 U/ml 的水混悬液涂布,涂布后可以咽下。

5. **咪康唑**　散剂用于口腔黏膜,霜剂适用于舌炎及口角炎的治疗。

(二) 全身抗真菌药治疗

氟康唑是目前临床应用最广的抗真菌药,也是治疗白念珠菌的首选药物;伊曲康唑等药物也可使用。

(三) 增强机体免疫力

注射胸腺素、转移因子。

(四) 手术治疗

对于出现异常增生的慢性增殖性念珠菌病,在治疗期间应严密观察,若疗效不明显,应考虑手术切除。

第三节 ｜ 复发性阿弗他溃疡

复发性阿弗他溃疡(recurrent aphthous ulcer,RAU)又称复发性口腔溃疡、复发性阿弗他口炎等,是最常见的口腔黏膜溃疡类疾病,调查发现人群中 10%~25% 的人患有该病。本病具有周期性、复发性及自限性的特点。

一、病因

病因不明,存在明显的个体差异,学界的趋同看法是复发性阿弗他溃疡的发生是多种因素综合作用的结果。发病因素包括免疫因素、遗传因素、系统性疾病因素、环境因素等。

二、临床表现

临床一般分为轻型、重型和疱疹样溃疡。

1. 轻型阿弗他溃疡 患者初发时多为此型。溃疡好发于唇、舌、颊、软腭等无角化或角化差的黏膜,附着龈及硬腭等角化黏膜很少发病。初起为局灶性黏膜充血水肿,呈粟粒状红点,灼痛明显,继而形成浅表溃疡,呈圆形或椭圆形,直径 5~10mm。约 5 天后溃疡开始愈合,病程第 10~14 天溃疡愈合,不留瘢痕。溃疡数一般为 3~5 个,最多不超过 10 个,散在分布。患者一般无明显全身症状与体征。

2. 重型阿弗他溃疡 又称复发性坏死性黏膜腺周围炎或腺周口疮。溃疡常单个发生,大而深,似"弹坑"状。直径可超过 10mm,深及黏膜下层直至肌层。周边红肿隆起,基底较硬,但边缘整齐清晰,表面有灰黄色假膜或灰白色坏死组织。溃疡通常为 1~2 个,初始好发于口角,其后有向口腔后部移行趋势,可影响言语及吞咽。发作期可长达月余甚至数个月,也有自限性。溃疡疼痛较重,愈后可留瘢痕,甚至造成舌尖、腭垂缺损或畸形,常伴低热、乏力等全身不适症状和病损局部区域的淋巴结肿痛。

3. 疱疹样阿弗他溃疡 又称口炎型口疮,溃疡小,直径约 2mm,不超过 5mm。溃疡数目多,可达数十个,散在分布于黏膜任何部位,如"满天星"。邻近溃疡可融合成片,黏膜发红充血,疼痛较重。唾液分泌量增加,可伴头痛、低热、全身不适等症状。

三、诊断

复发性阿弗他溃疡的诊断主要以病史特点(复发性、局限性、自限性)及临床特征(红、黄、凹、痛)为依据,一般不需要做特别的实验室检查及活检。对大而深且长期不愈的溃疡,应警惕癌性溃疡的可能,需做活检以明确诊断。

四、治疗

由于该病病因及发病机制尚不明确,目前国内外还没有根治的特效方法,因此治疗以对症治疗为主,并将减轻疼痛、促进溃疡愈合、延长复发间歇期作为治疗目的。

(一)局部治疗
主要是抗炎、镇痛、防止继发感染、促进愈合。

1. 抗炎类药物
(1)膜剂:有保护溃疡面、减轻疼痛、延长药物作用的效果。在羧甲基纤维素钠、山梨醇中加入金霉素、氯己定,以及表面麻醉药、糖皮质激素等制成。
(2)含漱液:0.02% 呋喃西林液、3% 复方硼砂溶液、0.1%~0.2% 氯己定溶液、聚维酮碘溶液等。
(3)含片:西地碘片、溶菌酶片等。
(4)散剂:复方皮质散、中药锡类散、冰硼散及西瓜霜等,局部涂布。

（5）超声雾化剂：将庆大霉素注射液 8 万 U、地塞米松注射液 5mg、2% 利多卡因或 1% 丁卡因 2ml 加入生理盐水 200ml，制成雾化剂。

2. 镇痛类药物　包括利多卡因凝胶、喷雾剂，苯佐卡因凝胶，以及苄达明喷雾剂、含漱液等，仅限在疼痛难忍和影响进食时使用，以防成瘾。

3. 促进愈合类药物　重组人表皮生长因子凝胶、外用溶液，重组牛碱性成纤维细胞生长因子凝胶、外用溶液等。康复新液。

4. 糖皮质激素类药物　曲安奈德口腔软膏，地塞米松软膏、喷雾剂、含漱液，泼尼松龙软膏，氢化可的松黏附片等。

5. 局部封闭　对持久不愈或疼痛明显的溃疡部位做黏膜下封闭注射。用曲安奈德或醋酸泼尼松龙混悬液加等量的 2% 利多卡因液，溃疡下局部浸润。

6. 理疗　利用激光、微波等治疗仪或口内紫外线照射进行治疗，有减少渗出、促进愈合的作用。

（二）全身治疗

原则为对因治疗、控制症状、减少复发、争取缓解。

1. 糖皮质激素及其他免疫抑制剂

（1）糖皮质激素类：常用药物为泼尼松、地塞米松、泼尼松龙等。长期大量使用可出现类似肾上腺皮质功能亢进症、向心性肥胖、血压升高，以及血糖、尿糖升高等不良反应。

（2）免疫抑制剂：常用药物有环磷酰胺、甲氨蝶呤、硫唑嘌呤等。长期大量使用有骨髓抑制、肾损害、粒细胞减少乃至全血细胞减少等不良反应。

2. 免疫增强剂　转移因子、胸腺素、卡介苗等有增强机体细胞免疫功能的作用；胎盘球蛋白、丙种球蛋白等适用于体液免疫功能降低者。

3. 中医中药　①中成药：昆明山海棠片，长期使用应注意血象改变；②辨证施治。

4. 其他　用 H_2 受体拮抗剂治疗胃溃疡；用谷维素、安神补心丸等稳定情绪，减少失眠；补充维生素和微量元素等。

第四节 ｜ 天疱疮

天疱疮（pemphigus）是一种严重的、慢性的皮肤黏膜自身免疫性疾病，典型表现为出现不易愈合的大疱性损害。

一、病因

病因不明，目前趋向于自身免疫学说，认为其发病可能与遗传因素、病毒感染、紫外线照射、含有巯基结构的药物（如青霉胺等）刺激、微量元素、雌激素变化等有关。

二、临床表现

（一）寻常型天疱疮

1. 口腔黏膜　是较早出现病损的部位，易出现于颊、腭、牙龈等容易受摩擦的部位。水疱壁薄而透明，易破溃，出现糜烂面；破后残留疱壁，并向四周退缩；若揭去疱壁，常会一并无痛性地揭去邻近外观正常的黏膜，并遗留下一鲜红的创面，这种现象称为揭皮试验阳性。在糜烂面的边缘，探针可无痛性地进入黏膜下方，这是棘层松解现象，具有诊断意义。

2. 皮肤　病损多发生于前胸、头皮、颈部、腋窝及腹股沟等易受摩擦处，表现为在正常皮肤上突然出现大小不等的水疱，疱壁薄而松弛、易破，破后露出红湿的糜烂面，感染后可化脓。用手指轻推外表正常的皮肤或黏膜，即可迅速形成水疱或使原有的水疱在皮肤上移动；在口腔内，用舌舐及黏膜，可使外观正常的黏膜表层脱落或撕去，这些现象称尼科利斯基征（Nikolsky 征），即尼氏征，具有诊断价值。

3. **其他部位** 鼻腔、眼、外生殖器、肛门等处黏膜均可发生与口腔黏膜相同的病损,往往不易愈合。

（二）增殖型天疱疮

1. **口腔黏膜** 与寻常型天疱疮相同,只是在唇红缘常有显著的增殖现象。

2. **皮肤** 大疱常见于腋窝、脐部和肛门周围等皱褶部位,尼氏征阳性,疱破后基部发生乳头状增殖,其上覆以黄色厚痂及渗出物,有腥臭味,疼痛。若继发感染则有高热,病情时而缓解时而加重,患者身体逐渐衰弱而死亡。

3. **其他部位** 鼻腔、阴唇、龟头等处均可发生同样损害。

（三）落叶型天疱疮

1. **口腔黏膜** 损害少见,或有不明显的表浅糜烂面。

2. **皮肤** 好发于头面部和胸背部,表现为出现松弛的大疱,疱破后有黄褐色鳞屑痂,边缘翘起呈叶状。

（四）红斑型天疱疮

1. **口腔黏膜** 损害较少见。

2. **皮肤** 好发于头面、躯干上部与上肢等暴露部位,表现为红斑基础上的鳞屑并结痂,典型损害区是位于面部的对称的"蝶形"叶状损害,患者一般全身情况良好。

三、诊断

根据典型临床表现、组织病理和免疫病理特征即可诊断。若口腔黏膜长期表现为起疱、上皮剥脱或不规则糜烂,尼氏征或揭皮试验为阳性结果,均应考虑天疱疮的可能性,应及时进行组织病理和免疫病理检查以确诊。

四、治疗

1. **支持治疗** 应给予高蛋白、高维生素饮食,或由静脉补充。注意水、电解质平衡与酸碱平衡。

2. **局部治疗** 口内糜烂而疼痛者,进食前可用 2% 利多卡因液涂搽。保持口腔卫生是减少口腔继发感染的重要环节,可用氯己定溶液含漱以防止继发性细菌感染。可选择适用于口腔的糖皮质激素制剂,如软膏、糊剂、凝胶、注射液局部使用,以减轻口腔创面的炎症。

3. **糖皮质激素** 是治疗天疱疮的首选药物。对于严重天疱疮患者,可以选用冲击疗法和间歇给药法。

4. **免疫抑制剂** 如环磷酰胺、硫唑嘌呤、甲氨蝶呤,或此类药物与泼尼松等糖皮质激素联合治疗,可以减少后者的用量,降低副作用。

5. **静脉注射人免疫球蛋白（丙种球蛋白）**

6. **中医中药治疗**

第五节 | 口腔白斑病

口腔白斑病（oral leukoplakia,OLK）是指发生在口腔黏膜上以白色为主的损害,不能擦去,也不能以临床和组织病理学的方法诊断为其他可定义的疾病,属于癌前病变或潜在恶性疾病范畴,不包括吸烟、局部摩擦等局部因素去除后可以消退的单纯性过角化病。

一、病因

口腔白斑病病因复杂,主要包括局部机械性刺激、物理化学性刺激,如吸烟、嗜酒、喜食酸辣和烫食、喜嚼槟榔、白念珠菌感染等。吸烟与白斑发病关系密切。此外,局部刺激因素如咬颊习惯、牙齿错位、牙齿不均匀磨损后形成的锐尖利缘、残根残冠、牙石等,均可刺伤口腔黏膜,形成口腔白斑病。白念珠菌也可能是白斑发生的一个重要致病因素或一种合并因素,并且伴有白念珠菌感染的白斑——白念白斑,易发生癌变。

二、临床表现

白斑多见于中老年男性,40 岁以上为好发年龄,发病部位以颊黏膜最多,舌部次之,也可发生于唇、腭、牙龈及口底。

根据临床表现不同,白斑可分为均质型与非均质型两大类:前者包括斑块型、皱纹纸型等;颗粒型、疣状型及溃疡型等属于后者。

1. **斑块型**　口腔黏膜上出现白色或灰白色均质型较硬的斑块,斑块表面可有皲裂,平或稍高出黏膜表面,边界清楚,触之柔软,不粗糙或略粗糙,周围黏膜多正常。患者多无症状或有粗糙感。

2. **皱纹纸型**　多发生于口底及舌腹。病损呈灰白色或白垩色,边界清楚,表面粗糙,如皱纹纸。患者除有粗糙不适感外,亦可有刺激痛等症状。

3. **颗粒型**　亦称颗粒-结节状白斑,颊黏膜口角区多见。白色损害呈颗粒状突起,致使黏膜表面不平整,病损间杂黏膜充血,似有小片状或点状糜烂,患者可有刺激痛。本型白斑多数可查到白念珠菌感染。

4. **疣状型**　呈灰白色,表面呈刺状或绒毛状突起,粗糙,质稍硬。疣状损害多发生于牙槽嵴、唇、腭及口底等部位。

5. **溃疡型**　在增厚的白色斑块上有糜烂或溃疡,可有局部刺激因素。患者可有疼痛及反复发作史。

三、诊断

根据临床表现、病理检查,辅以脱落细胞检查及甲苯胺蓝染色,可对口腔黏膜白斑作出诊断。诊断时应注意癌变问题。

口腔白斑病属于口腔黏膜潜在恶性疾病,文献报道其癌变率为 0.13%~17.5%。有癌变倾向者,需严密随访观察。

四、治疗

1. **去除刺激因素**　提倡健康的生活方式,如戒烟酒,停止咀嚼槟榔,少食酸、辣、烫、麻、涩等食物;去除残根、残冠、不良修复体等。

2. **局部治疗**　对于非充血、糜烂的病损,可用 0.1%~0.3% 维 A 酸软膏或 1% 维胺酯局部涂搽。亦可用口腔消斑膜等局部贴敷,鱼肝油涂搽等。

3. **药物治疗**　内服鱼肝油丸,或维生素 A 或中药治疗。

4. **手术治疗**　白斑在治疗过程中如有增生、硬结、溃疡等改变,应及时手术切除活检。对溃疡型、疣状型、颗粒型白斑,应手术切除全部病变并活检。

5. **物理治疗**　包括光动力治疗、激光治疗、冷冻治疗等。

第六节 | 口腔扁平苔藓

口腔扁平苔藓(oral lichen planus,OLP)是一种常见的口腔黏膜慢性炎症性疾病,患病率为 0.5%~2%,是口腔黏膜病中仅次于复发性阿弗他溃疡的常见疾病。该病好发于中年女性,多数患者有疼痛、粗糙不适等临床症状。因其长期糜烂病损有恶变现象，WHO将其列入口腔黏膜潜在恶性疾病的范畴。

一、病因

口腔扁平苔藓的病因和发病机制目前尚不明确，可能与多种致病因素有关，如免疫因素、精神因素、内分泌因素、感染因素、微循环障碍、遗传因素、系统疾病以及口腔局部刺激因素等。

二、临床表现

（一）口腔黏膜病损

典型的病损特征为由针头大小的小丘疹连成白色或灰白色细条纹，类似皮肤损害的威克姆纹（Wickham纹），条纹互相交织，呈网状、树枝状、环状、半环状或斑块状。黏膜可有红斑、充血、糜烂、溃疡等表现。病损可发生于口腔黏膜的任何部位，以颊部最多见，其次为舌、牙龈、前庭、唇、腭及口底等部位。病损多数左右对称。患者多无自觉症状，常偶然发现。有些患者感黏膜粗糙、木涩感、烧灼感、口干，偶有虫爬痒感。

1. 临床分型

（1）糜烂型：除白色病损外，线纹间及病损周围黏膜发生充血、糜烂、溃疡。患者有刺激痛、自发痛。病损常发生于颊、唇、前庭沟、磨牙后区、舌腹等部位。

（2）非糜烂型：白色线纹间及病损周围黏膜正常，可有充血，无糜烂。患者多无症状，或偶有刺激痛。黏膜上白色、灰白色线状花纹组成网状、环状、斑块、水疱等多种病损。

2. 口腔黏膜不同部位病损的表现特征

（1）舌部：发生率仅次于颊部，多发生于舌前2/3区域，包括舌尖、舌背、舌缘及舌腹部。常见萎缩型损害，舌背丝状及菌状乳头萎缩，上皮变薄，光滑红亮，易形成糜烂。糜烂愈合后，形成缺乏乳头的平滑表面。舌背病损亦可呈丘疹斑点状，或者圆形或椭圆形灰白斑块损害。舌腹病损多为网状、线条状的斑纹，可同时有充血、糜烂。

（2）唇部：下唇唇红多见，病损多为网状或环状，白色条纹可延伸到口角，伴有鳞屑。

（3）牙龈：附着龈充血，接近前庭沟处可见白色花纹，牙龈表面发生糜烂，呈剥脱性龈炎表现。

（4）腭部：较为少见，位于腭侧龈缘附近，中央萎缩发红，边缘色白、隆起。

（二）皮肤病损

以四肢屈侧多见，病损左右对称，瘙痒感明显。损害特点为紫红或暗红色有蜡样光泽的多角形扁平丘疹，粟粒至黄豆大小，融合成苔藓样。有的小丘疹连续形成白色细条纹，即Wickham纹。

（三）指（趾）甲病损

常呈对称性，甲体无光泽，常有纵沟或纵裂。甲部损害一般无自觉症状，如有继发感染，可引起周围组织疼痛。

三、诊断

一般根据病史及典型的口腔黏膜白色损害即可作出临床诊断，典型的皮肤或指（趾）甲损害可作为诊断依据之一。建议结合组织活检，必要时辅以免疫病理等实验室检查进行确诊，这也有助于鉴别其他白色病变并排除上皮异常增生或恶性病变。

四、治疗

（一）精神心理调整

应详细询问病史，注意调整心理状态。

（二）局部治疗

1. 去除局部刺激因素，消除感染性炎症。

2. 用氯己定或制霉菌素溶液含漱,局部还可以应用制霉菌素药膜或糊剂。

3. 应用肾上腺皮质激素软膏、凝胶和油膏,亦可选用药膜、含片、气雾剂。或将醋酸泼尼松、曲安奈德等加入等量 2% 利多卡因作病损区基底部注射。

4. 应用维 A 酸类药物。0.1% 维 A 酸软膏对于非磨损性、角化程度高的病损适用,可以避免全身使用的副作用。

(三) 全身治疗

1. **口服肾上腺皮质激素或维 A 酸类药物** 对急性大面积或多灶糜烂型口腔扁平苔藓,可慎重考虑采用小剂量、短疗程方案。

2. **雷公藤与昆明山海棠** 雷公藤有很强的抗炎作用,抑制体液免疫,对细胞免疫有双向调节作用。注意毒副作用。

3. **对肾上腺皮质激素不敏感或抵抗患者** 应用氯喹、羟氯喹或氨苯砜,也可酌情选用免疫抑制剂或免疫调节剂。

(四) 中医中药辨证治疗

第七节 | 性传播疾病的口腔表现

一、艾滋病

艾滋病是获得性免疫缺陷综合征(acquired immunodeficiency syndrome,AIDS)的简称。HIV 感染者在发展为 AIDS 之前的很长一段时间内可无明显全身症状,但大多数感染者出现各种口腔损害,有些还是早期出现。此外,有些口腔病损能预示 HIV 感染后的病情进展。HIV 感染者可能首先就诊于口腔科。因此,临床医师需要了解和关注患者的口腔黏膜病损表现,以便早发现、早诊断、早治疗,以利于疾病的控制,减少传播,提高患者的生存质量。

(一) 病因
艾滋病由人类免疫缺陷病毒(HIV)引起,主要通过性接触、血液传播和母婴垂直传播。

(二) 传播途径
AIDS 患者、HIV 携带者是本病的传染源,特别是后者因病情隐匿,具有更高的传播危险性。传播途径包括性接触传播、血液传播、母婴垂直传播。

(三) 临床表现

1. **全身表现** 典型的 HIV 感染经历以下阶段:急性期、无症状期、艾滋病期。

(1) 急性期:HIV 感染可能无症状,或者仅引起短暂的非特异性症状。大多数患者的临床症状轻微,以发热最为常见。

(2) 无症状期:可从急性期进入此期,或无明显的急性期症状而直接进入此期。此期持续时间一般为 6~8 年。HIV 感染者在无症状期具有传染性。

(3) 艾滋病期:此期为感染 HIV 后的最终阶段。此期主要临床表现为 HIV 相关症状、各种机会性感染及肿瘤,还可出现持续性全身性淋巴结肿大。

2. **口腔表现** 艾滋病的口腔表现是诊断艾滋病的重要指征之一,多数 HIV 感染者都有口腔表现,其中与 HIV 感染密切相关的常见口腔病损有以下几种。

(1) 口腔念珠菌病:是 HIV 感染者最常见的口腔损害,常在疾病早期有表现,是免疫抑制的早期征象。其特点如下。

1) 发生于无任何诱因的健康成人。

2) 表现为红斑型或假膜型白念珠菌病,病情反复或逐渐加重。

3) 红斑型多发生于上腭及舌背,偶见于颊黏膜。输血感染者红斑型较多。假膜型表现为黏膜上白色或黄色的膜状物,擦去后留下红色基底和出血。累及附着龈、咽部、软腭、腭垂的假膜型和累及颊部的红斑型白念珠菌病具有高度提示性。

（2）毛状白斑:是 HIV 感染者的一种特殊口腔病损,发生率仅次于口腔念珠菌病,对艾滋病有高度提示性。这种病变具有不同寻常的病毒感染特征,抗生素治疗无效。其特点如下。

1）双侧舌缘呈现白色或灰白色斑块,可蔓延至舌背和舌腹。

2）呈垂直皱褶,有的因过度增生而呈毛绒状,不能擦去。

3）毛状白斑的诊断除临床表现外,尚需检测证实病损内 EB 病毒的存在。

（3）卡波西肉瘤:是一种罕见的血管恶性肿瘤,也是艾滋病患者特征性的口腔表现,发生率仅次于白念珠菌病和毛状白斑。其特点如下。

1）好发于腭部及牙龈,呈单个或多个紫红色、浅蓝色或褐色类似血管瘤的斑块或结节,病变初期较平,逐渐高出黏膜,可分叶、溃烂或出血。

2）病理特征为交织在一起的丛状梭形细胞,血管增生,淋巴细胞及浆细胞浸润。

（4）口腔疱疹:单纯疱疹为 HIV 感染者常见的疱疹病毒损害,口腔表现较严重,范围广,可同时伴有生殖器疱疹。病程较长,反复发作,若病损持续 1 个月以上,应做 AIDS 相关检查。带状疱疹也是艾滋病的早期表现之一,病情重,持续时间长,预后不良。

（5）HIV 相关牙周病变

1）牙龈线形红斑:又称 HIV 相关龈炎,沿游离龈出现界限清楚的火红色线状充血,附着龈可有点状红斑。患者一般口腔卫生情况良好,无溃疡、牙周袋及牙周附着丧失。可有自发性出血或刷牙后出血。

2）HIV 相关牙周炎:牙周附着短期内迅速丧失,进展快,但牙周袋不深,主要是由牙周软、硬组织同时破坏所致,牙松动甚至脱落。

3）急性坏死性（溃疡性）龈炎:口内有特殊腐败恶臭,牙龈火红、水肿,龈缘及龈乳头有灰黄色坏死组织,极易出血。

4）坏死性牙周炎:以牙周软组织的坏死和缺损为特点,疼痛明显,牙松动。

（6）坏死性口炎:表现为广泛的组织坏死,骨外露,严重者似走马牙疳。

（7）复发性阿弗他溃疡:表现为口腔非角化黏膜单个或多个反复发作的圆形疼痛性溃疡,缺乏明确的致病因素,以重型和疱疹样损害为主。

（8）非霍奇金淋巴瘤:为确诊 AIDS 的指征之一,常以颈、锁骨上淋巴结无痛性肿大为首要表现,病情进展迅速,易发生远处扩散。口内损害好发于软腭、牙龈、舌根等部位,为固定而有弹性的红色或紫色肿块。

（9）唾液腺疾病:主要累及腮腺,其次为下颌下腺,表现为单侧或双侧唾液腺的弥漫性肿胀,质地柔软,常伴有口干。

（10）乳头状瘤或局灶性上皮增生:属口腔疣状损害,前者为局部的菜花状或乳头状新生物,后者为多发性小丘疹,呈颗粒状外观。两者均需通过病理确诊。

（11）儿童患者的口腔表现:以口腔念珠菌病、腮腺肿大、单纯疱疹多见,口腔卡波西肉瘤、舌毛状白斑罕见。

（四）治疗

1. 对艾滋病的治疗 本病目前尚无特效疗法。应由专科医师从以下几方面进行治疗。

（1）提供健康教育和心理咨询,增强患者与疾病斗争的信心。

（2）抗 HIV 治疗,坚持早期、持久、联合用药原则。

（3）免疫治疗与抗病毒治疗联合应用。

（4）针对机会性感染和肿瘤进行治疗。

（5）支持、对症治疗。

2. 对口腔病损的治疗

（1）口腔念珠菌病：常规治疗仍以全身及局部应用抗真菌药为主，如氟康唑口服，局部用 2%~4% 碳酸氢钠液漱口，克霉唑片含服，咪康唑软膏涂搽等。

（2）毛状白斑：局部可用维 A 酸和抗真菌药，严重者用阿昔洛韦。停药后易复发，可用大剂量阿昔洛韦维持治疗。

（3）卡波西肉瘤：采用手术切除、烧灼刮治或冷冻治疗，可同时配合放疗、局部化疗及生物诱导疗法。

（4）口腔疱疹：单纯疱疹可用阿昔洛韦。伴生殖器疱疹者，疗程延长至 10 日。耐药者可改用膦甲酸静脉滴注。也可选用泛昔洛韦、阿糖胞苷、肌内注射干扰素等。带状疱疹可用阿昔洛韦静脉滴注。

（5）HIV 相关牙周病变：常规洁治、刮治，动作要轻柔，术后用氯己定溶液冲洗或含漱。若病情严重，可同时口服甲硝唑和阿莫西林。

（6）复发性阿弗他溃疡：局部使用糖皮质激素和抗菌含漱液。

（7）口干症：使用毛果芸香碱、唾液分泌刺激剂，局部可使用含氟含漱液或凝胶以防止龋齿的发生。

（8）乳头状瘤：采用手术切除或激光治疗，有复发的可能。

二、梅毒

梅毒（syphilis）是一种慢性性传播疾病，也是一种复杂的全身性疾病。

（一）病因

本病由梅毒螺旋体引起，人是梅毒的唯一传染源。后天性梅毒主要通过性接触传染，先天性梅毒通过胎盘传染。

（二）临床表现

根据传染途径的不同，梅毒可分为获得性（后天性）梅毒和胎传性（先天性）梅毒。根据病程的长短，可分为早期梅毒和晚期梅毒。

1. 获得性梅毒（后天性梅毒）

（1）一期梅毒：主要症状为硬下疳和淋巴结肿大，一般无全身症状。硬下疳是梅毒螺旋体在侵入部位发生的无痛性炎症反应，潜伏期为 1~8 周。硬下疳的好发部位主要在外生殖器，口腔是仅次于外生殖器的第二个好发部位，可发生在唇、舌、牙龈、腭、咽喉。

1）唇硬下疳：常表现为巨唇，是一期梅毒常见的口腔损害，唇部下疳引起唇及周围组织肿胀，触之较硬，表面有黄色薄痂，可形成溃疡，下颌下淋巴结肿大。

2）舌硬下疳：表现为舌前部光滑，呈粉红色，覆盖灰白色假膜，触之稍硬，无痛，颏下及下颌下淋巴结肿大。

（2）二期梅毒：一期梅毒未经治疗或治疗不彻底，螺旋体由淋巴系统进入血液循环，引起皮肤、黏膜、骨骼及其他器官的多发性损害，称二期梅毒，常发生于硬下疳消退后 3~4 周。主要口腔表现有以下方面。

1）梅毒性黏膜炎：好发于颊、舌、腭、扁桃体、咽及喉部，表现为黏膜广泛充血、红肿、糜烂与溃疡，伴有灼痛、口干等表现。

2）梅毒黏膜斑：是二期梅毒的特征性损害，可发生在口腔黏膜的任何部位，以舌最多见，其次为咽、扁桃体、唇、颊及腭。损害为灰白色、光亮而微隆的斑块，易发生糜烂，表面覆盖灰白色假膜，周围有红晕。

（3）三期梅毒：又称晚期梅毒，早期梅毒未经治疗或治疗不充分，经过 3~4 年的潜伏期或更长时间，有 40% 的梅毒患者发生三期梅毒。病变累及皮肤黏膜、心血管、中枢神经系统等重要器官，危及生命。

三期梅毒的皮肤损害主要是结节性梅毒疹和树胶肿，口腔黏膜损害主要是三期梅毒树胶肿、梅毒性舌炎、舌白斑。

1）树胶肿：是三期梅毒常见的口腔表现，主要发生在硬腭、软腭。初起为小结节，逐渐扩大，中心软化、破溃，造成组织破坏及缺损。硬腭树胶肿可造成口腔与鼻腔穿通，影响发音和吞咽功能。

2）梅毒性舌炎：舌背乳头萎缩消失，损害区光滑发红，呈萎缩性舌炎表现。有时为分叶状，伴沟裂，表现为弥散性间质性舌炎。

3）舌白斑：三期梅毒舌炎可发生白斑，且容易恶变为鳞癌。

2. 先天性梅毒（胎传性梅毒） 根据发病时间不同，先天性梅毒分为早期先天性梅毒、晚期先天性梅毒和先天性潜伏梅毒。其经过与后天性梅毒相似，但不发生硬下疳。

晚期先天性梅毒标志性损害如下。

（1）半月形切牙（哈钦森牙）：切牙的切缘比牙颈部狭窄，切缘中央有半月形缺陷，切牙之间有较大空隙。

（2）桑葚牙：第一恒磨牙的牙尖皱缩，向中央偏斜，釉质呈多个小结节和坑窝凹陷，散在于近殆面处。

（三）诊断

根据详细而确切的病史、全身各系统的检查及实验室检查结果进行综合分析，慎重作出诊断。

（四）治疗原则

诊断正确，治疗及时，疗程规范，剂量足够，治疗后要定期追踪观察。

三、淋病

淋病（gonorrhea）是一种常见性病，是由淋病奈瑟菌（简称淋球菌）所致的泌尿生殖系统感染。其潜伏期短，传染性强。

（一）病因

本病由淋球菌所致。人是淋球菌的唯一自然宿主，主要通过性接触传播，亦可间接接触传染。产道感染可引起新生儿淋菌性结膜炎。

（二）临床表现

主要发生在性活跃的中青年人群，潜伏期一般为1~10日。

男性淋病主要表现为淋菌性尿道炎。初起尿道口充血、肿胀，后溢脓，并有尿痛、排尿困难等症状。

女性淋病的症状较轻，常见淋菌性宫颈炎、急性尿道炎、急性输卵管炎、前庭大腺炎、盆腔炎等。

淋菌性口炎：主要见于有口交史的患者。口腔黏膜充血、发红，可有糜烂或浅表溃疡，被覆黄白色假膜。假膜易于擦去，呈现出血性创面。

淋菌性咽炎：咽部淋球菌的感染率约为20%，但此类感染中有80%无症状，只有少数患者有咽部发红、充血、轻微咽痛。

（三）诊断

依据病史、临床表现和实验室检查结果进行诊断。

（四）治疗

应早期诊断，及时治疗，疗程正规，药物剂量要足够，在治疗时还要注意有无其他性病及支原体、衣原体感染等。

第八节 │ 其他常见全身疾病的口腔黏膜表现

一、手足口病

手足口病（hand food mouth disease，HFMD）是一种儿童传染病，又名发疹性水疱性口腔炎。该病以手、足和口腔黏膜疱疹或破溃后形成溃疡为主要临床表现。其病原为多种肠道病毒。

手足口病的潜伏期为3~4天，多数患儿无前驱症状而突然发病，常有1~3天的持续低热，口腔和咽喉部疼痛，或上呼吸道感染的特征。

口内颊黏膜、软腭、舌缘及唇内侧散在的红斑及小疱疹多与皮疹同时出现，或稍晚1~2天出现。口腔内疱疹极易破溃成糜烂面，上覆有黄色假膜，周围黏膜充血红肿。患儿有流涎、拒食、烦躁等症状。病程为5~7天，个别达10天。一般可自愈。

二、药物过敏性口炎

药物过敏性口炎（allergic medicamentosus stomatitis）是药物通过口服、注射、吸入、敷贴或局部涂搽、含漱等不同途径进入机体内，使过敏体质者发生超敏反应而引起的黏膜及皮肤的超敏反应性疾病。

药物过敏性口炎可发生于口腔任何部位，口腔损害可先于皮肤损害出现。黏膜灼热发胀，继之出现红斑充血、肿胀，水疱渗出、糜烂、坏死。水疱为单个或多个，大小不等。单个水疱较大，舌背中部好发，水疱壁薄、易破裂；如发生在唇部，充血水肿，渗出结痂，相互融合，动则出血，开口受限。

三、血管性水肿（血管神经性水肿）

血管性水肿（angioedema）或称血管神经性水肿，为一种急性局部反应型的黏膜皮肤水肿，又称巨型荨麻疹或昆克水肿。其发病机制属Ⅰ型超敏反应，特点是突然发作局限性水肿，但消退亦较迅速。

唇部损害可单独累及上唇或下唇，也可同时累及双唇。开始患侧皮肤或黏膜有瘙痒、灼热痛，随之发生肿胀。肿胀区界限不明显，按之较韧而有弹性。水肿可在十几分钟内完成。唇部发病者可见唇肥厚，表面光亮如蜡；发生在舌者可致巨舌，波及软腭可引起口腔功能障碍；发生在会厌处则影响呼吸。肿胀可在数小时或1~2日内消退，不留痕迹，但能复发。

四、多形性红斑

多形性红斑（erythema multiforme）又称多形性渗出性红斑，是黏膜皮肤的一种急性渗出性炎症性疾病，发病急，具有自限性和复发性，黏膜和皮肤可以同时或单独发病。病损表现为多种形式，如红斑、丘疹、疱疹、糜烂及结节等。

口腔黏膜病损可伴随皮损同时发生，亦可单独发生。口腔病损分布广泛，好发生于唇、颊、舌、腭等部位。黏膜充血水肿，有时可见红斑及水疱，但水疱很快破溃，故常见的病变为大面积糜烂。糜烂表面有大量渗出物形成厚的假膜，有时渗出物过多，甚至形成胶冻状团块而影响张、闭口。病损易出血，在唇部常形成较厚的黑紫色血痂。疼痛明显，影响进食。患者唾液增多，口臭明显，下颌下淋巴结肿大，有压痛。

五、白塞综合征

白塞综合征（Behcet disease，BD）又称贝赫切特综合征。本病因其主要临床特征是同时或先后发生口腔黏膜溃疡以及眼、生殖器、皮肤损害，几乎累及每一个病例，故而又被称为"口-眼-生殖器三联征"。本病也可累及血管、神经系统、消化道、关节、肺、肾、睾丸等器官，属于系统性疾病。

本病口腔溃疡的症状和发作规律与复发性阿弗他溃疡类似，多表现为轻型或疱疹样型，亦可出现重型。口腔溃疡占首发症状的70%~90%，最终100%的患者必发。

六、放射性口炎

放射性口炎（radiation stomatitis）即放射性口腔黏膜炎，是放射线电离辐射引起的急慢性口腔黏膜损害。因临床常见于头颈部肿瘤接受放射治疗（简称放疗）的患者，故又称放射治疗诱发性口腔黏膜炎,是肿瘤放疗常见的严重并发症之一。

1. **急性放射性口炎** 当黏膜放射量达到 10Gy 时,口腔黏膜发红、水肿;达到 20Gy 时,黏膜充血明显,依次出现糜烂、溃疡,覆盖白色假膜,易出血,触痛明显,可出现唾液腺萎缩导致的口干、口臭等症状,合并进食困难等功能障碍和头晕、失眠、食欲差、脱发等全身症状;达到 30Gy 时,口腔局部体征和症状加剧,往往出现伴明显渗出的深大溃疡并有假膜覆盖。放射性口炎急性病损一般在放疗结束后 2~4 周或采取有效措施治疗后 1~2 周逐渐愈合。

2. **慢性放射性口炎** 放疗 2 年后出现的黏膜损害称"慢性损伤",其特征是唾液腺广泛萎缩引起的继发性损害。主要症状包括口腔干燥、味觉异常。主要体征是口腔黏膜广泛萎缩、变薄、充血,舌体出现萎缩性舌炎,并往往合并白念珠菌感染;同时可见猖獗龋、牙龈出血、开口受限等其他口腔并发症。

七、赖特综合征

赖特综合征(Reiter syndrome,RS)属于非器官特异性的自身免疫性疾病,在风湿性疾病的范畴中归类于脊柱关节疾病。除典型的关节炎、尿道炎和结膜炎三联征外,口腔溃疡、口腔炎、龟头炎、皮疹、宫颈炎等皮肤黏膜病变也是常见的临床表现。

口腔黏膜比较突出的表现是溃疡,而且在黏膜不同部位,病损表现略有不同。在硬腭主要表现为浅表性溃疡,呈剥脱性红斑状,直径数毫米至数厘米;发生在颊、软腭、舌根的溃疡周界清晰,成片分布,类似于舌乳头萎缩;口腔黏膜损害亦可表现为广泛的口腔炎,但症状轻微,有刺激痛或不适感。

八、口腔白色角化症

口腔白色角化症(leukokeratosis)又称为口腔白角化病、良性角化病、前白斑,为长期的机械性或化学性刺激所造成的口腔黏膜局部白色角化斑块或斑片。

白色角化症可发生在口腔黏膜的任何部位,以颊、唇、舌部多见。病损为灰白色、浅白色或乳白色的边界不清的斑块或斑片,不高出或略高于黏膜表面,表面平滑,基底柔软无结节。与周围正常的黏膜相比,白色角化区域黏膜的质地及弹性没有明显的变化。发生在硬腭黏膜及其牙龈,呈弥漫性分布,伴有散在红色点状的灰白色或浅白色病损,多由长期吸烟造成,因而又称为烟碱性白色角化病或烟碱性口炎,其上的红色点状物为腭腺开口。患者可有干涩、粗糙等自觉症状。

九、盘状红斑狼疮

盘状红斑狼疮(discoid lupus erythematosus,DLE)是一种慢性皮肤黏膜结缔组织病,病损特点为持久性红斑,中央萎缩凹陷呈盘状。本病主要累及头面部皮肤及口腔黏膜皮肤,病损表面有黏着性鳞屑,黏膜病损周边有呈放射状排列的细短白纹。

黏膜损害:病损特点为圆形或椭圆形红斑,糜烂凹陷似盘状,边缘稍隆,周围有红晕或可见毛细血管扩张,红晕外围有呈放射状排列的细短白纹。下唇唇红黏膜是 DLE 的好发部位。初期为暗红色丘疹或斑块,随后形成红斑样病损,片状糜烂,直径为 0.5cm 左右,中心凹下呈盘状,周边有红晕或可见毛细血管扩张,在红晕外围是呈放射状排列的白色短条纹。病变区亦可超出唇红缘而累及皮肤,唇红与皮肤界限消失,此为 DLE 病损的特征性表现,可用于与唇红部的扁平苔藓和糜烂性唇炎相鉴别。长期慢性病损可导致唇红及唇周皮肤色素沉着或有状似白癜风的脱色斑。口腔黏膜损害易累及颊黏膜,亦可发生在舌背、舌腹(缘)、牙龈及软、硬腭。病损往往不对称,边界较清晰,较周围黏膜稍凹下,其典型病损四周有放射状细短白纹。

十、灼口综合征

灼口综合征(burning mouth syndrome,BMS)是以舌部为主要发病部位,以烧灼样疼痛为主要表现的一组综合征,又称舌痛症、舌感觉异常、口腔黏膜感觉异常等。其主要特点是无明显的临床损害,无特征性的组织病理变化,但常有明显的精神因素,在更年期或绝经前后期妇女中发病率高。

　　舌烧灼样疼痛为最常见的临床症状,但也可表现为麻木感、刺痛感、味觉迟钝、钝痛不适等感觉异常。疼痛多发生于舌根部,其次为舌缘、舌背和舌尖。舌痛呈现晨轻暮重的时间节律性改变。多数患者病程较长,逐渐加重,常连续发生数月或者数年,无间歇期,少数患者有明确的突发病史。舌运动自如,舌体柔软,触诊反应正常,舌黏膜正常或有轻度舌乳头炎,但临床症状与体征明显不协调。

(牛卫东)

思考题

1. 简述口腔念珠菌病的临床分类及特点。
2. 根据临床特征,简述复发性阿弗他溃疡的临床分型及各自特征。
3. 简述寻常型天疱疮的临床表现。
4. 简述口腔黏膜不同部位口腔扁平苔藓病损的特征。
5. 简述艾滋病的主要口腔表征。

思考题解题思路　　　　本章目标测试　　　　本章思维导图

第九章 | 牙体缺损、牙列缺损/缺失的修复

本章数字资源

牙体缺损是指牙体硬组织不同程度的外形和结构的破坏、缺损或发育畸形,牙列缺损是指上颌或下颌牙列内部分牙的缺失,而牙列缺失是指上颌或下颌全部牙的缺失。牙体缺损、牙列缺损/缺失除了会引起咀嚼、吞咽、发音等功能障碍外,还可能影响美观或继发颞下颌关节紊乱病等病症,从而影响患者的身心健康。牙体缺损、牙列缺损/缺失的修复就是采用人工材料制作各种修复体,以修复各类缺损或缺失,预防和治疗口颌系统疾病,恢复口颌系统的正常形态和生理功能。修复方式包括固定义齿、可摘局部义齿、全口义齿和种植义齿等。

第一节 | 牙体缺损修复

牙体缺损(tooth defect)是指牙体硬组织不同程度的外形和结构的破坏、缺损或发育畸形,造成牙体形态、咬合和邻接关系的异常,影响牙髓和牙周组织甚至全身的健康,对咀嚼、发音和美观等也将产生不同程度的影响。

一、牙体缺损的病因

牙体缺损最常见的原因是龋病,其次是外伤、磨损、楔状缺损、酸蚀症和发育畸形等。

1. **龋病** 在以细菌为主的多因素作用下,牙体硬组织中无机物脱矿和有机物分解,牙齿发生慢性进行性破坏,导致牙体硬组织缺损。

2. **牙外伤** 交通事故、意外撞击或咬硬食物等可造成牙体折断,一般前牙外伤的发生率较高。

3. **磨损** 不良习惯和夜磨牙症等原因可造成牙冠病理性磨损,严重者可导致咬合面降低,引起咀嚼功能障碍以及颞下颌关节紊乱病。

4. **楔状缺损** 多发生在牙齿唇颊面的颈部,尤其是尖牙和前磨牙,病因有机械摩擦、酸蚀和应力集中等。

5. **酸蚀症** 牙齿长期受酸作用而脱钙,造成牙体组织逐渐丧失,多见于经常接触酸的工作人员、长期大量饮用碳酸饮料、胃食管反流的患者。

6. **发育畸形** 牙发育和形成过程中出现的结构与形态异常,包括牙釉质发育不全、牙本质发育不全、四环素牙、氟牙症等。

二、牙体缺损的影响

1. **牙本质敏感** 牙体缺损局限在牙釉质内时,症状很轻甚至无任何症状;如果发展到牙本质,可出现冷热刺激痛等牙本质敏感症状。

2. **牙髓症状** 牙体缺损累及深层牙本质甚至牙髓,可出现牙髓组织充血甚至变性坏死,进而引起根尖周病变。

3. **牙周症状** 牙体缺损引起食物嵌塞,可导致或加重局部牙周组织炎症。

4. **咬合症状** 牙体缺损可直接影响咀嚼效率,导致偏侧咀嚼,严重者还会影响面部下 1/3 的垂直高度,甚至出现口颌系统的功能紊乱。

5. **其他不良影响** 牙体缺损可影响患者的美观、发音和心理状态等,形成的锐尖容易刮伤口内

NOTES

107

软组织,残冠、残根也会成为病灶,影响全身健康。

三、牙体缺损的修复原则

牙体缺损的修复,应正确恢复患牙的生理形态与美观、发音和咬合功能,并且要求符合机械力学的原则以保障修复体发挥良好的功能。

(一)正确地恢复形态与功能

应根据个体的年龄、性别、职业、生活习惯、生理特点等不同情况,正确恢复牙的形态。

1. 轴面形态(axial form)　正常牙冠轴面有一定的凸度,对于维护牙周组织的健康有重要的生理意义,如保护牙龈健康、便于自洁以及利于前牙美观。

2. 邻接关系(proximal contact)　相邻两牙邻接之处起初为点状,称为邻接点。随着咀嚼运动中牙的生理运动,邻接点磨耗而由点扩大为面的接触,称为邻接面。良好的邻接面接触紧密,可防止食物嵌塞,并能分散咀嚼压力。

3. 外展隙和邻间隙　在邻接区四周,环绕着向四周展开的空隙,称为外展隙(embrasure)。在唇、颊侧者称唇、颊外展隙,在舌侧者称为舌外展隙,在切缘或𬌗面者称为切或𬌗外展隙。邻间隙(interproximate space)位于邻接点的龈方,呈三角形,其底为牙槽骨,两边为邻牙的邻面,顶为邻接点。在修复时应根据具体情况,尽可能将外展隙和邻间隙恢复到原状,以保证正常的食物溢出及保护牙槽骨和邻牙。

4. 咬合关系　应修复患牙,使其具备稳定而协调的咬合关系。

(1)正中颌位:上、下颌牙齿尖窝相对,有广泛的接触而无早接触。上、下颌牙列存在着合适的覆𬌗与覆盖关系。

(2)非正中关系:前伸咬合时,前牙均匀接触,后牙不接触;侧方咬合时,工作侧尖牙接触或多牙均匀接触,非工作侧不接触。

(3)咬合力的方向:应接近牙的长轴方向,与牙周支持能力相协调。

(4)咬合功能恢复的程度应与牙周条件相适应:在以冠修复牙体缺损时,咬合功能的大小应与该牙的牙周条件相适应,以防止造成牙周损伤,必要时适当减小𬌗力。

5. 修复体应符合美学要求　尤其前牙修复体对美观要求较高,应注意修复体颜色、形态、透明度、牙龈边缘色泽等影响美观的重要因素,另外了解患者对修复美学的期望值也十分重要。

(二)注意保护软硬组织健康

在牙体修复过程中,保护组织健康有利于提高修复效果和延长修复体使用寿命。修复中需注意以下几点。

1. 防止损伤邻牙　邻面牙体预备时,注意保护邻牙不被损伤,避免增加邻牙患龋的概率。

2. 保护软组织　牙体预备时正确使用口镜或吸引器能有效地防止车针对颊部和舌的损伤。

3. 保护牙髓　牙体预备过程中,应注意防止高温、化学刺激或细菌感染引起牙髓不可逆性损伤。

4. 适当磨除牙体组织　存留牙体硬组织厚度越厚,越能更好地保护牙髓组织。在符合生物力学及美学要求的前提下,应尽可能保存牙体组织,以减少各种操作和材料对牙髓的危害。

5. 预防和减少继发龋　由于粘接剂能被唾液所溶解,修复体与牙的边缘结合部位是继发龋的好发部位。因此修复体边缘线应尽可能短,表面尽可能光滑。修复体应覆盖牙齿的点、隙、沟、裂,并将修复体的边缘扩展至自洁区。

6. 牙体预备尽量一次完成　在牙体预备时,牙髓组织处于受激惹状态。所以一般情况下,在短期内做第二次牙体预备会增加患者痛苦,应予避免。

7. 暂时冠保护　患牙在预备完成到戴用正式修复体前,应戴用暂时冠来保护牙髓,维持间隙。

(三)修复体应合乎抗力形与固位形的要求

1. 抗力形　牙体缺损的患牙在修复完成后,要求修复体和患牙都能抵抗𬌗力而不被破坏或折裂。

（1）患牙能抵抗咬合压力，不被破坏或折断：设计时必须注意保护脆弱的牙体组织，尤其注意保护易折裂的死髓牙。

（2）修复体不因受咬合压力而折断、破裂：根据各类修复体的要求，选择具有优良机械性能的材料，并保证一定的厚度，以达到足够的机械强度。

2. 固位形 为了增强修复体的固位力，可设计面、洞、钉洞、沟等各种几何形状，这种具有增强固位力的几何形状称为固位形。固位形是修复体实现良好固位的重要因素。

四、牙体缺损修复体的种类

牙体缺损修复体分为以下类型。

（一）嵌体

嵌体（inlay）是一种嵌入牙体内部，用于恢复缺损牙体形态和功能的修复体。其中部分嵌入牙冠内并覆盖部分或全部牙尖的修复体称为高嵌体（onlay）。

（二）部分冠

部分冠（partial crown）指覆盖于部分牙冠表面的固定修复体，根据修复体覆盖情况不同分为 3/4 冠、半冠等。

（三）贴面

贴面（veneer）修复是采用粘接技术，对牙体表面缺损、着色、变色和畸形等，在保存活髓、少磨牙或不磨牙的情况下，用瓷、复合树脂等修复材料直接或间接粘接覆盖，以恢复牙体正常形态和色泽的一种修复方法。

1. 种类 贴面根据材料分为瓷贴面（ceramic veneer）和树脂贴面（composite resin veneer）；按照在口内或口外完成方式不同，分为直接贴面和间接贴面。

2. 适应证 贴面主要用于：牙体缺损，包括牙面小缺损、前牙切角缺损、大面积浅表缺损；染色牙和变色牙；牙体形态异常牙，如畸形牙、过小牙等；轻度牙体排列异常，如牙间隙增大、舌侧错位牙、扭转牙等。因磨耗而变短的牙，当垂直距离重新恢复后，可以用贴面恢复牙冠的长度，但应该严格控制适应证。

3. 注意事项 牙齿严重的唇向或舌向错位、前突、唇面牙釉质严重磨损、反𬌗、牙间隙过大、中线过度偏移、牙列拥挤排列不齐等，一般不宜选用贴面修复。

（四）全冠

全冠（full crown）是指完全覆盖牙冠表面的一类修复体，既可作为牙体缺损的主要修复体，又可作为牙列缺损修复的固位体和支持结构。根据制作材料可分为：铸造金属全冠、烤瓷熔附金属全冠、全瓷冠、树脂全冠、树脂-金属混合全冠等，临床常用的有以下三类。

1. 铸造金属全冠 铸造金属全冠是由铸造工艺完成的覆盖整个牙冠表面的金属修复体，因呈现金属色而主要用于后牙。

（1）适应证

1）后牙牙体严重缺损，固位形、抗力形较差者，或者充填后牙体或充填物的固位形、抗力形较差者。

2）后牙存在低𬌗、邻接不良、牙冠短小、位置异常、牙冠折断或半切术后需要以修复体恢复正常解剖外形和咬合、邻接及排列关系者。

3）作为后牙固定义齿的固位体。

4）后牙隐裂。

5）龋坏率高或牙本质敏感严重，银汞合金充填后与对颌牙、邻牙存在异种金属微电流刺激作用而引起症状者。

6）作为牙周固定夹板的固位体。

（2）注意事项

1）对金属材料过敏者禁用。

2）牙体无足够固位形、抗力形者,应采取辅助固位措施后再修复。

3）龋坏牙修复前应妥善处理龋坏牙体组织。

4）要求不暴露金属的患者不宜采用。

2. 烤瓷熔附金属全冠（porcelain fused to metal crown,PFM 冠）　也称金属烤瓷冠,是一种由低熔烤瓷在真空条件下熔附到金属基底冠上的金-瓷复合结构的修复体(图 9-1)。

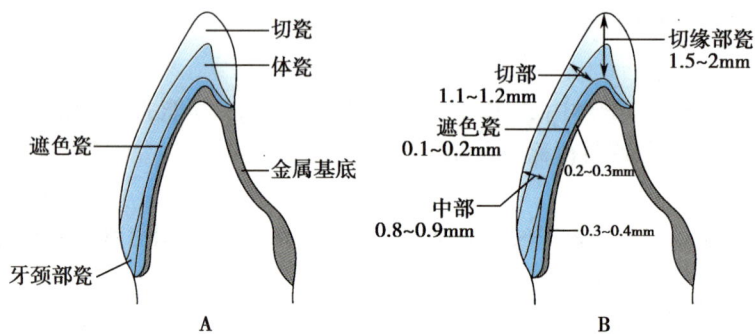

图 9-1　烤瓷熔附金属全冠结构示意图

（1）适应证

1）氟牙症、四环素牙、锥形牙、釉质发育不全等不宜用其他方法修复,患者要求美观且永久性修复的患牙。

2）龋坏或外伤等造成牙体缺损较大,而充填治疗无法满足要求的患牙。

3）根管治疗后经桩核修复的残根残冠。

4）不宜做正畸治疗的错位、扭转的患牙。

5）作为烤瓷固定桥的固位体。

6）作为牙周病矫形治疗的固定夹板。

（2）注意事项

1）尚未发育完全的年轻恒牙、牙髓腔宽大或严重错位且未经治疗的成人患牙,需要特别注意牙髓保护问题。

2）无法取得足够固位形和抗力形的患牙,需采取辅助固位与抗力措施。

3）深覆𬌗、咬合紧,在没有矫正而且无法预备出足够间隙的患牙,应注意修复体的强度设计。

4）对金属过敏者要避免使用致敏金属。

5）夜磨牙症患者或有其他不良咬合习惯者,应注意咬合设计。

3. 全瓷冠（all ceramic crown）　是以陶瓷材料制成的覆盖整个牙冠表面的修复体,具有出色的美学效果,避免了金属可能造成的牙龈染色、过敏、易腐蚀及对某些影像学检查(如磁共振成像)产生影响的问题。全瓷冠的适应证基本同烤瓷熔附金属全冠,尤其适合美学要求高的患者。

（五）桩核冠

桩核冠（post-and-core crown）是利用插入根管内的桩来固位,用金属桩核或树脂核与剩余牙体组织形成预备体,然后再制作全冠修复体。

1. 桩核冠的组成

（1）桩（post）:插入根管内的部分,利用摩擦力和粘固力、粘接力与根管内壁之间获得固位,进而为核以及最终的全冠提供固位。根据材料不同分为金属桩、陶瓷桩和纤维桩。

（2）核（core）:固定于桩上,与剩余冠部牙体组织一起形成最终的全冠预备体,为全冠提供固位。

制作核的材料有铸造金属、银汞合金、复合树脂、陶瓷等。

（3）冠（crown）：即各种材料的全冠。

2. 适应证

（1）临床牙冠中度以上缺损，剩余牙体直接充填后无法提供冠修复体固位力者。

（2）临床牙冠重度缺损，但牙根有足够长度，经冠延长术或牵引术后可暴露出断面以下至少1.5mm的根面高度，磨牙未暴露根分叉者。

（3）错位、扭转牙而非正畸适应证者。

（4）畸形牙直接预备固位形不良者。

除此以外，患牙应完成完善的根管治疗，原有根尖周炎症得到控制，方可行桩核冠修复。

3. 注意事项

（1）缺损范围过大，不能用正畸或牙周冠延长手术获得足够的临床牙冠，或缺损过深可能导致牙周隐患的患牙，桩核冠修复治疗效果较差。

（2）以下情况采用桩核冠修复需谨慎：牙根或根管解剖形态不良，如牙根短小或根吸收致牙根过短，或牙周炎症致冠根比异常；牙根弯曲致根管桩道过短等。

（3）未行完善的根管治疗，或根尖阴影过大，瘘管未消者，宜在根管治疗效果肯定时再行修复。

（4）年轻恒牙缺损时，应尽量保存活髓，诱导根尖成形，慎用桩核冠修复。

（六）暂时性修复体

暂时性修复体（temporary restoration）是在固定修复的牙体预备后，至最终固定修复体完成前，患者不能自由取戴的临时性修复体，包括暂时冠、暂时桥、暂时贴面及暂时嵌体等，以暂时冠最为常见。按照材料不同，可分为金属暂时性修复体和非金属暂时性修复体。暂时性修复体有以下作用。

1. 保护作用　活髓牙牙体预备后牙本质暴露，易引起过敏症状或牙髓炎症，需使用暂时性修复体以保护牙髓不受机械、温度和化学刺激。

2. 维持与稳定作用　暂时冠可保持𬌗面稳定性，防止患牙和对颌牙伸长，防止患牙或邻牙移位，并利于牙龈组织在牙体预备后保持稳定。

3. 恢复功能作用　暂时性修复体可暂时满足患者的美观要求及咀嚼、发音功能。

4. 自洁作用　牙冠预备后形态改变，清洁和自洁作用差，使用表面高度抛光的暂时性修复体可保持牙冠的自洁作用。

5. 诊断信息作用　暂时性修复体可提供形态、位置、美学等一系列信息，为最终修复体达到最佳的牙冠形态、排列位置和美学效果提供参考。

五、常见问题及处理

（一）疼痛

1. 过敏性疼痛　修复体粘固后过敏性疼痛是因为牙髓受到刺激处于激惹状态。牙体预备及粘固过程中应注意正确操作，减小对牙髓的损害。如果刺激在牙髓耐受范围内，疼痛可在短时间内消失。粘固后应随时观察，必要时取下修复体进行保护牙髓处理。修复体使用一段时间后出现过敏性疼痛，其主要原因有继发龋、牙龈退缩、粘固剂脱落或溶解，这些因素可造成牙本质暴露，引起激发性疼痛。

2. 自发痛　常见原因为牙髓炎、根尖周炎或牙周炎，多是由于牙体磨除过多，继发龋或咬合创伤引起的牙周炎。必要时做牙髓治疗或根管治疗。如有创伤，应仔细调𬌗观察。

3. 咬合痛　修复后短期内咬合痛多是由创伤引起的。通过调𬌗，症状就会很快消失。在修复体戴用一段时间之后出现咬合痛，应确定是否有创伤性牙周炎、根尖周炎、根管侧穿、外伤性或病理性根折等，然后再针对病因治疗，如调𬌗、牙周治疗、拆除重做、拔牙等。

（二）食物嵌塞

食物嵌塞是固定修复后常见的问题之一。需检查邻面接触点恢复情况，对颌牙是否有充填式牙尖等。如有需要可调磨对颌牙,必要时拆除修复体重新修复。

(三) 龈缘炎

其原因可能是:修复体轴面外形不良;冠边缘过长,边缘抛光不良,修复体边缘有悬突或台阶;试冠、戴冠时对牙龈造成损伤;嵌塞食物压迫;倾斜牙、异位牙修复体未能恢复正常排列和外形。治疗时,可局部用抗炎镇痛药消除炎症,调𬌗;保守治疗后若症状不缓解,应拆除修复体重做。

(四) 修复体松动、脱落

修复体松动、脱落是牙体缺损修复失败的主要表现,原因有:修复体固位不足;创伤;粘固失败等。修复体一旦松动,应尽早取下,重新粘固或重新制作。

(五) 修复体破裂、折断、穿孔

修复体戴用过程中可能出现破裂、折断及磨损穿孔等现象。其原因主要有:外伤;材料因素,如瓷的脆性较大,树脂强度较低;操作不当或制作缺陷;𬌗力过大;磨耗过多等。前牙全瓷冠或烤瓷冠局部破裂、折断,可用树脂进行修补。若大范围破损,应将修复体拆下重做。对于穿孔的金属修复体原则上应重做。

第二节 ｜ 牙列缺损的固定局部义齿修复

牙列缺损(dentition defect)是指在上颌或下颌的牙列内有数目不等的牙缺失,同时仍余留不同数目的天然牙。牙列缺损的修复方法有固定局部义齿、可摘局部义齿、固定-活动联合修复、种植义齿等方法。

一、牙列缺损的病因和影响

(一) 病因

牙列缺损是由龋病、牙周病、根尖周病、外伤、颌骨疾病、发育性疾病等原因造成患牙不可保留或缺失而形成的,其中最常见的病因是龋病和牙周病。

(二) 影响

牙列缺损后,不及时修复会给患者带来很多影响,如缺隙侧的邻牙倾斜移位、松动。长期、多牙位的缺损,不仅造成局部功能障碍,还可能影响全身健康。

1. **咀嚼功能减退**　咀嚼功能的减退受缺牙数量、缺牙部位和缺牙持续时间影响。一般来说,前牙缺失影响切割食物的功能,多个后牙或一侧后牙缺失对磨碎食物的功能影响更大。由于久未修复的个别牙缺失,尤其是最常见的下颌第一磨牙缺失,可能发生邻牙向缺隙倾斜移位,缺牙间隙缩小,对颌牙向缺隙伸长,导致局部咬合功能紊乱,功能接触面减少,主要表现为咀嚼功能降低。

2. **牙周组织改变**　缺牙后久未修复,邻牙向缺隙倾斜移位可能导致局部咬合关系紊乱,甚至出现邻牙间隙增大、继发龋、牙周袋及牙周创伤等症状。

3. **发音功能障碍**　前牙缺失中,多个前牙的缺失对齿音、唇齿音、舌齿音的影响很大,影响发音的准确性及清晰度。

4. **影响美观**　面部自然的外貌靠完整无缺的牙列来维持。多数前牙的缺失,特别是上前牙缺失,使唇颊部软组织失去支持而内陷,加之缺隙的存在,对美观影响极大;而多数后牙的缺失如果造成咬合接触关系丧失,面下 1/3 的垂直距离会变短,鼻唇沟加深,面部皱纹增加,面容苍老,对美观和心理均有较大影响。

5. **颞下颌关节病变**　长期、多数后牙缺失且久未修复,有可能造成颞下颌关节的病变。其主要原因是𬌗干扰引起的咬合关系紊乱,一侧丧失咬合后出现的咀嚼肌群张力不平衡;双侧后牙咬合接触关系丧失后,垂直距离变短导致髁突向后上方移位,盘突关系异常造成关节症状等。

二、固定局部义齿的适应证和禁忌证

固定局部义齿（fixed partial denture）是修复牙列中一颗或几颗缺失牙的修复体，靠粘固剂或固定装置与缺牙两侧预备好的基牙连接在一起，从而恢复缺失牙的解剖形态与生理功能。从义齿分类上它属于局部义齿，这种修复体由于患者不能自由摘戴，故简称为固定义齿；又由于其结构很像工程上的桥梁结构，也称固定桥（fixed bridge）。

（一）适应证

固定局部义齿修复前，需要对患者的口腔情况进行仔细的检查，并结合患者的全身情况和个体特点进行分析，以确定是否可行固定局部义齿修复。其适应证要综合考虑以下几方面的因素。

1. **缺牙数目** 适合于牙弓内少数牙的缺失，缺牙数目一般以 1~2 颗牙为宜。
2. **缺失牙部位** 牙弓内任何缺牙的部位，只要符合少数牙缺失而基牙的数目和条件能满足支持与固位者，都可考虑固定局部义齿修复。
3. **基牙条件** 牙冠高度适宜，形态正常，牙根粗大，牙髓无病变，有足够的牙周潜力，以及牙齿排列位置基本正常。
4. **咬合关系** 咬合基本正常，有适当的𬌗龈距离。
5. **缺牙区牙槽嵴** 牙槽嵴稳定，一般需在拔牙后 3 个月。

（二）禁忌证

1. **年龄过小的患者** 这类患者的牙齿发育不完善，基牙预备易露髓。
2. **缺失牙数目过多** 基牙难以提供足够的支持。
3. **牙髓或牙周病未经治疗者**
4. **缺牙区𬌗龈距离过低的患者**
5. **不能接受磨除牙体组织者**

三、固定局部义齿的组成

固定局部义齿（固定桥）由固位体、桥体、连接体三部分组成（图 9-2）。

（一）固位体

固位体是固定桥粘固或粘接于基牙上的部分，固定桥通过固位体与基牙连接在一起，并将𬌗力通过固位体传给基牙。固位体应有良好的固位力与抗力。

（二）桥体

桥体是固定桥恢复缺失牙形态和功能的部分，桥体的一端或两端借连接体与固位体相连。桥体应和缺失牙的形态相似，能清洁、保护下方的牙龈组织，与对颌牙咬合良好，且具有良好的强度，能完成缺失牙的咀嚼功能。

（三）连接体

连接体是连接桥体与固位体的部分，按连接方式不同，分为固定连接体与非固定连接体，临床绝大多数为固定连接体。连接体将桥体承受的𬌗力传导到固位体和基牙上。

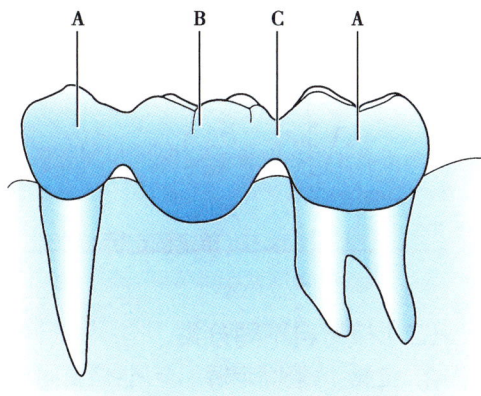

图 9-2 固定局部义齿的组成
A. 固位体；B. 桥体；C. 连接体。

四、固定局部义齿的类型

（一）按结构不同分类

1. **双端固定桥** 桥体两端都有固位体，固位体与桥体之间为固定连接，借固位体固定在基牙上，与基牙成为一个固定不动的整体,稳定且可以承受较大的咬合力,预后最佳,是临床中最为常见的固定桥(图9-3)。

2. **半固定桥**　桥体两端都有固位体,其一端桥体与固位体之间为固定连接体,另一端为非固定相连,临床应用较少(图9-4)。

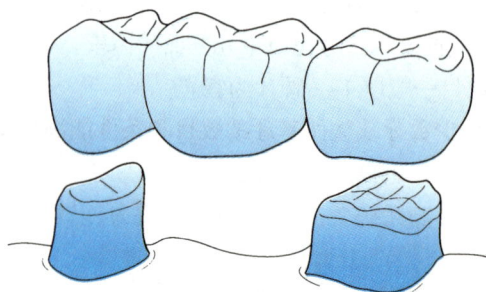

图9-3　双端固定桥

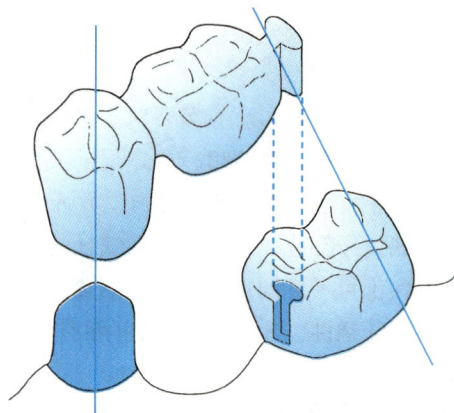

图9-4　半固定桥

3. **单端固定桥**　也称悬臂固定桥,桥体只有一端有固位体,且通过固定连接体连接,另一端为游离悬臂,无基牙支持。单端固定桥粘固在一端基牙上,基牙所受扭力较大,常用于基牙强大而缺牙间隙小的情况(图9-5)。

4. **复合固定桥**　同时采用上述三种基本类型中两种以上设计的固定桥,通常用于基牙及缺隙较多、桥体跨度较长的患者,具体设计依患者口内实际情况而定(图9-6)。

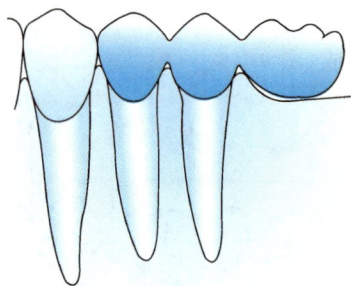

图9-5　单端固定桥

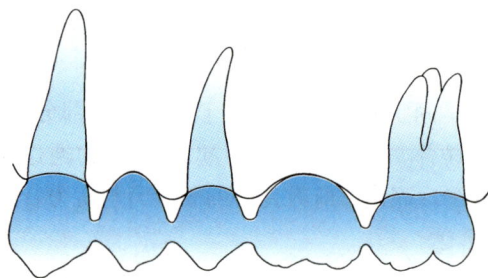

图9-6　复合固定桥

(二) 按材料不同分类

1. **金属-烤瓷固定桥**　金属-烤瓷固定桥的固位体采用烤瓷冠的形式,其基底冠通过金属连接体与桥体金属支架相连,固定桥外部为陶瓷材料覆盖,使整个固定桥既有金属材料的强度,又有陶瓷的美学性能,应用较广泛。

2. **金属-树脂固定桥**　以树脂包绕金属的固位体和桥体支架,用于恢复桥体和固位体的牙冠外形。由于树脂强度较低,美观性和耐久性亦不如陶瓷材料,金属-树脂固定桥的应用已较少见。

3. **全瓷固定桥**　全瓷固定桥为无金属修复,生物安全性好,色泽美观逼真,目前以氧化锆全瓷材料为代表的全瓷固定桥的应用日渐增多。

4. **金属固定桥**　通常为铸造金属固定桥,牙体磨除量少,强度高,但因为美观性能不佳,目前仅见用于后牙修复。

此外,还有用种植体作支持的种植体固定桥(implant-supported fixed bridge)。用套筒冠作固位体的称作可摘固定桥。不磨除或少量磨除基牙,以酸蚀-粘接技术连接基牙和修复体并提供主要固位的固定桥,称作粘接桥。

五、固定局部义齿的设计

设计良好的固定局部义齿,既能最大限度地恢复缺失牙的功能,又能保护基牙及口腔软、硬组织,长期维持口腔的健康。

1. 选择牙根粗大、牙周健康并能形成共同就位道的健康牙作基牙,使固定义齿能获得足够的支持与固位力,承担额外的咬合力并长期维持在生理限度内。

2. 依据缺失牙的数目、部位、基牙条件及患者年龄、支持组织健康状况等因素综合分析,确定修复类型。固位体应具备良好的固位形和抗力形。

3. 桥体设计应恢复牙弓的完整性,满足口腔功能需要,同时符合口腔卫生保健的要求。

4. 通过比色板选择修复体的色彩,必要时拍照记录。

5. 复杂的固定桥设计需要在治疗前制取研究模型,在口外进行分析研究。

六、固定局部义齿的制作

(一)基牙预备

按照固定桥的设计进行牙体预备,在保护牙体牙髓组织健康的前提下,各个基牙间应有共同的就位道,为连接体留出足够的空间,固位体的预备量要按设计需要进行磨除,注意龈边缘的形态。固定桥预备有以下特点。

1. **切缘及𬌗面** 因邻牙常有缺失,预备时缺乏参照,故需强调引导沟的作用,控制合适的预备量。

2. **轴面** 预备时要考虑有共同就位道,必要时需在基牙预备前制取研究模型,利用模型观测仪进行分析,设计就位方向,确定备牙量,然后进行临床预备。

3. **颈缘** 基牙轴向不同时,可以采用龈上边缘设计来满足共同就位的需要。

(二)取印模、灌模型,制作临时修复体

排龈、取印模、灌模型后,制作临时修复体,保护基牙,维持咬合关系,满足患者的美观要求。因为固定桥制作涉及的牙齿数量较多,在基牙和缺牙区应用蜡或者咬合记录硅橡胶记录患者的咬合关系,便于技师准确地制作修复体。

(三)技工制作

烤瓷固定桥的制作包括金属基底铸造和烤瓷塑形两大步骤。

(四)试戴及粘固

固定桥的试戴和粘固有一些特殊的事项需要注意。

1. **试戴方向** 固定桥因为基牙数量多,其就位比单冠困难,故在患者口内试戴前注意检查临床模型,并进行模拟试戴。

2. **桥体组织面** 桥体组织面与黏膜要有适度的接触,既不能有缝隙,也不能压迫牙龈黏膜,避免牙龈因受压缺血出现明显的发白现象。

3. **牙龈乳头** 固定桥基牙的冠与桥体通过连接体固定相连,连接体下方无牙龈乳头,此处牙齿的外展隙可以浅些,避免食物嵌塞。

4. **粘固剂的清理** 临床上固定桥桥体最常采用改良盖嵴式设计,桥体组织面下方易残留粘固剂且难清除,操作时需注意粘固剂的量和稀稠度的控制,也可在粘固前预置牙线以帮助清理多余的粘固剂。

第三节 │ 牙列缺损的可摘局部义齿修复

一、可摘局部义齿的概念、适应证和禁忌证

(一)可摘局部义齿的概念

可摘局部义齿(removable partial denture,RPD)是利用天然牙、基托下黏膜和骨组织作支持,依靠义齿的固位体和基托来固位,用人工牙恢复缺失牙的形态和功能,用基托材料恢复缺损的牙槽嵴、颌骨及其周围的软组织形态,患者能够自行摘戴的一种修复体。

(二)可摘局部义齿的适应证和禁忌证

1. **适应证** 可摘局部义齿的适用范围极其广泛,从个别牙缺失到上颌或下颌仅余留单个牙的大范围牙列缺损,甚至同时伴有软、硬组织缺损时均可采用。其适应证如下。

(1)各种牙列缺损,尤其是游离端缺牙者。

(2)牙缺失伴有牙槽骨、颌骨或软组织缺损者。

(3)拔牙创愈合过程中需制作过渡性义齿者,或青少年缺牙需维持缺牙间隙者。

(4)牙周病需活动夹板固定松动牙者。

(5)𬌗面重度磨损或多个牙缺失等原因造成咬合垂直距离过低,需恢复垂直距离者。

(6)拔牙后需要制作即刻义齿或因其他特殊需要的化妆义齿者。

2. **禁忌证**

(1)有精神类疾病或生活不能自理者,对可摘局部义齿不便摘戴、保管、清洁,甚至有误吞义齿危险的患者。

(2)对义齿材料过敏或对义齿异物感明显而又无法克服者。

(3)严重的牙体、牙周或黏膜病变未得到有效治疗控制者。

二、可摘局部义齿的组成

可摘局部义齿一般由支托、固位体、连接体、基托、人工牙等部件组成(图9-7)。按各部件所起的作用,可归纳为修复缺损部分、固位稳定部分与连接传力部分。

(一)可摘局部义齿的支托

可摘局部义齿的支托(rest)是可摘局部义齿的重要部件,由金属制作,放置于天然牙上,用于支持义齿、防止义齿龈向移位及传递𬌗力。若支托放置于天然牙𬌗面,则称为𬌗支托(occlusal rest);放置于前牙舌面者称为舌支托(lingual rest)或舌隆突支托(lingual eminence rest);放置于前牙切缘者则称为切支托(incisal rest)。支托的作用主要包括以下几方面。

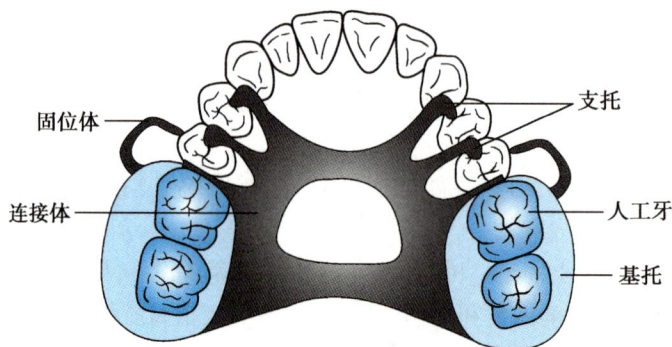

图9-7 可摘局部义齿的组成

（1）支承、传递殆力：支托可将义齿承受的咀嚼压力传递到天然牙上，而基牙对义齿的支持力也通过支托起作用，使义齿受力时不会龈向下沉。

（2）稳定义齿：支托与卡环整铸连用时可保持卡环在基牙上的位置，除防止义齿下沉外，还可阻止义齿游离端翘起或摆动，起到稳定义齿的作用。

（3）防止食物嵌塞和恢复殆关系：若余留牙之间有间隙，放置支托可防止食物嵌塞。若基牙因倾斜或缺损等原因而与对颌牙无咬合接触或接触不良，还可以加大支托，以恢复咬合关系。

（二）可摘局部义齿的固位体

固位体（retainer）是可摘局部义齿用于抵抗脱位力作用，获得固位、支持与稳定的重要部件。

1. 固位体的功能　固位体主要具有固位、稳定、支持 3 种作用。

2. 固位体的要求

（1）有一定固位力，保证义齿在正常的咀嚼功能状态时不致脱位。

（2）非功能状态时，对基牙不应产生静压力。

（3）摘戴义齿时，对基牙应无侧方压力，不损伤基牙。

（4）符合美观要求，尽量少显露金属，尤其前牙区。

（5）与基牙密合，外形圆钝光滑，不应刺激或损伤口内的软、硬组织，不易存积食物，以免菌斑堆积，造成牙龋坏和牙周病变。

（6）制作固位体的材料应具有良好的生物学性能，对口腔组织无致敏、致癌作用并尽量避免在口内使用不同种类的金属，以免产生电流刺激，影响健康。

3. 固位体的种类　按其作用不同可分为直接固位体（direct retainer）和间接固位体（indirect retainer）两大类（图 9-8）。

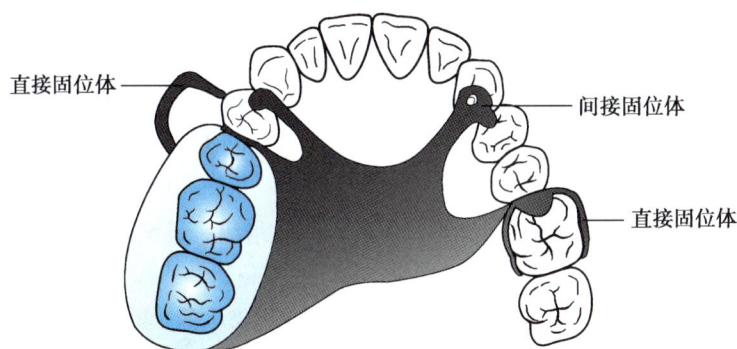

图 9-8　可摘局部义齿的固位体

（1）直接固位体：是防止义齿殆向脱位，起主要固位作用的固位部件。其可分为冠内固位体（intracoronal retainer）以及冠外固位体（extracoronal retainer），如卡环型固位体（clasp retainer）、套筒冠固位体、冠外附着体等，临床上应用最广泛的可摘局部义齿固位方式为卡环型固位体。

卡环型固位体是直接卡抱在基牙上的金属部分，主要作用为防止义齿殆向脱位，亦能防止义齿下沉、旋转和移位，也起一定的支承和稳定作用。卡环的连接体还有加强基托的作用。典型的铸造三臂卡环由卡环臂、卡环体、殆支托和连接体组成（图 9-9）。

（2）间接固位体：是用于辅助直接固位体固位的部件，主要起增强义齿的稳定性，防止义齿发生翘起、摆动、旋转及下沉的作用，常用于游离端义齿。常用的有殆支托、舌支托、连续卡环（连续杆）。而金属舌/腭板、附加卡环、邻间钩、延伸基托等，也可起到间接固位作用。

（三）可摘局部义齿的连接体

连接体（connector）是可摘局部义齿的重要组成部分，分大连接体（major connector）和小连接体（minor connector）两类，其作用是将义齿各部分连接在一起，还有传递和分散殆力的作用（图 9-10）。

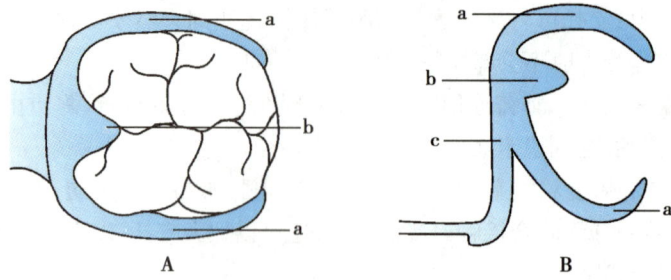

图 9-9　典型圆环形卡环的结构及其在基牙上的位置
A. 𬌗面观；B. 颊/舌面观。
a. 卡环臂；b. 𬌗支托；c. 连接体。

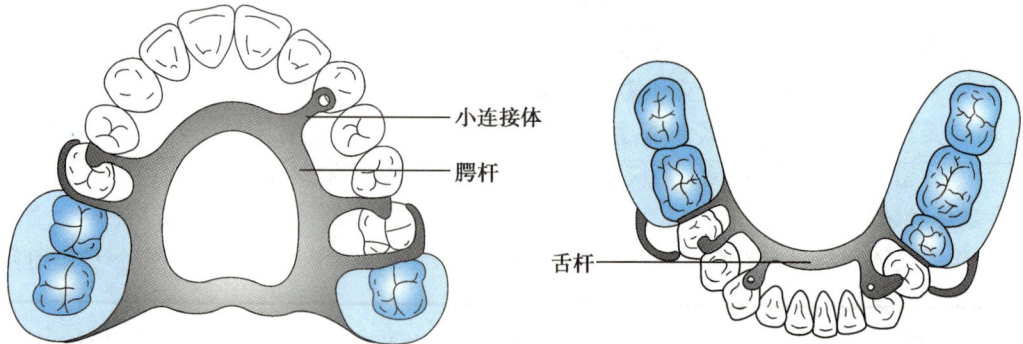

小连接体
腭杆

舌杆

图 9-10　连接体的类型及其结构

1. 连接体设计的要求

（1）有一定强度，质坚韧，不变形，不断裂，能承担及传递𬌗力。

（2）与所在部位的解剖形态相适应，不影响周围组织如唇、颊、舌的运动。

（3）根据不同位置、受力情况和组织情况等，可制成不同的大小、外形和厚度，杆的边缘应圆钝。若杆的长度增加，应相应地增加其厚度和宽度。

（4）不进入软组织倒凹区，以免影响义齿就位及压伤软组织。组织面应缓冲不压迫硬区（如腭隆突、下颌舌隆突及其他骨性突起），应远离龈乳头和游离龈，以免这些组织因受到刺激而发炎。

（5）缺牙较少、基牙健康状况好的义齿应采用刚性连接；缺牙多、基牙健康状况差，尤其是游离端缺牙，可采用具有一定弹性的连接或应力中断式连接。

（6）应尽量小巧，以减小义齿异物感和对发音的影响。

2. 大连接体
亦称主连接体或连接杆，依所在位置和形态命名为腭杆、腭板、舌杆、舌板、唇/颊杆等（图 9-11，图 9-12）。

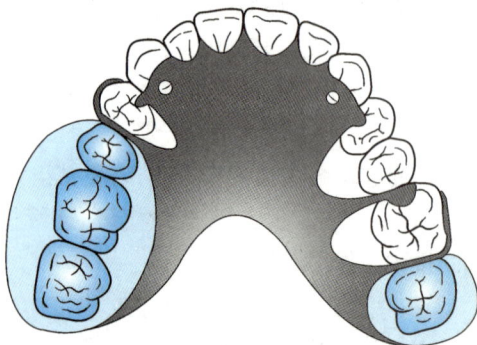

图 9-11　腭板

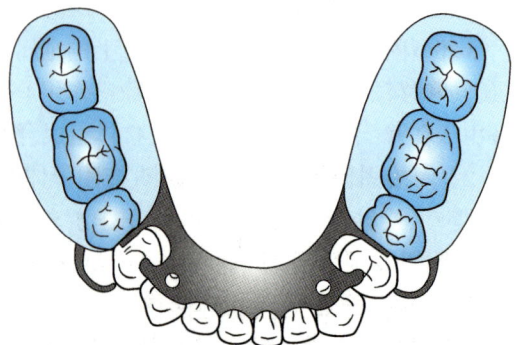

图 9-12　舌板

3. **小连接体**　小连接体的作用是把义齿上的各部件(如卡环、支托等)与大连接体和基托相连接。其设计要求包括:坚硬无弹性,应具有足够的强度和刚度;表面应光滑,与大连接体呈垂直相连,需离开牙龈少许,不能进入倒凹区,以免影响义齿就位。

(四)可摘局部义齿的基托

基托(base plate)又称基板,位于缺隙部分的基托又称为鞍基(saddle),是可摘局部义齿的主要组成部分之一。它覆盖在缺牙区牙槽嵴及相应的牙槽嵴唇颊舌侧及硬腭区上,其主要作用是供人工牙排列附着、传导和分散咬合力到其下的支持组织,并能把义齿各部分连成一个整体。

按材料不同,基托可分为以下 3 种。

1. **塑料基托**　色泽近似黏膜,较美观,便于义齿修理和重衬。但其强度相对较低,需有一定厚度,材料易老化和磨损,是非良导体,温度传导作用差,不易自洁。

2. **金属基托**　由金属铸造而成,精度高,强度大,自洁及温度传导作用好,患者感觉舒适,适用于修复空间受限、塑料基托修复强度不足的患者。但金属基托制作工艺相对复杂,修理困难,无法重衬。

3. **金属网加强塑料基托**　结合了金属、塑料基托的优点,但网状加强设计要合理,既要提供足够的强度以抵抗基托折裂和变形,又不能使体积太大太厚,以免影响人工牙的排列和义齿其他部件的连接以及义齿的舒适度。

(五)可摘局部义齿的人工牙

人工牙(artificial tooth)是义齿结构上用于代替缺失的天然牙,以恢复牙冠形态和咀嚼功能的部分。人工牙一般为成品,具有耐磨性好、对组织无刺激、有一定的可调磨和抛光等加工性能。临床上可根据患者口腔条件选择不同颜色、形状和大小的人工牙,也可个别制作。

根据制作材料不同可分为树脂牙(resin tooth)、瓷牙(porcelain tooth)、金属牙(metal tooth),金属牙又包括金属殆/舌面牙及全金属牙。人工牙按殆面形态不同可分为 3 种类型,即解剖式牙、半解剖式牙及非解剖式牙。

三、可摘局部义齿的设计

(一)可摘局部义齿的设计原则

可摘局部义齿要取得良好的修复效果,既要有美观的外形,又要能发挥良好的功能,既坚固耐用,又不会对患者造成不良后果。合理的义齿设计必须遵循一定的设计原理和要求。

1. **保护基牙及其他口腔组织的健康**　应尽量利用天然间隙放置支托、间隙卡环等,避免过多磨除牙体组织。义齿基托、卡环等的设置也应尽量减少对天然牙的覆盖。各部件须与口腔组织密合,减少食物嵌塞、滞留,以防龋坏和牙龈炎的发生。义齿的形态、范围不应妨碍周围组织和器官的正常功能活动。义齿各部件(如卡环等)应防止基牙受力过大,避免扭力、侧向力等损伤性外力对其牙周组织的损害。

2. **适当地恢复咀嚼功能**　可摘局部义齿所受殆力由基牙、基托下黏膜和牙槽骨共同来承担,其负荷在组织的耐受阈以内是一种生理功能性刺激。如殆力超过组织的耐受阈,则会造成牙周创伤,加速牙槽嵴的吸收。可适当地减少排牙数目,或缩小人工牙的颊舌径、近远中径,增加溢出沟,以及减少人工牙的牙尖斜度以减小侧向力。

3. **义齿应有良好的固位、支持和稳定作用**　义齿的固位、支持和稳定状况是能否发挥良好功能的前提。若义齿的固位、支持和稳定性差,不仅达不到修复形态和恢复功能的目的,还可导致基牙及基托下支持组织的损伤和其他口腔疾病。

4. **舒适**　可摘局部义齿修复范围广、组成部件多,尤其在缺牙多、多缺隙时,基托面积大,常引起初戴义齿者的异物感、发音不清甚至恶心。因而义齿设计应做到小而不弱、薄而不断,尽可能做得小巧。

5. **美观**　修复牙列前部缺损时,美观尤为重要。人工牙的大小、形态、颜色及排列应与相邻天然牙、上下唇的空间关系相协调;基托颜色应尽量与牙龈、黏膜的色泽一致,且厚薄均匀。卡环等金属部件应尽量不显露或少显露。

6. 坚固耐用　可摘局部义齿的折断好发部位多为孤立人工牙的舌腭侧基板相连处、缺牙区与非缺牙区交界处、前牙区应力集中处等。对应力集中区或几何形态薄弱区予以加强设计,如通过基牙预备开辟足够的间隙,采用金属加强网、金属𬌗面或金属整铸牙等设计。

7. 容易摘戴　若义齿设计制作不当,摘戴义齿要用很大力量,不仅使患者感到不便,还可对基牙造成损伤。因而要求制作的义齿既要有足够的固位力,又必须方便患者摘戴。

(二)可摘局部义齿的支持、固位和稳定

1. 可摘局部义齿的支持　可摘局部义齿有牙支持、黏膜支持和牙与黏膜混合支持3种支持方式,牙支持式义齿在咀嚼过程中所承受的咬合力主要通过支托传递到天然牙。混合支持和黏膜支持的义齿,部分咬合力也可以通过基托传递到其下的黏膜上。

(1)牙支持式义齿:一般选择缺牙间隙两端的天然牙设置近缺隙支托,当近缺隙基牙牙周支持力稍差时,可通过增加支托数目(如设置联合支托、尖牙舌隆突支托等)来增加义齿的基牙支持力。

(2)牙与黏膜混合支持式义齿:一般在游离端缺隙的近缺隙基牙常规设置近中(远缺隙侧)𬌗支托或联合支托以避免或减少基牙所受到的侧向力,并在支点线的游离端缺牙区的对侧设置间接固位体,如尖牙(前牙)舌隆突支托、切支托、前磨牙近中𬌗支托等,以防止义齿翘起,并增加牙支持作用(图9-13)。

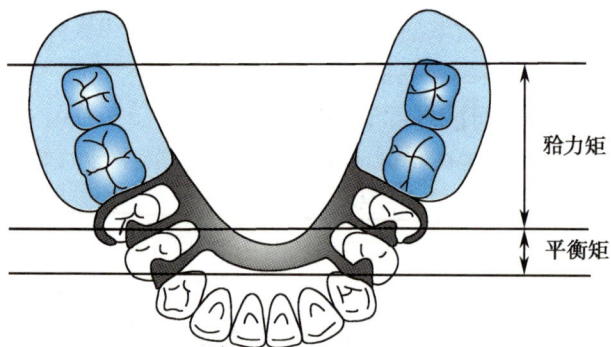

图 9-13　间接固位体与支点线间关系

(3)黏膜支持式义齿:应尽量伸展基托,如使基托游离端在上颌包绕过上颌结节、在下颌达到磨牙后垫的前 1/3 或 1/2 并在颊棚区适当扩展。同时要制取功能印模,以便获得良好的黏膜支持作用。

2. 可摘局部义齿的固位　是指义齿在口内就位后,不因唇颊舌肌生理运动、食物黏着及重力作用而向𬌗向或就位道相反方向脱位。抵抗脱位的力称固位力,主要由直接固位体提供。

固位力包括下面 4 种,对可摘局部义齿来说,最主要的固位力是摩擦力。

(1)摩擦力:义齿部件(主要指卡环等固位体及部分基托、邻面板)与天然牙间形成的力。

(2)吸附力:包括基托与唾液、唾液与黏膜间的附着力,以及唾液分子间的内聚力。

(3)表面张力:基托与黏膜间的唾液薄膜层的表面张力。

(4)大气压力:当基托与黏膜紧密贴合、边缘封闭时,在大气压力作用下两者间可形成功能性负压腔,使义齿获得固位。

非游离端义齿常选择在近缺隙基牙上设计固位良好的三臂卡环,卡环数目一般为2个(单侧义齿)或 3~4 个(跨中线),超过 4 个既不便于摘戴和清洁,又容易损伤基牙。

游离端义齿的固位卡环一般设置在游离端的近缺隙基牙上,多采用杆型卡环,并与近中𬌗支托、远中邻面板联合应用,以减少对基牙不利的扭力和侧向力。

3. 可摘局部义齿的稳定　是指义齿在行使功能过程中有无翘起、摆动及旋转。义齿若不稳定,不仅影响其功能,还可能造成基牙和基托下组织的损伤。

可摘局部义齿建立在基牙、牙周膜和牙槽黏膜的基础上,这些组织具有不同的可让性,加上义齿本身的某些部件在天然牙或基托下组织上形成支点或转动轴,在咬合力或食物黏着力作用下,义齿就会出现不稳定现象,在临床上有翘起、摆动、旋转、下沉等现象。义齿设计上主要从增设平衡力和消除支点两方面着手。

（1）设置间接固位体：通常在与缺牙区相对的旋转轴另一侧设置间接固位体，如前牙的舌隆突支托、前磨牙的近中𬌗支托、前牙的切钩和连续舌面板等来阻止义齿后牙游离端在进食过黏食物时翘起。

（2）设计导平面和导平面板：导平面是指基牙上两个或多个垂直平行的牙面，而与导平面相互对应接触的义齿金属垂直板称为导平面板。通过在基牙就位道方向上设计和打磨出导平面，借助它们与相对应的邻面板、卡环臂、小连接体、舌侧基板等部件的紧密接触，限制义齿非就位道方向的运动，增进义齿的稳定。

（3）设计跨中线义齿：通过大连接体或基托将义齿延伸或连接到对侧，从而防止义齿的旋转和摆动。

（4）制取功能印模：通过功能印模的制取，减少黏膜可让性差异造成的义齿不稳定现象，并尽量增大基托的面积，增进义齿稳定。

（5）恰当地选排人工牙：游离端义齿可适当减少排牙数目或减小人工牙的近远中径，以减小游离端的𬌗力、减少不稳定力矩，同时还可以降低牙尖斜度以减小侧向力。

四、可摘局部义齿的临床与技术室操作步骤

可摘局部义齿修复前，要了解患者的全身健康状况，再对口腔局部情况作详细检查，根据患者的主诉和要求，结合患者的口腔条件作出治疗计划，按照计划进行临床操作，主要步骤如下。

1. **修复前检查**　包括缺牙区检查、余留牙检查、牙周状况评估、咬合关系检查、旧义齿检查、X线检查、制作诊断性研究模型等。

2. **修复前治疗**　了解患者具体口腔情况之后，应进行必要的口腔处理，如余留牙的拔除与治疗、口内不良修复体的拆除、缺牙间隙的准备、牙槽嵴上骨尖或骨突的修整以及软组织处理，为可摘局部义齿设计和制作创造有利条件。

3. **牙体预备**　按照设计要求进行基牙和余留牙的调磨、导平面和支托凹的预备等。

4. **制取印模和灌注模型**

5. **确定颌位关系和上𬌗架**

6. **模型设计和模型预备**　随后将模型和设计图交给技术室进行后续制作。主要步骤包括支架蜡型的制作与铸造或弯制法制作支架和卡环、排牙和完成基托蜡型、装盒、去蜡、装胶和热处理，以及最后的开盒和磨光。

五、可摘局部义齿的初戴和复查维护

（一）可摘局部义齿的初戴

1. 初戴义齿时，口内会有异物感、恶心等不良反应，发音亦可受到影响，同时也会感到咀嚼不便。一般经耐心戴用1~2周后即可改善。

2. 摘戴义齿需要耐心练习。摘义齿时最好推拉基托，而不是推拉卡环。不要用力过大，戴义齿时不要用牙咬合就位，以防止卡环变形或义齿折断。

3. 初戴义齿期间，一般不宜吃硬食。若是前牙义齿，也不宜咬切食物，推荐用后牙咀嚼食物，最好先吃软的小块食物。

4. 初戴义齿后若有黏膜压痛，可暂时取下义齿并将其泡在冷水中，复诊前2~3小时戴上义齿，以便准确找到压痛点并进行修改。

5. 餐后和睡前应取下义齿并刷洗干净，最好夜间不戴义齿。取下义齿后将其浸泡在冷水或义齿清洁液中，切忌放在开水或酒精溶液中。

6. 戴义齿有不适感或义齿发生损坏时，应及时复诊，不要自行修改，以免影响修复体质量。

（二）可摘局部义齿的复查维护

义齿初戴后最好每半年至一年复诊一次,易患龋者、牙周病者及牙槽嵴萎缩者的检查频率应更高。

第四节 ｜ 牙列缺失的全口义齿修复

牙列缺失是指整个牙弓上不存留任何天然牙或牙根,又称无牙颌(edentulous jaw)。为牙列缺失患者制作的义齿称全口义齿(complete denture),俗称总义齿。全口义齿由基托和人工牙两部分组成,依靠基托与黏膜紧密贴合及边缘封闭产生的吸附力和大气压力固位,吸附在上、下颌牙槽嵴上,以恢复患者的面部形态和咀嚼功能。传统的全口义齿是黏膜支持式义齿,全口覆盖义齿或种植全口义齿可为混合支持式或种植体支持式义齿,本节主要介绍传统全口义齿。

一、牙列缺失的病因和影响

1. **病因**　牙列缺失是临床的一种常见病、多发病,多见于老年人。牙列缺失的主要病因是龋病和牙周病,待病情严重到一定程度,牙自行脱落或被拔除而形成无牙颌。此外,老年人生理退行性改变导致牙龈萎缩、牙根暴露、牙槽骨吸收和牙松动脱落。牙列缺失还可由全身疾病、遗传性疾病、外伤和不良修复体引起。

2. **牙列缺失的影响**　牙列缺失后患者对食物不能进行正常的切咬、咀嚼和研磨,吞咽食物时口腔难以做到有力的闭合,使舌肌压挤食物向后进行吞咽的过程受到影响,从而影响消化功能和全身健康。牙列缺失还可影响发音,造成患者的面容改变,影响患者社交,对患者心理造成巨大影响。

二、无牙颌组织结构的特点及其与全口义齿修复的关系

（一）无牙颌的分区

根据无牙颌的组织结构和全口义齿的关系,将无牙颌分成 4 个区,即主承托区、副承托区、边缘封闭区和缓冲区。

1. **主承托区**(primary stress-bearing area)　指垂直于𬌗力受力方向的区域,包括牙槽嵴顶、腭部穹窿区、颊棚区等区域。此区能承担咀嚼压力,抵抗义齿基托的碰撞而不会造成组织的创伤。

2. **副承托区**(secondary stress-bearing area)　指与𬌗力受力方向成角度的区域,包括上下颌牙槽嵴顶的唇、颊和舌腭侧(不包括硬区)。此区不能承受较大的压力,只能协助主承托区承担咀嚼压力。

3. **边缘封闭区**(border seal area)　是义齿边缘接触的软组织部分,包括黏膜皱襞、系带附着部、上颌后堤区和下颌磨牙后垫。此区与义齿边缘紧密地贴合,产生良好的边缘封闭作用,保证义齿固位。

4. **缓冲区**(relief area)　指需要缓冲咀嚼压力的区域,包括上颌隆突、颧突、上颌结节的颊侧、切牙乳突、下颌隆突、下颌舌骨嵴以及牙槽嵴上的骨尖、骨棱等部位。

（二）义齿间隙和义齿表面

1. **义齿间隙**(denture space)　是口腔内容纳义齿的潜在空间。义齿间隙为天然牙列及其相关组织所占据的空间。天然牙缺失后,周围的软、硬组织发生吸收,义齿间隙的大小会随缺牙时间的长短而变化。全口义齿应充满在这个间隙内,以恢复患者由缺牙造成的面容改变,又不妨碍唇、颊、舌侧肌肉的正常活动。

2. **义齿表面**　全口义齿有 3 个表面,对义齿的固位、稳定和舒适有很大的影响。

(1)组织面(tissue surface):指义齿基托与口腔黏膜组织接触的面,必须与口腔黏膜组织紧密贴合,二者之间才能形成负压和吸附力,使全口义齿在口腔中获得固位。

(2)咬合面(occlusal surface):指上、下颌牙咬合接触的面。在咬合时咀嚼肌所产生的咬合力通

过咬合面传递到基托组织面所接触的口腔支持组织上。上、下颌牙之间要紧密接触,具有平衡𬌗,才能使义齿保持稳定。

（3）磨光面（polishing surface）:指义齿与唇、颊、舌肌接触的部分,包括基托磨光面与人工牙颊舌面。基托磨光面的倾斜度、边缘宽度和人工牙的颊舌位置正常时,唇、颊、舌肌才能帮助义齿稳定。

三、全口义齿的固位和稳定

固位是指义齿抵抗从口内垂直脱位的能力。全口义齿如果固位不好,就容易在患者张口时脱位。稳定是指义齿对抗水平和转动的力量,防止义齿侧向和前后向脱位。义齿如果不稳定,在说话和进食时则会侧向移位,不仅造成义齿脱位,还会对牙槽嵴施加创伤性力量。

（一）全口义齿的固位原理

1. 吸附力　全口义齿的基托组织面和黏膜紧密贴合,其间有一薄层的唾液,基托组织面与唾液、唾液与黏膜之间产生了附着力,唾液本身分子之间产生内聚力,而使全口义齿获得固位。

2. 表面张力　义齿基托与黏膜之间的唾液薄膜有向两侧表面扩大接触的趋势,从而产生固位力。如果要使全口义齿脱位,必须使这层唾液薄膜分成两层,使空气进入基托和黏膜之间。

3. 大气压力　全口义齿基托边缘与周围的软组织始终保持紧密的接触,形成良好的边缘封闭,在基托与黏膜之间形成负压,在大气压力作用下,基托和组织密贴而使义齿获得固位。

（二）影响全口义齿固位的有关因素

1. 口腔的解剖形态　根据固位原理,吸附力、大气压力等固位作用的大小与基托面积成正比。颌骨的解剖形态直接影响到基托面积。因此,颌弓宽大,牙槽嵴高而宽,腭穹窿高而深,系带附着处距离牙槽嵴顶较远,则基托面积大,固位作用好。口腔黏膜的性质与义齿固位有关。黏膜的厚度适宜,有一定的弹性和韧性,则基托组织面与黏膜易于密合,边缘也易于获得良好封闭,有利于义齿固位。

2. 基托的边缘　基托边缘伸展范围、厚薄和形状对于义齿的固位非常重要。在不妨碍周围组织正常活动的情况下,基托边缘应尽量伸展,并与移行黏膜皱襞保持紧密接触,从而获得良好的封闭作用,以对抗义齿的脱位。

3. 唾液的质和量　唾液的黏稠度高、流动性小,可加强义齿的固位。如果唾液的黏稠度低、流动性大,则减弱义齿的固位。唾液分泌量也不宜过多或过少。如帕金森病患者由于共济失调,吞咽动作缓慢,往往口底积存大量唾液,影响下颌全口义齿固位;口干燥症患者的唾液分泌量极少,义齿固位也有困难。

（三）影响全口义齿稳定的有关因素

1. 良好的咬合关系　全口义齿上、下颌人工牙的咬合要有均匀、广泛的接触,只有这样,咬合力才能有助于义齿的固位。如果义齿的咬合关系与患者颌位关系不一致,或上、下人工牙的咬合有早接触,患者在咬合时会出现义齿翘动,造成义齿脱位。

2. 合理的排牙　天然牙列的位置处于唇颊肌向内的力与舌肌向外的力大体相当的部位。如果全口义齿的人工牙列也排在原天然牙列的位置,人工牙就不会受到唇、颊、舌肌的侧向推力,有利于义齿的固位。人工牙应按一定的规律排列,形成合适的补偿曲线、横𬌗曲线、前伸、侧向运动时应达到平衡𬌗,只有这样才能有利于义齿的稳定。

3. 理想的基托磨光面形态　一般基托磨光面应呈凹面,唇、颊、舌肌作用在基托上时能对义齿形成夹持力,使义齿更加稳定。如果磨光面呈凸形,唇、颊、舌肌运动时,将对义齿施加水平力,破坏义齿稳定。

四、全口义齿修复前的准备

（一）医患交流

全口义齿修复的成功很大程度上有赖于患者的合作,患者应被看作参与者,而不仅仅是治疗对象。通过了解患者的情况,分析患者制作全口义齿的有利和不利条件,详细说明义齿修复后可能出现的问题,使患者思想上有正确的认识并积极配合。在与患者交流时应了解以下情况:主观要求,既往牙科治疗情况,年龄和全身健康状况,性格和精神心理情况等。

(二) 口腔检查

牙列缺失后,咀嚼功能遭到破坏,颌面部、口腔也会发生一系列的形态和功能变化,其改变的程度与患者的年龄、全身健康状况、缺牙的原因和时间有关。因此,在制作全口义齿之前,应对患者进行全面、系统的检查,根据每位患者的具体情况、组织缺损的多少,设计符合其个体需要的修复形式。口腔检查包括:颌面部、牙槽嵴、颌弓的形状和大小,上、下颌弓的位置关系,上、下颌唇系带的位置,腭穹窿的形状,肌肉的附着,舌的位置和大小,旧义齿。

(三) 修复前的外科处理

无牙颌修复前,对尖锐的骨尖、明显的骨突、增生的软组织、松软的牙槽嵴等,均应进行外科修整。外科手术方案需根据拔牙时间、剩余牙槽骨的质和量、患者的年龄、全身健康状况、义齿的就位和固位情况进行综合考虑。

五、全口义齿的制作

(一) 印模与模型

全口义齿印模(impression)是用可塑性印模材料取得的无牙颌牙槽嵴和周围软、硬组织形态的阴模。准确的印模要反映口腔解剖形态和周围组织生理功能活动范围。模型(model)是灌注模型材料(石膏)于印模内形成的物体原型。精确的印模与模型可使全口义齿基托与口腔黏膜高度密合,伸展合适,不影响周围软组织的功能运动,从而取得全口义齿良好的固位。

(二) 颌位关系记录与转移

颌位关系记录(recording maxillomandibular relation)是指用𬌗托来确定并记录在患者面下 1/3 的适宜高度和两侧髁突在下颌关节凹生理后位时的上下颌位置关系,以便在这个上下颌骨的位置关系上用全口义齿来重建无牙颌患者的正中𬌗关系。颌位关系的转移(mounting articulator)就是用石膏将带有𬌗托的上、下模型固定在𬌗架上,以便保持上、下颌模型间的高度和颌位关系。

(三) 排牙

排列人工牙是全口义齿重建功能和美观的重要部分,可恢复患者具有个性特征的自然外观,达到咀嚼和发音的功能要求。全口义齿排牙只有达到平衡𬌗,才能有助于义齿的固位与稳定。

(四) 试戴、完成

全口义齿排牙、上蜡完成后,应在患者口内试戴。若发现问题,可及时修改或返工。全口义齿试戴无误后,进行蜡型修整、装盒、装胶、打磨抛光,最终完成义齿制作。

六、全口义齿的初戴和复查维护

戴入义齿后,医师应仔细检查义齿的固位与稳定、基托伸展范围与形态、咬合平衡情况等,根据口内实际情况对全口义齿进行适当调改。为了使患者尽快适应义齿、发挥义齿功能,医师应帮助患者正确地认识和了解义齿的使用。为此,在全口义齿初戴时,应从以下几方面指导患者:义齿的使用方法;出现的问题与应对;义齿的清洁维护;定期复查等。

由于患者牙槽骨持续不断吸收,全口义齿应定期复查,由医师对义齿戴用后持续性牙槽嵴吸收所造成的影响进行评价,及时进行咬合调整及义齿组织面处理,保证义齿的稳定性。一般情况下,一副普通的全口义齿使用 3~4 年后应进行必要的调𬌗和重衬处理,使用 7~8 年后应予以更换。

（蒋欣泉）

思考题

1. 牙体缺损的修复原则是什么?

2. 牙体缺损有哪些修复方式? 不同方式分别适用于何种情况?

3. 固定局部义齿有哪些类型?

4. 可摘局部义齿的基本组成及其主要作用是什么?

5. 全口义齿的固位和稳定与哪些因素有关?

思考题解题思路　　　　本章目标测试　　　　本章思维导图

口腔种植修复是一门涉及医学及多个相关学科,涵盖口腔种植外科、口腔种植修复、种植义齿修复工艺以及生物材料学等多方面内容的新兴学科。种植义齿因其美观、舒适和功能更类似于天然牙,也被誉为人类的第三副牙齿。临床医学专业学生学习本章的目的是了解口腔种植修复的基本概念、理论基础及其临床应用的适应证和禁忌证。

第一节 | 概 述

口腔种植学(oral implantology)是20世纪30年代兴起的,研究如何应用生物材料制作人工牙根、牙冠等,修复缺失牙及周围组织,获得长期稳定、舒适的咀嚼功能和牙齿外形的一门临床医学学科。其中起支持、固位作用的植入物称为口腔种植体(oral implant),口腔种植体包括牙种植体(dental implant)及用于义眼、义耳、义鼻等赝复体固位的颅面种植体,简称种植体(implant)。

牙种植修复在不损伤天然牙的基础上,实现了咬合及美观功能的恢复,具有传统口腔修复方法无可比拟的优势,已成为临床上牙列缺损或牙列缺失的常规治疗方式之一。

一、种植义齿的组成

种植义齿由种植体(implant)、基台(abutment)和上部结构(superstructure)组成(图10-1)。不同的组成部分发挥着不同的作用和功能。

(一)种植体

1. 种植体的结构 种植体是植入骨内的结构,模拟并替代天然牙根,起到支持、传递和分散𬌗力的作用。种植体根据不同部位的形状、表面形态和功能特点,在结构上被分为颈部、体部和根端三部分(图10-2)。

(1)种植体颈部(implant neck):是种植体与基台的连接区,又称为种植体-基台连接(implant-abutment connection),于牙槽嵴顶处穿出骨面。有的种植体颈部被设计在软组织内,有的则平齐骨面或位于骨面下方。与基台的接触区常被设计为种植体平台(implant platform),承担轴向咬合力。

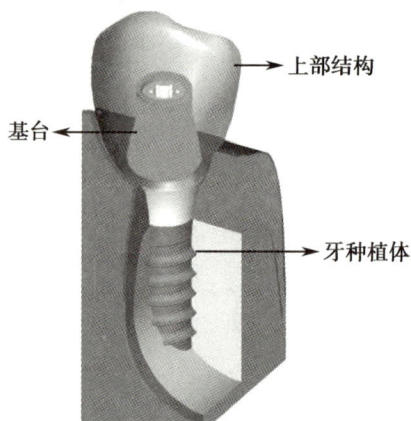

图 10-1 种植义齿的组成

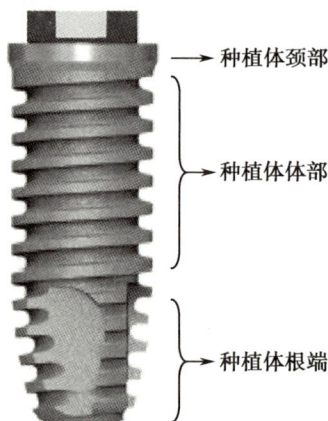

图 10-2 种植体的结构

（2）种植体体部（implant body）：为种植体的中间部分，是种植体锚固于骨内、发生骨结合的主体部分。

（3）种植体根端（implant apex）：为种植体的末端，分为圆钝和锋利两种基本类型。平滑、圆钝的设计可以减少种植体植入时对周围组织的伤害。有的种植体系统根端设计有切割凹槽，使种植体具有一定自攻性，可减小植入阻力。

2. 种植体的分类 有不同的分类方式：①按照植入部位的不同，分为骨内种植体（endosseous implant）、黏骨膜下金属网状支架种植体（subperiosteal metal mesh stent implant）、牙内-骨内种植体（endodontic-endosseous implant）、黏膜内种植体（intramucosal membrane implant）、穿下颌种植体（transmandibular implant）及下颌支支架种植体（mandibular ramus frame implant）等。②按手术方式的不同，分为一段式和两段式种植体。③按照种植体形态的不同，分为根形、叶状和盘状等类型，由于叶状和盘状种植体在临床中已被淘汰，因此在没有特殊说明的情况下，种植体均指根形种植体。④按照种植体表面形态的不同，分为光滑表面种植体、粗糙表面种植体和复合表面种植体（图10-3）。

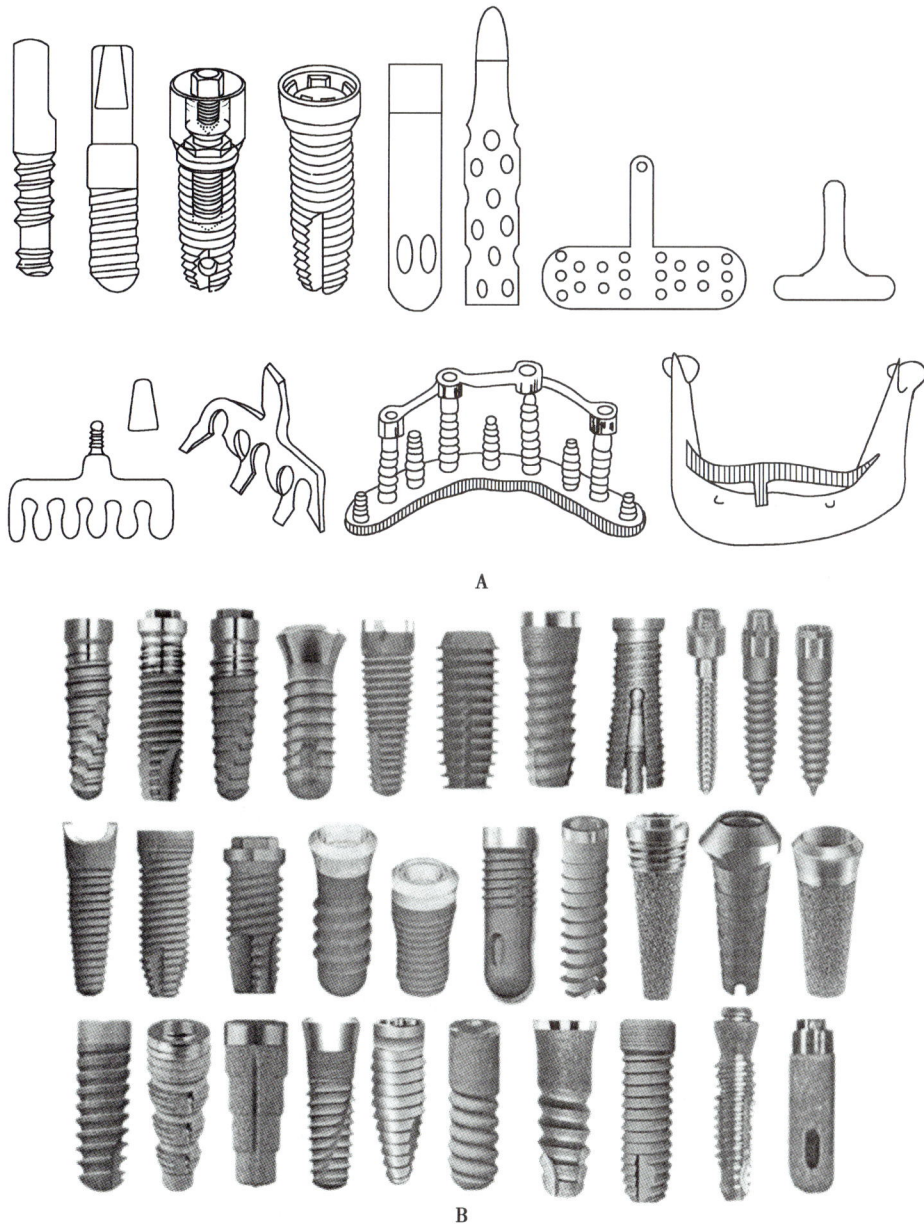

图 10-3 不同种类的牙种植体
A. 各类骨内牙种植体；B. 各种系统种植体。

3. 种植体的附件

（1）愈合帽（healing cap）：愈合帽也被称为愈合基台（healing abutment），在非埋入式种植时可直接旋入种植体；埋入式种植时，则在二期手术暴露种植体后旋入种植体。愈合帽在戴入修复体前可引导软组织愈合，形成种植体的穿黏膜过渡带。种植体的直径不同，相应的愈合帽直径也随之变化。由于愈合帽有引导上皮组织生长、形成沟内上皮的作用，在有的种植系统中也将其称为牙龈成形器。

（2）覆盖螺丝（cover screw）：覆盖螺丝通常用于埋入式种植，其直径常小于或等于种植体直径，用于封闭种植体平台，以免骨和软组织在种植体愈合期间进入基台连接区。

（二）基台

基台是种植系统中安装于骨内种植体平台上，用于种植体连接、支持和/或固定上部结构的部分。它的材质、被动适合性、与种植体连接的抗旋转力学性质等，对于种植义齿最终修复效果的获得具有十分重要的作用。

（三）上部结构

上部结构直接暴露于口腔中，是种植义齿发挥咀嚼功能、恢复美观、改善发音的最终体现者。上部结构的种类较多，一般可分为可摘式和固定式。

二、口腔种植材料

种植体与骨组织之间实现良好的骨结合是种植义齿发挥功能的生物学基础。这就要求种植材料应同时具备良好的生物相容性和生物力学性能，二者缺一不可。钛及钛合金由于具有良好的生物相容性和理想的力学性能，仍是目前应用最广泛的牙种植体材料。近年来，氧化锆制成的种植体因其良好的生物相容性、美观性和力学性能而逐渐受到关注，具有成为新一代种植体的潜力。

第二节 ｜ 种植义齿的适应证和禁忌证

种植义齿修复是包括种植外科术前准备、种植外科手术、种植上部修复体戴入以及种植义齿维护在内的一系列复杂治疗过程，因此，在种植治疗前需要对患者进行整体风险评估。

一、种植治疗的整体风险因素

风险评估的目的在于甄别种植治疗过程中可能出现不良结果的高风险患者，包括以下几方面（表10-1）。

表 10-1　种植治疗风险因素

风险因素	需注意的问题
全身状态	• 影响骨愈合的严重骨疾病 • 免疫性疾病 • 服用类固醇类药物 • 不能控制的糖尿病 • 放疗后的骨 • 其他
牙周	• 进行性牙周疾病 • 顽固性牙周炎病史 • 遗传倾向
口腔卫生/依从性	• 通过牙龈指数测定口腔保健状况 • 个性、智力方面
咬合	• 夜磨牙症

二、种植义齿的适应证

总体上，只要患者全身状况能够耐受种植治疗的外科手术，缺牙区骨量和骨密度正常，或者可通过外科手术解决骨量不足的问题，患者自愿且具有良好的依从性和抗风险能力，都可以选择种植义齿进行修复。主要适用于以下情况。

1. 单颗或多颗牙缺失、不适合或不愿接受固定或可摘局部义齿修复的患者。部分或个别缺牙，邻牙健康不愿作为基牙者。

2. 牙列缺失，采用传统全口义齿修复固位不良者。

3. 因心理或生理原因，不习惯戴用可摘局部义齿或者因基托刺激出现恶心、呕吐反应者。

4. 伴颌骨缺损，用常规修复方法不能获得良好固位者。

三、种植义齿的禁忌证

在种植治疗前首先要根据种植治疗的复杂程度，对患者耐受麻醉和手术的能力进行评估，临床中通常采用美国麻醉医师协会（ASA）制定的生理状态分级方法进行评估（表 10-2）。

表 10-2　ASA 生理状态分级

分级	评判标准
ASA Ⅰ	心、肺、肝、肾和中枢神经系统功能正常，发育、营养良好，能耐受麻醉和手术
ASA Ⅱ	心、肺、肝、肾等实质器官虽有轻度病变，但代偿健全，对一般麻醉和手术耐受无大碍
ASA Ⅲ	心、肺、肝、肾等实质器官病变严重，功能减损，虽在代偿范围内，但对施行麻醉和手术仍有顾虑
ASA Ⅳ	心、肺、肝、肾等实质器官病变严重，功能代偿不全，威胁生命安全，施行麻醉和手术均有危险
ASA Ⅴ	病情危重，随时有死亡威胁，麻醉和手术异常危险
ASA Ⅵ	确证为脑死亡，其器官拟用于器官移植手术

根据 ASA 生理状态分类划分患者的全身状态，可将种植义齿的禁忌证分为绝对禁忌证和相对禁忌证。

（一）绝对禁忌证

当全身健康状态对种植义齿修复治疗有不利影响而不能进行种植手术，或者种植手术会加重机体本身存在的疾病时，可视为存在绝对禁忌证，主要包括以下几种情况。

1. ASA Ⅳ级和 ASA Ⅴ级的患者，如新近发生心肌梗死、新近接受人工心脏瓣膜手术、存在严重的肾功能不全或失控的内分泌系统疾病的患者。

2. 静脉注射双膦酸盐的患者。

3. 正在进行放、化疗的患者。

4. 需要定期服用类固醇类药物者。

5. 吸毒、酗酒者。

6. 精神疾病患者。

（二）相对禁忌证

患者的健康状态经过调整，风险因素得到有效控制后，仍可进行种植治疗的称为相对禁忌证，主要包括以下几种情况。

1. ASA Ⅲ级患者。

2. 患者有不健康的生活方式，如吸烟等。

3. 患者处于不适合接受种植手术时期，如妊娠期、颌骨发育期。

4. 存在口腔颌面部的局部病变或不利因素，如开口受限、局部软硬组织病变、严重的副功能活动等。

5. 缺牙区有颌骨囊肿、骨髓炎、鼻窦炎及较严重的软组织病变的患者和未经控制的严重牙周病患者。

第三节 | 牙种植外科技术

一、麻醉方式与体位

（一）麻醉方式

牙种植手术主要采用口内局部浸润麻醉方法。根据手术及切口设计范围，将药物缓慢注射于唇颊侧、舌腭侧和牙槽嵴骨膜下方。首选酰胺类麻醉注射剂，包括复方盐酸阿替卡因和盐酸甲哌卡因等。

（二）体位

患者一般取仰卧位，术者、助手及手术器械护士的位置可根据术者习惯而定。

二、常规牙种植手术步骤

（一）一期手术：种植体植入术

1. **切口设计原则** 术野充分暴露；黏膜瓣有充足血运；不损伤邻近组织；尽量减少愈合瘢痕；可无张力关闭创口；保护牙龈乳头。

2. **切口类型** 种植手术常用切口包括牙槽嵴顶切口、偏离牙槽嵴顶的切口和其他类型切口。

（1）牙槽嵴顶切口：牙槽嵴顶切口（crestal incision）是常用的切口，适用于无牙颌及牙列缺损的种植手术，可分为"H"形切口、"T"形切口、角形切口或梯形切口、一字形切口等（图 10-4）。

（2）偏离牙槽嵴顶的切口：包括前庭区切口和腭侧切口两种。

3. **翻瓣并修整牙槽骨** 剥离切口两侧黏骨膜瓣，充分暴露种植区域骨面。用刮匙或球钻去净骨表面粘连的软组织及拔牙后残留的肉芽组织。用球钻或咬骨钳去除种植区骨面的过锐骨尖。修整过程中尽量避免损伤牙龈乳头下骨组织，并保存皮质骨以利于保持种植体初期稳定性。

4. **预备种植窝** 如图 10-5A~E 所示。

第一步：定位。用直径 3mm 左右的球钻在设计的种植位点对应骨面上钻磨，预备出浅凹。种植手机的转速不要大于 2 000r/min，转速过高会导致局部过热，并且不利于准确定位。

第二步：导向。用直径 2.2mm 左右的先锋钻按预定方向制备种植窝，确定种植方向及深度。

第三步：扩孔。依照逐级扩大的原则，由小到大依次用不同直径的扩孔钻进行种植窝直径的扩大，并达到预定深度。在种植窝预备过程中应采用垂直向提拉式手法，以利于将骨屑带出种植窝，减少因骨屑堆积而产热过高，并注意持续对种植窝内进行冲洗降温。软组织水平种植体的颈部一般位于邻牙釉牙骨质界根方 2mm，骨水平种植体的颈部一般位于邻牙釉牙骨质界根方 3~4mm。

第四步：颈部成形。颈部成形钻的颈部外形与种植体颈口的外形一致，用其将种植窝上口扩大。其作用为：①降低穿龈

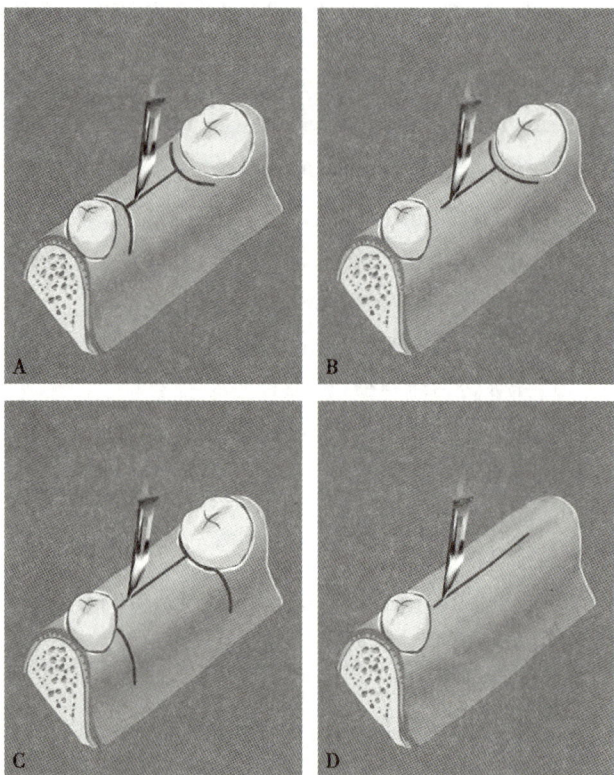

图 10-4 **常用的牙槽嵴顶切口类型**
A. "H"形切口；B. "T"形切口；C. 梯形切口；D. 一字形切口。

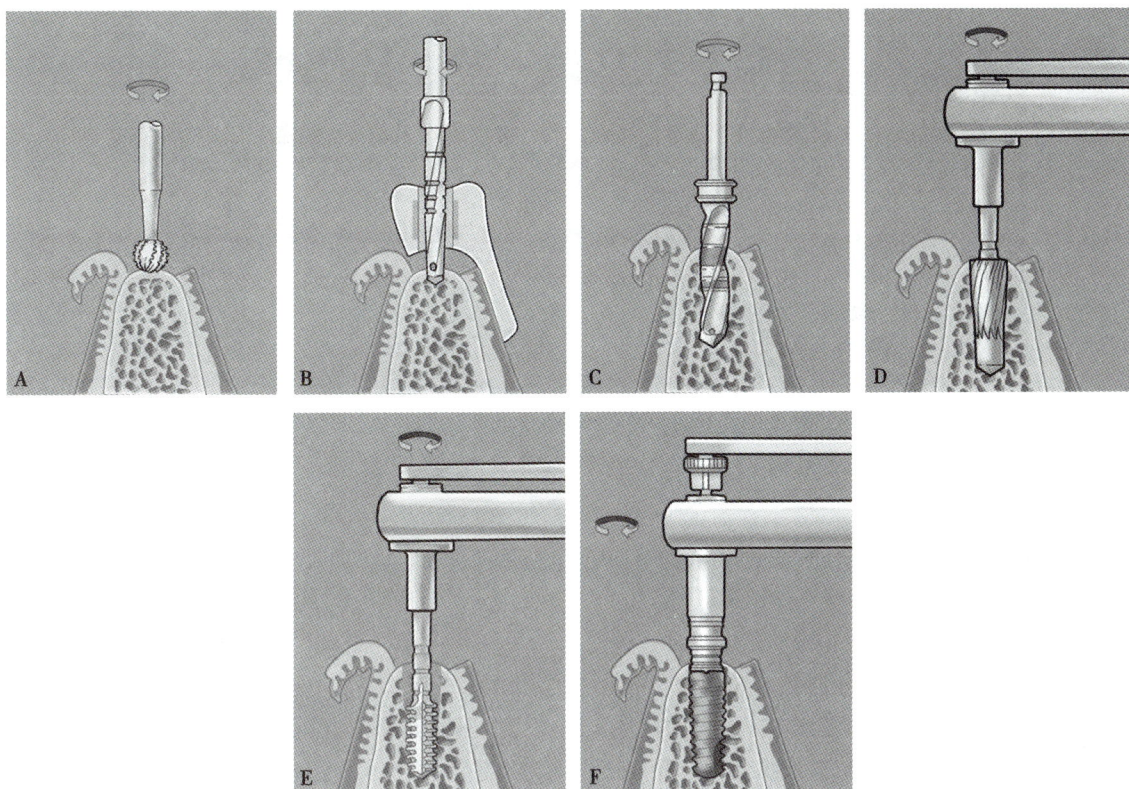

图 10-5　牙种植体植入手术过程

A. 球钻定位；B. 先锋钻导向；C. 扩孔；D. 颈部成形；E. 螺纹成形；F. 旋入种植体。

高度,增强美学效果。②使种植窝颈口接近于倒锥形,与种植体领口密合,具有机械锁合力,可达到良好的稳定效果,为即刻负重创造条件。

第五步:螺纹成形。当种植窝骨质较硬时,需要用攻丝钻在窝内壁形成螺纹形状,以方便种植体顺利旋入。

第六步:冲洗和吸引。种植体植入前用 4℃ 生理盐水反复冲洗种植窝,降低局部温度。

5. 旋入种植体(图 10-5F)　种植体表面的螺纹具有一定的自攻能力,可用机用或手用适配器顺时针缓慢旋入种植体。种植体植入后,取下种植体携带器。

6. 安装覆盖螺丝或愈合帽　非埋入式植入一般以穿龈方式愈合,需安放愈合基台。根据缝合后的软组织厚度选择不同高度和宽度的愈合基台。

7. 缝合创口　生理盐水冲洗,彻底清理骨屑等异物,埋入式植入时应将黏骨膜瓣复位,软组织量不足时进行软组织移植或转瓣等处理,无张力严密关闭创口。常用缝合方法有间断缝合(interrupted suture)、水平褥式缝合(horizontal mattress suture)和垂直褥式缝合(vertical mattress suture)等(图 10-6)。

8. 术后处理

(1)术后用药:术后酌情使用抗生素预防感染。对于简单的种植手术(种植体数量少,手术时间短,患者身体状况良好),术后口服抗生素;对于复杂的种植手术,术后需要静脉应用抗生素。术后当天,如果患者感觉局部疼痛,可以口服镇痛药。

(2)影像学检查:术后需要拍摄曲面体层 X 线片或锥形束 CT(CBCT),检查种植体在骨内的位置及骨边缘高度。如果位置过于偏斜或损伤重要解剖结构,应及时加以纠正。

(3)术后医嘱:术后漱口水漱口以预防感染,避免剧烈运动。术后尽量不吸烟饮酒。轻度水肿可以用冰块局部冷敷,严重者可适量口服地塞米松来缓解症状。常规术后 7~10 天拆线。

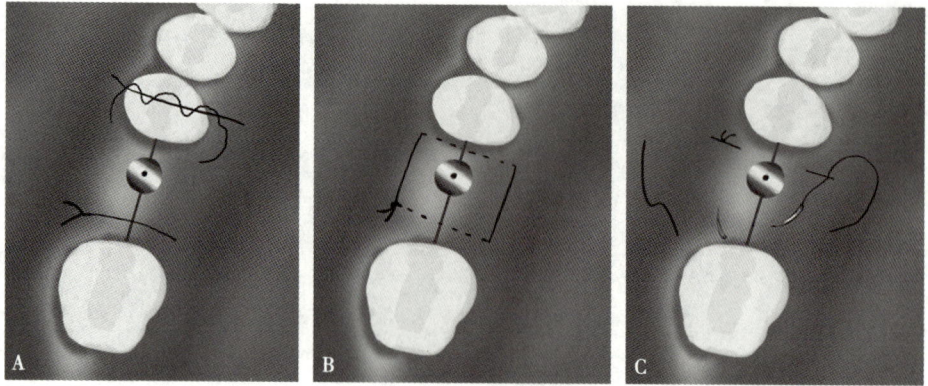

图 10-6　种植手术常用缝合方法

A. 间断缝合；B. 水平褥式缝合；C. 垂直褥式缝合。

（二）二期手术（种植体-基台连接术）

一期手术采用埋入式植入种植体时，需在术后 3~4 个月行二期手术，此时种植体与骨组织之间已经形成良好的骨结合。

1. **切开、剥离**　局麻下环形或横行切开覆盖螺丝表面软组织及骨膜，显露覆盖螺丝（图 10-7）。

2. **安装基台**　旋下覆盖螺丝，根据种植体表面软组织厚度选择相应高度的愈合基台。在前牙美学区，还可通过制作个性化基台或临时修复体达到更为理想的种植体周软组织塑形效果（图 10-8）。

3. **缝合创口**　切口较小或采用软组织环切时，无须缝合。切口较大时，通常在基台两侧行环抱式缝合（图 10-9），5~7 天后拆线。

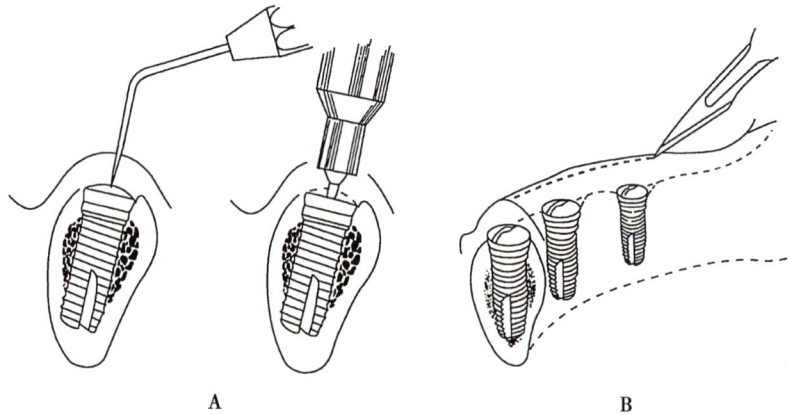

A   B

图 10-7　二期手术

A. 环形切开龈黏膜；B. 横行切开龈黏膜。

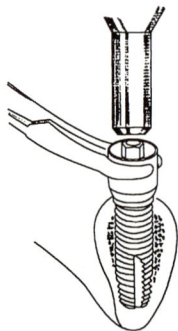

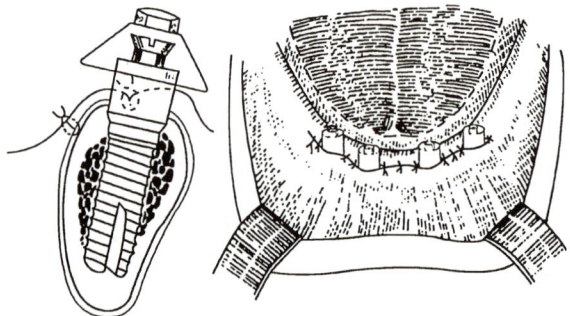

图 10-8　安装基台　　　　　图 10-9　基台两侧环抱式缝合

第四节 | 种植义齿修复

种植义齿的修复是指上部结构的设计和制作。种植义齿一般根据上部结构的固位方式或缺牙数目进行分类。

根据固位方式不同,种植义齿可分为:①固定式种植义齿(implant supported fixed denture),上部结构可通过粘接剂或专用螺丝固定于种植体基台上;②可摘式种植义齿(implant supported or assisted removable denture),主要通过种植体上的附着体进行义齿的支持、固位,患者可自行取戴。

根据缺牙数目和修复方式不同,种植义齿可分为:①单颗牙种植义齿;②多颗牙种植义齿;③无牙颌种植体支持/固位式义齿。

详细内容请参考口腔医学专业教材。

第五节 | 种植义齿的成功标准及常见并发症

一、种植义齿的成功标准

目前,使用最为广泛、得到国际上大多数学者认可的种植义齿成功标准是 1986 年 Albrektsson 以及 1989 年 Smith 和 Zarb 等提出的标准,具体如下。

1. 独立、非连接的种植体在临床检查时无动度。
2. 放射学检查显示种植体周围没有透影区。
3. 种植体负重后,第 1 年内种植体周骨吸收量 <1mm,以后每年骨吸收量 <0.2mm。
4. 没有疼痛、感染及感觉异常或变化。
5. 5 年成功率高于 85%,10 年成功率高于 80%。

二、种植外科常见并发症

1. 术中、术后出血。
2. 神经损伤。
3. 上颌窦膜穿孔。
4. 术后感染。
5. 种植体骨结合不良。
6. 创口裂开。

三、种植义齿的修复并发症

根据国际口腔种植学会(ITI)第三次共识会(2003 年)的定义,种植义齿的修复并发症是指在修复体戴入后需要额外进行临床处理的任何一种情况。根据其属性不同,可大致分为:生物学并发症(biological complication)和机械并发症(mechanical complication)。

1. **生物学并发症** 是指影响种植体周围黏膜或骨组织的并发症,包括种植体周黏膜炎(peri-implant mucositis)和种植体周炎(peri-implantitis)。

2. **机械并发症** 是指种植义齿部件出现机械性或结构性破坏,导致种植义齿完整性和功能发生丧失的状况。常见的有以下几种。

(1)修复体或基台脱位。

(2)基台螺丝折断。

(3)基台折裂。

(4)种植体折裂。

（5）修复体断裂。

第六节 | 种植义齿的健康维护

定期复诊和良好维护是种植义齿获得长期稳定修复效果的重要保证,需要患者与医师积极配合。

1. 定期复诊　有助于及时发现种植体及修复体存在的问题并及时干预,预防或阻断疾病进程。

2. 口腔卫生的维护

（1）自我维护:①保持良好的口腔卫生;②戒烟。

（2）专业维护:①种植义齿菌斑控制。定期的种植体周清洁有助于保持种植体周健康,同时应避免破坏钛种植体表面的完整性、生物学性能及种植体周软组织的封闭性。进行种植体周洁治时,多采用专用的碳纤维或纯钛洁治器,可避免或减少对种植体表面的影响。②治疗牙周病。③控制糖尿病。

第七节 | 颌面缺损修复

肿瘤、创伤或先天因素所造成的颌面部缺损,一部分可通过外科手术的方法进行修复。但由于头面部器官的特殊解剖形态及组织结构,仍有一些颌面部缺损需要采用赝复体进行修复。颌面缺损修复分为颌骨缺损修复和颜面部缺损修复。

一、颌骨缺损修复的种植体固位技术

由于颌骨缺损后形成特殊的解剖结构、形态和组织特点,以及赝复体的特殊固位要求,常规的义齿固位方法常不能满足赝复体的固位要求。利用种植体可以植入任何有充足骨量部位这一特点,即可在缺损区或邻近骨上植入种植体,为赝复体提供支持和固位。种植体有多种上部结构,在颌骨缺损修复中应用最多的是杆卡式、磁附着式和螺丝固定式。

二、颜面部缺损修复的种植体固位技术

颜面部组织缺损带给患者的生理、心理创伤远较其他部位严重。目前,眼球、眶、耳或鼻的缺损仍需采用赝复体的形式进行修复。用于面部赝复体固位的是颅面部种植体,其骨内段长 4~6mm,将其植入颜面部缺损区邻近的骨组织中,待形成骨结合后,在种植体顶部设置杆卡式附着体或磁性附着体,可以使赝复体获得良好的固位稳定,同时又可以方便地摘戴,是目前较理想的面部赝复体固位方式。

（王佐林）

思考题

1. 简述种植义齿的组成。
2. 简述常规牙种植手术的操作步骤。
3. 常见的种植外科并发症有哪些?
4. 种植义齿的成功标准是什么?

思考题解题思路　　　　本章目标测试　　　　本章思维导图

第十一章 | 错船畸形

错船畸形主要是一种发育畸形,表现为牙、牙弓、颌骨和颅面间的关系不调,可造成口颌系统的形态和功能异常,并对全身健康造成影响。口腔正畸学是口腔医学的一个重要分支学科,主要内容是研究错船畸形的病因机制、诊断分析及其预防和治疗,同时也与遗传演化、生物力学、骨生物学和材料学等基础学科有着重要的联系。

第一节 | 概 述

错船畸形(malocclusion)是指儿童在生长发育过程中,由先天的遗传因素或后天的环境因素(如疾病、口腔不良习惯、替牙异常等)导致的牙、颌骨、颌面的畸形,如牙排列不齐、上下牙弓间的船关系异常、颌骨大小形态位置异常等。因而近代错船畸形的概念不只是指牙错位和排列不齐,还包括由牙船关系或颅面间关系不协调而引起的各种畸形。WHO 把错船畸形定义为"牙面异常",它不仅影响美观,也影响咀嚼等功能。

一、错船畸形的形成

(一)遗传因素

遗传因素对错船畸形的影响主要表现在种族演化和个体发育两方面。

在人类进化过程中,错船畸形从无到有,逐渐趋重,其发展背景可归结于环境改变对种族演化的影响。从原始人到现代人,饮食习惯的变化使牙、骨骼、肌肉等参与咀嚼的器官随之发生生理性退化的趋势,这种退化又表现出不平衡性,咀嚼肌退化的程度最大,其次是颌骨,而牙则最小,因此,颌骨常常容纳不下所有的牙而发生牙量及骨量之间的不协调。

就个体发育而言,个体的颅面形态及错船畸形的程度受父母双方的影响,同时也存在一些变异。几种主要的颅面综合征如 Crouzon 综合征、Apert 综合征、Saethre-Chotzen 综合征等均为常染色体显性遗传病。遗传因素所致的错船畸形可以具体表现为上下颌骨及牙弓形态不调,牙齿大小、数目、位置异常等,最典型的例子是德国皇室成员严重下颌骨性前突的家族遗传史。

(二)环境因素

环境因素包括先天因素和后天因素,它们之间相互联系,不能截然分开。

1. 先天因素 主要包括母体因素、胎儿因素和常见发育障碍及缺陷三个方面。在胚胎时期,母体的营养不良、代谢失调、接受辐射、妊娠初期患病(如风疹、梅毒以及内分泌失调等)均可致胎儿牙颌面畸形;胎儿在子宫内生长发育时也受到子宫内环境的影响,子宫偏小或胎位异常可以使胎儿颜面部受压而使该处发育障碍。胎儿本身器官障碍或内分泌及新陈代谢失调也可引起颜面部生长发育停止或异常。

2. 后天因素 是指出生后的环境因素以及其他尚未完全明确的因素,主要包括全身疾病、口腔及周围器官功能因素、口腔不良习惯、乳牙期及替牙期局部障碍以及其他局部因素。

(1)全身疾病:在儿童生长发育时期,急性和慢性疾病如麻疹、水痘、猩红热及消化不良、结核病等长期慢性消耗性疾病都对身体健康有影响,也能影响船、颌、面以及全身的生长发育。内分泌功能异常也会影响颌面发育,在各种内分泌腺中,与错船畸形有密切关系的是垂体和甲状腺,它们的功能直接影响到骨骼的生长发育。

（2）口腔及周围器官功能因素：任何器官都需要合理使用，适当地行使功能才能正常发育，口腔器官也不例外，如吮吸功能、咀嚼功能、吞咽功能、呼吸功能和肌功能，长期不使用或功能异常可能会导致颌面部发育畸形。例如：喂奶姿势不正确或者橡胶奶嘴大小不合适会使婴儿下颌前伸不足或前伸过度，造成下颌远中错位或下颌前突畸形。

（3）口腔不良习惯：牙、颌面部随着生长发育，其形态和功能均不断完善，口腔功能如咀嚼、吞咽、发音、呼吸等对牙、殆、颌骨的生长发育起到功能性刺激作用。若存在口腔系统功能障碍，口腔局部环境改变会影响牙弓发育，导致错殆畸形。儿童吮指、吐舌、咬上下唇、偏侧咀嚼、偏侧睡眠等不良习惯均可阻碍颜面部的正常生长发育。

（4）乳牙期及替牙期局部障碍：乳牙列的数目、形态及替换异常均会影响恒牙列的正常发育。乳牙早失可造成邻牙倾斜、缺隙减少、殆关系紊乱、恒牙萌出受阻等错殆畸形；乳牙滞留也可导致继替恒牙先天性缺失、错位、阻生等；恒牙萌出顺序也可因为乳牙早失或滞留而发生改变。

（5）其他局部因素：颌面部的外伤可导致错殆畸形；龋病主要造成牙齿的早失，乳恒牙早失易导致错殆畸形的发生；牙周病常导致上下前牙唇倾，并出现大量散在间隙；最新研究证实，外环境异常导致的机体生物节律紊乱是颅颌面骨发育畸形的因素之一。光照刺激、饮食习惯、睡眠时间等异常变化会破坏下丘脑处中枢节律，引发颅颌面骨发育异常。

二、错殆畸形的危害

（一）影响牙殆颌面发育

儿童生长发育的过程中，错殆畸形将严重影响牙殆颌面软、硬组织的正常发育。例如，前牙反殆（俗称"地包天"）由于下牙弓位于上牙弓前方，限制了上颌骨前部的向前生长，导致上颌骨发育不足，而下颌骨由于没有上、下牙弓的正常覆盖而过度向前生长，最终形成面中部凹陷及下颌前突畸形，呈新月状面型。

（二）影响口腔健康

错殆畸形由于牙齿的错位、扭转、伸长或萌出不足等，造成牙与牙之间的接触区异常，妨碍口腔卫生措施的实施，容易导致菌斑堆积、食物嵌塞，且不易自洁和通过刷牙清洁，因而好发龋病及牙周病，以致牙痛及牙松动。个别严重错殆牙齿由于殆创伤、咀嚼或说话时承受过大咬合力，牙周负担加重，造成牙周牙槽骨吸收，最终导致牙齿松动脱落。

（三）影响口腔功能

1. 影响咀嚼功能　前牙或后牙的开殆及后牙锁殆等错殆畸形由于上、下牙列不能正常对殆，功能尖不能完全发挥作用，不能正常切、咬、咀嚼食物而使得咀嚼效能大大降低。

2. 影响吞咽功能　吞咽运动是由舌体、牙齿以及口腔各部分肌肉的完美配合所完成的。错殆畸形患者在进行吞咽运动时，由于舌与牙的位置异常而不能良好地完成吞咽活动。

3. 影响发音功能　良好的发音需要口腔各部的完美配合，某些错殆畸形如前牙开殆、下颌前突等可影响正常发音。

4. 影响呼吸功能　严重的下颌后缩畸形可影响正常的呼吸运动。

5. 影响颞下颌关节运动功能　错殆畸形中出现的殆干扰以及早接触会影响下颌在做开闭口、前伸以及侧方运动时的限度和轨迹，继而影响颞下颌关节的正常功能，严重时甚至可造成关节的器质性病变。

（四）影响容貌美观

口腔占据面下 1/3 的大部分，对容貌美观起到至关重要的作用。而错殆畸形会极大地影响一个人的容貌外观，可导致"地包天"、月牙形脸、双颌前突、开唇露齿、鸟嘴样等容貌畸形。

（五）影响心理健康

无论哪种错殆畸形，均可对儿童及成人造成心理和精神的压力甚至创伤，对患者造成极大影响。

特别是严重错𬌗畸形的青少年患者,由于对自身外貌的不自信,会产生巨大的心理负担及自卑感,大多性格内向甚至变得怯懦,这会对青少年的身心健康和成长造成很大影响。

(六)错𬌗畸形与全身疾病

错𬌗畸形不仅危害𬌗、颌、面系统的健康,而且与某些全身疾病的发生发展密切相关。研究发现骨性Ⅱ类错𬌗患者通常存在上气道口咽段结构性狭窄,舌骨位置偏后、偏下,严重影响了患者的口腔功能及容貌美观,又易诱发阻塞性睡眠呼吸暂停综合征(OSAS);此外,某些偏头痛、肌功能紊乱以及中枢神经系统疾病也与错𬌗畸形有一定关联。

第二节 ｜ 错𬌗畸形的诊断

错𬌗畸形的诊断主要是通过口腔检查、模型测量、影像学分析以及生长发育评估等方式,正确判断错𬌗畸形的类型,制订科学的治疗方案,从而为错𬌗畸形的治疗提供依据并打下良好基础。

口腔检查应在牙弓、颌骨和颅面的长、宽、高三维方向上进行,通过模型测量、排牙试验了解牙列拥挤情况。X 线头影测量是分析颅面生长发育和错𬌗畸形种类的重要手段,根据腕骨及颈椎骨 X 线片可评估生长发育的阶段和趋势。

一、错𬌗畸形的分类

Angle 错𬌗畸形分类法(Angle classification)是由现代口腔正畸学的创始人 E. H. Angle 医师于1899 年提出的,是目前国际上应用最为广泛的一种错𬌗畸形分类方法。Angle 认为,上颌骨固定于颅骨上,位置恒定,上颌第一恒磨牙位于上颌骨的颧弓根之下,其位置相对恒定而不易错位,因此,称上颌第一恒磨牙为𬌗的关键。当正中𬌗位时,上颌第一恒磨牙的近中颊尖咬合于下颌第一恒磨牙的近中颊沟内,即磨牙关系为中性𬌗关系,如果口腔内全部牙齿排列整齐且无错位,此时称为正常𬌗。

(一)Angle 第一类错𬌗——中性错𬌗(Class I,neutroclusion)

上下颌骨及上下牙弓的近、远中关系正常,磨牙关系为中性关系,即在正中𬌗位时,上颌第一恒磨牙的近中颊尖咬合于下颌第一恒磨牙的近中颊沟内。若磨牙为中性关系,但牙列中存在错位牙,可表现出牙列拥挤、双牙弓前突、上牙弓前突、前牙深覆盖、深覆𬌗、前牙反𬌗、后牙颊舌向错位等,则称为第一类错𬌗(图 11-1)。

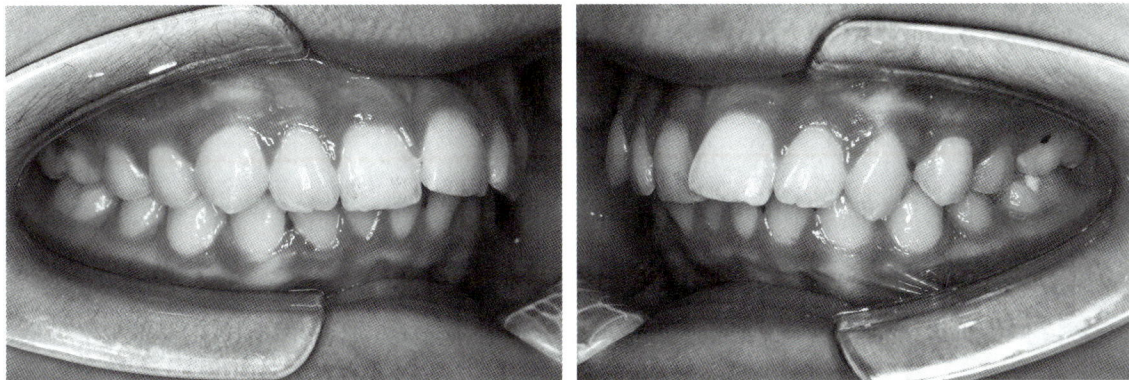

图 11-1　Angle 第一类错𬌗

(二)Angle 第二类错𬌗——远中错𬌗(Class Ⅱ,distoclusion)

下牙弓或下颌处于远中位置,磨牙关系为远中𬌗关系。若下颌后退 1/4 个磨牙或半个前磨牙的距离,即上、下颌第一恒磨牙的近中颊尖相对时,称为轻度远中错𬌗关系。若下颌再后退,以至于上颌第一恒磨牙的近中颊尖咬合于下颌第一恒磨牙与第二前磨牙之间,则是完全的远中错𬌗关系。

第二类,第一分类(Class Ⅱ,division 1):磨牙为远中错𬌗关系,上颌前牙唇向倾斜(图 11-2),表现为前牙深覆盖、深覆𬌗、牙列拥挤和开唇露齿等。

第二类,第二分类(Class Ⅱ,division 2):磨牙为远中错𬌗关系,上颌前牙舌向倾斜(图 11-3)。

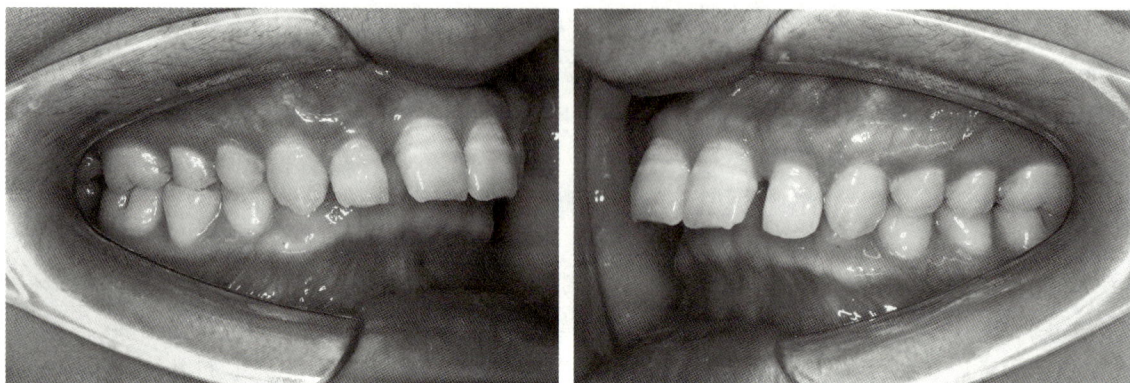

图 11-2 Angle 第二类错𬌗,第一分类

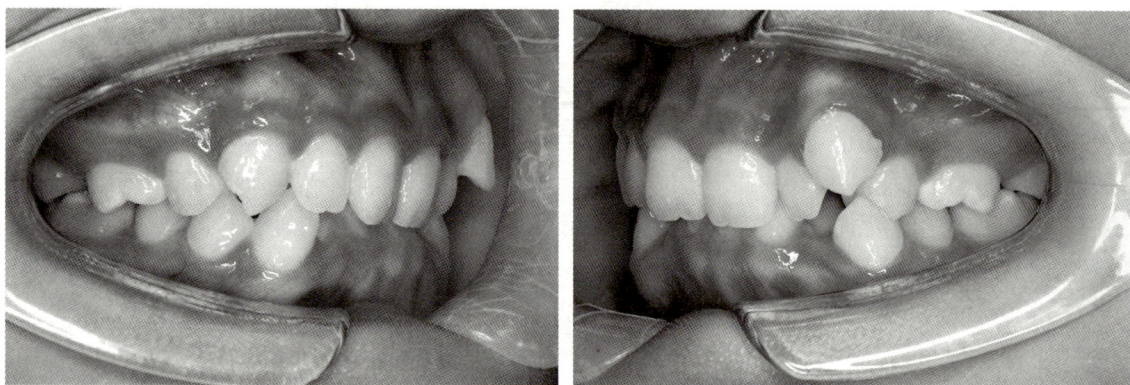

图 11-3 Angle 第二类错𬌗,第二分类

(三)Angle 第三类错𬌗——近中错𬌗(Class Ⅲ,mesioclusion)

下牙弓及下颌处于近中位置。若下颌前移 1/4 磨牙或半个前磨牙的距离,即上颌第一恒磨牙的近中颊尖与下颌第一恒磨牙远中颊尖相对,称为轻度近中错𬌗关系。若下颌向近中移位 1/2 个磨牙或 1 个前磨牙的距离,以至于上颌第一恒磨牙的近中颊尖咬合在下颌第一、第二恒磨牙之间,则是完全的近中错𬌗关系(图 11-4)。

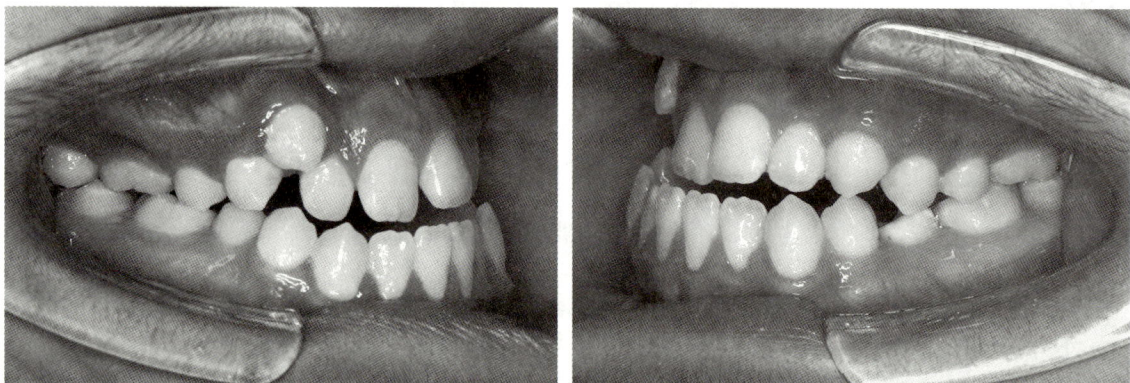

图 11-4 Angle 第三类错𬌗

二、诊断手段和方法

（一）一般检查

1. 患者基本情况采集

（1）基本资料：姓名、性别、出生年月、民族、出生地或成长地、职业、联系方式。

（2）主诉：患者就诊的主要目的及要求。

（3）全身病史：幼儿时期是否患过癫痫、风湿病、糖尿病、血友病、佝偻病及内分泌系统疾病，现在情况如何。

（4）口腔病史：乳恒牙替换及龋齿情况，有无乳牙龋坏早失、乳牙滞留、恒牙早萌等；过去曾经有过以及现在仍然存在的口腔不良习惯，如伸舌吞咽、口呼吸、吮指、咬唇、舔舌习惯；是否有牙齿及颌骨的外伤等；牙齿矫治史，是否接受过正畸治疗。

（5）先天因素及遗传史：是否有先天因素存在；父母及直/旁系亲属的错𬌗情况，判断是否有遗传因素。

（6）心理状态：许多颜面畸形患者都有不同程度的心理障碍，畸形本身造成的功能损害远远小于心理上的损害。正畸医师应有心理学知识和敏锐的观察力，善于从患者的言行特点发现其内心活动，以便采取不同的对策。患者的心理适应能力及合作性对于正畸治疗成功很重要。

2. 临床检查

（1）软组织检查

1）检查唇颊系带的形态及附着的位置。若发现有粗厚的上唇系带附着于上中切牙间，牵动上唇系带时上颌切牙乳突发白，可认为上颌中切牙间隙是由上唇系带粗大或附着过低所致。但要排除侧切牙、尖牙萌出前正常的中切牙间隙，该间隙可自行关闭。下唇系带通常附着宽，会对游离龈和附着龈产生强大的拉力，进而可导致混合牙列期下颌前牙区牙龈退缩。

2）检查牙龈有无充血、红肿等。龈炎是正畸儿童常见的牙周病，牙排列不齐可加重龈炎。长期服用抗癫痫类药物如苯妥英钠，可引起牙龈增生或纤维样变，需行手术切除后才能做正畸治疗。成人龈炎患者在正畸治疗前必须先行牙周治疗。

3）检查腭咽部有无唇腭裂、咽炎、扁桃体炎、腺样增生及黏膜病。

4）检查口腔卫生状况（正常、一般或较差）并询问患者的刷牙习惯。

（2）牙列检查：根据牙齿萌出的生理学知识和X线牙片上牙根钙化程度，可预测牙齿萌出时间。一般来说，牙冠形成后牙开始萌出。当牙根形成1/2以上时，牙冠穿破牙槽嵴；牙根基本形成而根尖孔尚未完全闭合时，牙齿可萌出到咬合面。女孩牙齿发育比男孩早，且下颌的发育早于上颌，恒牙列正常萌出的顺序：上颌一般为6、1、2、4、5、3、7或者6、1、2、4、3、5、7；下颌一般为6、1、2、3、4、5、7或者6、1、2、4、3、5、7，上颌尖牙和第二前磨牙常常同时萌出。牙萌出顺序异常常造成错𬌗。

检查牙齿的数目时，不仅要了解已萌出的牙齿，还应注意颌骨内正在发育或未发育的牙齿。应拍摄全口牙位曲面体层X线片，特别注意牙齿有无先天缺失。此外，多生牙，即超过正常数目的牙，也应引起注意。

牙齿的错位：常见的由牙胚位置异常引起错位的牙齿有上颌尖牙、下颌第三磨牙、上颌切牙及下颌侧切牙；常见的外伤性错位牙为上颌中切牙，此类患者多有乳切牙外伤史。此外，牙齿也会出现异位萌出，常见3与4交换位置。

（3）牙弓检查：牙弓形态根据上切牙切缘向远中转位的情况，可分为方圆形、椭圆形及尖圆形，多数人为椭圆形。

1）牙弓的对称性：检查牙弓左右两侧宽度发育是否对称，牙弓的牙列中线与骨性中线是否一致，以及牙弓左右两侧相对应牙齿的近远中位置是否对称。

2）腭盖高度：腭中缝与𬌗平面之间的垂线。腭盖高拱是上颌牙槽骨狭窄的主要特征，经常出现在慢性口呼吸、佝偻病和有吮指习惯的病例中。

（4）𬌗的检查

1）前牙

A. 覆盖：上、下前牙切端的前后距离超过 3mm 者,称为深覆盖,分为 3 度。Ⅰ度深覆盖:覆盖为 3~5mm;Ⅱ度深覆盖:覆盖为 5~8mm;Ⅲ度深覆盖:覆盖为 8mm 以上。反覆盖时,下前牙切端位于上前牙切端的唇侧,常在严重的下颌前突、前牙反𬌗时呈现。

B. 覆𬌗：上前牙牙冠覆盖下前牙牙冠超过 1/3 者称为深覆𬌗,分为 3 度。Ⅰ度深覆𬌗:上前牙牙冠切端覆盖下前牙牙冠的 1/3~1/2;Ⅱ度深覆𬌗:上前牙牙冠切端覆盖下前牙牙冠的 1/2~2/3;Ⅲ度深覆𬌗:上前牙牙冠切端覆盖下前牙牙冠超过 2/3 者。

C. 前牙开𬌗：上、下前牙切端间无覆𬌗关系,垂直向呈现间隙者为前牙开𬌗,分为 3 度。Ⅰ度开𬌗:上、下前牙切端垂直向间隙在 3mm 以内;Ⅱ度开𬌗:上、下前牙切端垂直向间隙在 3~5mm;Ⅲ度开𬌗:上、下前牙切端垂直向间隙在 5mm 以上。

2）后牙：当正中𬌗位时,上颌第一恒磨牙的近中颊尖咬合于下颌第一恒磨牙的近中颊沟内,即磨牙关系为中性𬌗关系(具体参见错𬌗畸形的分类)。

3）𬌗曲线：下颌牙列的纵𬌗曲线为连接下颌切牙的切缘、尖牙的牙尖、前磨牙的颊尖及磨牙的近远中颊尖的连线。该连线从前向后是一条凹向上的曲线,称为 Spee 曲线。该曲线曲度是指牙弓𬌗面最低点到下颌切牙切端与双侧最后一个下颌磨牙牙尖构成的平面的距离。正常人 Spee 曲线曲度均值为（2.0 ± 0.7）mm。

（5）面部检查

1）正面观：检查面部比例是否协调,左、右面部是否对称,垂直向比例是否协调,有无其他面部畸形,唇部闭合程度和唇形态,牙龈牙齿暴露情况等。

2）侧面观：检查侧面突度、深度及下颌斜度、颏部突度、颏唇沟深浅、下颌后缩或前伸程度等。

3）颞下颌关节：用双手示指对称性触压双侧耳屏前或外耳道前份、髁突外侧面,让患者做开闭口运动,以判断髁突的活动度以及是否有压痛、弹响及摩擦音。

（二）模型分析

1. 牙列拥挤度或间隙分析　牙冠宽度的总和与牙弓现有弧形的长度之差即为拥挤度,一般分为 3 度：Ⅰ度拥挤,拥挤度≤4mm;Ⅱ度拥挤,4mm< 拥挤度≤8mm 相差;Ⅲ度拥挤,拥挤度 >8mm。

（1）测量现有牙弓弧形长度：即可用间隙(骨量)。将一根软丝弯制成个体牙弓形态,放置在咬合面上,并通过后牙的邻接点和前牙的切缘。两侧第一恒磨牙近中邻接点间软丝的长度(将丝拉直后测量所得)就是牙弓的可用间隙(图 11-5)。

（2）测量排齐牙齿所需的间隙(牙量)：用游标卡尺测量第一恒磨牙以前的牙齿牙冠宽度,其总和为必需间隙。

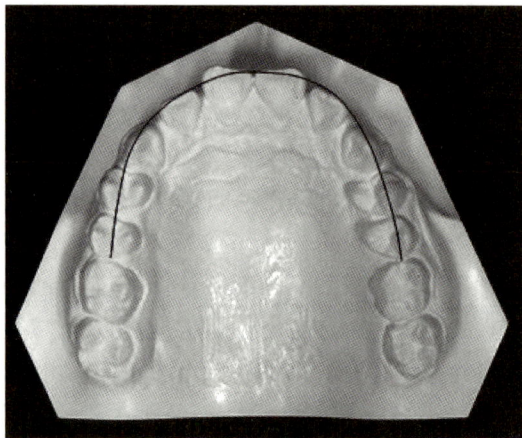

图 11-5　上下颌牙弓可用间隙的测量

2. 上下颌牙齿间的牙量关系——Bolton 指数　指上、下牙近远中宽度的比例关系。

（1）全牙比：全牙比 =（12 个下颌牙总宽度/12 个上颌牙总宽度）×100%,一般为 91.3% ± 0.26%。

（2）前牙比：前牙比 =（6 个下颌前牙总宽度/6 个上颌前牙总宽度）×100%,一般为 =77.2% ± 0.22%。

（三）X 线头影测量分析

X 线头影测量是在头颅定位仪的严格定位下摄取的头颅 X 线影像,采用角度、线距和比例等测量技术分析颅面及牙颌面软、硬组织结构特征和形态变化的一项技术。几十年来,X线头影测量分析一直是口腔正畸及口腔外科等学科的临床诊断、治疗设计及研究工作的重要手段。X线头影测量分析不能在X线头影上直接进行,而需在描绘的头影图上进行(图11-6)。

X线头影测量分析主要应用于以下方面。

1. 研究颅面生长发育　既可通过对各年龄阶段个体作X线头影测量分析,横向研究颅面生长发育,同时也可用于对个体不同时期的测量分析,从而作颅面生长发育的纵向研究。

2. 牙颌、颅面畸形的诊断分析　通过X线头影测量对颅面畸形的个体进行测量分析,可了解畸形的机制、主要性质及部位,从而对畸形作出正确诊断。

3. 确定错𬌗畸形的矫治设计　当通过X线头影测量分析牙颌、颅面结构后,根据错𬌗的机制,可确定颌位及牙齿矫治的理想位置,从而制订出正确可行的矫治方案。

4. 研究矫治过程中及矫治后的牙颌、颅面形态结构变化　通过X线头影测量评定矫治过程中牙颌、颅面形态结构发生的变化,从而了解矫治器的作用机制和矫治后的稳定及复发情况。

5. 正颌外科的诊断和矫治设计　通过X线头影测量对需进行正颌外科手术治疗的患者进行颅面软、硬组织的分析,得出畸形的主要机制,以确定手术的部位、方法及所需移动的颌骨距离。

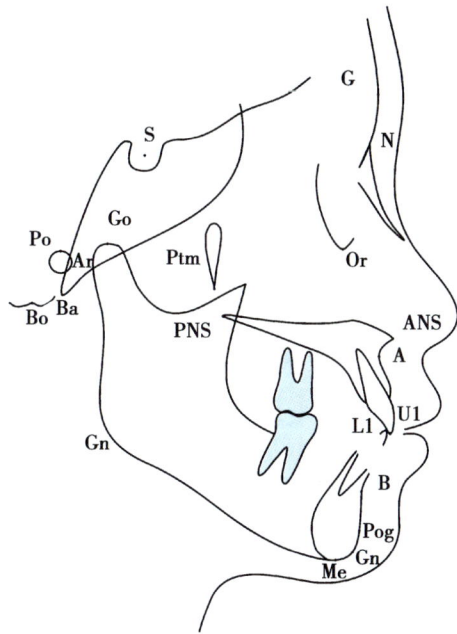

图11-6　头影描绘图

G. 额点;N. 鼻根点;S. 蝶鞍点;Or. 眶点;ANS. 前鼻棘点;PNS. 后鼻棘点;A. 上齿槽座点;B. 下齿槽座点;U1. 上中切牙点;L1. 下中切牙点;Pog. 颏前点;Gn. 颏顶点;Me. 颏下点;Go. 下颌角点;Ptm. 翼上颌裂点;Bo. Bolton点;Ba. 颅底点;Ar. 关节点;Po. 耳点。

(四)一般X线检查

1. 口内根尖片　显示牙齿的发育进展、牙齿萌出的顺序、多生牙、缺失牙、牙齿异常等。

2. 咬合片　显示多生牙和埋伏牙的位置、牙根病变、腭裂间隙等。

3. 许勒位片　显示髁突相对于关节窝的位置,关节间隙的宽度,关节头和关节窝形态与结构的变化。

4. 全口牙位曲面体层X线片　显示全口牙齿发育情况,以及上下颌骨、颞下颌关节、上颌窦等有无病理性损害。

5. 锥形束计算机断层扫描(CBCT)　在正畸领域,CBCT可以获取三维影像,还能生成全景片、头颅侧位片等二维影像,测量各解剖标志点间的距离及角度,评价软、硬组织的结构与形态等。CBCT具有诸多优势,包括扫描时间短、辐射剂量低、成像精度高以及伪影少等特点,在口腔临床和科研中应用越来越广泛,如定位埋伏牙、发现牙根异常、观察牙槽骨壁密度、探究牙根与神经管或骨壁之间的关系、观察颞下颌关节结构等。CBCT影像学分析可以为口腔临床提供重要参考信息,为制订正畸治疗方案和评估正畸治疗风险提供重要参考。

(五)照相分析(图11-7)

1. 正面像　显示面部高度,左右面部发育是否对称,是否存在其他面部畸形。正面微笑像显示笑线,以及是否存在露龈笑。

2. 侧面像　显示侧面突度、深度以及下颌的斜度、颏部的突度等。

3. 口内像　显示牙齿位置、牙体、牙周、牙弓形状及咬合情况。一般可照咬合位的正面、左右侧位、前牙覆𬌗覆盖及上下牙弓𬌗面。

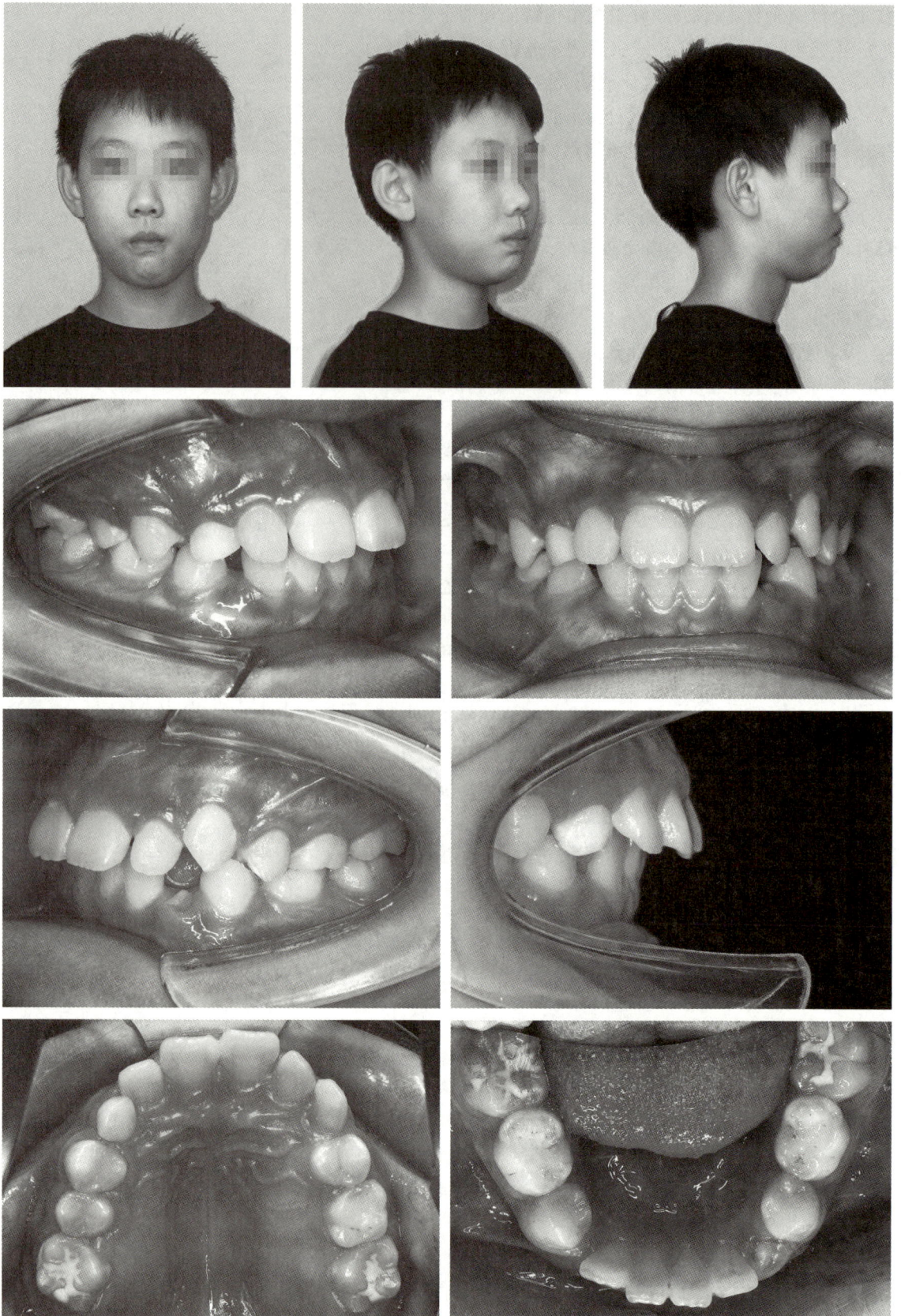

图 11-7　面像及口内像

目前临床上面部照相主要是记录患者在治疗前的面型、牙𬌗情况，以及治疗中、治疗后的变化。

（六）骨龄分析

骨龄（bone age）指儿童及青少年骨骼发育水平同骨发育标准比较而求得的发育年龄，是预测颌面部生长发育的有效工具。处于生长发育期个体的骨龄是根据骨骼 X 线影像中骨化中心出现、成熟过程及骨骺和干骺端融合的过程来加以判断的。口腔正畸学以颈椎、腕骨（常为左手）最为常用。

1. 腕骨骨龄　腕骨 X 线图像获取比较方便，且清晰可见。临床上常用 Grave 左手腕骨钙化的程度来判断生长发育情况。Fishman 在 1981 年提出了一种骨成熟评价系统（skeletal maturation assessment，SMA）。该系统提出骨成熟的 4 个阶段，即骨骺与骨干等宽、籽骨骨化、骨骺形成骺帽、骨骺与骨干融合，而且 4 个阶段集中于 6 个解剖部位，即拇指、桡骨、第五指、第三指（近节指骨、中节指骨、远节指骨），并提出了 11 项骨成熟指标。

Fishman 腕骨骨龄评价系统分期明确、标志点清晰，被广泛认为较适用于颅面骨发育的评价。

2. 颈椎骨龄　正畸治疗时常规拍摄 X 线头颅侧位片，片中包括颈椎影像，而且颈椎骨的骨化中心较少，自身的生长发育形态变化易观察且具有规律性。因此，通过观察颈椎影像评价个体生长发育情况，避免了因附加拍摄腕骨 X 线片而增加患者的放射量和经济负担。国内学者参照 Fishman 腕骨骨龄分期法的骨成熟指标（SMI），找出了与颈椎骨龄关系最为密切、影响最为突出的 3 个指标参数，并于 2008 年提出了颈椎骨龄定量分期法（quantitative cervical vertebral maturation，QCVM）及计算颈椎骨龄的公式。

该分期法将颈椎骨龄分为 4 期，即高峰前期、高峰期、高峰后期及结束期，每期具有量化指标。临床应用时，先测得患者 X 线头颅侧位片颈椎 3 个参数的数值，代入颈椎骨龄公式，可以确定患者所处的生长发育阶段，预测生长发育高峰期，还可以估算生长发育完成百分比。

（七）生长发育评估

颌面部的增长经历 4 个快速期。第一快速期：出生后 3 周~7 个月（乳牙萌出）；第二快速期：4~7 岁（第一恒磨牙萌出）；第三快速期：11~13 岁（第二恒磨牙萌出）；第四快速期：16~19 岁（第三恒磨牙萌出）。第二、第三快速期在正畸临床上具有重要价值。各类错𬌗畸形的矫治应尽可能利用生长发育快速期，在最佳的矫治时机矫治能起到事半功倍的效果。

正确判断颅颌面生长发育状况，并利用颅颌面生长发育潜力的相关知识，有助于早期诊断和预测错𬌗畸形的发生、发展和预后，为确立正确的矫治计划打下良好基础。

三、治疗计划的制订

根据错𬌗畸形发生的时期以及类型，错𬌗畸形的治疗分为乳牙列期和替牙列期的早期预防及矫治、恒牙列初期常规正畸治疗、成人正畸治疗。

（一）早期预防及矫治

一般指从乳牙列建𬌗完成，约 3 岁以后开始，直至替牙晚期，10~12 岁为止，旨在阻断造成牙颌畸形的不良因素，维护口颌系统的正常发育，改善不良的颌骨生长型关系，促进儿童颌面部和心理健康的发育。

1. 早期预防与预防性矫治　观察、发现并及时消除可能导致生长发育异常的因素，防止错𬌗畸形的发生和发展。预防矫治包括早期预防和预防性矫治两方面的内容。

（1）早期预防

1）胎儿期：母体的健康、营养状况对胎儿早期发育十分重要，尤其是妊娠期的前 3 个月，异常因素容易导致胎儿相应器官的畸形。

2）婴儿期：首先，该时期正确喂养方式为约 45° 斜卧位；其次，婴儿应经常更换睡眠的体位及头位，以防止颌面部受压变形。

3）儿童期：儿童时期应注意食用富含营养和一定硬度的食物以促进牙颌正常发育。另外尽早治疗存在的鼻部或扁桃体疾病,以维持呼吸道通畅,避免口呼吸习惯。应培养良好的口腔卫生习惯,通过窝沟封闭等预防龋齿发生,以保障咀嚼效能及恒牙正常萌出。

（2）预防性矫治:包括维持正常牙弓长度的保隙、助萌、阻萌,去除咬合干扰,刺激牙颌正常发育等。

1）乳牙及恒牙早失:常见原因为龋齿、外伤、过早拔除。乳牙早失患者的 X 线片显示后继恒牙牙根尚未发育或形成少于 1/2,牙冠面有较厚的骨质覆盖。为了保持牙弓长度,需制作缺隙保持器。恒牙早失时,酌情考虑是否采用缺隙保持器来保留间隙,待以后义齿修复或者通过正畸移动邻牙来替代早失牙。

2）乳牙滞留:多由于恒牙胚的位置及萌出道异常而异位萌出,使乳牙根完全或部分未被吸收而滞留。应先拍摄 X 线片,在确定有相应恒牙胚存在时,尽早拔除滞留的乳牙,以便恒牙萌出。

3）恒牙萌出异常:临床上可用阻萌器阻止早萌牙萌出,待其牙根形成 1/2 以上时,去除阻萌器让其自然萌出。恒牙迟萌、阻生、异位萌出均可通过 X 线片诊断,尽早拔除滞留的乳牙、残根、多生牙等,切除阻碍萌出道的囊肿和致密软硬组织。如果恒牙牙根已形成 2/3 以上而萌出力不足,可用外科手术开窗、导萌阻生牙或迟萌牙。

2. 早期阻断性矫治　对乳牙列期和替牙列期正在发生或者刚发生的错𬌗畸形,用简单的矫治方法阻断畸形的发展,使之自行调整成为正常𬌗或采用矫治的方法引导其正常生长而成为正常𬌗。

（1）口腔不良习惯矫治:不良习惯可导致口颌系统在生长发育过程中受到异常的压力,破坏正常肌力、咬合力的平衡和协调,从而造成牙弓、牙槽骨及颌骨形态发育异常。

1）吮咬习惯:持续至 3 岁以后的吮指、咬唇、咬物等不良习惯均会导致错𬌗畸形,可采用指套、腭刺、唇挡丝等辅助矫治。

2）异常吞咽及吐舌习惯:牙齿萌出后,婴儿型吞咽和吐舌习惯会导致上前牙前突、前牙开𬌗,这时需要利用舌刺、腭网或腭屏来纠正不良习惯。

3）口呼吸习惯:口呼吸导致腭穹窿高拱、下颌向下后旋转,常形成开𬌗和长面畸形。在消除呼吸道疾病之后,采用前庭盾改正口呼吸习惯。

4）偏侧咀嚼习惯:长期单侧咀嚼可形成偏颌畸形,应尽早治疗龋齿、去除𬌗干扰、修复缺失牙、恢复正常咬合关系,改正偏侧咀嚼习惯。乳牙期由乳牙早失造成的咬合干扰,需要使用间隙保持器。

（2）深覆𬌗及深覆盖的早期矫治:过度前突的上前牙不仅影响美观,而且易造成前牙外伤,进一步影响正常建𬌗及上、下颌骨的生长发育。早期矫治的方法主要包括阻断病因和咬合诱导调整。破除吮指、咬唇等不良习惯,通过扩大牙弓、调磨切牙畸形舌侧尖、矫治错位上切牙等去除咬合障碍。由咬合障碍及不良习惯导致的深覆𬌗及深覆盖,可采用功能性矫治器矫治。

（3）反𬌗的早期矫治

1）乳前牙反𬌗:最佳矫治年龄为 3~5 岁,提倡尽早矫治,避免畸形发展。中度反覆𬌗者采用上颌𬌗垫附双曲舌簧的活动矫治器;反覆𬌗较深用下颌联冠式斜面导板;反覆盖较大者采用头帽、颏兜或上颌前方牵引。

2）后牙反𬌗:单侧后牙反𬌗需改正偏侧咀嚼习惯,采用单侧𬌗垫式活动矫治器;双侧后牙反𬌗,采用活动或固定扩弓装置纠正反𬌗。

（4）偏𬌗的早期矫治:偏侧咀嚼可导致颜面左右两侧不对称,影响面部发育。长期的不良习惯导致的偏𬌗,也可使用前庭盾、肌功能矫治系统（MRC）、解剖式𬌗垫进行纠正,尽早干预,避免畸形发展。如已形成单侧后牙反𬌗,可以使用活动矫治器扩展上牙弓,解除后牙反𬌗。由上下颌锁𬌗导致的偏𬌗,可使用𬌗垫,交互牵引纠正锁𬌗,解除咬合干扰,最终达到稳定的咬合状态。

3. 早期生长改良和颌骨矫形治疗　通过外力刺激或抑制手段,协调和控制上下颌骨在长、宽、高三维空间的正常生长发育关系。

（1）骨性Ⅱ类错𬌗的矫形治疗:对于下颌后缩患者,在青春期（生长发育高峰期）多使用功能矫形治疗,扩大狭窄的上牙弓、前导下颌及刺激下颌髁突的生长。一般常用的功能性矫治器有肌激动器Activator、功能调节器 FR、双殆垫矫治器 Twin-Block、Herbst 矫治器等。对于上颌前突明显的患者,在戒除不良习惯的基础上,可选用头帽结合口外弓矫治器。

（2）骨性Ⅲ类错殆的矫形治疗:对于乳牙期或混合牙列期遗传性下颌发育趋势明显的患者,尽早纠正前牙反殆,同时戴用头帽-颏兜以抑制下颌骨生长。对于上颌发育不足的患者,在患者能配合治疗的基础上,应尽早佩戴面框前牵装置或螺旋扩大器。

（3）骨性偏殆的矫形治疗:青少年由两侧髁突的不对称性吸收导致下颌骨两侧不对称而出现的偏斜,常呈现凸面畸形、下颌后缩,可使用改良的双殆垫功能性矫治器或 Herbst 矫治器,前导下颌,重建咬合。青少年由两侧髁突的不对称性增生导致下颌骨两侧不对称出现的偏斜,常呈现凹面畸形、反覆盖,可利用矫治装置纠正下颌骨偏斜,并去除咬合干扰;上颌前方牵引器纠正偏殆。

（二）常规正畸治疗（恒牙列初期）

常规正畸矫治的最佳时机为:恒牙列初期,青少年生长发育高峰期前后,即 11~13 岁(女性稍前)。常见的错殆畸形包括:牙列拥挤、双牙弓前突、双颌前突、前牙深覆盖、深覆殆、前牙反殆、后牙锁殆、后牙反殆、开殆等。在收集全部病史资料和检查之后,从颌骨和牙列的状态、殆关系出发,按照扩弓、减数、减径等原则,选择合适的矫治器,明确矫治过程中所需的力系统和支抗控制,综合考虑所采用的治疗方式与患者的合作程度、疗效预估和患者心理预估等多方面,以达到缩短疗程、提高疗效的目的。对于恒牙列初期骨性关系正常或无明显异常的患者来说,一般的正畸治疗就是用常规治疗手段矫正牙齿的错位。伴有轻度的骨性异常又错过了生长发育期的患者,则需掩饰性正畸治疗,这不仅能够矫正牙齿之间的关系异常,而且可以改善面型。但若患者生长发育期尚未结束,进行骨性错殆的掩饰性治疗时要格外注意,否则可能导致复发。

（三）成人正畸治疗

临床上将成人的正畸治疗概括为:①辅助性正畸治疗,为其他牙病控制和恢复口腔功能提供更加有利的条件;②综合性正畸治疗,与恒牙列初期常规正畸治疗类似;③外科与正畸联合治疗,主要针对严重发育性、外伤性骨性错殆畸形。

与青少年不同,成人口腔健康状况有不同程度的增龄性改变,生长潜力有限、组织反应慢,且成人多已建立稳定的咬合和功能平衡。所以在成人正畸治疗时,应多方面考量。

目前国际上提倡由正畸、牙周、修复、颞下颌关节等多学科的医师组成治疗组,对每一个成年患者作出全面的口腔疾病诊断,选择最优化的治疗设计,以获得最佳的治疗效果。

牙周健康是正畸治疗成功的关键,而成年患者的牙周问题较为突出,在正畸治疗前、治疗过程中与治疗结束后都需要与牙周科医师密切合作。很多成年患者的正畸需要配合修复、种植等多种治疗,以获得最佳的美观和功能效果。成人正畸治疗中,颞下颌关节病变也是值得关注的问题。通过对错殆的矫治,去除错殆形成的病理性殆因素和对口颌系统的功能干扰,终止由错殆引起的口颌系统病理性损害,从而改善、缓解甚至消除颞下颌关节紊乱病的症状,使殆和颞下颌关节、咀嚼肌功能相协调。

（四）正畸拔牙方案的设计

矫治错殆畸形时,拔牙与否主要依据患者牙列的拥挤度、侧貌突度、覆盖覆殆、磨牙关系、颌骨生长型等而定。通常,对于牙列拥挤严重、面部前突的患者,一般选择拔牙矫治。正畸拔牙的目的:①通过拔牙获得间隙,解除拥挤和排齐牙齿。重度拥挤的牙弓往往通过减数拔牙获得足够的空间来排齐牙齿,但中度或者轻度拥挤是否拔牙还需要考虑其他的因素。②利用拔牙间隙将前牙内收,改善牙弓突度,从而达到改善侧貌及面型的效果。③利用拔牙间隙调整后牙咬合关系,使得后牙尖窝交错,咬合接触面积最大,获得最佳的咀嚼效率。

正畸治疗最常见的拔牙模式是对称地拔除上、下颌 4 个第一前磨牙。因为第一前磨牙位于前后牙段交接的位置,拔除后的间隙可用于解除前牙段拥挤或用于内收前突的前牙。此外,第一前磨牙的作用是协助尖牙撕裂及协助磨牙捣碎食物,拔除后对咀嚼效率影响较小;第一前磨牙位于尖牙远中,拔除后不易引起面型塌陷;第一前磨牙在外形上和第二前磨牙类似,拔除后第二前磨牙可以和尖牙邻接,不影响美观。但当牙列拥挤使第二前磨牙明显发生错位时,可考虑拔除第二前磨牙。

第三节 | 错𬌗畸形的矫治

一、错𬌗畸形矫治的目标

错𬌗畸形矫治的目标是美观(aesthetics)、平衡(harmony)、稳定(stability)、健康(health)。

正畸治疗的一个重要目标是美观,通过矫治畸形改善外观,这一目标是大多数患者的重要治疗要求。颌面外观的美学标准,因不同的时代、不同的种族以及个人审美观的不同而难以统一。

错𬌗畸形是牙颌颅面结构关系失调的结果,经过治疗后,牙颌颅面形态和功能应取得新的平衡和协调关系,表现为上、下牙弓排列整齐,牙弓间长度、宽度、高度协调,牙弓与颌骨、上下颌骨间的关系协调,前牙覆𬌗覆盖正常,磨牙关系中性,间窝关系稳定,下颌运动时无早接触点及𬌗干扰。

稳定是正畸治疗的另一个重要目标,错𬌗畸形矫治过程中存在着牙周组织或颌骨位置的改建和改变,因此,正畸治疗的目的并不仅是形态畸形得到矫治,同时错𬌗影响的口颌系统功能也应得以恢复。取得稳定的治疗结果,不能只靠矫治后戴用保持器,还与错𬌗的诊断、矫治设计、矫治技术的正确使用等过程有重要关系。

健康第一是医学的第一要旨。医务工作者的初心是健康至上,医学的最高境界是健康、科学与艺术的统一。口腔医学的目标是口腔健康,而口腔的美学必须是健康的美学。正畸治疗倡导通过适宜轻力矫治实现健康、高效的牙齿移动,即在保证健康的前提下实现美观、平衡及稳定的矫治目标。

二、基本矫治技术

牙𬌗畸形主要用力量进行矫治,目前基本的矫治技术包括功能矫治、固定矫治和隐形矫治。

(一)功能性矫治器

功能环境的改变及外力的施加可以影响骨骼的表面形态和内部结构,从而发生骨骼塑性。功能性矫治器正是利用口颌系统的这一性能,通过改变口腔颌面部的肌肉功能环境或者施加外力来影响牙齿和颅面骨骼以及关节的生长发育,从而达到矫治错𬌗畸形目的的一类矫治器。

功能性矫治器可以是活动式的,也可以是固定式的。临床上常见的功能性矫治器有以下几类。

1. 斜面导板矫治器(图11-8) 在上前牙的舌侧用塑料基托等材料形成一斜向后下的斜面,固位部分可以是卡环活动式的,也可以是带环粘接固定式的。当下前牙咬在斜面导板的斜面上时,颌骨及下牙弓整体前移,同时颌间距离增大,后牙呈开𬌗状态。此时颌面肌肉张力增加,肌肉为了恢复原有的张力而发生收缩,此收缩力通过斜面导板的作用,有利于下颌前移。再配合前磨牙及磨牙区的颌间牵引,可在3~6个月后形成新的咬合关系,下颌及颞下颌关节即会在新的位置稳定。斜面导板适用于上颌正常、下颌后缩的Angle第二类错𬌗患者。

2. CICE-下颌前移器(图11-9) CICE-下颌前移器(CICE:C,comfortable;I,invisible;C,concise;E.efficient)是一种舒适、隐形、简洁、高效的矫治器。其体积小,仅包绕前牙区,舒适度高且隐形美观,患者易配合;制作材料柔软、有弹性,施力柔和,能有效减轻上、下前牙的牙根吸收和牙齿松动;能促进髁突软骨的生物性反应,刺激下颌生长,使下颌骨的生长潜力得到充分发挥,同时实现上颌内收、下颌前移的功效。

CICE-下颌前移器主要用于矫治上颌前突、下颌后缩的Angle第二类第一分类错𬌗畸形,引导下颌后缩患者的下颌骨正常生长,矫正患者的牙颌畸形及改善侧貌形态。

3. Twin-block矫治器(图11-10) Twin-block矫治器又称双𬌗垫矫治器,主要结构分为上、下颌两部分,每部分都有一斜面。佩戴后,上、下斜面相接触后滑动会使下颌骨及下牙弓整体前移,配合

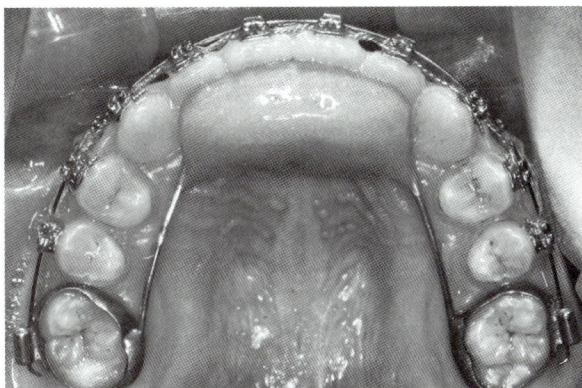

图 11-8　斜面导板矫治器

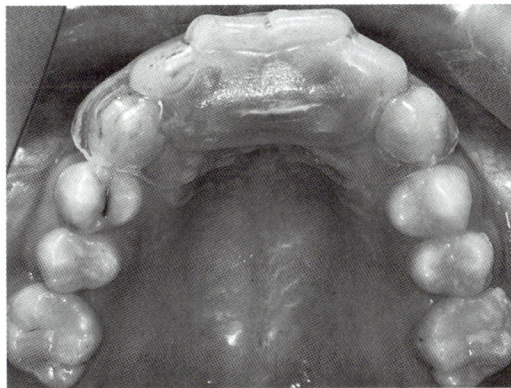

图 11-9　CICE-下颌前移器

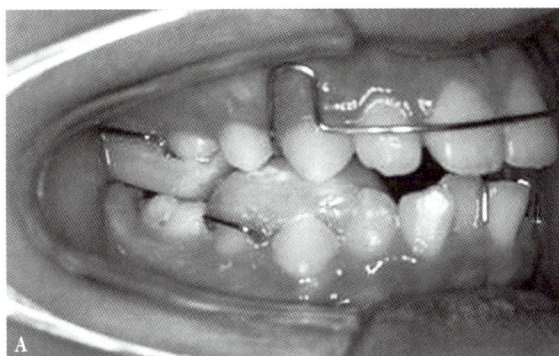

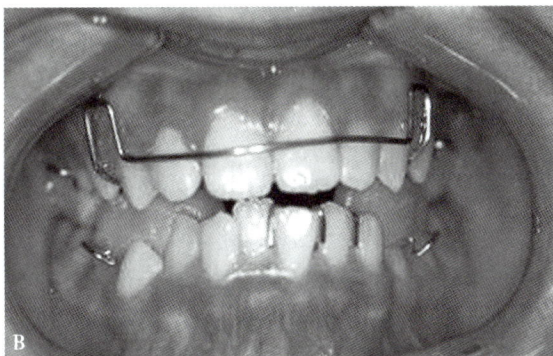

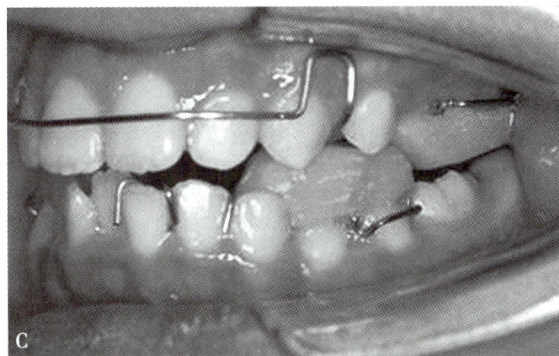

图 11-10　Twin-block 矫治器

口腔颌面部的肌肉张力发挥作用,从而使下颌更好地向前。治疗过程中需间断调磨上颌𬌗垫的远中斜面,使下磨牙垂直萌出,促进下颌磨牙的垂直向发育,同时也要调磨下颌𬌗垫的上面以减轻前磨牙区域的开𬌗。一般经 4~6 个月后可形成新的咬合关系,下颌及颞下颌关节即会在新的位置稳定。

Twin-block 矫治器主要适用于替牙期或恒牙期的 Angle 第二类错𬌗患者,若将上、下矫治器的斜面方向倒转,则可用于早期轻度 Angle 第三类错𬌗畸形的治疗。

4. 上颌前方牵引矫治器(图 11-11)　由口内部分与口外部分组成。口外部分一般是面罩或反向头帽,由额垫、颏兜及连接体三部分组成;口内部分为固定式的固位装置,供前方牵引的拉钩一般位于上尖牙处,通过牵引皮筋连接口内及口外部分从而发挥作用。前方牵引上颌骨的理想方向应是向前、向下,与𬌗平面的夹角不应大于 30°,矫治力控制在每侧 350~500g。临床上,由于患者生长型不同,还需对牵引方向作针对性调整。

上颌前方牵引矫治器适用于上颌发育不足的 Angle 第三类错𬌗患者,有时会同时配合使用上颌扩弓器。替牙期最佳矫治时机为 6~8 岁,矫治器每天至少戴用 10~12 小时。

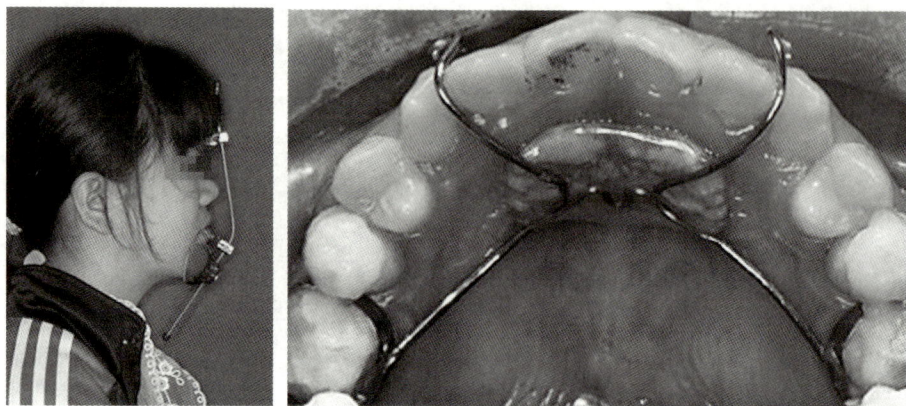

图 11-11　上颌前方牵引矫治器口外及口内部分

5. **𬌗垫舌簧矫治器**（图 11-12）　由固位部分、加力部分及连接基托组成，一般为活动式的。固位部分多由附在磨牙或前磨牙的箭头卡环组成；加力部分为抵于前牙舌面的、由细钢丝弯制的具有弹性的多个曲；此两部分都附于基托并由基托连接，基托在磨牙区增厚成为𬌗垫。磨牙𬌗垫可打开患者的前牙咬合，解除反覆𬌗，舌簧加力后推前牙向前建立正常的覆盖以解除反𬌗。一般可每隔 1 个月给舌簧加力以发挥持续的作用力。

𬌗垫舌簧矫治器一般适用于乳牙期的反𬌗解除。

6. **腭中缝扩大器**　目前比较常用的扩弓装置为 Hass 扩弓矫治器（图 11-13）和 Hyrax 扩弓矫治器，二者都是由螺旋扩弓器和固位装置组成的，主要是通过旋转螺旋扩弓器将力量传导至固位装置后再传导至磨牙及上颌骨，从而扩展腭中缝，增加上颌骨宽度。根据扩展速度可分为快速腭中缝扩展和慢速腭中缝扩展，两种扩展方式均需半年至一年的保持时间以维持扩展效果。

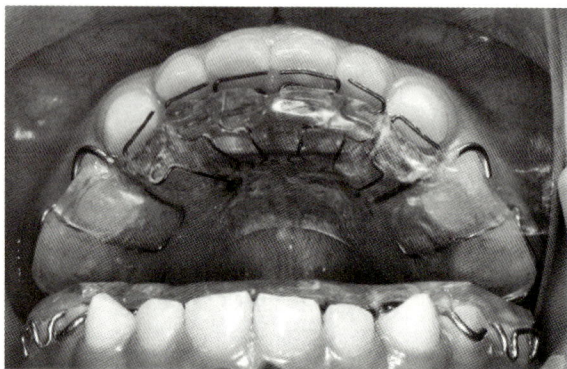

图 11-12　𬌗垫舌簧矫治器

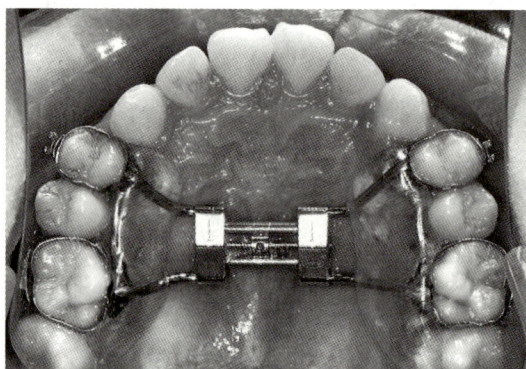

图 11-13　Hass 扩弓矫治器

腭中缝扩大器适用于 8~14 岁的上颌骨发育不足的后牙反𬌗或上牙弓狭窄患者，总的来说，年龄越小，越适合快速扩弓，扩弓效果也越明显。

7. **平面导板矫治器**（图 11-14）　平面导板的主要结构为在前牙舌侧基托的前缘加厚形成的平面导板。此导板与𬌗平面平行，固位装置可为带环粘接式的，也可以为卡式的。佩戴后在咬合时下前牙咬在导板上，上、下后牙离开 1.5~2mm，咬合力的

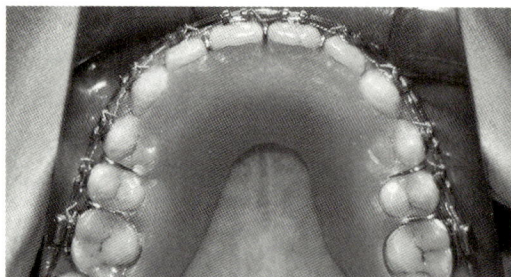

图 11-14　平面导板矫治器

存在使下前牙压低,而下后牙在此时因无咬合而得以伸长,待后牙逐渐伸长建立咬合后需再次加厚平面导板,直至深覆殆解除为止。平面导板矫治器适用于前牙过高、后牙过低的深覆殆患者。

8. 正畸加速器　目前发现磁场可调式微磁正畸加速器在正畸矫正过程中通过对牙根部进行局部磁场刺激,进而促进待移动牙齿的牙周组织代谢及改建,加快正畸牙齿移动进程。近红外正畸加速器通过近红外光刺激加速牙周膜及牙槽骨内细胞代谢,促使牙齿移动。正畸加速器的研发有助于实现健康、无创、舒适、高效的正畸治疗新策略。

(二)固定矫治技术

1. 传统方丝弓矫治技术　方丝弓矫治技术作为近百年正畸矫治的技术基础,由 Edward Angle 发明创造,Edward Angle 也因此被称为"现代正畸学之父"。

方丝弓矫治器的主要特点有两个:①能有效地控制矫治牙作近远中、唇颊舌向及殆向等各方向的移动,并且在牙移动时能做到控根移动;②由于每颗牙上都有托槽而弓丝嵌入槽沟后经结扎丝固定,可形成较大的支抗力,减少支抗牙的移位。

方丝弓矫治器在矫治弓丝的弯制中,有一些常规的要求和方法。它有以下 3 个序列弯曲,这 3 个序列弯曲是按矫治牙作不同方向移动的需要而设计的。

第一序列:包括内收弯和外展弯,对牙列在水平方向上进行控制(图 11-15,图 11-16)。

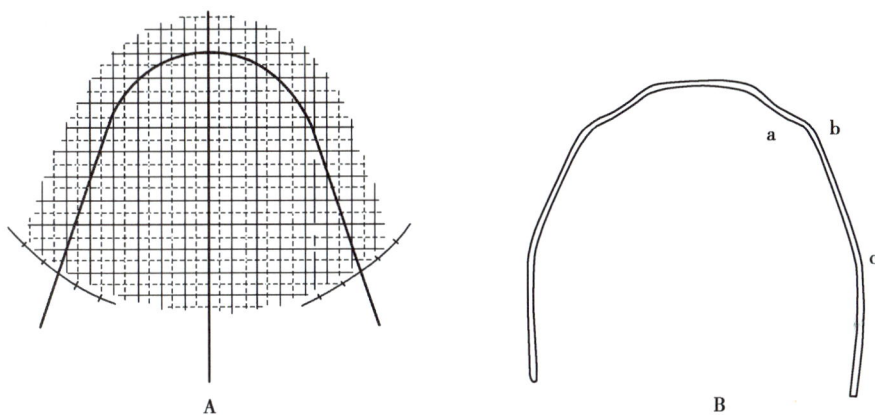

图 11-15　上颌第一序列弯曲
A. 预成弓丝形态图;B. 上颌弓丝上的第一序列弯曲。
a. 侧切牙区的内收弯;b. 尖牙区的外展弯;c. 第二前磨牙与第一恒磨牙间的外展弯。

第二序列:包括前倾弯、后倾弯及前牙轴倾弯,对牙列在垂直向上进行控制(图 11-17)。

第三序列:根唇向和根舌向转矩,对牙齿进行矢状向控制(图 11-18)。

2. 现代直丝弓矫治技术　现代直丝弓矫治技术的基础为方丝弓矫治技术,其主要特点是根据不同牙齿的解剖位置,在矫治器的托槽上预置了一定的角度,消除了第一、第二、第三序列弯曲,一根具有牙弓基本形态的直弓丝放入托槽,就可以完成牙齿的唇舌向、近远中、垂直向和控根移动,因而这种矫治器称为直丝弓矫治器(straight wire appliance,SWA)。现代直丝弓矫治技术很少需要弓丝弯制,强调精确的托槽位置,简化临床操作,缩短就诊时间,因而广受欢迎,已成为当今全球正畸临床使用最多的矫治器。

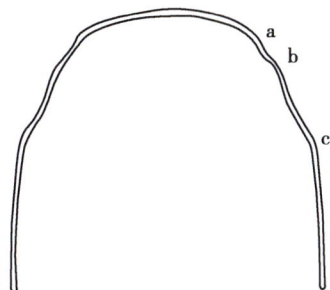

图 11-16　下颌第一序列弯曲
a. 侧切牙与尖牙间的外展弯;b. 第一前磨牙近中的外展弯;c. 第二前磨牙与第一磨牙的外展弯。

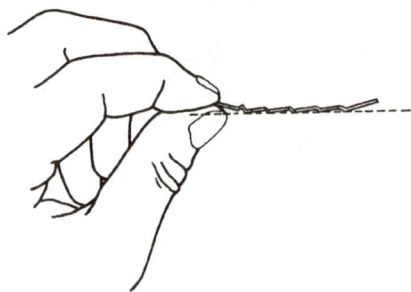

图 11-17　第二序列弯曲

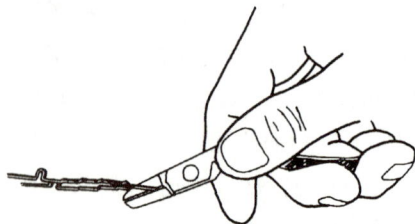

上颌弓丝前牙区根舌向转矩

图 11-18　第三序列弯曲

（1）自锁托槽技术:自锁托槽技术已经成为一项非常成熟且被广泛使用的矫治技术,在正畸治疗方面具有独特的优势(图 11-19)。

1）无须结扎:这被誉为在不锈钢丝结扎的年代里推动自锁托槽产生的最有利的动因。它能节约椅旁操作时间,降低正畸医师的工作负担,提高工作效率。

2）弓丝结扎牢固:自锁托槽在结扎的坚固性和可靠性上展现出其自身的优势,并会不断加强对牙齿位置的控制。

3）摩擦力低:由结扎方式产生的摩擦力是阻力的重要来源之一,不锈钢丝或者弹性结扎都会存在摩擦力过高、影响牙齿移动,从而降低诊治效率的情况,自锁托槽能使摩擦力明显降低。

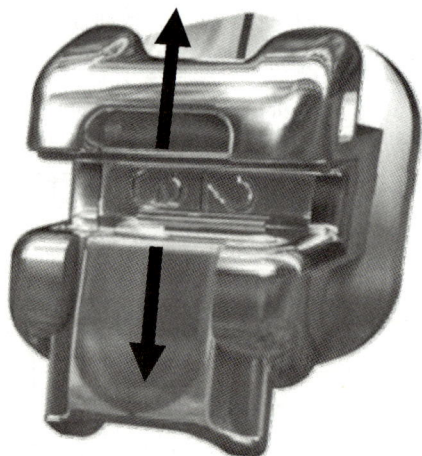

图 11-19　自锁托槽

4）缩短治疗时间:有一些自锁托槽可以缩短疗程半年以上。

5）延长复诊时间间隔:传统固定矫治托槽需要一个月复诊一次,自锁托槽的复诊间隔可以延长到 6~8 周。

6）佩戴更舒适:在轻力和低摩擦力下实现牙齿的移动,能减少患者的疼痛及不适感。

（2）传动直丝弓矫治技术:该技术应用了传动效应的原理,兼容自锁托槽及 Tip-Edge Plus 托槽的优点,持续轻力通过牙齿邻面接触点传递,转变为传动力,使牙齿逐渐向远中倾斜移动。持续轻力通过唇弓作用于中切牙牙冠唇面,随着中切牙舌向移动,该力通过牙冠邻面接触点进行传递,直到末端牙冠近中邻面接触点,只要该传动力合适,该末端牙齿就将向远中倾斜移动,其他牙随后逐个向后倾斜移动。该现象称为传动效应。

1）传动技术矫治托槽的设计:为了最大限度地减少阻碍牙齿移动的滑动摩擦力和约束力,传动直丝弓矫治托槽有别于普通直丝弓矫治托槽的特殊设计。①尖牙托槽:程序化“滑动倾移型直丝弓托槽”或“倾斜滑行型直丝弓托槽”;具有双槽沟,有利于牙齿倾斜移动;托槽水平两翼之间有一台阶,高出槽沟底部,当对角线斜结扎时,可避免结扎丝与弓丝接触,可产生自锁滑动效果,故也可称作自锁结扎;托槽基底部有“十”字形的沟管,如果将镍钛(NiTi)丝插入基部横管,可产生行之有效的正轴作用(图 11-20)。②其他牙位托槽:直丝弓托槽,除了槽沟外,其他结构与尖牙托槽相同。通过斜结扎或自锁结扎可达到类似自锁托槽的滑动效果,其背面有一个“十”字形的沟管。必要时,竖管可插附件,横管可插入镍钛(NiTi)丝(图 11-21)。③托槽槽沟的预成数据:托槽槽沟预成数据以自然正常𬌗与矫治好的群体的𬌗均值为依据,并加以修正。传动矫治器分为标准型及Ⅲ型,标准型适于 Angle 第一、第二类错𬌗畸形,Ⅲ型适于 Angle 第三类错𬌗畸形。

2）技术特点:在轻力的作用下尖牙可作快速的倾斜滑动,到位后,可利用镍钛丝与托槽基底部横

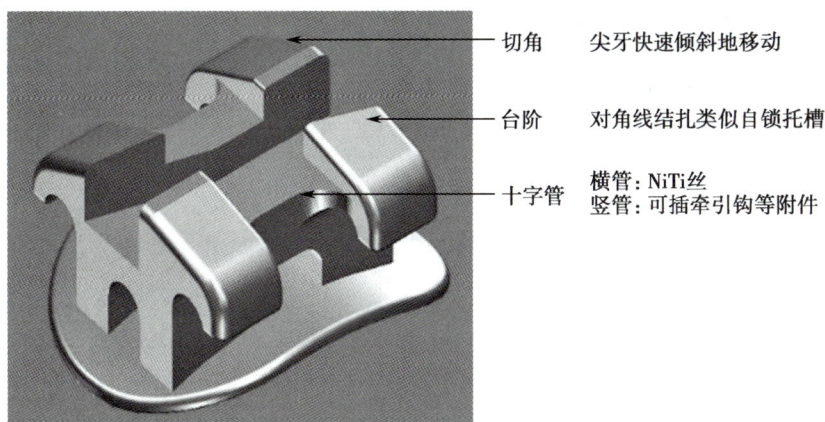

切角 —— 尖牙快速倾斜地移动
台阶 —— 对角线结扎类似自锁托槽
十字管 —— 横管：NiTi丝
竖管：可插牵引钩等附件

图 11-20 尖牙托槽

管的作用完成便捷的正轴矫治。利用结扎丝进行托槽对角结扎可体现自锁滑动的效果。同时其具有牙齿快速、稳定移动和牙齿移动范围大且稳定的效果，牙齿倾移只需持续传动轻力 50~60g。该方法易于打开咬合，可有效改善凸面型或凹面型；可解决轻至中度骨性牙𬌗畸形病例，不需要口外力、种植体支抗或多曲唇弓，大大降低了正颌外科手术率。

（三）隐形矫治技术

1. **舌侧隐形矫治技术**　20 世纪 70 年代开始出现舌侧矫治技术，即将矫治器全部安装在牙齿的舌侧面进行正畸治疗。舌侧矫治技术一经发明即受到了患者的极大欢迎并得到了正畸医师的广泛应用，现已成为一种成熟、系统的固定矫治技术（图 11-22）。

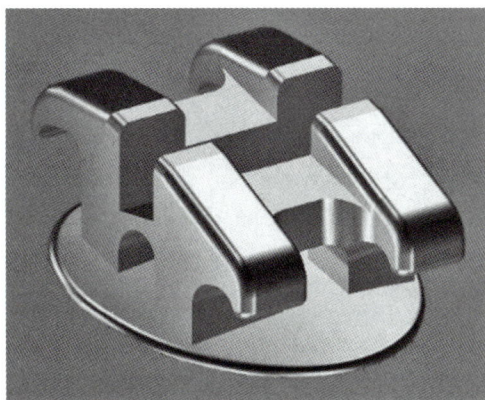

图 11-21 其他牙位托槽

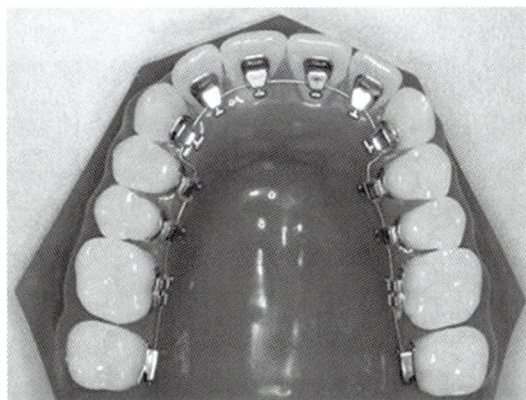

图 11-22 舌侧矫治器

（1）舌侧矫治器的生物力学作用特点：生物力学上与唇侧矫治器存在较大差异。从矢状面看，在水平方向上，舌侧托槽距阻抗中心（Cr）的距离远小于唇侧托槽到阻抗中心的距离，因此，单纯的牙齿压入移动更接近整体移动（图 11-23）。在垂直方向上，舌侧托槽距阻力中心的距离大于唇侧托槽距阻力中心的距离，因而在施以相同矫治力内收前牙的情况下，舌侧矫治器可获得更大的力矩，加大了前牙内收过程中控制前牙转矩的难度（图 11-24）。

（2）优点：①隐形美观：舌侧矫治器佩戴在牙齿内侧，从外观上完全看不到钢丝和托槽。②精准控制：个性化的底板和托槽的定位精准，便于精细化调整。③缩短疗程：由于力学控制相对更加容易，可缩短约 1/4 的矫治疗程。

（3）缺点：①个性化的舌侧托槽，费用高昂；②技术难度大，托槽之间距离和操作空间都很小，医

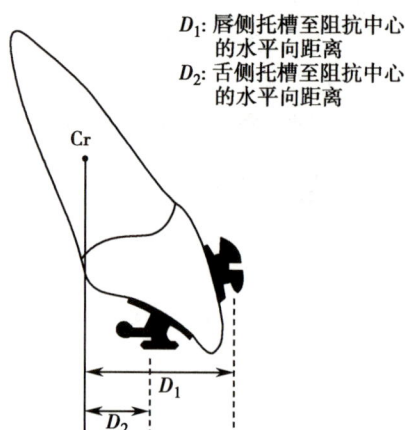

图 11-23 在水平方向上舌侧托槽较唇侧托槽更接近单根牙阻力中心

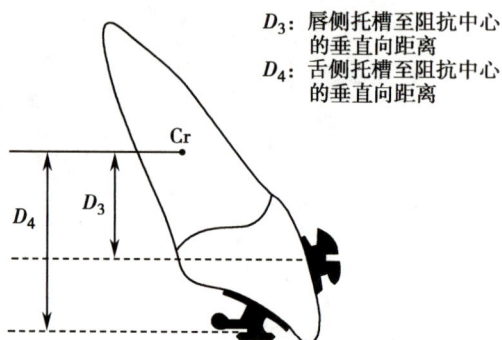

D_1: 唇侧托槽至阻抗中心的水平向距离
D_2: 舌侧托槽至阻抗中心的水平向距离

图 11-24 在垂直方向上舌侧托槽较唇侧托槽更远离单根牙阻力中心

D_3: 唇侧托槽至阻抗中心的垂直向距离
D_4: 舌侧托槽至阻抗中心的垂直向距离

师操作困难且费时;③患者佩戴前期舒适度较差,对发音和维护口腔卫生有一定程度的影响。

2. **无托槽隐形矫治技术** 无托槽隐形矫治技术首次将覆盖式矫治器的概念与先进的三维数字化技术结合起来,从而达到移动牙齿的目的。这一技术要求临床医师在治疗前就设计出实现矫治目标的最佳方案,即前瞻性矫治设计,医师在软件上根据正畸的治疗目标,数字化模拟设计一系列牙齿移动,包括对牙𬌗初始位置准确与否的判断、牙齿移动最终目标位置合适与否的判断以及牙齿移动过程中分步移动合理性的判断,并以此为基础加工出一系列无托槽隐形矫治器(图 11-25)。病例选择是无托槽隐形矫治成功的关键因素之一。随着临床医师对计算机模拟的牙齿移动和矫治结果在临床上实现的经验积累,采用隐形矫治器治疗各类错𬌗的范围越来越广泛。

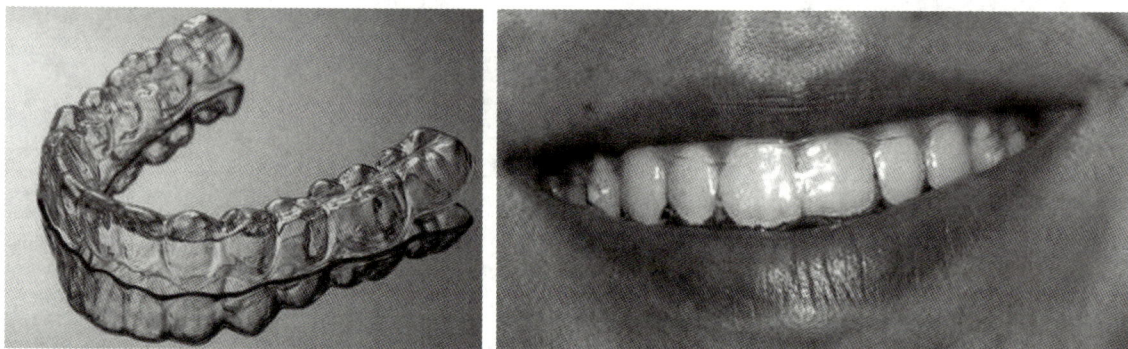

图 11-25 无托槽隐形矫治器

(1)力学系统:与固定矫治器不同的是,隐形矫治器移动牙齿的力量来源于隐形矫治器的材料,矫治器包裹在牙齿上时发生变形,矫治器材质的弹性将推动牙齿向设计的位置移动。隐形矫治器作用于优化附件的加力面来辅助实现牙齿移动。这种矫治力的大小很大程度上取决于牙齿要移动距离的大小。一般认为,隐形矫治器戴入后产生约 50g 的初始力,矫治力随时间逐渐减弱,但是牙齿仍然会移动到矫治设计软件预先设计的位置。

实际牙位是指牙齿在口内的位置,初始牙位是指通过硅橡胶印模获取的牙齿的最初位置。相对而言,所谓预期牙位是指由设计软件确定的虚拟牙位。确定虚拟牙位的前提首先是临床医师要征得患者的同意,其次是牙齿的移动不能超过生理限度。

(2)优点:①无托槽隐形矫治器是透明的,距离 0.5m 以外就可以不被旁人察觉,是目前最为美观的一种矫治选择;②无托槽隐形矫治器是可摘的,患者无须改变饮食习惯和日常的口腔卫生习惯,易于保持口腔卫生;③无托槽隐形矫治器较为舒适,体积相对较小且不会像托槽和弓丝那样刺激颊黏膜及周围软组织;④无托槽隐形矫治器可以通过医师逐步降低每一步矫治器的牙齿移动量来减轻疼痛;⑤通过有选择的附件粘接设计可适用于有充填物或冠修复体的牙齿;⑥节省椅旁时间,无托槽隐形矫治器发生意外的情况要少于固定矫治器;⑦无托槽隐形矫治器可以精确指定治疗中需要移动和保持不动的牙齿;能有效地控制垂直向的关系,减少前牙开𬌗的发生;⑧无托槽隐形矫治器的疗效是可预测的,其借助计算机辅助设计技术,可以在矫治前了解并告知患者整个矫治过程,有利于矫治方案的修改、确定,以及良好的医患交流。

（3）缺点:费用较高;医师入门简单,但要完全精准地实现矫治设计目标比较困难;牙齿移动的滞后现象导致牙齿移动的实现率与3D动画有差距;同时,其矫治效果的发挥对患者依从性要求较高。

（4）方案设计中的注意事项:①熟练掌握软件的各项功能;②过矫正的合理设计;③矫治中密切关注牙周组织的健康,避免上前牙区域的骨开窗、骨开裂等副作用;④避免过多的邻面去釉,以及注意邻面去釉的时机;⑤如果实际牙位偏离预期牙位过多,矫治中应及时重新设计方案。

三、正畸治疗中的口腔及矫治器护理

佩戴矫治器后,患者口腔易残留食物残渣,同时矫治器也妨碍了口腔的生理自洁作用,易造成龋齿和牙龈炎;另外,食物残渣发酵还会导致口臭,引起色素沉着,影响美观。因此,口腔正畸治疗期间卫生维护是十分必要的,其内容包括以下方面。

1. **口腔及矫治器的卫生维护** 患者应该在医师的指导下,掌握正确的刷牙方法,及时清理食物残渣;建议配合使用特效牙线或冲牙器清除牙齿邻面的软垢;也可定期使用一些含漱液,以保持口腔清洁。对于牙缝较大的患者,可以使用牙缝刷清洁宽牙缝两旁的牙齿邻面。一般的自我口腔护理难以完全去除牙齿局部菌斑、食物残渣、软垢,因而会形成有利于细菌繁殖、生长的条件,应定期行牙周洁治,由专业的医师对患者的菌斑、污垢和牙石进行清除。临床上还可以使用一些含氟制剂对牙齿表面进行涂布,增强牙齿的抗龋能力。此外,使用活动矫治器或者全隐形矫治的患者还应该经常摘下矫治器进行清洁,可用牙刷刷洗矫治器并彻底地清洁口腔,然后再按照医师的要求重新戴上矫治器。

2. **饮食注意事项** 由于一方面要避免牙齿矫治器脱落而延误疗程,另一方面又要方便口腔卫生的维护,以防龋病和牙周病的发生,所以佩戴固定矫治器后,在饮食方面应该注意进食较硬食物时应切小块后用后牙咀嚼,避免进食黏性食物;进食高糖分的食物后及时刷牙,否则易造成龋齿。除了食物的类型外,进食方式也要加以注意,尽量不要用前牙进行啃咬,多练习用后牙咀嚼。

第四节 | 保持与复发

错𬌗畸形经过矫治后,牙齿和颌骨发生了改变,由于原有口颌系统的平衡被打破,发生改变的牙齿和颌骨有恢复到原有状态的趋势,即错𬌗畸形的复发。使已获得的矫治效果趋于稳定,最大限度地防止复发所采取的措施叫作保持,它是当代正畸学中不可或缺的一部分,是评价正畸疗效的重要指标。

一、保持的原因

在正畸治疗中,虽然患者感觉摘掉矫治器就是治疗结束,但事实上这意味着另一个重要阶段的开始。正畸治疗要想获得一个长期稳定的效果,必须是一个循序渐进地控制牙齿位置及𬌗关系的过程,矫治器摘除后要进行保持的原因如下。

1. **牙周组织的改建尚未完成** 在牙移动完成后,仍需要较长的时间去重建。
2. **肌动力平衡的改建尚未完成** 矫治后形成的牙颌形态还可能受到旧的肌动力平衡的影响,呈

现不稳定状态,而导致错𬌗畸形的复发,所以主动治疗结束后,必须给予充足的时间来保持矫治后的新位置和新形态。

3. 𬌗的平衡尚未建立 在上、下颌牙的牙尖斜面关系未经咬合调整达到稳定的咬合接触关系之前,牙与牙弓的位置都有复发的趋势。

4. 生长型可能影响矫治效果 在患者颌面部生长发育尚未完成之前,任何患者都有不断对其原有生长型表达的趋势,这种生长型的延续可能导致错𬌗畸形的复发。因此在制订保持计划时,必须充分考虑到患者的生长型可能对矫治效果产生的影响,有针对性地进行保持方法和保持时间的设计。

5. 口腔不良习惯未破除 在矫治期间对患者口腔不良习惯的正确诊断和彻底破除,去除各种不良口腔习惯造成的肌动力不平衡因素,是最终保持矫治疗效和防止复发的一个重要方面。

6. 第三恒磨牙的萌出 上、下颌第三磨牙,尤其是前倾和水平阻生的第三磨牙在萌出的过程中对牙弓有向前挤压的力量,容易导致一些错𬌗畸形的复发。因此在制订矫治和保持计划时,应全面考虑到第三磨牙的因素,并密切注意其萌出情况,必要时及时拔除。

二、保持器

经过正畸治疗的患者,为了使牙齿和颌骨稳定于新的位置所使用的装置叫作保持器,分为活动保持器和固定保持器。常见的活动保持器有 Hawley 保持器和透明压膜保持器;固定保持器主要是指粘接于牙齿舌面的保持装置,现在使用比较多的舌侧固定保持材料有不锈钢丝、多股麻花丝、玻璃纤维树脂条带等。

正畸治疗结束后的患者都需要保持,持续时间一般为一年半到两年,部分复发趋势较为显著的患者可以考虑终身保持。

(陈莉莉)

思考题

1. 错𬌗畸形分为哪几类?
2. 如何评估青少年患者的颌面部生长发育潜能?
3. 常见的功能性矫治器有哪些?
4. 直丝弓矫治技术与方丝弓矫治技术有何区别?
5. 矫治器摘除后为何要保持?如何保持?

思考题解题思路　　　本章目标测试　　　本章思维导图

本章数字资源

颞下颌关节（temporomandibular joint,TMJ）是人体所有关节中结构最复杂、生理功能最多的双侧联动关节,由颞骨与下颌骨构成的关节以及附着在下颌骨上的咀嚼肌组成。颞下颌关节疾病的分类国内外尚无统一标准,近年来主要将其分为:颞下颌关节紊乱病、关节脱位、关节强直、关节肿瘤、关节感染、关节炎、关节先天性或发育性疾病以及关节外伤等。本章主要介绍前四种疾病。

第一节 │ 颞下颌关节的功能解剖

颞下颌关节位于颅骨与下颌骨之间,为左右两侧联动,既可以作铰链运动、也可以作滑动运动的复合关节。其由颞骨关节面（关节窝和关节结节）、下颌骨的髁突,以及关节盘、关节囊、关节韧带等构成。附着在下颌骨上的咀嚼肌与颞下颌关节有着密切的结构和功能联系。颞下颌关节支持张闭口、语言、咀嚼、吞咽及部分表情等功能活动。

一、颞下颌关节区的硬组织

（一）关节窝

关节窝（glenoid fossa）位于颞骨鳞部的下表面,呈横的卵圆形,从鼓鳞裂向前延伸至关节结节。关节窝骨质较薄,窝中央与颅中窝仅隔薄层骨板,后方经颞骨鼓板与外耳道和中耳紧密相邻。关节窝表面衬以薄层纤维组织。

（二）关节结节

关节结节（articular eminence）位于颧弓根部,侧面观为斜向前下的突起,分为前斜面和后斜面。后斜面较大,表面覆盖较厚的纤维组织和纤维软骨,是关节的功能面,也是负载区。

（三）髁突

髁突（condyle）位于下颌骨升支末端,呈椭圆形突起,其前后径比内外径短。髁突分为前斜面和后斜面,较小的前斜面为关节的功能面。前斜面下方的髁突颈部为翼外肌的附着处,髁突的内外极为关节盘的附着处。两侧髁突横嵴的延长线相交于枕骨大孔前缘,夹角大多呈145°~160°。

二、颞下颌关节区的软组织

（一）关节盘

关节盘（articular disc）位于颞骨关节面和髁突之间,呈双凹椭圆形,内外径大于前后径。关节盘由前向后分成3个带:前带较厚,前方有颞前附着和下颌前附着;中间带最薄,位于关节后斜面和髁突前斜面之间,为关节盘主要功能区;后带最厚,正常人闭口时,后带位于髁突横嵴与关节窝顶之间。后带后方的盘后组织称为双板区,分为上板和下板。上板由胶原纤维和粗大的弹力纤维组成,止于颞后附着。下板由粗大的胶原纤维和细小的弹力纤维组成,止于下颌后附着。上、下板之间的疏松结缔组织内富含血管和神经。

（二）关节囊

关节囊（joint capsule）上起自颞骨关节面周缘,向下附着于髁突颈部,形成封套包绕整个颞下颌关节。关节囊由纤维结缔组织组成,外层为松而薄的纤维层,内层为含丰富血管的滑膜层。

关节盘在关节囊内将关节腔分为互不相通的上、下两腔,均为潜在性间隙。滑膜在关节腔内分泌滑液,具有营养、润滑和减少摩擦的作用。

(三) 韧带

颞下颌关节的韧带(ligament)包括颞下颌韧带、蝶下颌韧带、翼下颌韧带、茎突下颌韧带以及盘锤韧带。其主要作用是悬吊下颌骨和维持下颌在正常范围内的运动。

(四) 颞下颌关节的血管和神经分布

颞下颌关节的血供来自关节周围的颈外动脉分支,在关节内外吻合成血管网,其中最主要的是来自颞浅动脉和上颌动脉的分支。颞下颌关节的神经支配主要是三叉神经下颌支的分支,包括耳颞神经、咬肌神经、颞深神经和翼外肌神经的关节分支。

三、咀嚼肌

咀嚼肌(masticatory muscle)与下颌骨相连,是下颌运动的主要肌群,包括咬肌、颞肌、翼内肌、翼外肌以及舌骨上肌群。咬肌、颞肌、翼内肌收缩时,可上提下颌骨,故称为升颌肌群。翼外肌主要参与下颌前伸及侧方运动。舌骨上肌群中的二腹肌前腹、下颌舌骨肌与颏舌骨肌附着于下颌骨,当舌骨固定时,可下降下颌骨,故称为降颌肌群。升颌肌群与降颌肌群之间保持着生理平衡,产生自然的咀嚼运动,并参与吸吮、吞咽、言语、摄取食物等运动。

四、颞下颌关节的运动

颞下颌关节的运动形式包括转动和滑动,下颌运动的基本方式有:开闭口、前伸后退及侧方运动。在不同的下颌运动过程中,颞下颌关节的运动形式有所不同。

(一) 开闭口运动

开闭口运动时关节转动和滑动相结合。开口初,二腹肌前腹、下颌舌骨肌与颏舌骨肌收缩,髁突在关节盘下作转动运动。当开口达 2cm 左右时,升颌肌群与翼外肌下头收缩,髁突和关节盘沿关节结节后斜面滑动,同时两侧髁突沿横轴转动至关节结节下方。继续张口时,髁突在关节结节前斜面下方作转动运动达最大开口位,若在此阶段双侧翼外肌下头过度收缩,髁突超过关节结节,则造成颞下颌关节脱位。

闭口时,咬肌、颞肌、翼内肌收缩,髁突和关节盘沿关节结节后斜面向后滑动,然后转动和滑动运动相结合,直至完全闭口时髁突返回关节窝。

(二) 前后运动

下颌前伸和后退运动时关节作滑动运动,主要在关节上腔。下颌前伸运动由双侧翼外肌下头同时收缩,髁突和关节盘沿关节结节后斜面向前下滑动。后退运动则主要由双侧颞肌后束和二腹肌前腹同时收缩,髁突和关节盘沿关节结节后斜面向后上滑动,最后髁突返回关节窝。

(三) 侧方运动

侧方运动是一种不对称的下颌运动,由翼外肌和颞肌交替收缩完成。向左侧运动时,左侧为工作侧,而右侧为非工作侧;向右侧运动时则相反。侧向运动时两侧髁突的运动有很大差异,工作侧髁突以旋转为主,非工作侧髁突以滑动为主。回复时两侧髁突按原轨迹作相反运动。

第二节 ｜ 颞下颌关节紊乱病

颞下颌关节紊乱病(temporomandibular disorder,TMD)是口腔颌面部常见病之一,好发于 20~40 岁青壮年,女性多见,发病率为 20%~50%。TMD 是一组疾病总称,而非单一疾病,也非单一诊断。TMD 是在精神因素、社会心理因素、外伤、微小创伤、𬌗因素、免疫等多因素作用下,颞下颌关节及咀嚼肌群出现的功能、结构与器质性改变。近年来,国内外学者提出 TMD 双轴诊断的分类,即从躯体轴和心理轴两个方面进行诊断,前者分为咀嚼肌紊乱疾病、结构紊乱疾病、关节炎性疾病和骨关节病或骨关节炎,后者则主要对患者疼痛及精神心理进行评价。本节主要介绍 TMD 躯体轴的疾病。

一、咀嚼肌紊乱疾病

咀嚼肌紊乱疾病(masticatory muscle disorder)包括肌筋膜痛、肌痉挛、肌纤维变性挛缩及未分类的局部肌痛等。肌筋膜痛多见,又称肌筋膜疼痛功能紊乱综合征,是原发性咀嚼肌疼痛,以面部肌筋膜疼痛扳机点为主要特征,并有肌肉压痛、颞下颌关节运动受限等症状。

(一)病因

外伤、微小创伤、精神紧张、寒冷刺激、紧咬牙、夜磨牙症等可导致咀嚼肌的直接损伤。开口过大或因牙科治疗等长时间大张口,可导致咀嚼肌过度活动。不良修复体或殆垫过高使颌间距增大,可导致咀嚼肌过度伸展。无牙颌患者牙槽骨明显吸收或双侧后牙缺失则可使咀嚼肌过度收缩,最后出现肌疲劳。

(二)临床表现

一处或多处咀嚼肌出现局部持续性疼痛,耳部或耳前区钝痛,常放射到颞部、前额、眼部、下颌角、颈外侧或枕部。有扳机点疼痛,沿受累肌肉的长轴触压时肌肉发硬。晨起时疼痛轻微,在一天中逐渐加重,咀嚼与大张口时疼痛加剧。关节区无压痛,单纯的肌筋膜痛无关节弹响。下颌运动受限,单侧肌筋膜痛,开口型偏向患侧。若双侧肌筋膜痛,开口型无偏斜,开口度明显减小至 1cm 左右,被动开口时疼痛明显,但开口度可增大。可伴有耳鸣、眩晕、牙痛、头痛等症状。

(三)诊断

根据病史及上述临床表现初步诊断后,诊断性地封闭咀嚼肌神经和肌肉可使疼痛消失。临床、关节 X 线检查以及生化检查结果均提示颞下颌关节内无病理改变。

(四)治疗原则

保守治疗为主。肌筋膜痛的早期或急性阶段,嘱患者进软食,下颌休息或减少活动。采用氯乙烷对受累咀嚼肌进行喷涂,局部热敷,理疗,服用非甾体抗炎药。后期或慢性期要进行开口训练,并辅以封闭治疗、针灸、服用镇静药、应用殆垫以及调殆治疗等。

二、颞下颌关节结构紊乱疾病

颞下颌关节结构紊乱疾病又称颞下颌关节内紊乱(internal derangement),主要是指关节盘移位,即关节盘与颞下颌关节面及髁突的相对位置发生改变,并影响下颌运动功能。结构紊乱疾病还包括关节盘附着松弛或撕脱、关节囊扩张等,常伴关节半脱位。

(一)病因

颞下颌关节盘移位的病因不明,许多学者认为与损伤有关。关节外伤如车祸、下颌受外力打击以及下颌过度牵拉等,可使髁突移位,关节盘附着及韧带被拉长或撕裂,导致关节盘移位。口腔科治疗操作或全麻插管令患者长时间大张口,髁突过度前移也可使关节盘附着及韧带被拉长。关节长期承受异常压力,如磨牙症、紧咬牙、偏侧咀嚼、经常进食硬物等,使关节负荷过重,导致关节盘移位或关节表面损伤。关节结构表面不平使关节盘的运动受阻或产生摩擦,开口运动时,关节盘不能自如地向后旋转,而始终位于髁突的前上方,使关节盘后韧带拉长,出现关节盘前移位以及关节弹响。精神紧张可导致翼外肌痉挛,开口运动时关节盘被拉向前方,出现关节盘前移位。殆关系紊乱、后牙缺失、髁突发育异常及骨关节病等也与关节盘前移位有关。

打哈欠、唱歌、大笑、呕吐、张大口进食等可使髁突过度前移,出现关节半脱位。当大张口时,下颌颏部受外伤也引起下颌关节半脱位。殆因素如咬合干扰、深覆殆以及颌间垂直距离变短,张口时可使关节韧带拉长、关节囊松弛,导致半脱位。关节结节平坦或关节窝浅时,可出现习惯性大张口或复发性关节半脱位。家族遗传性关节囊松弛、心理因素以及服用某些药物等也可导致关节半脱位。

（二）临床表现

1. 可复性盘前移位（anterior disc displacement with reduction）　以关节弹响为主要症状。病变早期关节弹响发生在开口初和闭口末。关节无疼痛，也无开口受限。开口型异常，表现为开口初下颌偏向患侧，当髁突越过前移位的关节盘后带时，关节盘回到髁突后方出现关节弹响，下颌回到中线甚至超越中线，偏向对侧，此时开口度可略大于正常。病变后期关节弹响次数增多，弹响加重，可发生在开口中期或末期。部分病例可出现暂时性关节绞锁，这是由于关节盘移位时间过长，由双凹形变为双凸形，髁突在开口运动时更难越过变形的关节盘。患者必须将下颌偏向健侧使双板区弹力纤维活动，才能使关节盘复位。关节软组织出现炎症和水肿时，关节可出现轻微疼痛，发生关节绞锁时疼痛加剧。

2. 不可复性盘前移位（anterior disc displacement without reduction）　根据病程，6个月内为急性，6个月以上为慢性。大多数患者有关节弹响的病史。由于关节盘韧带持续拉长，后附着弹性丧失，关节盘变形、前移并且不能自动复位，阻碍髁突的滑动运动，出现开口受限以及明显的关节疼痛，部分患者伴有头痛。

急性期开口受限20~25mm，开口末下颌中线偏向患侧，无关节弹响，关节疼痛明显。当转为慢性期时，双板区以及关节韧带被拉长，撕裂更为明显，关节盘变形，开口度可逐渐增大。关节表面发生退行性改变时可闻及摩擦音，关节区有压痛。

3. 关节半脱位（subluxation of the TMJ）　主要表现为开口度过大，超过45mm。在大张口过程中有一个越过关节结节的跳跃，同时产生弹响，并出现短暂的下颌运动停顿。这种弹响是关节盘-髁突复合体越过关节结节，髁突横嵴越过关节盘前带所产生的。下颌快速运动时弹响明显，多发生在开口末、闭口初。侧向与前伸运动时一般无弹响，当向上推下颌，令患者大张口时弹响可减弱，不作大张口运动时可不出现弹响。开口型可出现偏斜。患者一般无关节疼痛，但有不适感。

若伴关节盘附着、关节囊及韧带撕脱、双板区受损，可出现关节区疼痛及压痛；若为关节炎症或关节积液所致的关节半脱位，可有相应的关节疼痛、胀痛以及咀嚼肌区疼痛。当髁突越过关节结节时，可在髁突后方扪及明显凹陷。若为𬌗因素所致，可见明显的咬合紊乱。

（三）诊断

大多数患者无明显诱因，部分患者的发病与外伤、紧咬牙、磨牙症、进食硬物、长时间大张口、咬合紊乱以及精神紧张等因素有关。关节半脱位患者有习惯性大张口病史，或有大张口时（如打哈欠、唱歌、大笑时）关节弹响的病史，另外可有𬌗关系紊乱、家族遗传史、服用某些药物导致关节囊松弛的病史。除根据病史及上述临床症状，还可采用一些方式辅助诊断。

可复性盘前移位X线片检查结果可有关节间隙改变，但无骨质破坏；关节造影以及MRI可见闭口位关节盘后带位于髁突横嵴的前方，开口位关节盘与髁突位置关系恢复正常。

不可复性盘前移位影像学检查可见在开、闭口位关节盘始终位于髁突前方，甚至出现关节盘变形，部分病例可见关节骨质破坏；关节镜检查时，在关节后上间隙可见明显的滑膜炎、纤维粘连、假性关节盘。

关节半脱位患者的关节X线平片可见开口位时髁突位于关节结节的前下方；关节造影证实关节囊扩张及关节盘附着松弛等。

（四）治疗原则

可复性盘前移位以保守治疗为主，𬌗垫治疗是减轻或消除弹响的一种较好方法，但在许多症状好转的患者中，关节盘并未恢复至正常位置。不可复性盘前移位早期可通过患者的下颌运动使关节盘复位，如不成功可用手法复位，复位后再行𬌗垫治疗。对伴关节疼痛患者应给予抗生素、镇痛药以及关节腔内冲洗、封闭治疗。出现关节内粘连者可行关节腔冲洗以及关节镜下剥离与关节盘复位术。保守治疗无效者可行外科手术治疗，如关节切开术、关节盘复位术等。

关节半脱位以保守治疗为主，限制大张口，使张口在正常范围内。嘱患者自觉避免大张口，或使用张口训练仪器，即在上、下颌4颗前磨牙上做带环，然后在4个环上穿一条尼龙线，在正常张口的范围内将尼龙线拴紧。此方法不影响正常的开口与咀嚼,只限制大张口,使患者在几周内习惯于小张口后拆除。也可进行加强升颌肌群的训练。如张口训练失败,可进行硬化剂治疗。保守治疗无效者可进行关节镜直视下注射硬化剂、关节结节切除术、关节结节增高术以及关节囊及韧带加固术等关节手术。

三、颞下颌关节紊乱相关炎性疾病

颞下颌关节紊乱相关炎性疾病是指颞下颌关节滑膜以及关节囊的非感染性炎症反应,主要包括急、慢性滑膜炎和关节囊炎,通常伴有关节盘移位、骨关节病以及关节炎等,也可能为单纯滑膜炎。关节囊炎与滑膜炎常同时出现,症状相似。

(一)病因

滑膜炎包括原发性与继发性两种。前者病因不明,多出现在类风湿关节炎等疾病中。后者多由外伤、微小损伤、关节邻近组织的炎症、感染、关节盘移位、骨关节病以及自身免疫反应等因素所致。

(二)临床表现

急性期关节区疼痛明显,下颌运动时疼痛加剧。关节腔内有渗出物,可出现波动性肿胀,患侧后牙不能咬合,开口受限,开口型偏斜。慢性期疼痛没有急性期剧烈,开口受限明显,下颌运动时可出现摩擦音。关节后上方触压痛,将下颌向后上推挤时关节区也有明显疼痛。如伴有关节盘移位或骨关节病等,可出现相应症状。

(三)诊断

根据病史及上述临床表现可初步诊断。关节 X 线片显示,除伴有骨折或骨质破坏病例外,无骨质破坏,可见关节间隙增宽或狭窄。关节造影可见关节后沟表面不光滑,关节腔内出现粘连。关节镜可见急性期滑膜发红,存在大量的血管,血管排列紊乱。慢性期滑膜血管明显减少,无血管区明显,血管排列无方向性,滑膜组织呈黄白色以及纤维化。

(四)治疗原则

滑膜炎以保守治疗为主。通过服药、休息、封闭以及关节腔冲洗治疗,可缓解症状。当伴发关节盘移位或骨关节病时,可行𬌗垫等相应治疗,症状严重者可手术治疗。

四、颞下颌关节骨关节病

颞下颌关节骨关节病(osteoarthrosis of the TMJ)指颞下颌关节组织发生磨损与变质并在关节表面形成新骨的退行性病变,可分为原发性和继发性两种类型。

(一)病因

原发性骨关节病的病因不明,有学者认为是由于机械性损伤、生物化学与酶相互作用。

对于继发性骨关节病,局部因素是主要病因,如关节持续承受异常压力、咬硬物、偏侧咀嚼、磨牙症、紧咬牙、外伤、下颌受到外力打击等使关节表面软骨受到破坏,导致骨关节病发生。流行病学调查发现,在老年人中骨关节病的发病率较高,这可能是由于衰老使关节组织的生化成分以及组织形态发生改变,对损伤的抵抗力下降。𬌗关系紊乱、错𬌗、𬌗干扰等也可导致骨关节病。关节盘移位、穿孔与骨关节病有关,同时骨关节病也可引起关节盘移位或穿孔。

(二)临床表现

骨关节病多见于成人,男女发病比例无明显差别,病程迁延,有急性与慢性阶段。急性期可出现关节疼痛,与退行性改建和滑膜炎症有关。关节疼痛在开、闭口及咀嚼时加重,部分患者下颌运动停止时也出现关节疼痛。咀嚼肌群也可出现疼痛。关节外侧及后区、咀嚼肌区存在压痛。但也有许多患者无疼痛症状,仅有关节的杂音。存在骨质增生、骨赘以及伴有关节盘穿孔或破裂的患者可闻及关节多声弹响、摩擦音和破碎音。

慢性期可无明显关节疼痛,由于关节骨质破坏明显,出现下颌运动受限。晨起时开口受限明显,下颌运动后开口度可增大,开闭口、前伸以及侧向运动均可闻及关节杂音,开口型偏向患侧。少数患者由于关节骨质的明显破坏,可出现面部畸形和下颌中线偏斜。病变多发生于一侧,无全身其他关节疾病。

(三)诊断

除基于上述病史及临床表现进行诊断外,影像学检查也可以辅助诊断。关节 X 线片可见关节间隙狭窄,髁突、关节窝以及关节结节出现退行性改变,如骨赘形成、髁突前斜面唇状增生、骨质硬化、囊性变以及髁突与关节窝磨平等。关节造影或 MRI 可见关节盘前移位、穿孔、破裂等改变。

(四)治疗原则

以保守治疗为主。药物治疗包括服用解热镇痛抗炎药以及抗焦虑药等,伴咀嚼肌痉挛患者可服用肌肉松弛药。理疗(如热敷、按摩)以及开口训练可减轻肌肉与关节疼痛。𬌗垫治疗以及关节内注射治疗应注意控制时间,戴𬌗垫时间勿过长,一般戴 2 周后可改用夜间戴。透明质酸钠以及醋酸泼尼松龙对关节组织有一定破坏作用,应尽量控制用药的剂量和次数。

保守治疗无效时可行手术治疗,包括髁突高位切除术、关节盘修补术、关节成形术等。

第三节 ｜ 颞下颌关节脱位

颞下颌关节脱位(dislocation of temporomandibular joint)指大张口时,髁突与关节窝、关节结节或关节盘之间完全分离,不能自行复位。

颞下颌关节脱位按性质分为急性、复发性和陈旧性脱位,按方向可分为前方、后方、上方与侧方脱位。前脱位时关节盘-髁突复合体越过关节结节并位于关节结节前上方,后脱位时髁突可突出到外耳道鼓室以及茎突外侧,上方脱位时髁突进入颅中窝,侧方脱位时髁突达关节窝的内或外侧。后三者主要见于外力损伤,常伴有颞下颌关节面或下颌骨骨折以及颅脑损伤。临床上急性、复发性和陈旧性前脱位多见。

一、颞下颌关节急性前脱位

(一)病因

内源性因素包括打哈欠、唱歌、大笑、大张口进食、牙科治疗长时间大张口等。由于开口度过大,髁突越过关节结节的前方,闭颌肌群出现反射性痉挛,髁突固定于关节结节前上方而不能自行复位。

外源性因素是指在开口状态下,下颌受到外力的打击,经口腔气管插管、喉镜和食管内镜检查、使用开口器、对新生儿使用产钳等,用力不当使下颌开口过大,髁突越过关节结节不能自行复位。关节囊和关节韧带松弛时也易发生前脱位。习惯性下颌运动过度以及下颌快速运动可增加前脱位的危险性。

(二)临床表现

女性多见,单侧急性前脱位多见。出现脱位时,患者不能闭口,前牙开𬌗,下颌中线偏向健侧,后牙早接触。双侧脱位患者语言不清,唾液外流,面下 1/3 变长。临床检查可见双侧髁突突出于关节结节的前方,喙突突出于颧骨之下。伴关节区与咀嚼肌疼痛,在进行复位时更明显。

(三)诊断

急性前脱位根据病史及临床表现易于诊断。关节 X 线片示髁突位于关节结节前上方。

(四)治疗原则

手法复位不用麻醉时,应向患者解释复位过程,嘱患者精神放松,配合治疗。患者体位为端坐位,头紧靠在椅背上,下颌牙𬌗平面应低于手术者的肘关节。脱位时间较长、手法复位困难或需手术复位者,需作局部浸润麻醉或经鼻腔插管全身麻醉,同时配合使用肌肉松弛药。

复位时,手术者双手拇指缠以纱布,置于患者双侧下颌第二磨牙𬌗面,其余手指固定在下颌骨下缘,下颌角切迹之前。嘱患者放松,将患者下颌后部下压并抬高颏部,使髁突向下达关节结节下方 (图12-1),然后向后推使髁突回到关节窝内(图12-2),此时可听到弹响声,同时患者升颌肌群自动收缩,上、下牙闭合,易咬伤手术者的手指,故复位后拇指应立即滑向口腔前庭。

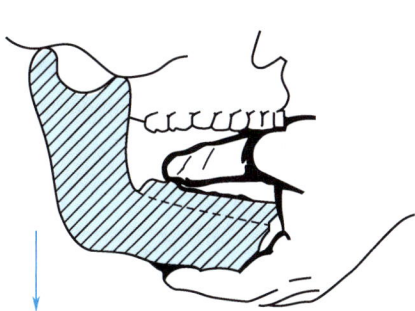

图 12-1　口内复位法下压下颌　　　　图 12-2　口内复位法后推下颌

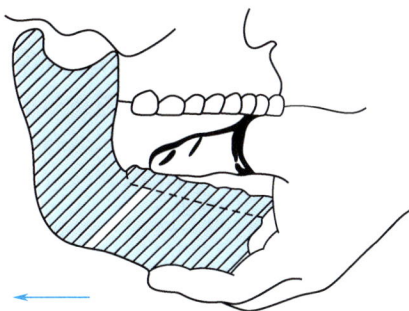

复位后要限制下颌运动,用颅颌弹性绷带固定下颌 2~3 周,开口度不宜超过 1cm。

二、颞下颌关节复发性脱位

(一) 病因

急性前脱位若治疗不当,可出现复发性脱位或称习惯性脱位。其病理特征是关节囊、关节韧带及关节盘附着明显松弛,因髁突反复撞击关节结节,二者均变平,关节窝变浅,咀嚼肌功能失调。

(二) 临床表现

反复出现颞下颌关节脱位,症状与急性前脱位相同,患者由于担心关节脱位而不敢大张口。复发性脱位时复位比较容易,有些患者可自行手法复位。

(三) 诊断

有反复发作的病史,老年人、重病患者更易发生。关节造影可见关节囊松弛,关节盘附着撕脱。关节 X 线片显示关节前脱位,髁突、关节结节变平。

(四) 治疗原则

手法复位、颅颌绷带固定后效果不佳者,可进行关节囊内硬化剂治疗,或在关节镜下行关节囊壁以及关节盘后组织的硬化剂注射治疗。以上治疗效果不佳时可行手术治疗,如关节囊及韧带加固术、关节结节切除术以及关节结节增高术等。

三、颞下颌关节陈旧性脱位

(一) 病因

急性前脱位或复发性脱位未及时治疗,关节长时间处于脱位状态,则为陈旧性脱位。脱位的髁突及关节盘周围纤维结缔组织增生,关节窝内也可出现纤维结缔组织增生,使关节复位更加困难。

(二) 临床表现

临床表现与急性前脱位相同,但颞下颌关节和咀嚼肌无明显疼痛,下颌有一定的活动度,可进行开闭口运动。

(三) 诊断

病程长,无牙𬌗患者、婴幼儿、重病患者易发生。关节 X 线片可见髁突位于关节结节前上方。

(四) 治疗原则

若手法复位效果不佳,可在关节镜下行关节复位术,或通过手术将髁突、关节结节之间的纤维结缔组织剥离,关节窝修整后撬动关节复位,也可行髁突高位切除术、关节结节切除术以及关节结节增高术等。

第四节 │ 颞下颌关节强直

关节及关节周围组织器质性病变造成开口困难或完全不能开口者称为颞下颌关节强直（ankylosis of the TMJ），临床上分为关节内强直、关节外强直和混合性关节强直。关节内强直是指关节内病变造成关节内的纤维性或骨性粘连，又称真性关节强直（true ankylosis）。关节外强直是由于上、下颌骨间皮肤、黏膜或深层组织发生纤维性或骨性粘连，又称假性关节强直（pseudo-ankylosis）或颌间挛缩（intermaxillary contracture）。二者同时发生时，为混合性关节强直。

一、颞下颌关节内强直

（一）病因

颞下颌关节强直可分为先天性和后天性的。先天性者极为少见，许多被称为先天性的病例多为出生时产钳或经产道损伤所致。后天性的关节强直多见，最常见的病因是外伤和感染。关节区直接受外伤、髁突骨折、下颌骨受外伤间接引起髁突骨折或关节内出血等导致关节强直。

关节原发性感染如结核、淋病、梅毒、猩红热、伤寒、放线菌感染等少见，但可引起关节强直。血源性感染如败血症、脓毒血症同样少见，可引起血源性化脓性关节炎，最终导致关节强直。邻近组织来源的继发性感染多见，如中耳炎、乳头炎、颞骨骨髓炎、腮腺感染等，病原菌多为溶血性链球菌，脓液可直接扩散到关节。非感染性炎症如类风湿关节炎也可引起关节强直，通常为双侧纤维性强直。放疗直接照射关节区也可引起关节强直。

（二）临床表现

关节强直多发生于儿童，随着年龄增长，出现进行性开口受限。早期为纤维性强直，进一步发展为骨性强直，所以病程较长，一般在几年以上。

纤维性强直患者的关节区无疼痛，存在进行性开口受限，由于纤维组织有弹性，患者可轻微张口。侧向运动明显受限，开口型偏向患侧，患侧髁突活动度明显减小。

骨性强直患者则基本无法张口，偶有微小的张口度是颅骨颧弓骨缝的弹性所致，存在进食及语言困难，患侧髁突活动度消失。

儿童期发病者，由于髁突是下颌骨的生长发育中心，其病变影响下颌骨发育，表现为面部不对称，患侧丰满，健侧平坦，颏部偏向患侧。下颌角前切迹明显凹陷。双侧关节强直，尤其骨性强直的患者，由于下颌骨发育障碍，上下颌间垂直距离变短，牙弓变窄小，造成咬合关系紊乱，下颌磨牙向舌侧倾斜，下颌切牙向唇侧倾斜而呈扇形分开。由于整个下颌发育障碍，下颌后缩，形成小颌畸形（图12-3），严重者呈鸟嘴畸形，多伴发睡眠呼吸暂停综合征。临床表现为患者入睡后可有大声打鼾，有入睡前的幻觉、入睡后肢体痉挛和窒息后憋醒，白天嗜睡、疲乏，晨起有头痛、恶心，智力下降，记忆力减退和性格改变等。部分患者合并肥胖、高血压，严重者可发展为肺源性心脏病、心律失常，甚至发生夜间猝死。

发生于成人的关节强直由于牙颌系统已基本发育成熟，所以无明显的面部畸形与咬合关系紊乱。

（三）诊断

患者病程长，有外伤、感染及手术史。开口受限逐渐加重，髁突活动度减小或消失。纤维性强直开口度一般为10~25mm，前伸与侧向运动受限。患者试图大张口时，纤维粘连撕裂，升颌肌群反应性挛缩可引起疼痛，但大多数患者无疼痛。部分患者有面部畸形和咬合关系紊乱。骨性强直开口度一般为

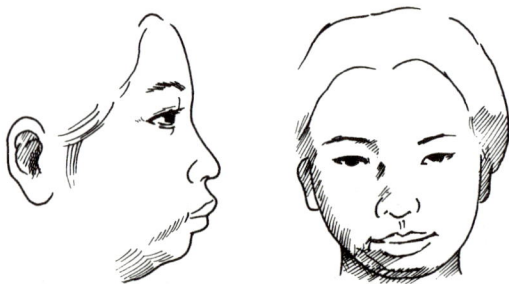

图12-3 颞下颌关节强直引起的面部发育畸形

0~15mm,面部畸形和咬合关系紊乱明显。

关节 X 线片检查,纤维性强直的关节间隙模糊,正常的关节结构消失,髁突、关节结节及关节窝骨密质有不规则破坏。骨性强直可见关节间隙消失,髁突与颞骨关节面融合成致密团块而呈骨球状。严重者髁突与颞骨关节面、乙状切迹、喙突、颧弓融合成骨球,下颌升支与颧弓完全融合而呈"T"形。

(四)治疗原则

以手术治疗为主。早期轻微的纤维性强直,有足够的关节间隙,可应用颞下颌关节镜进行纤维粘连的剥离以及关节表面的刨削,去除纤维粘连,增加开口度,防止骨性强直。如无足够的关节间隙而关节盘完整,可行髁突高位切除术,关节上、下腔纤维粘连剥离。如关节盘破坏,需作髁突切除,并在关节间隙中放置插补物。

骨性关节强直需行关节成形术,保持截骨的间隙,或放置插补物。外伤性骨性关节强直手术中可找到残余的关节盘,进行关节盘复位及关节窝和髁突的修整。此外还可行骨移植以及人工关节置换术。关节强直伴颌骨畸形应行正颌手术、牵张成骨术、颏前徙术等,矫正面型并改善阻塞性睡眠呼吸暂停综合征的症状。术后加强开口训练。

二、颌间挛缩

(一)病因

颌间挛缩主要由外伤和感染所致。外伤包括面颊部大范围的撕脱伤、火器伤、开放性骨折。感染包括口内大面积溃疡,严重的放线菌病累及面部和颌骨,银屑病、大疱性表皮松解等皮肤病伴发面部皮肤瘢痕条索,少见的坏疽性口炎,包括由麻疹、猩红热等传染病并发的坏疽性口炎造成颌间软组织瘢痕挛缩。上、下颌骨骨髓炎出现进行性骨化,也会继发颌间挛缩,导致下颌运动受限。

因头颈部肿瘤的大剂量放疗,上、下颌间软组织广泛纤维化,也可导致颌间挛缩。烧伤、烫伤及化学灼伤可导致面颊部大面积瘢痕形成。进食槟榔等可导致口腔黏膜纤维变性。面颊部、口内手术或植皮方法不当可导致颌间瘢痕形成,影响下颌运动。

(二)临床表现

主要表现为开口受限或完全不能张口。下颌侧向运动受限,根据颌间纤维瘢痕的范围以及严重程度的不同,其表现各不相同。有面部皮肤外伤和感染史的病例,其面部有明显的瘢痕、缺损以及瘢痕收缩引起的畸形。开放性骨折,尤其是牙槽突骨折可使牙排列紊乱。口内可有瘢痕条索。

纤维性颌间挛缩其瘢痕病变组织位于口腔黏膜和颊部各层软组织或面颊部皮肤。少数病变是口腔周围洞穿性缺损边缘的瘢痕所致,常伴发面颊部、口内及上下颌之间的畸形。骨性颌间挛缩是由于在上、下颌骨之间或在下颌骨与颧骨颧弓之间形成骨性粘连,大多伴有软组织的瘢痕挛缩和颌面部软、硬组织的缺损与畸形。

因关节结构本身未受累,所以髁突有一定的活动度。仅有颌间瘢痕条索时,髁突活动度减小;如有颌间骨性粘连,髁突活动度可消失,但侧向运动时有一定活动度。发生在发育期以后的颌间挛缩主要表现为张口困难,而发生在发育期前的病例可伴有面部发育畸形和𬌗关系紊乱。

(三)诊断

根据病史和上述临床表现可初步诊断,X 线片可辅助诊断。关节 X 线片见关节间隙清楚,关节结构无明显破坏。存在骨性粘连的病例,X 线片可见上、下颌间隙变窄,有密度增高或骨性融合,发生于喙突与上颌结节、颧骨之间或上颌结节与下颌升支部位。

(四)治疗原则

以手术治疗为主,手术切除上、下颌间,喙突与上颌结节、颧骨之间以及关节囊外的纤维瘢痕条索和骨性粘连。用皮片或皮瓣修复创面,术中用开口器使开口度达最大限度。术后坚持开口训练。

若伴有面部缺损畸形,可与上述手术同期进行皮瓣修复,对面部畸形者可行正颌手术或植入骨组织及生物代用品。

第五节 | 颞下颌关节肿瘤

颞下颌关节肿瘤和类肿瘤在临床上少见,大多数文献仅作个案报道。这些肿瘤可来自颞下颌关节的任何细胞,如髁突、颞骨关节面的骨与软骨细胞,关节囊和关节盘滑膜细胞,以及血管、神经来源的细胞等,邻近组织的肿瘤或肿瘤远处转移也可侵犯颞下颌关节。颞下颌关节肿瘤分为原发良性肿瘤、原发恶性肿瘤、瘤样病变、转移性肿瘤、相邻结构的原发性或转移性肿瘤以及广泛的颌骨肿瘤病损累及颞下颌关节等。良性肿瘤包括骨瘤、骨软骨瘤、软骨瘤、成软骨细胞瘤、软骨黏液样纤维瘤、血管瘤等;恶性肿瘤包括软骨肉瘤、滑膜肉瘤、纤维肉瘤、多发性浆细胞骨髓瘤等以及发生在颞下颌关节的转移瘤。

(贺 红)

思考题

1. 颞下颌关节相较于全身其他关节有哪些独特的特点?
2. 颞下颌关节的疾病可归为哪几大类?

思考题解题思路　　　　本章目标测试　　　　本章思维导图

第十三章 | 牙拔除术

牙拔除术（exodontia）是临床上治疗某些牙病的终末手段，也是治疗口腔颌面部牙源性疾病或某些相关全身疾病的外科措施。虽然当代口腔医学强调以保存自体牙为首要目标，不应随意拔除患牙，但对经过治疗而无法保留，对局部或全身健康状况产生不良影响的病灶牙，应尽早拔除。临床医师只有严格掌握牙拔除术的适应证及禁忌证，对可能引起的各种并发症及对全身疾病的影响有深入的了解，熟练掌握拔牙器械的使用，尽可能地减少手术创伤，才能圆满完成手术。

第一节 | 拔牙器械及其使用

一、牙钳

牙钳（forcep）由钳喙（beak）、关节（hinge）和钳柄（handle）三部分组成。根据牙冠和牙根的不同形态，钳喙的形状多种多样，大多数为对称型，上颌磨牙钳为非对称型，左右各一。牙钳的钳喙与钳柄各呈不同的角度以利于拔牙时的操作。前牙与后牙不同，上颌牙与下颌牙不同。夹持牙根的牙钳又称为根钳（图 13-1）。大体上，上颌牙钳呈"S"形，而下颌牙钳呈"L"形。

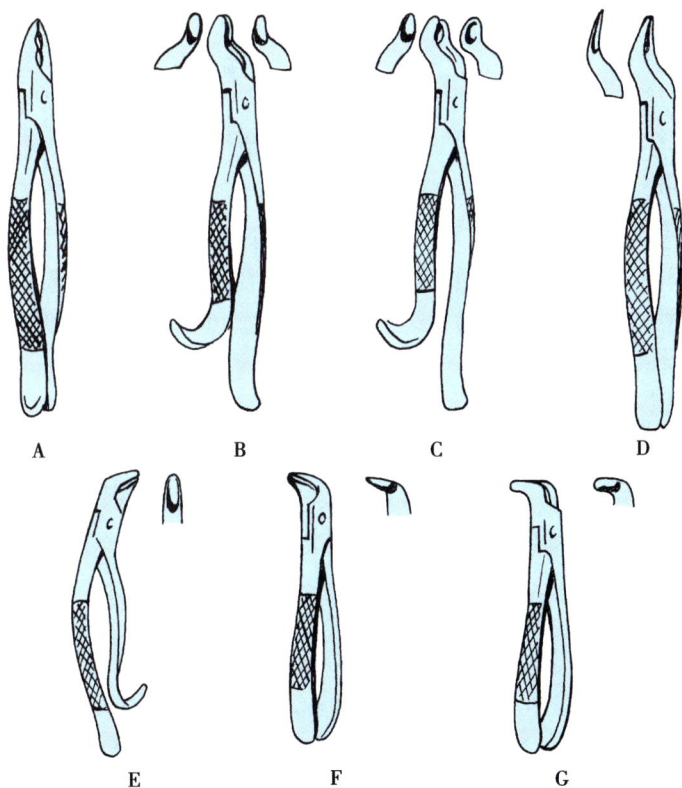

图 13-1 各类牙钳

A. 上颌前牙钳；B. 右上磨牙钳；C. 左上磨牙钳；D. 上颌根钳；E. 下颌前磨牙钳；F. 下颌前牙钳；G. 下颌磨牙钳。

二、牙挺

牙挺（elevator）由刃（blade）、杆（shank）、柄（handle）三部分组成，按照功能可分为牙挺、根挺和根尖挺。牙挺的刃宽，根挺的刃较窄，根尖挺的刃尖而薄。按照形状可分为直挺、弯挺和三角挺等（图 13-2）。

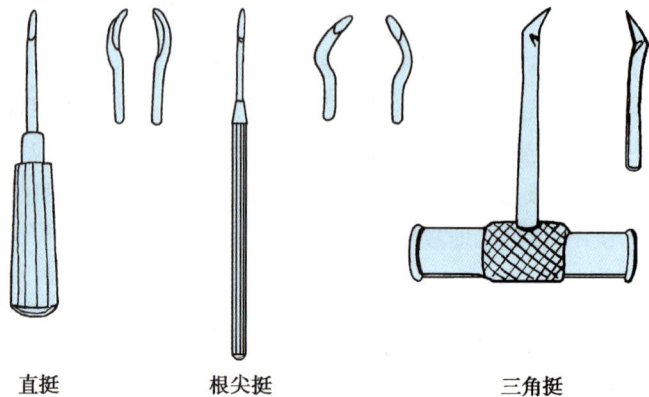

直挺　　　　　　根尖挺　　　　　　三角挺

图 13-2　各类牙挺

牙挺常用于拔除阻生牙、埋伏牙、错位牙、残根、残冠、断根或较牢固的患牙。其工作原理包括杠杆、楔和轮轴 3 种，三者既可单独使用，亦可相互结合，其目的是使牙或牙根从牙槽窝中松动、脱位，便于拔除。

使用牙挺时要注意：①不能以邻牙为支点；②龈缘水平处的颊、舌侧骨板一般不应作为支点；③必须用手指保护周围组织，用力的方向应正确，力量大小必须加以控制。牙挺使用不当常常导致邻牙松动，牙挺刺伤周围软组织，将牙根推入上颌窦或下颌管甚至到口底、咽旁间隙，导致严重并发症。

三、动力系统

随着涡轮机和骨动力系统的广泛应用，牙拔除术中常使用动力系统切割牙冠、去骨、分开牙根等。使用涡轮机时，应选用拔牙专用的"反角"机头及长钻针，使用其他动力系统时应选用适合角度的机头和钻针，注意局部注水冷却。使用动力系统拔牙时应遵循"少去骨，多分牙"的原则。

四、其他器械

拔牙器械还包括分离牙龈用的牙龈分离器，刮除牙槽窝内肉芽组织、碎骨片、碎牙片的刮匙。阻生牙或复杂牙拔除时需经历切开、翻瓣、去骨、劈冠、分根、修整骨创等步骤，手术涉及手术刀、剪刀、骨膜剥离器、骨凿、锤子、咬骨钳、骨锉、缝合器械等。

五、拔牙器械的改进

近年来人们提出了微创拔牙理念，并已有一系列微创拔牙器械应用于临床，目的是减少拔牙后牙槽骨的吸收以利于后期修复，操作时应尽量做到不去骨、减少微小骨折、不翻瓣、不使骨膜与骨面分离。此类器械刃端薄而锋利，宽度适应不同直径的牙根，并有不同的弯角。使用时逐渐将挺刃楔入根面和牙槽骨间，离断牙周韧带，扩大根周间隙，最终使牙脱离牙槽窝。目前此类器械主要用于单根牙的拔除。

第二节 | 拔牙的适应证和禁忌证

一、适应证

拔牙的适应证是相对的,过去很多属于拔牙适应证的患牙,现在也可以保留。因此,应严格掌握拔牙的适应证。

1. **严重龋病** 龋坏致牙冠严重破坏已不能修复,而且牙根或牙周情况不适合做桩冠或覆盖义齿等。

2. **严重牙周病** 晚期牙周病,牙周骨质丧失过多,牙松动度已达Ⅲ度,经常牙周溢脓,影响咀嚼功能。

3. **根尖周病** 严重的根尖周病变,已不能用根管治疗、根尖手术或牙再植术等方法进行保留。

4. **多生牙、错位牙、埋伏牙** 常导致邻近软组织创伤,影响美观,或导致牙列拥挤,如上颌第三磨牙颊向错位导致口腔溃疡。

5. **阻生牙** 反复引起冠周炎或引起邻牙牙根吸收和破坏,位置不正、不能完全萌出的阻生牙,一般指下颌第三磨牙。

6. **牙外伤** 牙冠折断达牙根,无法进行修复治疗并出现疼痛的牙。如仅限于牙冠折断,通过根管治疗后仍可保留。牙隐裂、牙纵折、创伤导致的牙根横折,以往均需拔除,现在也可尝试保留。

7. **乳牙** 乳牙滞留,影响恒牙正常萌出,或根尖外露造成口腔黏膜溃疡。如恒牙先天缺失或埋伏,乳牙功能良好,可不拔除。

8. **因治疗需要拔牙** 正畸需要进行减数的牙,义齿修复需拔除的牙,颌骨良性肿瘤累及的牙,恶性肿瘤进行放疗前为预防严重并发症而需拔除的牙。

9. **病灶牙** 引起上颌窦炎、颌骨骨髓炎、颌面部间隙感染的病灶牙,可能与某些全身性疾病,如风湿病、肾病、眼病有关的病灶牙,在相关科室医师的要求下需拔除的牙。

10. **其他** 如患者因美观或经济条件限制而要求拔牙等。

二、禁忌证

禁忌证也是相对的。以上适应证可行牙拔除术,但还需考虑患者的全身和局部情况。有些禁忌证经过治疗可以成为适应证,但是当严重的疾病得不到控制时,则不能拔牙。

1. **血液系统疾病** 对贫血、白血病、出血性疾病患者,牙拔除术后均可能发生创口出血不止以及严重感染。轻度贫血,血红蛋白 >80g/L 时可以拔牙,急性白血病和再生障碍性贫血患者抵抗力很差,拔牙可引起严重的并发症,甚至危及生命,应避免拔牙。白血病和再生障碍性贫血的慢性期,血小板减少性紫癜以及血友病患者,如果必须拔牙,要慎重对待,在进行相应治疗、病情得到控制,凝血功能检查结果基本正常后方可以拔牙,但在牙拔除术后应继续治疗,严格预防术后出血和感染。

2. **心血管系统疾病** 重度高血压病、近期心肌梗死、心绞痛频繁发作、心功能Ⅲ~Ⅳ级、心脏病合并高血压病等的患者应禁忌或暂缓拔牙。

一般高血压病患者可以拔牙,但须正常服用降压药,精神紧张患者术前 1 小时可给予镇静药,手术前血压应控制在≤140/90mmHg,至少应≤160/100mmHg,必要时行监护下拔牙。有研究表明,麻醉药中加入正常剂量的血管收缩药对患者的血压和心率无明显影响。

对于风湿性和先天性心脏病患者,为预防术后菌血症导致的细菌性心内膜炎,术前、术后要使用抗生素。冠心病患者拔牙可诱发急性心肌梗死、房颤、室颤等严重并发症,应在术前服用扩张冠状动脉的药物,术中备急救药品,请心内科医师协助并在心电监护下拔牙,以防意外发生。

3. **糖尿病** 糖尿病患者抗感染能力差,需经系统治疗,血糖控制在空腹血糖 8.88mmol/L 以下,且无酸中毒症状时,方可拔牙。术前、术后常规使用抗生素控制感染。

4. 甲状腺功能亢进 此类患者拔牙可导致甲状腺危象,有危及生命的可能。应将基础代谢率控制在 +20% 以下,脉率不超过 100 次/分,方可拔牙。

5. 肾脏疾病 各种急性肾病患者均应暂缓拔牙。对于慢性肾病患者,处于肾功能代偿期,临床无明显症状,术前、术后常规使用抗生素,方可拔牙。

6. 肝脏疾病 急性肝炎时不能拔牙。慢性肝炎患者若需拔牙,术前、术后给予足量维生素 K、维生素 C 以及其他保肝药物,术中还应加用止血药物。术者应注意严格消毒,防止交叉感染。

7. 月经及妊娠期 月经期一般认为应暂缓拔牙。妊娠期的前 3 个月和后 3 个月不能拔牙,因易导致流产和早产。妊娠第 4~6 个月进行拔牙较为安全。

8. 急性炎症期 急性炎症期是否拔牙应根据具体情况而定。如急性颌骨骨髓炎患牙已松动,拔除患牙有助于建立引流,减少并发症,缩短疗程。如果是急性蜂窝织炎,患牙为复杂牙,手术难度大,创伤较大,则拔牙可能促使炎症扩散,加重病情。对于下颌第三磨牙急性冠周炎、腐败坏死性龈炎、急性传染性口炎、年老体弱的患者,应暂缓拔牙。

9. 恶性肿瘤 位于恶性肿瘤范围内的牙,应与肿瘤一同切除。位于放疗照射部位的患牙,应在放疗前 7~10 天拔牙。放疗时以及放疗后 3~5 年慎重拔牙,以免发生放射性颌骨骨髓炎。

10. 长期抗凝药物治疗 我国已进入老龄化社会,很多患者都在长期服用抗凝药物,有拔牙后出血的风险,过去常需停药 3~5 天,待凝血功能恢复至接近正常时方可拔牙。现在研究表明,如停药可能导致栓塞等严重后果,则不主张停药,可进行局部处理,如通过缝合、填塞加压、局部冷敷等手段控制出血。

11. 长期肾上腺皮质激素治疗 此类患者的机体应激反应能力和抵抗力较弱,遇感染、创伤等应激情况时可发生危象。术后 20 小时左右是发生危象最危险的时期。此类患者在拔牙前应与专科医师合作,术前迅速加大糖皮质激素用量,以减少手术创伤、消除患者恐惧、保证无痛、预防感染。

12. 神经精神疾病 对于不能配合手术又必须治疗的患者,需在全麻下拔牙。

第三节 | 拔牙前的准备

一、术前准备

根据患者的主诉,检查要拔除的患牙是否符合拔牙的适应证,同时还需进一步做口腔全面检查,注意牙位、牙周情况以及牙破坏的程度,并拍摄 X 线牙片、全景 X 线片或锥形束 CT。向患者介绍病情、拔牙的必要性、牙拔除术的难易程度、术中和术后可能出现的情况以及牙拔除后的修复问题等。必要时查血常规及凝血功能等。拔牙属于有创操作,因此应在取得患者同意,与患者或家属签署手术知情同意书后方可进行。

一般每次只拔除一个象限内的牙,如一次要拔除多颗牙,要根据患者的全身情况、手术的难易程度以及麻醉方法等而定。通常先拔下颌牙再拔上颌牙,先拔后面的牙再拔前面的牙。

二、患者体位

合适的体位应使患者感到舒适、放松,同时便于术者操作。拔牙时,大多采用坐位。拔上颌牙时,患者头后仰,上颌牙的平面与地面成 45°~60° 角。拔下颌牙时,患者端坐,椅位放低,张口时下颌牙的平面与地面平行,下颌与术者的肘部平齐。

三、手术区准备

口腔内不可能完全达到无菌的要求,但不能因此而忽视无菌操作。口腔卫生不好的患者,应先用氯己定含漱液等含漱,以降低口腔病原菌的数量。

口内手术区和麻醉进针点用碘伏消毒。复杂牙需切开缝合者,消毒范围应包括面部口周,并铺无菌巾。

四、器械准备

除常规口腔科检查器械,如口镜、镊子以及探针外,根据需拔除牙选择相应的牙钳和牙挺,同时准备牙龈分离器和刮匙。如需行翻瓣、劈冠、分根、去骨或进行牙槽突修整,则应准备手术刀、剪、骨膜分离器、带长钻头的涡轮机、骨凿、锤子、咬钳、骨锉、持针器、血管钳以及缝针、缝线等。

第四节 | 拔牙的基本步骤

在完成上述拔牙前的准备并且进行局部麻醉后,拔牙前先确认局部麻醉的效果,然后再次核对需拔除的牙,在让患者有足够的思想准备且能配合手术的前提下,进行以下操作。

一、分离牙龈

牙龈紧密地附着于牙颈部,将牙龈分离器插入龈沟内,紧贴牙面伸入到沟底,沿牙颈部推动,先唇侧后舌侧,使牙龈从牙颈部剥离开(图13-3),也可用探针或小刮匙操作。不仔细分离牙龈,拔牙时会使牙龈撕裂,导致术后出血。

二、挺松患牙

对于阻生牙、坚固不易拔除的牙、残冠、残根、错位牙等不能用牙钳夹住的牙,应先用牙挺将牙挺松后再拔除。使用牙挺的方法是手握挺柄,挺刃从拟拔除患牙的近中颊侧插入到牙根与牙槽骨之间,挺刃内侧凹面紧贴牙根面,以牙槽嵴为支点做楔入、撬动和转动等动作,使患牙松动、脱出(图13-4)。因牙挺力量较大,在使用过程中必须将左手手指放于舌侧或𬌗面进行感知及保护,避免损伤邻牙及牙挺滑脱刺伤软组织。

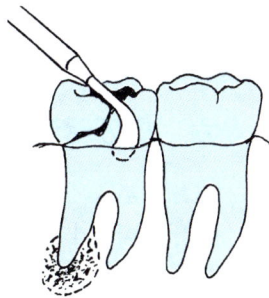
图13-3 牙龈分离

三、安放牙钳

正确选用牙钳,将钳喙分别安放于患牙的唇(颊)、舌(腭)侧,钳喙的纵轴与牙长轴平行。安放时钳喙内侧凹面紧贴牙面,先放舌腭侧,再放唇颊侧,以免夹住牙龈。喙尖应尽量伸入到龈下达牙槽嵴顶,握紧钳柄,将患牙夹牢(图13-5)。再次核对牙位,并确定钳喙在拔除患牙时不会损伤邻牙。

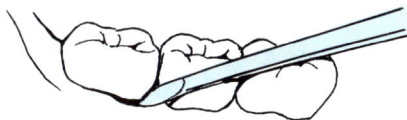
图13-4 使用牙挺

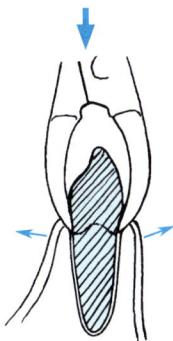
图13-5 安放牙钳

四、拔除患牙

安放好牙钳,夹紧患牙后,运用以下 3 种力来拔除患牙:摇动、扭转和牵引。

摇动主要用于扁根的下颌前牙,上、下颌前磨牙和多根的磨牙,将牙向唇(颊)和舌(腭)侧缓慢摇动,并且逐渐加大幅度,使牙槽窝向两侧扩大,牙完全松动。摇动时动作不能过急、过猛。应向阻力较小的方向多用力,防止发生断根或牙槽骨折裂。

扭转只适用于圆锥形根的上颌前牙,沿牙长轴向左右反复旋转,以撕裂牙周韧带,使牙松动。此法误用于扁根牙或多根牙则会造成断根。

牵引是在进行上述动作,牙已松动后,将牙拔除的最后一个步骤。牵引时应向阻力小的方向进行,应动作缓慢,防止用力过大、过猛导致邻牙或对颌牙的意外损伤。

五、拔牙创的处理

牙拔除术后,检查拔除的患牙是否完整,有无断根,拔牙创口内有无牙碎片、骨碎片、牙石以及炎性肉芽组织。用刮匙清理拔牙创,清除根尖病变和进入牙槽窝内的异物,防止术后出血、疼痛或感染而影响拔牙创的愈合。对过高或过尖的骨嵴、牙槽中隔或牙槽骨板,可用骨凿、咬骨钳、骨锉等进行修整,以利于创口愈合和后期义齿修复。对被扩大的牙槽窝或裂开的牙槽骨板,可用手指垫纱布将其复位。对切开、翻瓣拔牙或牙龈撕裂病例应进行对位缝合。一般拔牙创无须进行缝合。

在进行上述处理后,使拔牙创内充满血液,然后在拔除牙创面上放置无菌纱布棉卷,嘱患者咬住压迫止血,30 分钟后可自行取出。对有出血倾向的患者应观察 30 分钟,若无异常方可离开。

六、拔牙后注意事项

拔牙后当天不能漱口刷牙,次日可刷牙,不要用舌尖舔或吸吮伤口,以免拔牙创口内的血凝块脱落。拔牙当天进半流质或软食,食物不宜过热,避免用拔牙侧咀嚼。

拔牙当天口内有少量血液渗出、唾液内带有血丝,属正常现象。如拔牙后有大量鲜血流出,应及时就诊。麻醉作用消失后伤口可感到疼痛,必要时可服用镇痛药。如术后 2~3 天再次出现疼痛并逐渐加重,可能发生了继发感染,应就诊检查,并接受相应的处理。

拔牙后可不使用抗生素。如果是急性炎症期拔牙或复杂牙、阻生牙拔除,可在术前、术后给予抗生素以控制感染。

第五节 | 各类牙拔除术

一、上颌前牙

上颌前牙均为单根,根似圆锥形,唇侧骨板较薄。拔除时先向唇侧和腭侧摇动,向唇侧的力量要大一些,然后向左右两侧旋转,使牙周韧带撕裂后,顺扭转方向向前下方牵引拔出。上颌尖牙唇侧骨板薄,拔牙时易将骨板折断而与牙一同拔除,所以摇动力量及幅度不宜过大(图 13-6)。

二、上颌前磨牙

上颌前磨牙均为扁根,近牙颈部 2/3 横断面似哑铃形,在近根尖 1/3 或 1/2 处分为颊、腭 2 个根。

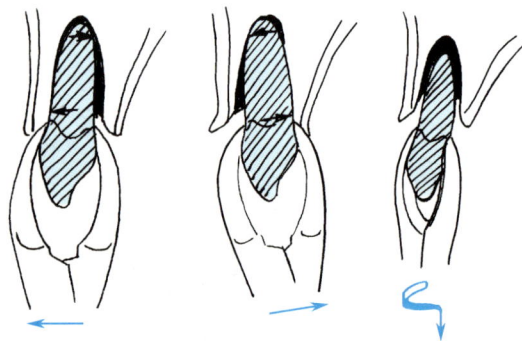

图 13-6 上颌前牙的拔除

拔牙时先向颊侧、后向腭侧摇动,开始摇动的力量和幅度均不能过大,反复摇动,逐渐加力,摇松后,顺牙长轴从颊侧方向牵引拔出(图 13-7)。上颌前磨牙牙根细,易折断,要避免用旋转力。

三、上颌第一、第二磨牙

上颌第一、第二磨牙均为 3 个根,颊侧分为近中和远中 2 个根,较细;腭侧 1 个根,粗大。上颌第一磨牙 3 个根分叉大;上颌第二磨牙牙根较短,分叉也小,颊侧近、远中根常融合。拔牙时主要使用摇动的力量,向颊侧的力量应比腭侧大,反复而缓慢地摇动,牙松动后可沿阻力较小的颊侧牵引拔出(图 13-8)。上颌第一、第二磨牙的拔除不能用旋转力,避免牙根折断。

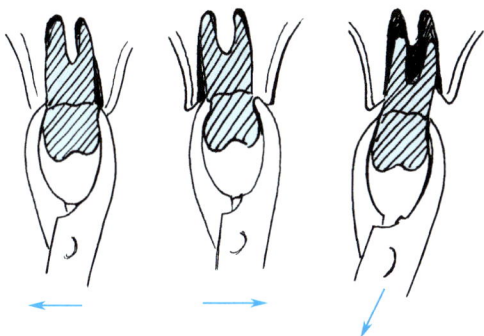

图 13-7　上颌前磨牙的拔除　　　　图 13-8　上颌第一、第二磨牙的拔除

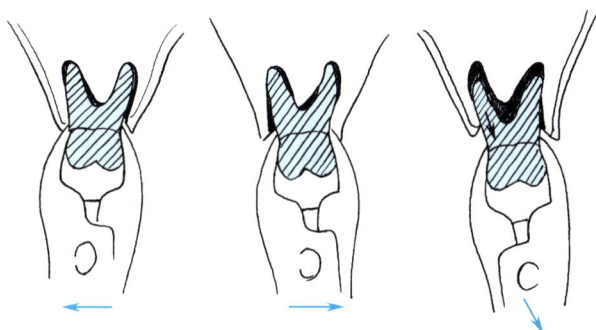

四、上颌第三磨牙

上颌第三磨牙牙根变异很大,大多数为锥形融合根,根尖向远中弯曲。颊侧骨板较薄,牙根后方为骨质疏松的上颌结节,而且后方无牙阻挡,较易拔除。一般用牙挺向远中方向挺出,可不用牙钳。如用牙钳,应先向颊侧,然后向腭侧摇动,摇松后向颊侧牵引拔出。如发生断根,因位置靠口腔后上,不易直视下操作,取根困难,所以应尽量避免断根。

五、下颌前牙

下颌前牙均为单根,切牙牙根扁平,较短而细。尖牙牙根较粗大,呈圆锥形。切牙拔除时,充分向唇侧及舌侧摇动,使牙松动后向外上方牵引拔出。尖牙拔除时,如摇动的力量不够,可稍加旋转力,然后向外上方牵引拔出(图 13-9)。

六、下颌前磨牙

下颌前磨牙均为圆锥形单根,牙根较长而细,有时略向远中弯曲。颊侧骨板较薄。主要摇动方向是颊舌侧,颊侧用力可较大,然后向颊侧上外方向牵引拔出。有时可稍加旋转力,但弧度应很小(图 13-10)。

七、下颌第一、第二磨牙

下颌第一磨牙多为近、远中 2 个扁平宽根,少数有 3 个根,即远中有 2 个根。下颌第二磨牙多为 2 个根,形状与下颌第一磨牙相似,但牙根较小,分叉也小,有时 2 个根融合。下颌第一、第二磨牙颊侧骨板厚而坚实,拔牙时摇动需较大的力量,并且需要反复多次。有时可借助牙挺,挺松患牙后,再将患牙从颊侧上外方牵引拔出。

八、下颌第三磨牙

下颌第三磨牙的生长位置、方向、牙根形态变异较大,舌侧骨板薄,摇动时向舌侧多用力,再拔除。

171

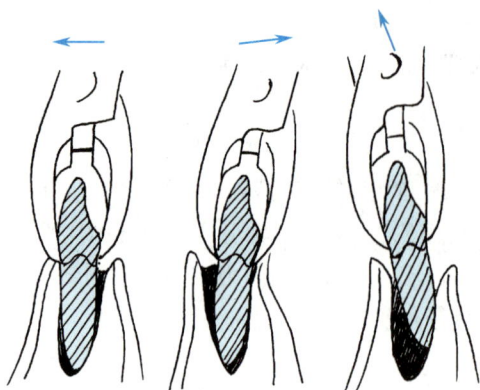

图 13-9　下颌前牙的拔除　　　　图 13-10　下颌前磨牙的拔除

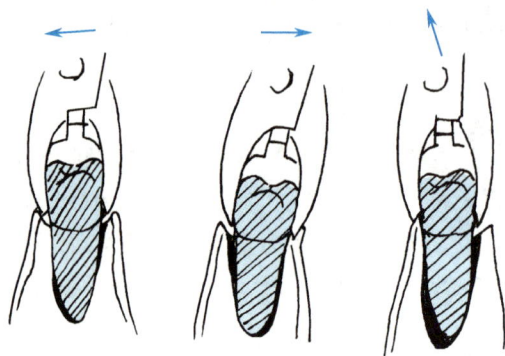

也可以用牙挺向远中舌侧方向将下颌第三磨牙挺出。

九、乳牙

乳牙拔除的方法与恒牙相同,一般采用钳拔法,少数情况下使用牙挺。由于乳牙牙根大多已逐渐吸收,拔出时,可见牙根变短,呈锯齿状,有时甚至完全吸收而没有牙根,不要误认为牙根折断。乳牙拔除后不要搔刮牙槽窝,以免损伤下方的恒牙胚。

第六节 ｜ 阻生牙拔除术

阻生牙(impacted teeth)是由于邻牙、骨或软组织的阻碍,只能部分萌出或完全不能萌出的牙。常见的阻生牙有下颌第三磨牙、上颌第三磨牙、上颌尖牙以及某些多生牙。

下颌第三磨牙又称智牙,是最易发生阻生的牙。由于此牙多引起冠周炎反复发作,常需拔除。本节主要描述下颌阻生第三磨牙的拔除方法。

一、应用解剖

下颌阻生第三磨牙常被包埋于厚的颊侧牙槽骨和较薄的舌侧牙槽骨之间。厚的颊侧骨板因有外斜线的加强,去骨以及拔牙视野的暴露均较困难。舌侧骨板较薄,根尖处的骨质更薄,根尖甚至可穿透骨板。所以在拔牙时,特别是在取断根时,有可能将牙或断根推出舌侧骨板之外,进入骨膜下或穿透骨膜,进入舌下间隙或下颌下间隙。

下颌阻生第三磨牙的内侧有舌神经,常位于黏膜下,其位置有时较高,应避免对其造成损伤。下颌阻生第三磨牙的下方为下颌管,牙根与下颌管的关系较复杂:牙根可以在管的上方或侧方,根尖可紧贴下颌管或甚至进入管内等。拔除时,特别是在取断根时,必须避免盲目操作,以免将断根推入下颌管,损伤血管神经束。下颌阻生第三磨牙位于下颌体后部与下颌支交界处,此处骨质由厚变薄,抗外力的强度较弱,拔牙时,如用力劈牙冠、分根或用牙挺不当,有发生骨折的可能性。

下颌阻生第三磨牙解剖形态变异很大,拔牙前应参考影像学检查作出判断。

二、下颌阻生第三磨牙拔除的适应证和禁忌证

1. **适应证**　对于有症状或引起病变的阻生牙均主张拔除。另外也包括预防性拔除,如育龄期女性备孕前预防冠周炎的发生,预防第二磨牙牙体、牙周破坏,防止邻牙牙根吸收,预防牙列拥挤引起的殆关系紊乱,去除颞下颌关节紊乱病的病因,预防完全骨阻生引起的某些原因不明性疼痛。另外,还有正畸、正颌、修复重建以及牙移植的需要。

2. 禁忌证　与拔牙禁忌证相同。另有下列情况可考虑保留：①下颌阻生第三磨牙与升支前缘之间有足够的间隙，可正常萌出。②有正常对颌牙，牙已正位萌出，表面有软组织覆盖，但切除后冠面能全部露出。③第二磨牙不能保留时，如下颌阻生第三磨牙牙根尚未完全形成，拔除第二磨牙后，下颌阻生第三磨牙能前移代替第二磨牙。④完全埋伏于骨内，与邻牙牙周不相通又不压迫神经引起疼痛，可暂保留，但应定期检查。

三、下颌阻生第三磨牙的临床分类

下颌阻生第三磨牙的分类方法较多，通常根据牙在骨内的深度，分为高位、中位及低位。①高位：牙的最高部位平行或高于牙弓平面；②中位：牙的最高部位低于牙弓平面，但高于第二磨牙的牙颈部；③低位：牙的最高部位低于第二磨牙的牙颈部，骨埋伏阻生（即牙全部被包埋于骨内）也属于此类。

根据阻生第三磨牙的长轴与第二磨牙长轴的关系，分为垂直阻生、水平阻生、近中阻生、远中阻生、颊向阻生、舌向阻生及倒置阻生。

四、术前检查

应常规询问病史并作详细检查。口外检查，注意颊部有无红肿，下颌下及颈部淋巴结有无肿大，下唇有无麻木或感觉异常。口内检查，包括有无张口困难，第三磨牙的阻生情况，第三磨牙周围有无炎症，第一及第二磨牙情况，注意第二磨牙有无龋坏、是否应在拔除第三磨牙前予以治疗。对全口牙及口腔黏膜等作相应检查。

随着 CBCT 在口腔科学中逐渐得到广泛应用，对于相对复杂的阻生牙可常规拍摄 CT 片，从三维角度观察阻生牙，这对分析阻生牙的邻牙关系、牙根数量、牙根是否弯曲、牙根与下牙槽神经管的关系、牙周围是否存在骨质异常等有很大帮助。

五、阻力分析

第三磨牙的情况复杂，拔除前必须对拔牙时可能遇到的阻力仔细分析，设计用何种方法解除。

牙冠部有软组织及骨组织阻力。软组织阻力来自殆面覆盖的软组织，如覆盖超过殆面的 1/2，需将其切开、分离，这样才能解除阻力。骨阻力是牙冠周围骨组织对拔除该牙的阻力。低位者冠部骨阻力大，需去除较多骨质才能解除骨阻力。

牙根部阻力是阻生牙牙根本身解剖形态所产生的阻力，所以在术前必须充分了解牙根的情况。根部的骨阻力应结合其他阻力情况分析，应用骨凿或涡轮机进行分根或去骨。

邻牙阻力是第二磨牙所产生的阻力，这种阻力需根据第二磨牙是否与阻生牙紧密接触和阻生的位置而定。

六、拔除方法

下颌阻生第三磨牙拔除术是一项复杂的手术，手术大多需要切开软组织、翻瓣、去骨、劈开牙冠或用涡轮机分牙、用牙挺挺出、缝合等步骤。

1. 麻醉　除常规的下牙槽神经、舌神经、颊神经一并阻滞麻醉外，还应在下颌阻生第三磨牙周围软组织注射含肾上腺素的局麻药，这可在翻瓣时减少出血，保证视野清晰。

2. 切开及翻瓣　如牙未完全萌出，需作远中切口和/或颊侧切口。远中切口是在下颌升支外斜线的舌侧，距离第二磨牙远中面约 1.5cm 处开始向前切开，直到抵达第二磨牙远中面的中央，注意切口不要过于偏向舌侧，以防明显的出血。然后转向颊侧，沿第二磨牙颈部切开，直到第一、第二磨牙的邻间隙处。颊侧切口是从远中切口的末端向下，并与远中切口成 45° 角，切至颊侧前庭沟上缘处，注意勿超过前庭沟。翻瓣时，由远中切口的前端开始，用薄的骨膜分离器直抵骨面，紧贴骨面向后向颊侧将瓣掀开。有时遇颞肌肌腱附着于磨牙后垫后部,翻瓣困难,可以用刀片进行锐性分离。

3. **去骨**　翻瓣后决定去骨的量和部位。去骨量取决于阻生牙在骨内的深度、倾斜情况及根的形态等。最好采用高速涡轮机或其他动力系统去骨,可以灵活掌握去骨量。骨凿去骨时,骨凿的斜面应向后,平行于牙槽嵴顶部或呈弧线向后凿,深度达阻生牙表面。先将整块颊侧骨板去除,暴露牙冠部后,再去除覆盖在牙冠远中部的骨质。

4. **分牙**　过去常用劈开法,选择双面凿,将骨凿置于近中或正中发育沟处,骨凿的长轴应与分牙的预想长轴一致,用锤子迅速敲击骨凿,即可将牙冠劈开。注意握持骨凿必须有支点。牙冠劈开后,邻牙阻力解除,再用薄挺,先挺出远中冠及根,再挺出近中冠。目前广泛应用高速涡轮机或其他动力系统进行分牙,对于近中阻生和水平阻生者在牙颈部将冠根分开,先去除近中的牙冠阻力,再挺出牙根,有时根据实际情况还需进一步分割牙冠和牙根,原则是"多分牙、少去骨"。

5. **拔除阻生牙**　当邻牙阻力及骨阻力解除后,即可使用牙挺及牙钳顺利拔除患牙。但对于分牙后拔除的牙,应将拔除的牙体组织拼对检查是否完整,如有较大缺损,应仔细检查牙槽窝并将遗留残片取出。

6. **拔牙创的处理及缝合**　由于去骨和分牙会产生碎片或碎屑,牙拔除后应认真清理干净。牙槽窝中如有炎性肉芽组织,应予以刮除。低位或埋伏阻生牙的牙冠常有牙囊包绕,有的已形成含牙囊肿,也应一并去除。拔牙时常造成舌侧骨板骨折,应将其复位,如有锐利的骨边缘应加以修整,已完全游离的骨折片则应取出。

拔牙后游离的龈缘或翻开的黏骨膜瓣应予以缝合,使组织复位,以缩小创口,保护血凝块,防止术后出血,有利于创口愈合。缝合时应注意不宜过于严密,通常在第二磨牙远中缝合一针即可,以利于创口内出血和反应性渗出物的引流,减轻术后软组织肿胀,减少血肿形成。创口缝合后,嘱患者咬纱布棉卷 30 分钟以压迫止血。

第七节 ｜ 牙根拔除术

牙根拔除术包括拔除残根和断根两种。

残根或断根长度足够,无明显炎症,特别是单根牙,无松动,可经根管治疗后做桩冠修复。不适合做桩冠修复者,还可保留做覆盖义齿。

拔牙时折断的牙根原则上均应立即取出,否则会影响拔牙创的愈合,引起炎症和疼痛,以及成为慢性感染病灶。如断根短小(在 5mm 内),根周无明显炎症,拔除困难,创伤较大或可能引起严重并发症时,可将其留在牙槽窝内。经长期观察,这种断根在体内无不良后果,拔牙创愈合良好。

在拔除牙根之前,应了解牙根的数目、大小、部位,必要时进行影像学检查。残根拔除一般较容易完成。拔断根时,必须有良好的照明,视野清楚,良好的止血,合适的器械,准确的操作。盲目操作可增加手术创伤,甚至会将断根推入到邻近结构,如上颌窦、下颌管、口底间隙、翼腭窝内,造成术后出血、组织肿胀、感染、下唇麻木以及口腔上颌窦交通等并发症。

拔除牙根的常用方法有以下几种。

一、根钳拔除法

高出牙槽嵴的牙根,或低于牙槽嵴的牙根在去除少许牙槽骨壁后可用根钳夹住的牙根,适于根钳拔除。

二、根挺拔除法

根钳不能夹持的牙根,应使用根挺拔除。根挺拔除牙根时,应将挺刃插入到牙根的根面与牙槽骨板之间。如牙根断面为斜面,根挺应从断面较高一侧插入(图 13-11)。

前牙牙根用直根挺,后牙牙根用弯根挺,根尖折断用根尖挺。多根牙互相连接,可用骨凿或涡轮钻分根,然后逐个拔除。如遇多根牙,已有一个根拔除,可用三角挺将其他牙根与牙槽间隔一同挺出(图 13-12)。

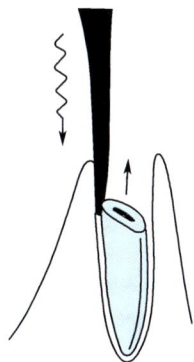

图 13-11　根挺的使用　　　　图 13-12　三角挺的使用

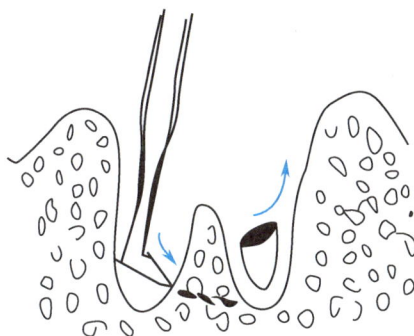

根挺插入后,使用楔力、撬力和旋转力,几种力交替使用,并逐渐将根挺深入使牙根松动,最后用撬力使牙根脱出。在拔除上、下颌磨牙牙根时,注意不要垂直加力,以免将牙根推入到上颌窦或下颌管内。

三、翻瓣去骨法

对于死髓牙的牙根、根端肥大以及牙根与牙槽骨壁粘连导致牙周间隙消失等情况,用根钳、根挺均不易拔除的牙根,需应用翻瓣去骨法拔除牙根。

在牙根的颊侧牙龈作角形或梯形切口,切口深达骨面,用骨膜剥离器翻瓣,显露颊侧骨板。用骨凿或涡轮钻去骨,暴露部分牙根,再用牙挺将牙根取出(图 13-13)。修整尖锐的骨缘或骨尖,将黏骨膜瓣复位、缝合。

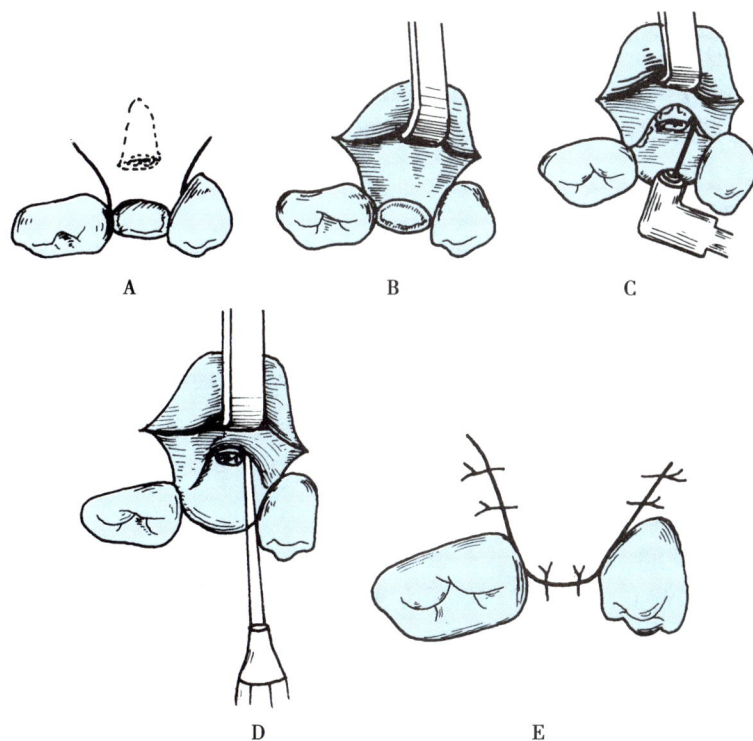

图 13-13　翻瓣去骨法拔除牙根
A. 切口;B. 翻瓣;C. 去骨;D. 挺出牙根;E. 缝合。

第八节 | 拔牙创的愈合

牙拔除后,牙槽窝内充满血液,约 15 分钟形成血凝块,同时牙槽窝周围的龈缘发生收缩内卷将创口缩小。血凝块有保护创口、防止感染、促进伤口愈合的功能。血凝块脱落或无血凝块形成会使创口延迟愈合,并导致牙槽窝感染、疼痛等并发症。

临床上拔牙后 7 天左右牙槽窝内有肉芽组织形成,1~2 个月牙槽窝即可变平。X 线片检查,在 3~6 个月后牙槽窝才会出现正常的骨结构。因此,理论上义齿修复应在拔牙后 2 个月进行,临床上可根据拔牙多少、创伤大小、患者年龄以及创口愈合情况等灵活掌握。

第九节 | 牙拔除术的常见并发症及防治

一、术中并发症

(一) 软组织损伤

牙龈组织撕裂伤最常见。使用牙钳时分离牙龈不彻底,钳喙咬住牙龈,在拔牙过程中将其撕裂。使用牙挺时,未掌握好支点,缺乏保护,导致牙挺滑脱刺伤口腔软组织。使用牙钳夹持时,未将口角牵开,牙钳的关节夹住上下唇而导致唇损伤。翻瓣手术时,切开的深度不够,瓣过小,导致黏骨膜瓣的撕裂等。

防治:应认真、仔细地分离牙龈,安放牙钳时将钳喙紧贴牙面推向牙颈部,避免夹住牙龈,同时注意上、下唇是否被牙钳夹住。使用牙挺时注意掌握好支点,操作时用左手防护,防止牙挺滑脱。翻瓣手术应设计足够大小的龈瓣,切口要深达骨面。如发生软组织撕裂伤,应仔细复位缝合,防止术后出血。

(二) 牙根折断

断根是牙拔除术的常见并发症。牙龋坏严重、根尖弯曲、根分叉大、根肥大、牙根与牙槽骨粘连等牙本身的原因,或术者拔牙操作不当,如牙钳安放不当、用力不当、牵引方向不当可造成断根。

防治:术者在熟悉牙根解剖的基础上,正规操作。对有可能存在牙根解剖异常或出现病理性改变者,需进行影像学检查,同时向患者交代清楚。如发现牙根折断,则根据断根的情况,用适当的方法拔除断根。

(三) 牙槽骨损伤

在牙槽骨薄弱部位以及牙与牙槽骨板发生粘连时,拔牙过程中用力不当可造成牙槽骨折断。如上、下颌前牙唇侧骨板薄,上颌第三磨牙后方的上颌结节骨质疏松,下颌第三磨牙舌侧骨板薄,均为牙槽骨折的多发部位。

防治:上、下颌前牙拔除比较容易,不要过度用力。上颌第三磨牙用牙挺挺出时,如远中阻力大,不应强行用力,可配合使用牙钳。下颌第三磨牙在劈冠和使用牙挺时,应注意用力的方向和大小,避免损伤舌侧骨板。发现牙槽骨折断时,不要强行拉出,应先剥离黏骨膜后,再将骨板取出。如骨板与牙无粘连,且骨板与黏骨膜相连,可将其复位缝合。

(四) 口腔上颌窦交通

上颌第二前磨牙,以及上颌第一、第二磨牙的根尖距上颌窦底很近,有的仅隔一层薄的骨板,有时甚至只有上颌窦黏膜相隔。当上颌后牙断根后,取根易将牙根推入上颌窦内,或根尖有炎症,拔牙后出现口腔上颌窦交通(oroantral communication)。

防治:当拔除上颌后牙时,术前仔细观察 X 线片,了解牙根与上颌窦的关系,尽量避免断根。如出现断根,应仔细检查断根的情况,在视野清楚的情况下插入根挺,用力的方向不要垂直,楔力与旋转力相结合。如牙根与牙槽骨有粘连,薄刃的根尖挺不易插入时,可考虑翻瓣去骨取根法。

对于有根尖病变的牙槽窝,需清除肉芽组织时,应用刮匙紧贴牙槽窝壁插入,轻轻地刮除肉芽组织。

如怀疑上颌窦与口腔相交通,可令患者鼻腔鼓气,测试是否出现上颌窦底穿孔。如穿孔 <0.2cm,可按拔牙后的常规处理,压迫止血,待其自然愈合。同时嘱患者术后避免鼻腔鼓气和用吸管吸饮,以免压力增加使血凝块脱落。1 个月后复查,一般情况下可痊愈。如穿孔未愈合,半年后可考虑行上颌窦瘘孔修补术。

当断根被推入到上颌窦内时,如窦底穿孔很大,可用生理盐水冲洗,使其流出。对于进入上颌窦的牙根,也可尝试用鼻窦内镜取出,必要时可从上颌窦前壁开窗取出。若穿孔小或牙根在窦底黏膜之外,可不作处理,术后抗感染治疗,观察。

(五)其他损伤

牙拔除术中还会遇到出血、神经损伤、颞下颌关节脱位、下颌骨骨折以及邻牙损伤等并发症。

术中出血过多可能与患者有凝血功能障碍相关疾病、牙拔除术中损伤血管有关。神经损伤最多见的是下颌第三磨牙拔除时损伤下牙槽神经,导致下唇麻木。有习惯性颞下颌关节脱位的患者拔牙时易发生关节脱位。在拔牙过程中,会发生牙及牙根的丢失,如下颌阻生第三磨牙拔除时,牙及牙根被推向舌侧,进入到口底间隙,或者患者将拔除的牙及牙根吞到胃内。拔牙时,安放牙钳、牙挺的支点以及用力方向不正确,会导致邻牙以及对颌牙的损伤。

防治:牙拔除术前详细了解患者有无出血史,有无拔牙禁忌证。术中出血较多,应压迫止血,并给予相应的处理。拔除下颌阻生第三磨牙时,应拍摄 X 线片,了解下颌管与牙根的关系,避免损伤神经;使用牙挺及劈冠时,避免用力过大,以免引起舌侧骨板及下颌骨骨折。在拔牙过程中,如出现颞下颌关节脱位,应立即手法复位。若患者将拔除的牙及牙根吞到胃内,需拍摄 X 线片观察,随访证实牙及牙根排出。下颌阻生第三磨牙拔除时,牙及牙根进入到口底间隙,需拍摄 X 线片,了解牙及牙根的位置,决定取出的方法。安放牙钳、牙挺的支点以及用力方向要正确,避免邻牙以及对颌牙的损伤。

另外,在临床上由于工作的疏忽,可发生拔错牙的情况,所以在拔牙之前必须确定要拔除的患牙,需要向患者交代清楚并得到认可。拔牙前,安放牙钳或插入牙挺时要再次核对。如发现拔错牙,应立即进行牙再植术,并向患者作好解释工作。

二、术后并发症

(一)拔牙后出血

在正常情况下,拔牙创压迫 30 分钟后不会再出血。如在吐出消毒纱布棉卷后仍出血不止,或拔牙后第 2 天再次出血,则为拔牙后出血。拔牙后当时出血未停止是原发性出血,拔牙后第 2 天因其他原因发生的出血是继发性出血。

出血的原因有全身因素和局部因素。全身因素包括各种血液疾病、高血压、肝胆疾病等。局部因素包括牙龈撕裂、牙槽骨骨折、牙槽窝内有肉芽组织或异物、血凝块脱落或继发感染等。

防治:术前详细询问病史,对有全身疾病的患者应请相关科室医师会诊,必要时转科治疗。拔牙操作应仔细,减少创伤。拔牙创要认真处理,向患者和家属仔细交代拔牙后的注意事项。拔牙创伤大、有出血倾向的患者,在拔牙创处咬纱布棉卷 30 分钟后,经检查无异常方可离开。

发生拔牙后出血时,首先应进行局部检查。一般可见到高出牙槽窝的血凝块,并有血液从血凝块的下方渗出。处理方法:先清除高出牙槽窝的血凝块,检查出血部位,用生理盐水冲洗,局部外用止血药,再次压迫止血。如牙槽窝内有异物,可在局麻下彻底搔刮牙槽窝,让牙槽窝充满新鲜血液后,再压迫止血。如出血明显,可在牙槽窝内填塞吸收性明胶海绵或碘仿纱条,然后将创口拉拢缝合。在局部处理后,与全身因素有关的患者需请相关科室会诊和对症处理,如输新鲜血或输凝血因子等。

(二)拔牙创感染

常规牙拔除术后感染少见,复杂牙拔除和阻生牙拔除易发生拔牙创感染。拔牙创感染分为急性感染、干槽症和慢性感染 3 种。

1. 急性感染　与拔牙局部创伤大、拔牙前有局部感染灶、患者有糖尿病等有关,多发生于拔牙后第 2 天,表现为局部或面部疼痛、肿胀以及开口受限。阻生牙以及翻瓣去骨或创伤严重的病例术后 12~24 小时可出现明显的面颊部肿胀以及疼痛反应,但在 3~5 天后可逐渐消退,不属于急性感染。

防治:牙拔除术中坚持无菌操作,尽量减少手术创伤。有局部感染灶者拔牙后严禁粗暴搔刮,以免引起感染扩散。糖尿病患者只有在病情得到控制的前提下,才能进行拔牙。术前、术后给予抗生素治疗。

2. 干槽症　干槽症(dry socket)是拔牙创急性感染的另一种类型,以下颌后牙多见,特别是在下颌阻生第三磨牙拔除术后。在正常情况下,即使是采用翻瓣去骨法拔牙,其创口的疼痛在 2~3 天后也会逐渐消失。如果拔牙 2~3 天后出现剧烈的疼痛,疼痛向耳颞部、下颌下区或头顶部放射,用一般的镇痛药不能缓解,则可能发生了干槽症。临床检查可见牙槽窝内空虚,或有腐败变性的血凝块,呈灰白色。覆盖在牙槽窝壁上的坏死物有恶臭,用探针可直接触及骨面并有锐痛。颌面部无明显肿胀,张口无明显受限,下颌下可有淋巴结肿大、压痛。组织病理表现为牙槽窝骨壁的浅层骨炎或轻微的局限型骨髓炎。

防治:干槽症与手术创伤和细菌感染有关,所以术中应严格遵守无菌操作原则,减少手术创伤。一旦发生干槽症,治疗原则是彻底清创以及隔离外界对牙槽窝的刺激,促进肉芽组织的生长。

治疗方法:在阻滞麻醉下,用 3% 过氧化氢溶液清洗,并用小棉球反复擦拭牙槽窝,去除腐败坏死物质,直至牙槽窝干净、无臭味为止。然后用生理盐水反复冲洗,在牙槽窝内放入碘仿纱条,碘仿纱条最好加丁香油和促进肉芽组织生长的药物(如康复新液)。为防止碘仿纱条脱落,还可将牙龈缝合固定一针,8~10 天后可取出碘仿纱条。此时牙槽窝虽空虚,但骨壁上已有一层肉芽组织覆盖,并可逐渐愈合。

3. 慢性感染　主要是由局部因素所致,如牙槽窝内遗留残根、肉芽组织、牙石、碎牙片或碎骨片等异物。临床表现为拔牙创经久不愈,留下一个小创口,创口周围牙龈组织红肿,可见少量脓液排出或有肉芽组织增生,一般无明显疼痛。

防治:牙拔除术后应仔细清理牙槽窝,特别是慢性根尖周炎的患牙,根尖炎性病灶未刮治干净,既可发生牙拔除术后出血,也可形成慢性炎症而长期不愈。多根牙拔除时应防止残根遗留。如发生慢性感染,应拍摄 X 线片,了解牙槽窝内病变情况,是否有异物遗留,以及牙槽窝的愈合情况等,然后在局麻下重新清理牙槽窝,让血液充满后,消毒纱布棉卷压迫止血,并给予口服抗生素治疗。

(许　彪)

思考题

1. 牙拔除术的适应证和禁忌证有哪些?
2. 简述不同牙的牙根解剖特点。
3. 简述干槽症的临床表现及治疗方法。
4. 简述牙拔除术的常见并发症及防治方法。

思考题解题思路　　本章目标测试　　本章思维导图

第十四章 | 口腔颌面部感染

14章
本章数字资源

口腔颌面部感染是一类常见疾病,对口腔功能和生活质量影响很大,若能及时正确地诊治,一般不发生严重并发症,也不会遗留功能障碍和畸形。如若延误诊断、处理不当,则病情可能迅速恶化,甚至危及生命;或者病情迁延,造成严重的功能障碍和畸形。因此,必须掌握正确的诊治和预防方法。

第一节 | 概　述

口腔颌面部感染是因致病微生物的入侵引起口腔颌面部软、硬组织局部乃至全身的一系列病理反应过程。虽然全身各部位的感染均有红、肿、热、痛和功能障碍等共同的症状和体征,但因口腔颌面部的解剖生理特点,该部位感染的发生、发展和预后有其特殊性,牙源性感染占绝大多数。

口腔颌面部感染有如下特点。

1. 口腔、鼻腔及鼻窦与外界相通　这些部位常驻有多种细菌,其环境有利于细菌的滋生繁殖。当受到创伤或机体抵抗力下降时,容易发生感染。

2. 牙源性感染是口腔颌面部独有的感染　牙生长在颌骨内,龋病、牙髓炎和牙周病的感染均可通过根尖和牙周组织向颌骨内及颌周疏松结缔组织蔓延。

3. 颌面部的潜在间隙易导致感染扩散　口腔颌面部的肌肉、骨骼、腺体之间的结缔组织疏松,构成一些潜在的间隙,相邻间隙的连接薄弱,阻碍感染扩散的能力较弱,感染可经此途径迅速扩散和蔓延。尤其是当颌面部的感染沿着颈部间隙继续下行扩散,到达纵隔间隙时,引发纵隔脓肿,可以导致心包炎、上腔静脉出血等致死性并发症。

4. 颌面部的血液和淋巴循环丰富　感染可循血液引起败血症或脓毒血症。颜面部的静脉瓣膜稀少或缺如,特别是内眦静脉和翼静脉丛直接与颅内的海绵窦相通,当这些静脉受到挤压时,容易导致血液逆流。从鼻根到两侧口角连线形成的三角区内,一旦发生感染,可循此途径引起海绵窦血栓性静脉炎、脑膜炎和脑脓肿等严重并发症,故称鼻唇区为"危险三角区"(图 14-1)。感染还可经淋巴管扩散,导致该引流区内的淋巴结发炎,尤其是婴幼儿淋巴网状内皮系统发育尚未完善,较易发生淋巴

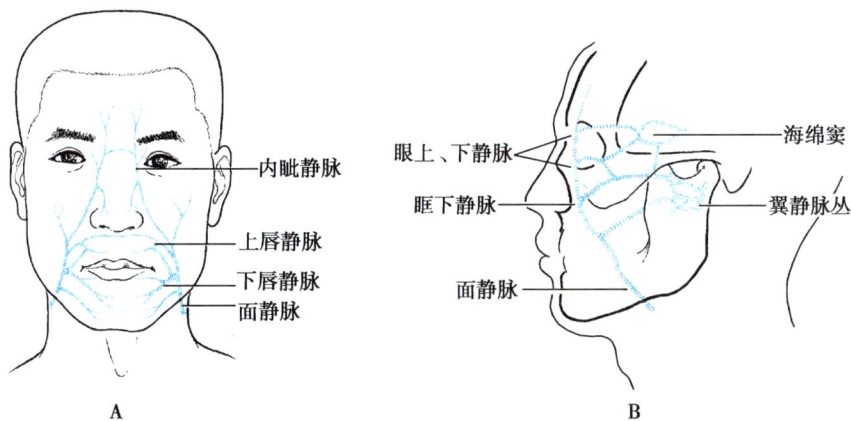

内眦静脉
上唇静脉
下唇静脉
面静脉

眼上、下静脉
眶下静脉
面静脉
海绵窦
翼静脉丛

A   B

图 14-1　面部静脉所构成的"危险三角区"与海绵窦的关系
A. 面部静脉所构成的"危险三角区";B. 面部静脉与海绵窦的关系。

组织来源的感染,即所谓的"腺源性感染"。

5. 颜面部的汗腺、毛囊和皮脂腺丰富　这些结构也是细菌常驻的部位,且暴露在外,容易受到各种损伤,致病菌容易经由破损的皮肤引起局部感染。

口腔颌面部感染多属于化脓性感染。常见的致病菌以金黄色葡萄球菌和溶血性链球菌为主,其次为大肠埃希菌、铜绿假单胞菌等,偶见厌氧菌所致的腐败坏死性感染,还可见到特异性感染,如结核分枝杆菌、梅毒螺旋体及放线菌等的感染。与颌面部腔窦相通的感染绝大多数是由需氧菌和厌氧菌引起的混合感染。至于是否发生感染,感染的临床过程及预后如何,在外因上取决于致病菌的种类、毒力和数量,内因上取决于机体的免疫功能、营养状态、感染部位和对细菌的反应性等。

感染的诊断并不困难。根据病史、症状、炎症的典型体征及特殊的检查方法,如穿刺、超声和影像学检查,即可作出诊断。但要做到有的放矢的精准治疗,则需明确感染性质,有必要进行分泌物涂片、细菌培养、活检和药物敏感试验等检查。

口腔颌面部感染的治疗方法同身体其他部位感染相似,采用全身支持和抗生素治疗,结合局部治疗,促进炎症吸收消散。全身支持治疗如卧床休息、镇静镇痛、进流质饮食、输液、输血等。若有严重中毒性休克或有全身其他并发症,则配合相关专科积极治疗。当局部脓肿形成时,应及时切开引流,并适时清除病灶牙、死骨或异物。口腔颌面部位于呼吸道上端,该部位的感染因肿胀压迫,容易引发呼吸困难或窒息,呼吸道管理尤为重要。若有呼吸困难,应及早行气管切开。

第二节 | 下颌第三磨牙冠周炎

下颌第三磨牙冠周炎(pericoronitis of the third molar of the mandible)又称智牙冠周炎(pericoronitis of the wisdom tooth),是指发生在萌出不全或萌出受阻的第三磨牙牙冠周围的软组织炎症,常见于18~25岁青年,是口腔科的常见病和多发病。

一、病因

一是因为人类在进化过程中,下颌骨体部逐渐缩短,致使第三磨牙萌出时缺少足够的空间而不能正常萌出,表现为牙冠仅部分萌出或位置偏斜,少数牙则完全埋伏在骨内,即第三磨牙阻生。二是因为阻生的或正在萌出的第三磨牙牙冠被牙龈部分或全部覆盖,构成较深的盲袋(图14-2),食物残渣进入盲袋后不易清除,冠周盲袋中的温度和湿度有利于细菌生长繁殖。当冠周软组织受到牙萌出的压力及咀嚼时对颌牙的咬伤,造成局部血供障碍时,致病菌乘虚侵入,当机体抵抗力下降时,冠周炎可急性发作。临床上以垂直位软组织阻生的下颌第三磨牙冠周炎最常见。

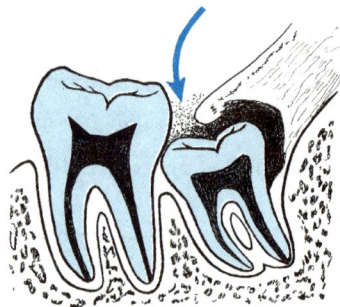

图 14-2　下颌第三磨牙牙冠被龈瓣覆盖,形成盲袋

二、临床表现

炎症早期,患者仅感磨牙后区不适,偶有轻微疼痛,无全身症状。炎症加重时,局部有自发性跳痛,放射至耳颞区。炎症波及咀嚼肌时,则出现不同程度的开口受限,咀嚼和吞咽时疼痛加剧,口腔清洁差、口臭。此时患者有全身不适、发热、畏寒、头痛、食欲减退及便秘等症状。血常规检查显示白细胞总数稍有升高。

口腔检查见下颌第三磨牙萌出不全或阻生,牙冠周围软组织红肿、糜烂、触痛。用探针在肿胀的龈瓣下方可触及牙冠,常有脓性分泌物溢出,有时可形成冠周脓肿。严重者可见腭舌弓及咽侧壁红肿,患侧下颌下淋巴结肿大、触痛。

三、并发症

冠周炎在磨牙后区形成骨膜旁脓肿,感染可向颌周间隙蔓延,有以下扩散途径:①感染向前方,顺下颌骨外斜线在第一磨牙颊侧前庭沟处形成脓肿,穿破而形成瘘,易误诊为第一磨牙根尖感染或牙周病变;②感染在咬肌前缘与颊肌后缘之间向外前方扩散形成颊部脓肿,破溃后可在面颊部形成经久不愈的瘘管;③感染沿下颌支外侧面向后,可形成咬肌间隙脓肿或边缘性骨髓炎;④感染沿下颌支内侧往后,可形成翼下颌间隙、咽旁间隙或扁桃体周围脓肿;⑤感染向下颌体内侧扩散,可形成下颌下间隙脓肿及口底蜂窝织炎(图 14-3)。

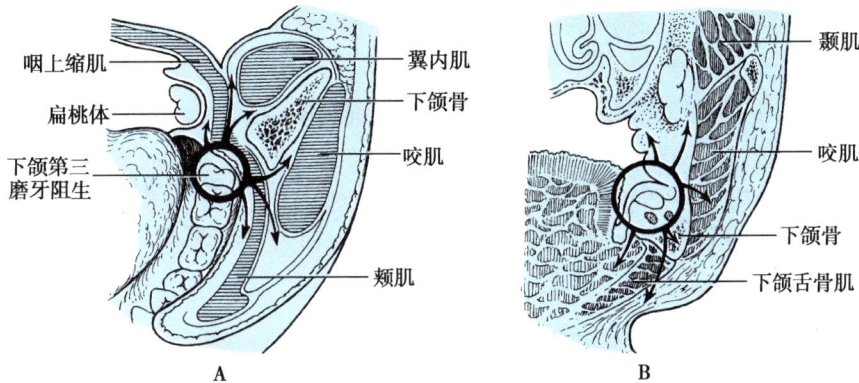

图 14-3　下颌第三磨牙冠周炎感染向颌周间隙扩散的途径
A. 水平面:感染向前后、内外扩散途径;B. 冠状面:感染向上下扩散途径。

四、治疗

1. 急性期　以抗炎、镇痛、建立引流及对症处理为主。

(1)全身治疗:应注意休息,进流质饮食,勤漱口,应用抗生素控制感染。

(2)局部治疗:用钝头冲洗针交替使用 3% 过氧化氢溶液和生理盐水行冠周盲袋冲洗。若有冠周脓肿形成,应在局麻下切开脓肿,置入橡皮条引流(图 14-4);若感染波及邻近间隙,还应作感染间隙的切开引流术。

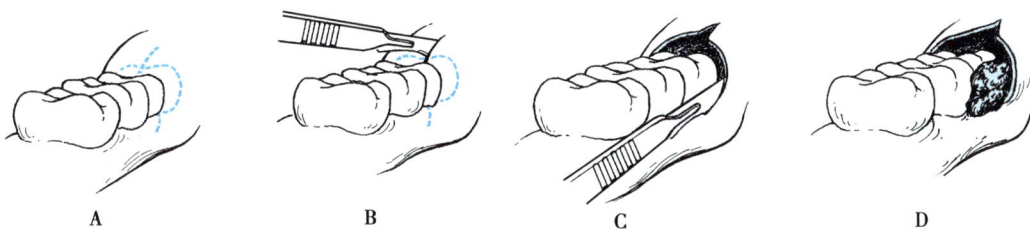

图 14-4　下颌第三磨牙冠周脓肿切开引流
A. 切口;B. 切开第三磨牙远中龈;C. 切开颊侧龈;D. 填入碘仿纱条。

2. 慢性期　应以去除病因为主,可消除盲袋或拔牙。

急性炎症消退后,根据下颌第三磨牙的具体情况,进行龈瓣盲袋切除或牙拔除术。垂直阻生牙萌出后,若与对颌牙能够建立较好的咬合关系,可切除覆盖牙冠的龈瓣以助其正常萌出(图 14-5)。若预计施行龈瓣切除术也不能消除盲袋,则应拔除病灶牙。并发面颊瘘者,拔牙后多能自行愈合,如不愈合,则要搔刮瘘管或作瘘管切除术。

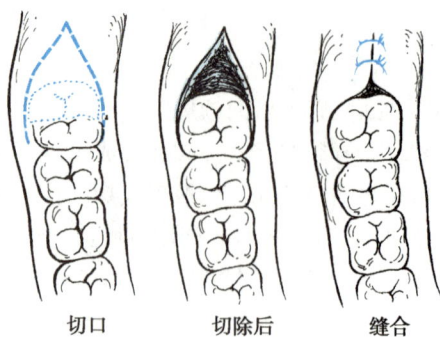

切口　　　切除后　　　缝合

图 14-5　冠周龈瓣楔形切除术

第三节 ｜ 颌面部间隙感染

颌面部间隙感染（fascial space infection of maxillofacial region）亦称颌周蜂窝织炎，是颌面和口咽区潜在间隙中化脓性炎症的总称，在间隙感染的弥散期称为蜂窝织炎，在化脓局限期称为脓肿。

一、病因

最常见的病因为牙源性感染，如下颌第三磨牙冠周炎、根尖周炎、颌骨骨髓炎等；其次是淋巴组织来源的感染，即所谓的"腺源性感染"，可由扁桃体炎、颌面部淋巴结炎等扩散所致，这在婴幼儿病例中较为多见。间隙感染的病原菌以溶血性链球菌为主，其次为金黄色葡萄球菌，常为混合性细菌感染。

二、临床表现

常表现为急性炎症过程。感染的性质可以是化脓性或腐败坏死性；感染位置可以表浅或深在，可局限于单个间隙内，也可经阻力较小的途径扩散，形成多间隙感染。

一般化脓性感染的局部表现为红、肿、热、痛和功能障碍。炎症反应严重者，出现高热、寒战、脱水、白细胞计数升高、食欲减退和周身不适等全身中毒症状。腐败坏死性感染的局部软组织有广泛性水肿，甚至产生皮下气肿，可触及捻发音；全身中毒症状较化脓性感染严重，短期内可出现全身衰竭，体温和白细胞总数有时低于正常，甚至出现中毒性休克、昏迷等症状。牙源性感染的临床表现较为剧烈，多继发于牙槽脓肿或骨髓炎，早期即有脓液形成；而淋巴源性感染的炎症表现较缓和，早期为浆液性炎症，然后进入化脓阶段，称为腺性蜂窝织炎。成人症状相对较轻，婴幼儿有时表现得极为严重。

感染发生在浅层间隙时，局部体征常很明显，初期局部可见肿胀、皮肤发红，有触痛，可以有凹陷性水肿、开口受限等，炎症化脓局限时可扪及波动感。发生在深层的间隙感染，由于颌骨周围与口底的肌肉和筋膜致密，局部体征多不明显，即使已经形成脓肿，也难扪及波动感，但局部有凹陷性水肿和压痛点。

三、诊断

根据病史、临床症状和体征，结合局部解剖知识、白细胞总数及分类计数等，配合 B 超检查和穿刺抽脓等方法，可以作出正确诊断。发生普通的化脓性感染时，抽出的脓液呈黄色稠脓或桃花色脓液；而发生腐败坏死性感染时，脓液稀薄，呈暗灰色，常有腐败坏死性恶臭。如果患者有高热、寒战、神情淡漠等体征，应做血培养，以排除可能发生的菌血症、败血症。

四、治疗原则

1. **全身治疗**　包括一般支持治疗与抗生素治疗。常用的抗生素有头孢菌素类、青霉素和喹诺酮类等，病情严重者需采用静脉滴注给药，用药应当讲求合理、准确、足量、足程。浆液期炎症多可控制、消散。由于目前耐药菌株的增多,在用药 1~2 天后如果病情未见好转,则应及时更换抗生素,或根据细菌培养结果和药物敏感试验结果来调整抗生素。对可能合并有厌氧菌感染者,如腐败坏死性蜂窝织炎,可加用硝基咪唑类药物。对全身症状较重者,在抗生素有效抗菌的同时可适当使用糖皮质激素,同时需注意调整水-电解质平衡、加强营养支持。

2. **呼吸道管理**　颌面部间隙感染尤其是口底间隙、咽旁间隙等部位感染的患者容易发生呼吸困难或窒息,保证呼吸道通畅至关重要。口底蜂窝织炎和肿胀范围广泛的病例宜早期行广泛切开减压、引流,以减轻肿胀对呼吸道的压迫。若有呼吸困难,应及早切开气管,保障通气。

3. **局部治疗**　一旦形成脓肿,应及时进行切开引流术(图 14-6)。其目的是:①使脓液、感染坏死组织迅速排出,减少毒素吸收;②释放局部张力,减轻疼痛,避免组织肿胀对呼吸道的压迫而引发窒息;③防止感染向邻近间隙蔓延,防止向颅内、纵隔和血液扩散,避免严重并发症;④可防止发生边缘性骨髓炎。

切开引流的指征:①牙源性感染 3~4 天后,或淋巴源性感染 5~7 天后,经抗生素治疗后仍高热不退,白细胞总数及中性粒细胞计数明显增高者;②局部肿胀、跳痛、压痛明显者;③局部有凹陷性水肿,有波动感或穿刺抽出脓液者;④影像学检查证实已形成脓腔者;⑤腐败坏死性感染和肿胀范围广泛、局部张力较大而影响呼吸者,应早期广泛切开引流;⑥脓肿已穿破,但引流不畅者。

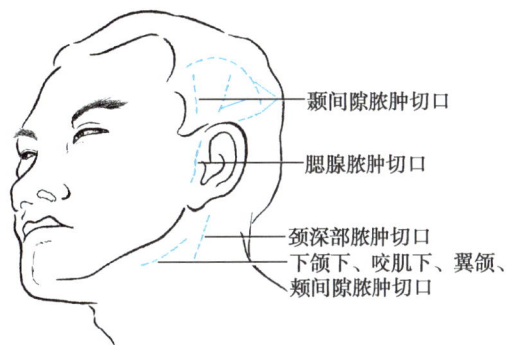

图 14-6　颌面部间隙脓肿切开引流切口示意图

急性炎症消退后,应及时拔除病灶牙,避免感染复发。若有瘘管长期不愈,则应考虑行瘘管切除或死骨刮治术。

五、主要类型

(一)眶下间隙感染

此间隙位于面前部,眼眶下方,上颌骨前壁与面部表情肌之间,包括尖牙窝(犬齿窝)间隙。感染多来自上颌前牙和第一前磨牙的根尖感染,较少来自鼻侧及上唇底部的化脓性感染。

临床表现以眶下区红、肿、热、痛最明显,上、下眼睑水肿造成睁眼困难,鼻唇沟变浅或消失,脓肿压迫眶下神经时疼痛加剧。由于病灶牙的位置不同,相应脓肿部位不同:切牙局限在上唇底,尖牙及前磨牙局限在鼻侧和尖牙窝。该区前庭沟丰满,有压痛和波动感。感染还可向邻近部位扩散,引起眼眶蜂窝织炎,颧、颊部蜂窝织炎,海绵窦血栓性静脉炎(图 14-7)。

脓肿形成后,应从上颌前牙或前磨牙前庭沟底横行切开黏骨膜直达骨面,用血管钳分离至尖牙窝,可见脓液流出,用 3% 过氧化氢溶液和生理盐水冲洗后,置橡皮片引流(图 14-8)。若脓肿穿过

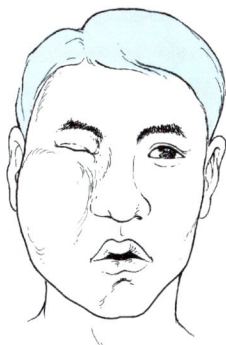

图 14-7　眶下间隙感染

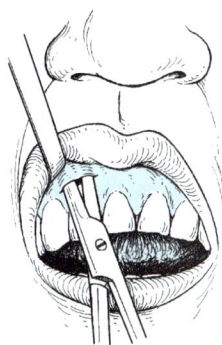

图 14-8　眶下间隙脓肿口内切开引流

表情肌到达皮下,应在眶下缘作弧形切口,钝性分离进入脓腔。弥散性蜂窝织炎,可从口内、外贯通引流。

(二) 咬肌间隙感染

该间隙位于咬肌与下颌支外侧骨板之间,此间隙四周被致密筋膜包围,中间为疏松结缔组织。感染最主要来自下颌第三磨牙冠周炎,也可见于下颌磨牙的根尖感染和下颌骨骨髓炎。

临床上,早期表现为下颌角区红肿,压痛明显。病变继续发展,感染向上扩散,肿胀范围可波及整个腮腺咬肌区;向下扩散可累及下颌下区。肿胀区有凹陷性水肿,但无波动感,原因是咬肌肥厚,脓肿难以穿破至皮下。咬肌由于受到炎症激惹而痉挛,导致严重的开口受限和疼痛,穿刺可抽出脓液。若脓肿自行穿破或切开引流后脓液不见减少,瘘管长期不愈,可用探针顺着瘘管探查骨面,有粗涩感即表明并发边缘性骨髓炎(图14-9)。

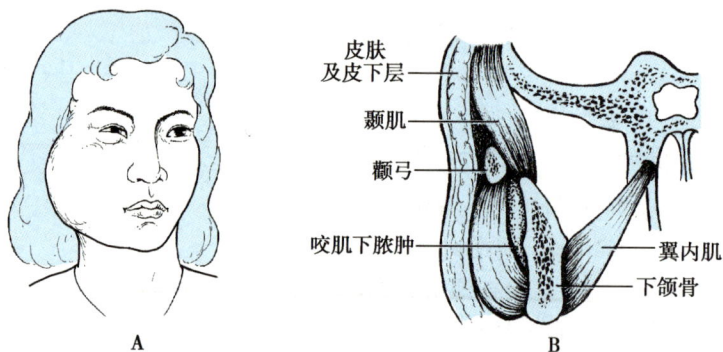

图14-9　咬肌间隙感染及冠状切面示意图
A. 咬肌间隙感染;B. 咬肌间隙感染冠状切面示意图。

在局部穿刺抽出脓液后,应及时切开引流。切口在下颌角下缘下1.5~2cm,作长5cm左右的弧形切口,逐层切开皮肤、皮下组织、颈阔肌,用血管钳分离到下颌角,切勿损伤面神经下颌缘支及腮腺组织。切断部分咬肌附着,用血管钳沿下颌支表面探入脓腔,即见脓液排出(图14-10)。术中探查下颌支外侧骨面是光滑还是粗涩,有无边缘性骨髓炎发生。炎症消退后拔除病灶牙或刮除死骨。有特殊要求的患者也可从口内沿下颌骨外斜线切开,探入脓腔,放置引流,最好采用体位引流。

(三) 翼下颌间隙感染

翼下颌间隙位于翼内肌与下颌支内侧骨板之间,位置较深。感染来源常见为下颌第三磨牙根尖感染或冠周炎等,少数为医源性感染(下牙槽神经阻滞麻醉的并发症),还有从邻近间隙感染扩散而来。

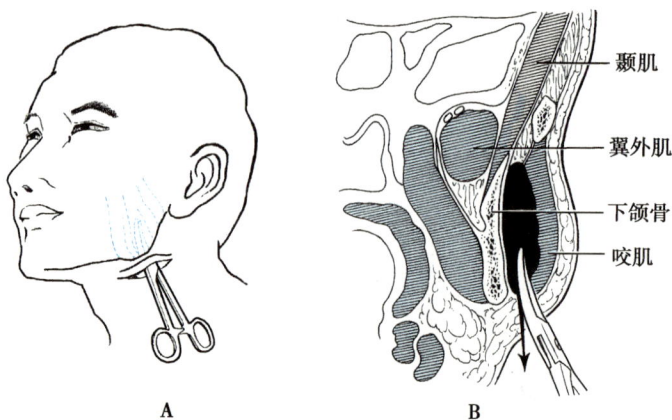

图14-10　咬肌间隙脓肿切开引流
A. 切口;B. 分离进入脓腔(冠状面)。

临床表现:若由牙源性感染所致,则发病急,全身反应重。首先表现为开口受限,吞咽不适,疼痛逐渐加剧,面部无肿胀,张口时下颌偏向患侧;口内检查可见翼下颌皱襞肿胀、压痛,口外可见下颌支后缘及下颌角区丰满、有压痛。医源性所致感染,发病缓慢,表现为进行性开口受限,伴微痛,病情发展则与牙源性表现相同。合并多间隙感染者,全身和局部症状更为严重。

当穿刺抽出脓液后,多从口外作切开引流,与咬肌间隙脓肿切开相同,暴露下颌角下缘后,在内侧切断翼内肌的部分附着与骨膜,用弯血管钳紧贴下颌支内侧骨面向上分离,达翼下颌间隙引流出脓液,置引流管引流。炎症消散后,拔除病灶牙或行死骨刮治术。亦可从口内翼下颌皱襞外侧作长2cm的纵向切口,钝性分离穿过颊肌,沿下颌支内侧进入翼下颌间隙即可引流。对范围较广的脓肿还可行口内外贯穿引流,将上述2个切口贯通以充分引流。感染控制后,分泌物明显减少,应待口内切口先闭合,继续口外引流,直至痊愈。

(四) 下颌下间隙感染

下颌下间隙位于下颌下三角内。成人感染常来自下颌磨牙根尖感染和第三磨牙冠周炎,婴幼儿常继发于化脓性下颌下淋巴结炎。

临床表现:牙源性感染病程发展快,表现为全身高热,下颌下区肿胀明显,皮肤充血、发红,有时发亮,有凹陷性水肿和压痛,早期即有脓肿形成,可扪及波动感;淋巴源性感染病程发展较慢,初为炎性浸润的硬结,逐渐长大,穿破淋巴结被膜后呈弥散性蜂窝织炎,症状同牙源性感染,但晚期才形成脓肿。

局限于淋巴结内的脓肿,可穿刺抽出脓液后注入抗生素。牙源性感染或脓肿范围广泛者,应行脓肿切开引流术,在下颌下缘下1.5~2cm作3~5cm长的平行切口(图14-11),切开皮肤、皮下组织和颈阔肌,达下颌体内侧,即可引流出脓液。淋巴源性感染还需分离到淋巴结内,才能使脓液流出,置入引流条。切开引流术需注意保护面神经下颌缘支及血管。

(五) 口底蜂窝织炎

口底蜂窝织炎是口底弥散性多间隙感染,包括双侧下颌下、双侧舌下和颏下间隙在内的5个间隙感染。感染性质可以是化脓性或腐败坏死性,后者临床表现更为严重。1836年,Ludwig称腐败坏死性口底蜂窝织炎为路德维希咽峡炎(Ludwig's angina)。该病多因机体抵抗力差、细菌毒力强,导致感染的弥散。

感染来源:下颌牙的化脓性或坏疽性根尖周炎或第三磨牙冠周炎扩散;口咽部软组织损伤后继发口底多间隙感染扩散;扁桃体炎、口炎、颏下或下颌下淋巴结炎扩散。

临床表现:化脓性感染的患者,全身出现高热、寒战等症状,白细胞总数升高。局部最初从一侧舌下或下颌下间隙开始红肿,逐渐波及整个口底间隙,肿胀范围广泛,因口底升高而致舌抬高,舌尖被夹于上、下前牙之间,影响语言、咀嚼和吞咽。口底组织早期较硬,压痛明显,逐渐变软则可扪及波动感,双侧上颈部皮肤肿胀,下颌下缘消失,颈部变粗呈牛颈状(图14-12)。

腐败坏死性感染的患者,全身中毒严重,体温不一定很高,患者神情淡漠,脉搏快而弱,呼吸急促,血压下降,呈中毒性休克状态。白细胞计数也不高,有核细胞增多,有时出现幼稚细胞,中性粒细胞有中毒颗粒及空泡。局部广泛肿胀,皮肤充血发红不明显,但紧张发亮,扪之坚硬如木板,触之有捻发感,口底及舌抬高,呈半开口状,累及舌根时压迫会厌可致窒息。

治疗应首先防治窒息和中毒性休克,可根据患者呼吸困难程度考虑是否行早期预防性气管切开术。经静脉应用大剂量抗生素控制感染,适量应用糖皮质激素、输血等以改善全身情况。局部应尽早作切开引流,减轻张力,排出脓液及坏死组织,防止机体过多地吸收毒素而加重病情发展。切开引流可在局麻下,由一侧下颌角至对侧下颌角,作平行于下颌下缘的弧形切口,有时在颏部可作一条纵向切口,类似于"T"或"⊥"形切开,切开颈阔肌,广泛分离每个间隙,脓液即可流出(图14-13)。若为腐败坏死性感染,脓液较稀薄,其中含有气泡,恶臭,软组织呈灰黑色,可用3%过氧化氢溶液和生理盐水冲洗,置引流管引流。

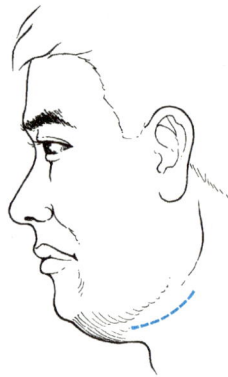

图 14-11　下颌下间隙感染及脓肿切开引流切口

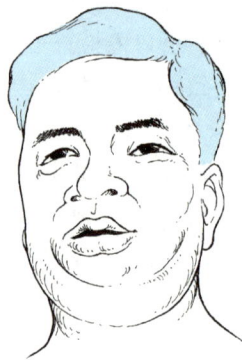

图 14-12　口底蜂窝织炎

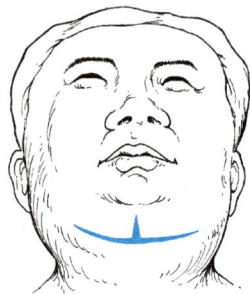

图 14-13　腐败坏死性口底蜂窝织炎的切口

第四节 | 颌骨骨髓炎

颌骨骨髓炎（osteomyelitis of the jaw）是指各种致病因子入侵颌骨，引起整个骨组织包括骨膜、骨皮质、骨髓及其中的血管、神经的炎症，中医称为"骨槽风"或"穿腮"。

颌骨与全身其他骨骼的区别在于颌骨内有牙，牙病引起的化脓性炎症常波及颌骨，因而颌骨骨髓炎的发病率在全身骨骼系统中最高。随着我国口腔保健事业的发展，近年来，化脓性颌骨骨髓炎的发病率明显下降，但是经用放射线治疗头颈部恶性肿瘤后，发生放射性颌骨骨髓炎的病例数逐年增加。另外值得关注的是，随着抗骨吸收和抗血管生成药物在抗恶性肿瘤骨转移和骨质疏松症治疗方面的广泛应用，药物相关性颌骨坏死的发生率迅速上升。

一、化脓性颌骨骨髓炎

化脓性颌骨骨髓炎（pyogenic osteomyelitis of the jaw）常由牙槽脓肿、牙周炎、第三磨牙冠周炎等牙源性感染发展而来；由败血症或脓毒血症经血液循环感染多发生于婴幼儿的上颌骨。下颌骨骨髓炎较上颌骨骨髓炎更为常见，病情也更为严重，这是因为下颌骨骨质致密，周围有致密的筋膜和强大的肌肉，当下颌骨感染后，脓液不易穿破引流；下颌骨血供较差，血管感染闭锁后，易形成大块死骨。病原菌主要为金黄色葡萄球菌，其次为链球菌，少数为其他化脓菌，常见混合感染。

牙源性化脓性颌骨骨髓炎（odontogenic suppurative osteomyelitis of the jaw）根据临床病理特点分为两类：病变始发于颌骨中央的骨松质和骨髓者，称为中央性颌骨骨髓炎；病变始发于颌骨周围的骨膜和骨皮质者，称为边缘性颌骨骨髓炎。按其病变的性质可分为急性期和慢性期；按炎症的范围可分为局限型和弥散型。

（一）临床表现

1. 中央性颌骨骨髓炎　急性局限型骨髓炎多由根尖感染发展而来，上颌骨较下颌骨多见，一般称为牙槽脓肿。患牙疼痛剧烈，为持续性，疼痛可沿三叉神经分布区放射；患牙及邻牙松动，有叩痛，前庭沟丰满，面颊肿胀。由于上颌骨骨质疏松、骨板薄，脓液容易穿破骨壁而向口腔引流，因而炎症逐渐消退，不易在上颌骨内弥漫扩散。下颌骨的牙槽脓肿，由于骨质致密、骨板厚，脓液不易穿破而难以得到引流，因此炎症易在骨松质和骨髓腔内蔓延，常通过下牙槽神经管波及整个下颌体，发展成急性弥散型骨髓炎。此时患者全身症状加重，出现高热、寒战、脱水及其他中毒表现，白细胞总数和中性粒细胞分类计数增高。局部炎症迅速扩散，短期内下颌多数牙松动，前庭沟丰满，龈袋溢脓；若下牙槽神经受损害，则出现下唇麻木；一般在 3 周以后 X 线片方显示骨质广泛破坏。严重者伴发颌周多间隙感染，颌面部肿胀，有不同程度的开口受限。

急性期若能得到及时、合理的治疗，如拔除松动牙，广泛切开引流脓液，则炎症可消散。若拖延治疗,脓液自行穿破或切开引流不畅,则化脓性病变在颌骨内缓慢进展而进入慢性期。此时患者全身及局部症状缓解,口内或颌面部有瘘管长期流脓,有时有小块死骨随脓液排出,探查瘘管可触及粗糙骨面或活动的死骨块,严重者有大块死骨形成或发生病理性骨折,出现咬合错乱及面部畸形。若死骨未根除,病变可迁延数月或数年,一旦瘘管阻塞,炎症又可急性发作。

2. 边缘性颌骨骨髓炎 多见于青年人,好发于下颌支外侧,由下颌第三磨牙冠周炎引起的颌周间隙感染发展而来,急性期常被该间隙感染症状所掩盖,因此常见为慢性期。临床病理特点主要是间隙感染,如咬肌间隙和翼下颌间隙脓肿,脓液未能及时排除,则会溶解骨膜,使骨皮质的营养中断,发生脱钙、疏松、软化,形成表浅的小块死骨;或因炎症与机体抵抗力处于僵持阶段而出现炎性增生,X线片可见颌骨表面葱皮样钙化影。临床可在下颌角区或腮腺咬肌区出现炎性浸润硬块、压痛、凹陷性水肿,并有开口受限;脓肿自行穿破处或切开引流区可见长期溢脓的瘘管,有时脓液内混杂有死骨碎屑,沿瘘管探查可触及粗涩的骨面,当瘘管阻塞时,炎症又可急性发作;炎症发展深入到骨髓腔时,感染可在骨髓腔内扩散,则可并发中央性颌骨骨髓炎,而有大块死骨形成。

(二)诊断

根据病史、临床表现和局部检查,配合X线片即可确定诊断。中央性颌骨骨髓炎的X线平片早期无变化,2~4周后可见骨质疏松密度减低区,2~3个月后显示骨破坏局限,有密度增高的死骨形成(图14-14)或病理性骨折;CT扫描可见牙槽突和骨髓腔的大面积破坏和死骨。边缘性颌骨骨髓炎早期X线片变化不明显,晚期下颌支后前位片可见骨皮质不光滑,有小片死骨形成或骨质增生(图14-15)。

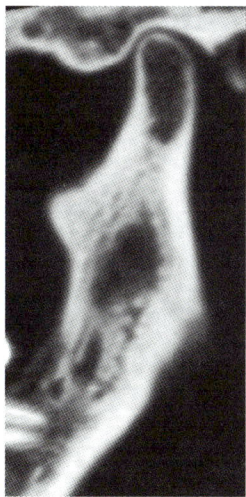

图14-14 中央性下颌骨骨髓炎骨破坏和死骨形成

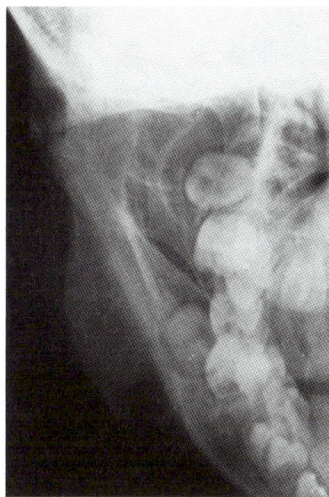

图14-15 边缘性颌骨骨髓炎X线片显示下颌支表面骨质增生

(三)治疗

急性期处理以全身应用抗生素,局部切开引流或拔除松动牙为主;弥散性颌骨骨髓炎,患者出现衰竭、全身中毒严重和贫血时,除一般支持疗法外,还应少量多次输血,增强其全身抵抗力,预防败血症。

慢性期应以死骨刮除术及病灶牙拔除为主。边缘性骨髓炎可在急性炎症期后2~4周手术,手术时应充分暴露下颌支,彻底清除散在的小块片状死骨,铲除增生的病理性骨质;中央性骨髓炎可在急性炎症后1~2个月手术,此时大块死骨已形成,且与正常骨组织分离,较易彻底摘除游离的死骨。待炎症彻底治愈半年后再行植骨等整复。

二、婴幼儿上颌骨骨髓炎

婴幼儿上颌骨骨髓炎(osteomyelitis of the maxilla in infants)多见于新生儿和3岁以内的幼儿,近年来较少见,感染主要是血源性的。

(一) 临床表现

急性期发病急,先有全身毒血症或败血症体征。患儿有高热、寒战、哭闹不安、不愿进食、出现皮疹及白细胞总数增高等中毒症状。婴幼儿上颌窦尚未发育,眶缘与上颌牙槽嵴的距离短,颌骨内充满牙胚。发生骨髓炎后,患侧面颊、眼睑和眶周组织红肿,结膜充血水肿,睁眼困难。感染波及眶内时眼球突出,眼球运动受限,有时脓液自内眦或眶下区皮肤穿破流出。继之口内前庭沟和硬腭黏膜出现红肿,可穿破流脓,有时鼻腔内有脓性分泌物流出。

慢性期则为局部脓肿穿破或切开引流后,全身及局部症状逐渐减轻,遗留经久不愈的瘘管,探查瘘管可触及粗涩骨面或感染的牙胚。若恒牙胚和颌骨受破坏,可影响发育,出现牙颌畸形。

(二) 诊断

主要依靠病史、临床表现和局部检查,而X线片因牙胚较多和骨质重叠,不易发现骨质破坏,对诊断帮助不大,有时需与肿瘤和眶周蜂窝织炎相鉴别。

(三) 治疗

急性期应以全身抗感染和支持疗法为主。当眶周、前庭沟或腭部出现脓肿时,应立即进行切开引流术。慢性期治疗一般偏向保守,应注意冲洗瘘管,保持引流通畅。对于已经活动的死骨片或松动牙胚,可在口内切开或扩大面部瘘口进行搔刮术,操作应轻柔,只将游离死骨或松动坏死的牙胚摘除,以免破坏正常骨质和损伤牙胚,影响上颌骨生长发育,造成术后畸形。若已发生眶下区骨质缺损、下睑外翻、上颌骨发育不良等后遗症,应待青春期以后进行整复手术。

三、放射性颌骨骨髓炎

放射性颌骨骨髓炎(radiation osteomyelitis of the jaw)是因头颈部恶性肿瘤而进行大剂量放疗后,发生放射性颌骨坏死(radionecrosis of the jaw),继发感染而形成的骨髓炎,是目前较常见的疾病。

(一) 病因

放射线治疗头颈部恶性肿瘤时,颌骨同时受到照射。当照射剂量超过50Gy时,被照射的骨组织出现"三低"特征,即低细胞、低血管、低氧现象,失去修复代偿能力,骨膜下亦无新骨生成,呈无菌性坏死状态。此时一旦发生牙源性感染或受到拔牙等损伤,局部伤口长期不愈,细菌侵入而发生骨髓炎,所形成的死骨不易分离。

(二) 临床表现

病变发展缓慢,病程较长。在放疗后半年至数年内,多数患者唾液分泌减少,牙容易发生猖獗龋,继发牙源性感染,或拔牙及其他损伤后伤口长期不愈,瘘管形成,但脓性分泌物较少,有持续性疼痛、口臭。有时软组织可溃烂坏死,死骨暴露而不松动,长期处于慢性炎症过程。若继发颌周蜂窝织炎,可出现不同程度的开口受限。颌骨可以形成大块死骨,常需较长时间才分离,相应区域的软组织变硬,瘢痕形成。患者全身衰弱、消瘦、贫血,呈慢性消耗性病态。

(三) 诊断

主要依据有放疗史和局部损伤史、临床表现和影像学检查,但应与癌肿复发相鉴别。

(四) 治疗

应以预防为主。放疗要注意掌握适应证、剂量并做好防护。放疗前应进行牙周基础治疗,适当治疗病灶牙,拔除残根、残冠,去除金属充填物,消除感染源,保持口腔卫生。放疗后3~5年内避免拔牙和其他损伤。

当发生骨髓炎后,一般倾向于保守治疗,全身应用抗生素和支持治疗;局部保持引流通畅,注意口腔卫生,等待死骨分离后手术摘除。但保守治疗时间太长,患者非常痛苦,生活质量很低,因此也有学者主张积极治疗,将坏死的软、硬组织一并切除,采用血管化皮瓣或骨肌皮瓣整复。采用高压氧治疗,可增加放射区内动、静脉氧分压,兼有杀菌、抑菌作用,有利于血管增生,促进死骨分离,增强组织修复能力。

四、药物相关性颌骨坏死

药物相关性颌骨坏死（medication-related osteonecrosis of jaw, MRONJ）是指因预防或治疗骨质疏松、恶性肿瘤骨转移等疾病使用双膦酸盐类药物、抗血管生成类药物或类固醇类药物所致的颌骨代谢紊乱及骨坏死类疾病。近年来，随着骨改良药物使用的日益广泛，MRONJ 的发生率越来越高。如果患者有颌骨创伤史，如拔牙、颌骨手术史，则发生颌骨坏死的风险会进一步增高。

（一）临床表现

一般多表现为慢性过程，局部软组织反复肿胀、溢脓，伴有剧烈疼痛，抗生素治疗不能完全控制，常见颌骨死骨骨面暴露或可经窦道探及死骨骨面，创口长期不愈，颌骨坏死持续 8 周以上无好转，晚期可发生病理性骨折。X 线片可见不规则颌骨骨质破坏，可见散在死骨，与正常骨质界限不清。

当机体抵抗力下降、局部引流不畅时可出现急性发作，呈现颌面部间隙感染表现，如局部肿胀、溢脓、发热等症状，血常规提示白细胞总数增高等。

（二）诊断

以下 3 条全部满足方可诊断：①既往或正在应用抗骨吸收或抗血管生成药物；②存在口内骨暴露或经口内、口外瘘口可探及骨面，骨不愈合时间超过 8 周；③颌骨未接受过放疗或无明确的颌骨转移灶。

（三）治疗

药物相关性颌骨坏死应根据病变分期采用分层治疗方案。临床前期仅需健康宣教、定期随访；Ⅰ期行局部冲洗换药；Ⅱ期可口服抗生素、局部冲洗及进行疼痛对症治疗，必要时行清创手术；Ⅲ期除口服抗生素、局部冲洗和长期对症治疗外，可手术清创或切除病变颌骨。药物相关性骨坏死需要口腔科定期复查，必要时与肿瘤等多学科会诊。

此外，在进行药物治疗前，应积极治疗牙周疾病，适当处理病灶牙，拔除残根、残冠，保持口腔卫生；治疗后避免拔牙和其他局部损伤，均有积极的预防效果。

第五节 ┃ 颜面部疖痈

颜面部皮肤具有丰富的毛囊和皮脂腺，该区皮肤暴露在外，易受机械损伤，被致病菌侵入而发生感染。单个毛囊和皮脂腺发生的浅层组织的急性化脓性炎症，称为疖（furuncle）。感染累及多个毛囊和皮脂腺，引起较深层组织的化脓性炎症，称为痈（carbuncle）（图 14-16）。

一、病因

常为金黄色葡萄球菌感染。当机体衰弱、营养不良或免疫功能低下等不利的全身因素存在，而局部皮肤清洁卫生欠佳、局部抵抗力下降时，一旦受到机械性损伤，如修面、抓伤、虫咬，容易诱发颜面部

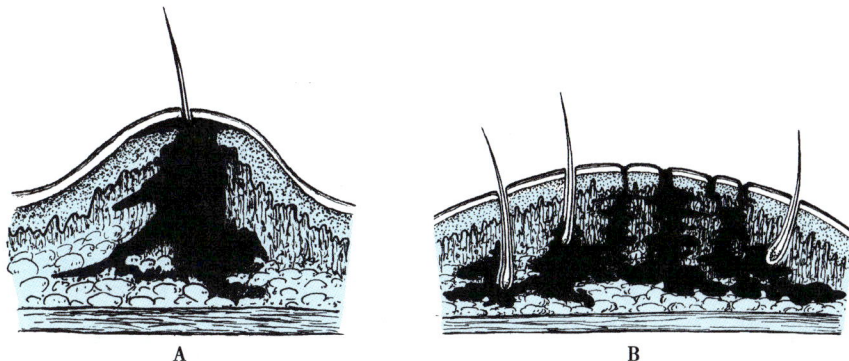

图 14-16　疖和痈的剖面图
A. 疖的剖面图；B. 痈的剖面图，可见多个脓头。

皮肤疖和痈。

二、临床表现

疖早期表现为1个红、肿、痛的硬结,以后逐渐增大而呈锥形隆起,顶部出现黄白色小脓栓。随着炎症发展,局部症状加重,最后脓栓液化脱落、破溃,脓液排出,疼痛消失,破溃区迅速愈合。患者一般无全身症状,若疖受到挤压和烧灼等不当的刺激,感染扩散成蜂窝织炎,即可出现全身症状,如高热、寒战、头痛等,并出现白细胞总数增高等。

痈多见于成人,好发于上唇,称为唇痈。由于感染的面积和深度、炎性浸润和组织坏死都比疖广泛,因此早期隆起的炎症范围和组织的张力都较大。开始只出现一个脓栓,周围皮肤呈紫红色,再外围为鲜红色,皮肤表面发热,此时有剧烈胀痛。炎症肿胀范围越大,表面的黄白色脓栓也越多,血性脓液逐渐由坏死的脓头处流出。脓头之间的皮肤常坏死,最后痈的中心区坏死、脱落。唇部因血液循环丰富,唇痈较少出现大块组织坏死。痈常伴有局部淋巴结肿大、压痛,全身症状也较明显,常合并严重的并发症。

三、并发症

颜面部的疖和痈常因局部炎症扩散,引起全身并发症,甚至造成死亡。病原菌金黄色葡萄球菌合成的毒素和坏死分解产物能被机体吸收,从而引起中毒反应。上唇和鼻部"危险三角区"内的静脉血管缺少瓣膜,并与颅内海绵窦相通,感染可以沿着面部静脉向颅内扩散,引发海绵窦血栓性静脉炎。

当颜面部疖痈受到挤压、搔抓或不恰当的治疗如热敷、烧灼、切开引流等时,局部炎症和全身症状可迅速加剧,可并发眶周蜂窝织炎甚至口底蜂窝织炎(图14-17)。若发生海绵窦血栓性静脉炎,可出现眼睑水肿,眼球突出伴活动受限,结膜水肿或淤血,高热、头痛、昏迷等中毒症状,若治疗不及时,患者可于数天内死亡。也可同时并发脑膜炎或脑脓肿,出现颈项强直、偏瘫、头痛、恶心、呕吐、惊厥乃至昏迷等。细菌毒素或感染栓子随血液循环扩散,可引起脓毒败血症,以致死亡。

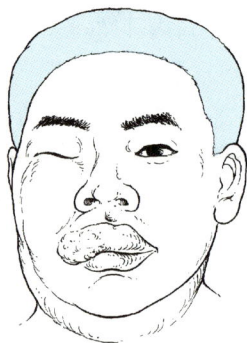

图14-17　上唇痈并发眶周及口底蜂窝织炎

四、治疗

颜面部疖痈与全身其他部位疖痈不同,主张保守处理,切忌用热敷、烧灼、切开引流等方法。通常采用3%高渗盐水纱布持续湿敷疖痈,既利于脓头破溃引流,又不会刺激局部感染扩散。必要时全身应用抗生素,及时作脓培养、药物敏感试验来帮助调整药物。如果感染不能控制并进一步发展,出现海绵窦血栓性静脉炎、脑膜炎或脑脓肿、中毒性休克等严重并发症,则需配合内、外科相关专科积极治疗。

(冯芝恩)

思考题
1. 简述智牙冠周炎的临床表现、并发症、治疗方法及预后。
2. 试比较咬肌间隙和翼下颌间隙感染的异同点。

思考题解题思路　　　　本章目标测试　　　　本章思维导图

第十五章 | 口腔颌面部损伤

口腔颌面部是人体的暴露部分,易遭受损伤,因此口腔颌面部损伤(oral and maxillofacial injury)是常见病、多发病。由于颌面部的解剖生理结构特殊,既是呼吸道和消化道开口所在,又是人体重要感官集中的区域,该区域的损伤不仅会引起相应机体组织器官不同程度的反应和功能障碍,而且常造成面型的缺陷甚至毁损,导致严重的心理创伤。严重的颌面部创伤可能引起呼吸道梗阻、大出血等并发症,或合并颅脑损伤,危及患者生命。口腔颌面部损伤救治遵循功能与外形并重的原则,追求的目标不仅是挽救生命,还应尽可能将伤员的口面部器官功能和外形恢复到伤前水平。

第一节 | 概　述

导致颌面部损伤的原因很多,平时多为交通事故伤、工伤、运动损伤以及日常生活中的意外跌打损伤等,战时则以火器伤为主。值得注意的是,在高技术战争和恐怖袭击事件中,由于高速小口径武器和高爆武器的应用,平民颌面部火器伤的发生率有明显上升趋势,特别是爆炸伤和破片伤已成为主要的颌面部火器伤伤情。

进行口腔颌面部创伤的救治,不仅要了解和掌握损伤救治的共性处理原则,也需掌握口腔颌面部损伤独有的特点、救治原则和技能。

口腔颌面部损伤的特点如下。

1. 口腔颌面部血供丰富,组织再生修复和抗感染的能力很强。因此,伤后48小时或更长时间的伤口,只要没有明显的化脓性感染,在清创后仍可作初期缝合。但是由于血供丰富,伤后一般会出血较多,容易形成血肿;创伤反应导致的组织肿胀出现得早而明显,在口底、咽旁、舌根等部位,可因血肿、水肿、组织移位、舌后坠、血凝块、分泌物或异物等的阻塞而影响呼吸道的通畅性,甚至引发窒息。

2. 口腔颌面部的腔、窦多,如鼻腔、口腔、鼻窦等,腔、窦内常存在一定数量的病原菌。伤口常与这些腔、窦相通,容易引起感染。故在清创时应尽早关闭这些与腔、窦相通的创口,以减少感染机会。

3. 颌骨上有牙,颌骨骨折发生骨折段移位时,会引起咬合关系错乱和咀嚼功能障碍。咬合关系错乱是诊断颌骨骨折的重要依据之一。因此,在治疗颌骨骨折时,应以恢复正常咬合关系为主要标准,而牙齿也常被用作固定颌骨骨折的基础。另外,在高速撞击伤中,被打折的牙或脱位的牙以及碎骨片可能成为"二次弹片",会加重周围组织损伤和增加感染的机会。

4. 口腔是消化道的入口,损伤后常妨碍正常进食,需选用正确的进食方法和食物,以维持伤员的营养。进食后应清洗口腔,注意保持口腔卫生,预防伤口感染。

5. 口腔颌面部又是呼吸道的上端,损伤时最容易发生机械性阻塞,故在抢救伤员时首先应注意保持呼吸道通畅,预防窒息和误吸。

6. 鼻部、唇部、舌、睑部、眶部和颊部开放性损伤如处理不当,伤口愈合后可发生不同程度的组织和器官移位、变形以及瘢痕挛缩畸形。因此,在处理伤口时,应尽量保留有可能存活的组织,精确的对位缝合非常重要。

7. 颌面部有腮腺、面神经和三叉神经等组织。腮腺受伤可能并发涎腺瘘,面神经损伤可出现面瘫,三叉神经损伤则可在其分布区域出现麻木症状。

8. 颌面部紧邻颅脑,严重的颌面部损伤常合并颅脑损伤,如颅骨骨折、脑震荡、脑挫裂伤、颅内血肿、颈椎骨折等;并发颅底骨折时,可发生脑脊液鼻漏和耳漏。

第二节　口腔颌面部损伤的急救处理

人体是统一的整体,在处理口腔颌面部损伤时,应分清轻重缓急,首先抢救窒息、大出血及内脏破裂出血等危及生命的损伤,随后再评估有无多处伤、多发伤以及不同因素造成的复合伤,尽早专科介入。

一、解除窒息

1. **窒息**　按原因可分为阻塞性窒息和吸入性窒息两大类。

（1）阻塞性窒息（obstructive asphyxia）:①异物阻塞:如血凝块、骨碎片、牙碎片以及各类异物均可阻塞呼吸道而发生窒息。②组织移位:如下颌骨颏部粉碎性骨折或下颌体两侧同时骨折时,下颌骨体部前份的骨折段受降颌肌群(二腹肌、颏舌骨肌和下颌舌骨肌等)的牵拉,舌整体向后下方移位,压迫会厌而造成窒息(图15-1A)。在上颌骨发生开放性横断骨折时,上颌骨因重力、撞击力作用和软腭肌牵拉等因素向下后方移位而堵塞咽腔,引起窒息(图15-1B)。③气道狭窄:口底、舌根和颈部在损伤后形成的血肿、严重的组织反应性肿胀均可压迫上呼吸道而发生窒息。对面部爆炸伤和烧伤的伤员,还应注意其可能吸入灼热气体而使气管内壁发生水肿,导致管腔狭窄而引起窒息。④活瓣样阻塞:是指受伤的黏膜或软组织盖住了咽门而引起的吸气障碍。

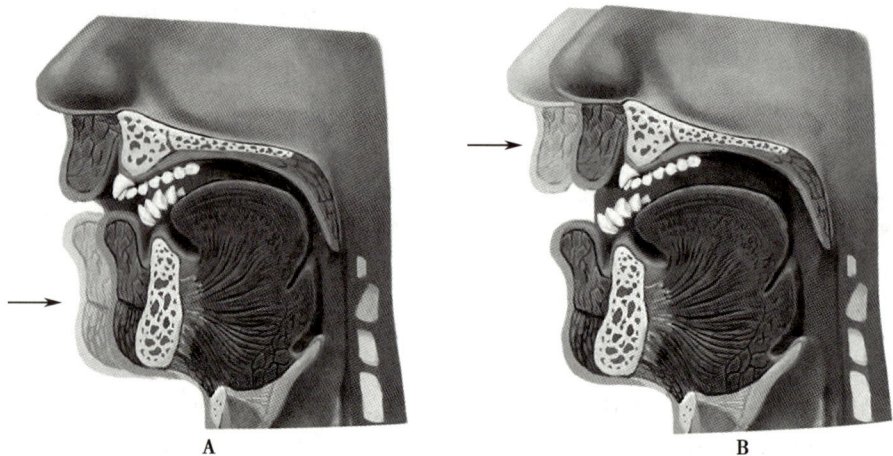

图 15-1　组织移位引起窒息
A. 下颌骨后移位和舌后坠堵塞咽腔;B. 上颌骨骨折段向下后方移位,软腭下坠堵塞咽腔。

（2）吸入性窒息（inspiratory asphyxia）:昏迷的伤员直接把血液、唾液、呕吐物或异物吸入气管、支气管甚至肺泡所引起的窒息。

2. **窒息的临床表现**　窒息的前驱症状是患者烦躁不安、出汗、鼻翼扇动、吸气长于呼气,或出现喉鸣;严重时出现口唇发绀、"三凹"体征(吸气时胸骨上窝、锁骨上窝、肋间隙深陷),呼吸急促而表浅;继之出现脉弱、脉快、血压下降、瞳孔散大。如不及时抢救,可致昏迷、呼吸心搏停止而死亡。

3. **窒息的急救处理**　窒息急救的关键在于早期发现和及时处理。发生呼吸困难后应立即实施抢救。

对因各种异物堵塞咽喉部而发生窒息的患者,应立即掏出异物或吸出堵塞物,同时迅速改变体位,采用侧卧或俯卧位,继续清除口鼻腔分泌物。对舌后坠引起的窒息,应迅速撬开牙列,用舌钳或巾钳把舌牵向口外,打开气道。即使在窒息缓解后,仍应在舌尖后 2cm 处用大圆针、粗丝线穿过全层舌组织,将舌牵出(图 15-2),并将牵引线固定于绷带或衣服上,同时托下颌角向前,保持头偏向一侧或俯卧位,便于分泌物外流。上颌骨骨折移位及软腭下坠时,应尽快进行上颌骨手法复位。可就地取材,如用夹板、木棍、筷子等,通过两侧上颌磨牙将下坠的上颌骨托起,并固定在头部的绷带上(图 15-3)。下颌骨骨折后,骨折段移位导致舌后坠压迫呼吸道,可采用手法复位,并行牙间结扎临时固定,使骨折段保持在相对正常的位置上。对口咽部的肿胀,可安置不同型号的通气管,如鼻咽导管、口咽导管等。如情况紧急又无适当的通气管,应立即用 1~2 根 15 号以上的粗针头由环甲膜刺入气管,或行环甲膜切开术,待条件具备时再行气管切开术。如呼吸已停止,应立即行紧急气管内插管、环甲膜切开术或气管切开术。对于活瓣样阻塞,应将下垂的黏膜或软组织瓣缝回原处或者剪掉。

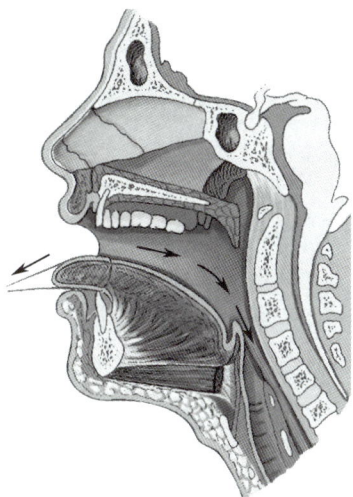

图 15-2　用粗丝线将舌牵出口外以解除窒息

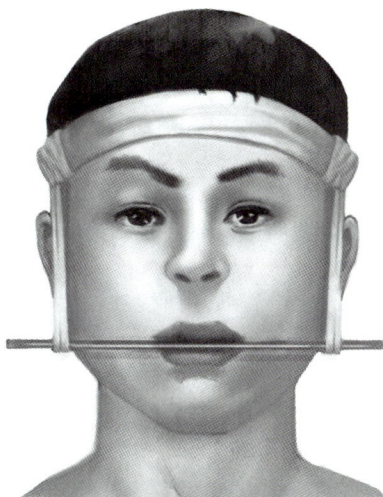

图 15-3　简易上颌悬吊法

对于吸入性窒息,应立即进行气管切开术或气管内插管,迅速、反复、彻底吸出气管内分泌物及其他异物,恢复呼吸道通畅,还应注重防止肺部并发症。窒息危险解除后,需观察伤员的意识并评估全身情况,必要时给予脑保护措施(如给氧、脱水、营养神经等)。

二、止血

口腔颌面部血供丰富,伤后出血较多,尤其是面颈部大血管损伤时,出血会十分严重。止血延误或未得到有效处理可导致患者血压下降,出现失血性休克甚至危及生命。对于出血的急救,应根据损伤部位、出血的性质和现场条件而采取相应的处置措施。动脉出血呈鲜红色,速度快,呈与心搏一致的间歇性喷射;静脉出血呈暗红色,速度较慢,呈持续涌出状;毛细血管出血也多呈鲜红色,由伤口缓缓渗出。深部出血如果引流不畅,常在出血部位形成血肿。

常用的止血方法包括压迫止血、结扎止血和药物止血等。压迫止血是一种紧急情况下不确切的临时止血方法,包括指压止血、包扎止血、填塞止血等。

1. 指压止血　在紧急情况下,可用手指将出血部位主要动脉的近心端压迫于附近的骨骼上暂时止血,随后需用其他方法进一步止血。如在耳屏前,用手指压迫颞浅动脉于颧弓根部,以减少头顶及颞部区域的出血;在咬肌前缘压迫面动脉于下颌骨上,以减少颜面部的出血;在胸锁乳突肌前缘与舌骨大角交界处稍下方压迫颈总动脉于第 6 颈椎横突上,可减少头颈部大出血等(图 15-4),此方法有时引起心动过缓、心律失常、脑缺血等,因此压迫时间一般不超过 5 分钟,禁止双侧同时压迫,非紧急时一般不采用。

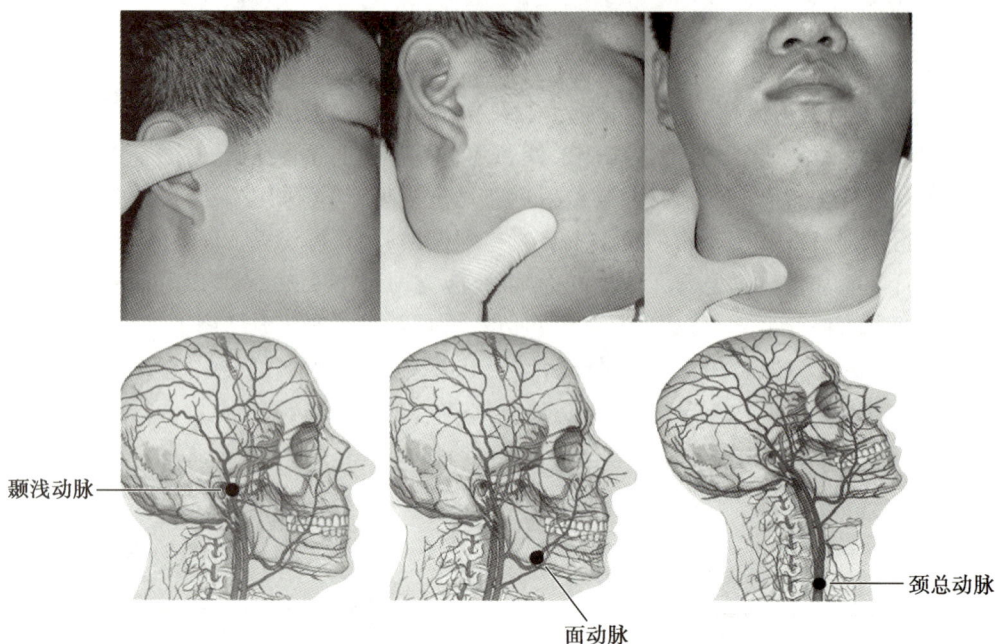

颞浅动脉

面动脉

颈总动脉

图 15-4　指压止血部位示意图

2. **包扎止血**　适用于头皮、颜面等处的毛细血管和小动、静脉的出血。先将移位的组织大致复位，在创口表面盖上敷料，用绷带加压包扎。包扎的压力要适当，以免皮肤过度受压缺血或影响呼吸道通畅。

3. **填塞止血**　有组织缺损和洞穿性创口者，可用纱布填塞，外面再用绷带加压包扎。但在颈部或口底创口内填塞时，应注意保持呼吸道通畅，防止压迫气管而发生窒息。对鼻道出血的患者，在明确无脑脊液漏时，可用油纱布或碘仿纱条填塞鼻道；效果不好时，可加用鼻后孔止血法。

4. **结扎止血**　在创口内结扎出血的血管或在远处结扎出血动脉的近心端，止血效果确切可靠。颌面部严重的出血，如局部不易止血，可结扎颈外动脉。在紧急情况下可用止血钳夹住血管后，连同血管钳一起包扎后送医。

5. **药物止血**　局部应用粉、胶、海绵、纤维等止血剂或凝血酶，要使药物与出血创面直接接触，并用纱布加压包扎。全身作用的止血药如酚磺乙胺、氨甲苯酸、肾上腺色腙（卡巴克洛）等可作为辅助用药。

三、伤口的包扎

包扎是急救过程中非常重要而实用的一个步骤，有压迫止血、暂时性固定、保护创面、缩小创面、减少污染、减少唾液外流、镇痛等作用。颌面部受伤后常用的传统包扎方法有三角巾风帽式包扎法、单眼包扎法、头颌绷带十字形包扎法、四尾带包扎法等（图 15-5）。

四、伤员的运送

运送伤员时应严密观察全身和局部情况并保持呼吸道通畅，选择合理的体位非常重要（图 15-6）。一般伤员可采用头偏向一侧或侧卧位，避免血凝块及分泌物堆积在咽部。对昏迷的伤员，应采用俯卧位，额部垫高，使口鼻悬空，以利于引流和防止舌后坠。对疑似颈椎损伤的伤员，搬运时可采用仰卧位，选择头带、颈旁小枕或颈托等制动装置限制头部摆动以保护颈椎。

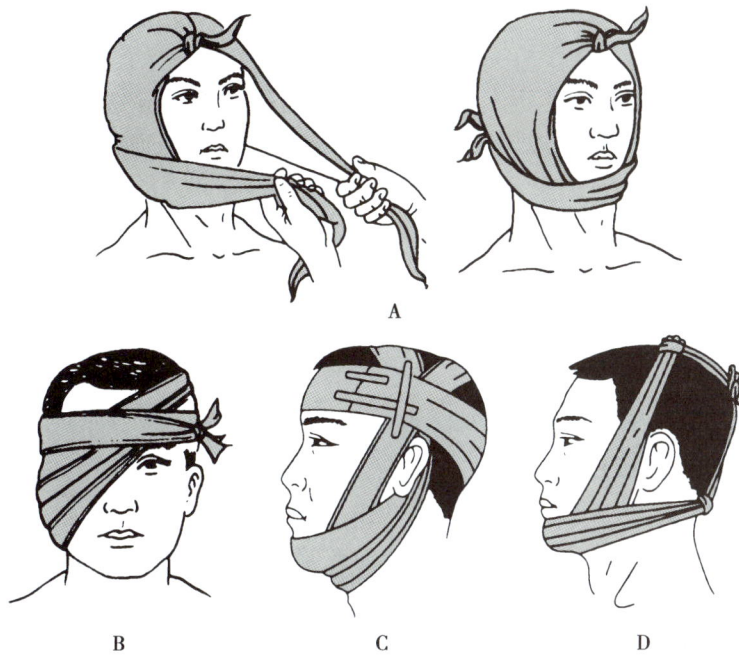

图 15-5　颌面部创口包扎法

A. 三角巾风帽式包扎法；B. 单眼包扎法；C. 头颌绷带十字形包扎法；D. 四尾带包扎法。

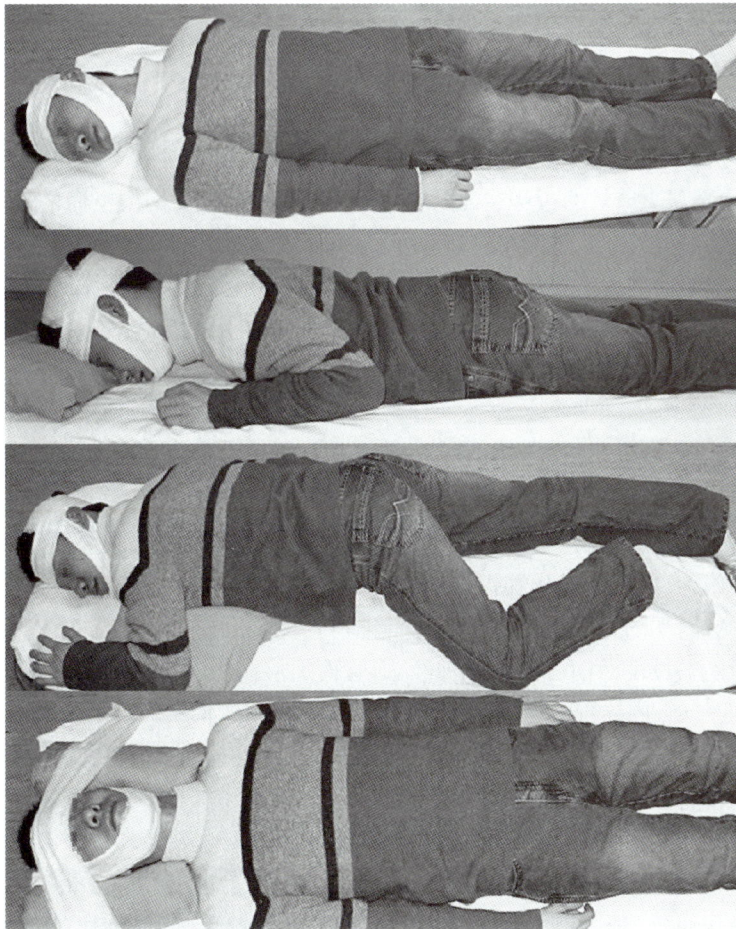

图 15-6　颌面部伤员运送时的各种体位

五、防治感染

口腔颌面部损伤的创面容易被污染,甚至嵌入砂石、树枝、碎布等异物以及自身软、硬组织碎片。感染对伤员的危害有时比原发损伤更为严重。因此,及时而有效地预防感染至关重要。应尽早进行清创手术,用大量生理盐水冲洗创面,清除伤口内的异物、坏死组织和严重污染的组织。在无清创条件时,应及时包扎伤口以隔绝感染源。伤员应尽早使用抗生素控制感染。在使用抗生素的同时,对少数伤员还可同时给予地塞米松,以防止局部过度肿胀。对有颅脑损伤的伤员,特别是有脑脊液漏时,可采用易透过血脑屏障、在脑组织中能达到有效浓度的药物,过去多用磺胺嘧啶、大剂量青霉素等,目前预防感染以头孢菌素类抗生素为主。对伤口被泥土污染的伤员,应及时注射破伤风抗毒素。

六、颌面部创伤急救注意事项

对于复杂的颌面部损伤,临床医师应迅速判断伤情并及时给予有效的救治,避免漏诊和误诊。一般来讲,对于危重伤员,前10分钟不仅决定救治的质量,更是决定伤员能否存活和顺利康复的关键时刻,接诊医师应避免下列一些易犯的错误。

1. **仅关注患者表面或局部症状,出现漏诊或误诊** 高能量暴力(高速车祸、高楼坠落、爆破等)所致的损伤常表现为多发伤、多器官伤及多发性骨折。在接诊过程中,切不可"以貌取人",如颌面部创伤常因血供丰富而表现为满面血污、鲜血淋漓乃至容貌变形,极易引起注意,而合并的颅脑损伤、胸腹腔内脏器官损伤甚至休克等严重伤情则可能被忽略。颅脑重度损伤时,颅内压增高表现为血压升高和脉搏宏大缓慢,缺乏经验的医师反而可能认为"平安无事"而导致漏诊。因此,接诊医师应按照创伤急救的程序,首先检查伤员的意识状态、瞳孔大小以及生命体征,在呼吸、循环功能稳定后立即进行全身系统检查。对于暂时不能排除的损伤,特别是颅脑、胸腹腔的损伤,应严密观察伤情变化,同时请相关科室会诊。

2. **颠倒抢救与诊断的关系,贻误最佳治疗时机** 严重颌面部创伤伤员的急诊诊疗程序须遵循"抢救先于诊断"的原则。抢救的过程也是诊断的过程,是针对危及伤员生命的循环系统、呼吸系统障碍采取积极措施的过程。在此过程中,应避免科室间反复无效的会诊、反复转运伤员而错失抢救的黄金时间。对于多数颌面部创伤伤员,通过常规的体格检查和理化检查,一般不难作出初步诊断。虽然全面的诊断往往需要依赖各种辅助检查才能明确,但是除非十分必要,这些检查一般不应安排在创伤早期进行,而应该以抢救生命为前提,特别是对那些需要搬动伤员前往特殊检查场所的辅助检查,更应慎重选择。

3. **忽略了抢救与检查可能造成的伤害** 在抢救伤员时一定要树立整体理念,伤情及抢救措施均应仔细评估。有些临床检查和抢救措施有可能加重损伤或导致严重的合并伤。如对于可能合并颈椎骨折或颈椎脱位的伤员,由于在行气管切开术或气管内插管时需要采取头部后仰、颈部过伸位,如果未采取适当固定措施,有可能造成颈髓损伤或损伤加重,导致不可逆性的瘫痪,甚至引起呼吸麻痹而危及生命。颌骨骨折断端的异常活动和骨摩擦音也不宜反复检查,否则会加重疼痛,诱发休克,特别是有些部位的骨折断端过度活动可能刺戳神经、血管而加重损伤。对伴发颅底骨折所致的脑脊液鼻漏的伤员进行经鼻腔气管内插管时,可能会加重损伤或导致颅内感染。对于烦躁不安的患者,使用吗啡类药物可起到镇静、镇痛作用,但是也可能抑制伤员的呼吸。此外,伤口内的致伤物在未做好输血准备前不可随意拔出,否则破裂的血管可因堵塞物去除而发生大出血,不但可能导致失血性休克,而且伤口的再次大出血有可能使原本已经休克的伤员发生心搏骤停。

4. **救治资料保存不完整** 完整的创伤救治资料是体现救治水平和进行经验总结的主要依据,同时也有助于减少医疗纠纷。临床上易存在注重伤员的救治而疏于临床资料收集的情况,因此从接诊伤员开始,即应及时采集、记录伤员的相关资料与检查、诊断、救治内容,收集可供分析、判断的有价值内容,包括人口统计学资料、流行病学资料、详细诊治资料等,从而有利于总结、分析和提高整体救治水平。

第三节 | 口腔颌面部软组织损伤

口腔颌面部软组织损伤根据损伤原因和伤情可分为擦伤、挫伤、挫裂伤、切割伤、刺伤、咬伤、撕裂伤和火器伤等,可单独发生,也可与颌骨骨折同时发生。总体上讲,口腔颌面部血供丰富,具有伤口愈合快的有利条件,对有可能存活的软、硬组织,早期缝合、一期缝合的适应证更广。

一、闭合性损伤

(一) 擦伤

擦伤(abrased wound)多发生于面部较为突出的部位,如颏、额、颧、鼻、唇等。临床表现主要是表皮破损,并有少量渗血和疼痛,创面上常附有沙砾或其他异物。

治疗:主要是清洗创面和预防感染。多数情况下可任创面暴露而无须包扎,待其干燥结痂,自行愈合,也可在愈合期局部应用抗生素软膏等预防感染和保护创面。如发生感染,应行湿敷,一般1周左右即能愈合。如后期遗留色素沉着或轻微瘢痕,可采用激光治疗或皮肤磨削术治疗。

(二) 挫伤

挫伤(contused wound)系没有皮肤开放伤口的软组织损伤,不仅是皮下组织,而且肌肉、骨膜和关节也可同时受伤。在暴力较大的情况下,伤处的小血管和小淋巴管发生破裂,常导致组织出血,形成瘀斑,甚至形成血肿,较大的血肿可以继发感染,可能形成脓肿。颞下颌关节发生挫伤后,可发生关节内或关节周围出血、疼痛、开口受限或错𬌗,还可因血肿纤维化而导致关节强直。

治疗:主要是止血、镇痛、预防感染、促进血肿吸收和恢复功能。局部血肿的早期可用冷敷或绷带加压包扎,3天左右止血后可用热敷或理疗,以助血肿消散吸收。如血肿较大或颞下颌关节囊内出血,止血后在无菌条件下,可用粗针头将血液抽出,然后加压包扎。如血肿压迫上呼吸道或血肿继发感染,应手术切开,清除血凝块和感染物,同时用抗生素控制感染。

(三) 蜇伤

蜇伤为蜂、蝎等昆虫所带毒刺所致的损伤。伤后局部红肿明显,疼痛剧烈。

治疗:先用镊子取出刺入皮内的毒刺,局部用5%~10%氨水涂搽,以中和毒素。也可外敷清热解毒的中药,如夏枯草等;或局部封闭,以减轻肿痛。

二、开放性损伤

(一) 挫裂伤

挫裂伤(lacerated wound)是较大机械力量造成的钝器伤,伤口的特点是创缘不整齐,裂开较大,创缘周围的皮肤常有擦伤,并有发绀色坏死组织,还可伴发开放性骨折。

治疗:清创时应刮除没有出血的坏死组织,修整创缘,彻底止血,常作减张缝合,充分引流。如伴发骨折,应同时处理骨折。若有组织缺损,可同期整复或待后期整复。

(二) 刺伤

刺伤(puncture wound)是因尖锐的刀、锥、钉、笔尖、树枝等物的刺入而发生的,伤口常为小入口,伤道深,多呈盲管状,也可以是贯通伤。致伤物可刺入口腔、鼻腔、眶内,甚至深达颅底;可能损伤重要的血管、神经;深入骨面的刺入物末端可能折断而存留在组织内;衣服碎屑、沙土及病原菌均可被带入伤口内而引起继发感染。

治疗:清创时应彻底清除异物和止血,应用抗生素防治感染。为取出深部异物、修复神经或彻底止血,必要时需要扩创。对于颈部大血管附近的异物,要在做好预防继发性出血准备的前提下摘除异物,否则可能造成致命的大出血。

(三) 切割伤

切割伤(incised wound)系被锋利的刃器、玻璃片等所割,伤口特点是边缘整齐。如知名血管被切断,则出血严重;如切断面神经,可造成面瘫。

治疗:切割伤如无感染,缝合后可望一期愈合。遇有面神经较大分支或腮腺导管被切断时,应尽可能在清创时立即进行神经或导管吻合。

(四) 撕裂伤

撕裂伤(avulsed wound)是较大的机械力量造成的组织撕裂或撕脱。如长发卷入机轮中,即可将大块头皮撕脱。伤口特点是边缘不整齐,出血多,常伴有肌肉、血管、神经和骨骼暴露,容易继发感染。

治疗:撕裂伤应及时清创、复位缝合。如撕脱的组织有血管可行吻合者,应即刻吻合血管行再植术;如组织已有缺损,应待控制感染后尽早进行皮肤移植,消除创面。大面积撕脱的组织如不能再植,可以进行吻合血管的游离组织移植。

(五) 砍伤

砍伤(chopped wound)为较大机械力的利器如刀、斧等所致的损伤。伤口的特点是创口较多,深浅不等,多伴有挫伤、开放性粉碎性骨折等。

治疗:处理方法是耐心地进行清创,探查神经、导管等重要结构的损伤,尽量保留可以保留的组织,复位缝合,如伴发骨折,应同期行骨折复位固定术。

(六) 咬伤

常见被犬、鼠、猪等动物咬伤(bite wound),被人和野生动物咬伤也不罕见。伤口特点是创缘常有咬痕,组织常被撕裂,甚至撕脱。犬咬伤可能导致狂犬病。

治疗:彻底清洗创面,用含有抗生素的溶液湿敷,控制感染。对眼睑、耳、鼻、唇、舌等处的咬伤,即使组织大部分游离,也应尽量缝回原位。完全离体的上述组织,最大径小于 2cm 时,在没有感染的情况下,伤后 6 小时内,可用生理盐水 50ml 加入庆大霉素 16 万 U 的稀释液浸泡 30 分钟,然后将其边缘修剪整齐,形成新创面,对位原位缝合,仍有可能愈合。对已有的缺损,一般应待新生肉芽组织生长后,先行游离植皮,消除创面,遗留畸形可在后期处理。如为犬咬伤,应酌情注射狂犬病疫苗。大范围撕脱伤造成组织缺损者,可应用局部或游离皮瓣技术修复。

(七) 颜面部烧伤

面部烧伤在战时与和平时期均常见。除具有一般烧伤的共性外,其特殊性如下:①头面部皮下组织疏松,血管、神经及淋巴管丰富,烧伤后组织反应大而快,水肿严重,渗出多。在伤后 24 小时内水肿逐渐加重,48 小时后最明显。②颜面部凹凸不平,烧伤深度常不一致,加上颜面部为人体仪表至关重要的部位,鼻、唇、眼睑、耳、面等处烧伤后,由于组织缺损或瘢痕挛缩畸形造成容貌的毁损,如睑外翻、唇外翻、鼻孔缩窄、小口畸形等,伤员的精神创伤较其他部位的烧伤更为严重。③在发生颜面部烧伤的同时,伤员常因热空气或烟雾吸入而发生呼吸道灼伤,伤后由于黏膜水肿,可出现呼吸困难甚至窒息的危险。④颜面部烧伤创面易受到口鼻腔分泌物或进食时的污染而感染,不易护理。⑤颜面部与颈部相连,伴有颈部烧伤时可出现颏、颈粘连以及颈部活动受限。

治疗:遵循全身与局部相结合的原则,并注意颜面部烧伤的特点。全身治疗与一般外科相同。I度烧伤局部创面无需特殊处理,主要是防止创面的再度损伤。II度烧伤主要是防治感染。清创前,应剃净创面周围的毛发,然后用灭菌生理盐水或消毒液冲洗创面并清除污物。水疱完整的可以保留,较大的水疱可抽出其内液体。颜面部的烧伤创面一般都采用暴露疗法,创面定时换药或外敷中药制剂,促使创面迅速干燥,争取早期愈合。如痂下积液、积脓,应及时用抗生素溶液湿敷,脱痂引流,以免创面加深。对III度烧伤患者,清创后应待创面生长出肉芽组织,尽早进行刃厚皮片移植以消除创面。还应注意将头颈部固定于仰伸位,以防止瘢痕粘连可能造成的颏颈挛缩。

三、面部特殊部位软组织损伤的处理

1. 颊部损伤　原则上应尽早关闭伤口,注意预防开口受限,特别是磨牙后区的损伤。①如无组织缺损,应将黏膜、肌肉、皮肤分层相对缝合。②皮肤缺损较多而口腔黏膜无缺损或缺损较少者,应立即缝合口腔黏膜,消除口内外贯通伤口。皮肤缺损在无感染的情况下可立即应用局部皮瓣修复,如皮肤缺损较多,可选择带蒂皮瓣或吻合血管的游离皮瓣移植修复。③如贯通伤造成口腔黏膜以及口外皮肤均有大面积缺损,可将创缘皮肤和口内黏膜相对缝合(图15-7),遗留的洞穿缺损待后期整复。

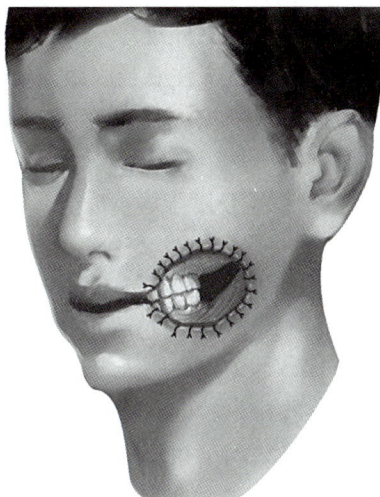

图15-7　颊部贯通伤有较大组织缺损时的缝合法

2. 鼻部损伤　处理:①鼻部软组织撕裂伤,如无组织缺损,应按正常的解剖位置对位缝合;如组织缺损小,创面无感染,应立即转瓣或游离植皮关闭创面。②若组织缺损过大,有时还伴有软骨和骨组织的缺损,在清创缝合时,需将软骨置于软骨膜中,再行皮肤缝合,切忌暴露软骨。对骨创面也应尽力关闭,遗留畸形待后期修复。③在清创缝合时,应特别注意鼻腔的通畅,可以用与鼻孔相应口径的管子裹以碘仿纱布支撑鼻孔,以免鼻道阻塞引起呼吸障碍,并防止鼻孔瘢痕挛缩。

3. 唇部损伤　处理:①唇部的撕裂伤,特别是全层撕裂时,要特别注意缝合口轮匝肌,恢复其连续性,然后按正常的解剖学形态(如唇弓、唇峰)准确对位缝合皮肤黏膜。②唇部的贯通伤有时内口大、外口小,通道内有时还可存留牙碎片。清创时应先缝合黏膜,然后再冲洗,最后缝合皮肤,以减少感染机会。③唇部损伤缺损大者,切忌强行拉拢缝合,以免引起开口受限。如条件许可,可用唇周围面颊部组织瓣转移修复。若遗留小口畸形或缺损,留待后期整复。

4. 腭部损伤　多见于儿童,也可见于成人。①腭部损伤如无组织缺损,清创后应立即对位缝合,较小的损伤也可不缝合;②腭部损伤如有组织缺损而致口鼻腔相通,不能直接缝合时,应转移邻近黏骨膜瓣以关闭穿通口(图15-8)。

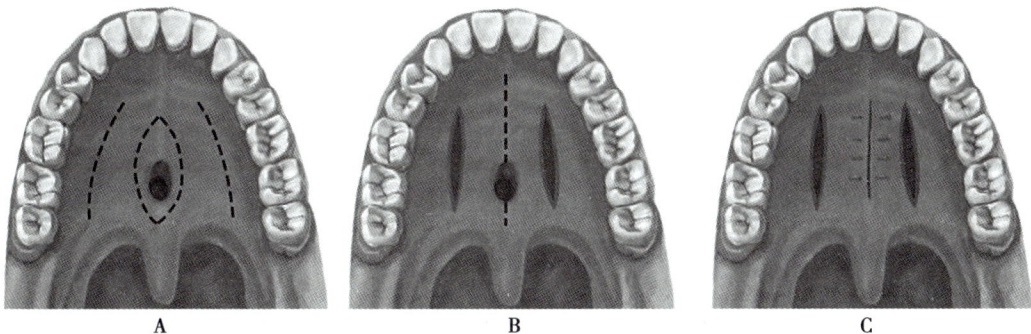

图15-8　腭部贯通伤缝合法之一
A. 贯通伤部位及松弛切口;B. 潜行分离后向中部移位;C. 缝合。

5. 舌部损伤　处理:①舌部创口有组织缺损时,缝合时应最大限度地保持舌的纵向长度(图15-9),以免导致功能障碍;②舌腹部的创面,在清创缝合时应避免与口底和牙龈粘连,应先缝合舌组织,其余创面可视情况进行转瓣或游离植皮以关闭创面;③舌组织较脆,缝合时应采用大针粗线,进针点应距离创缘5mm以上,并多带深层组织作褥式缝合。

6. 眉、睑部损伤　眉损伤在清创后应及时、准确地对位缝合，避免出现眉毛的断裂和上下错位畸形。睑部的损伤在清创缝合时应尽量保持上睑的垂直长度(图 15-10)；如有组织缺损，应在无感染的情况下立即进行全厚皮片移植术，避免日后睑外翻畸形。注意当眼睑撕裂伤及睑缘时，必须准确对位、妥善缝合，以免出现睑缘内翻或外翻畸形。

7. 腮腺及腮腺导管损伤　单纯腺体损伤，清创时应将损伤的腺泡缝扎，并缝合腮腺咬肌筋膜，严密缝合皮下组织和皮肤，局部加压包扎 1 周左右。腮腺导管损伤时，应及时找出两断端，经腮腺导管开口插入细的腰椎穿刺置管，然后吻合导管断端及周围组织。腰穿管固定于口腔黏膜上，防止脱出，保持 10 天左右，待断端愈合后抽出。当有导管缺损而吻合困难时，可就近取一段静脉行导管再造术，或将导管的腺体侧断端结扎，配合腮腺区加压包扎，使用药物抑制腺体分泌，使腮腺萎缩而达到治疗目的。

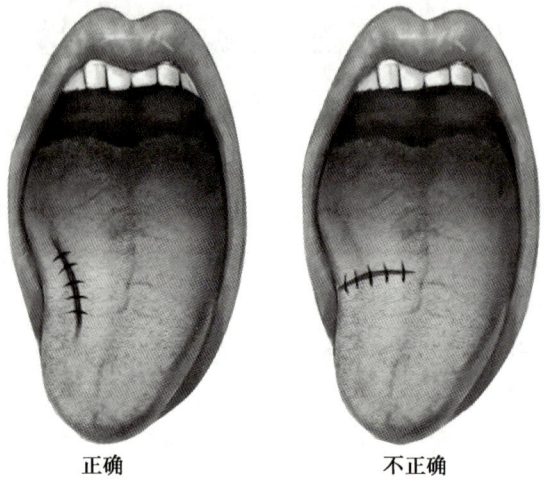

正确　　　　　　不正确

图 15-9　舌损伤的缝合

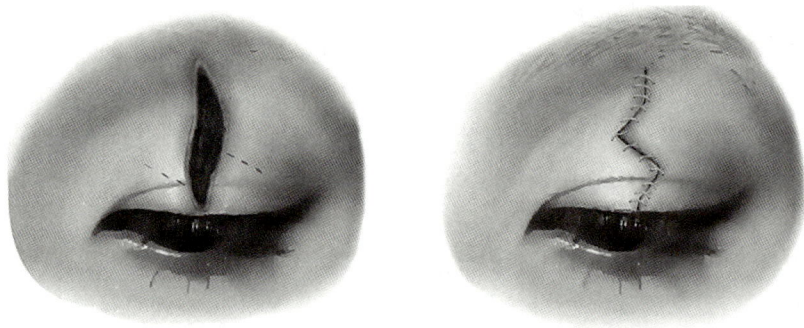

图 15-10　上睑创口的 Z 成形缝合法

8. 面神经损伤　颜面部开放性损伤应注意检查面神经功能，如发现面瘫体征，清创时应探查面神经分支。如发现神经断裂而无神经缺损，应在适当减张处理后行神经吻合术；如有神经缺损或神经端端吻合张力较大，可就近切取耳大神经作神经移植术。神经吻合和神经移植术的要点是无张力缝合和准确对位。

四、口腔颌面部火器伤

口腔颌面部火器伤(firearm injury)是由子弹、弹片、铁砂或其他爆炸物碎片高速穿透组织造成的严重损伤，牙和颌骨碎片可作为"二次弹片"而加重损伤程度，粉碎性骨折和骨缺损常见。此类创伤的伤口多样，形状各异，伤道复杂，非贯通伤多见；常有异物存留，且容易损伤面颈部的知名血管，造成严重出血，清创时还易发生继发性大出血。伤口感染也较其他损伤严重。对贯通伤可以从伤口的入出口大小判断其致伤性质，一般高能、高速小弹片致伤时入口小于出口，低能、低速的致伤物则入口大于出口。

治疗：口腔颌面部火器伤由于致伤因素复杂，伤道周围又分为坏死区、挫伤区和震荡区，坏死区和挫伤区不易区分，因此处理比较特殊。清创时切除坏死组织一般不超过创缘外 5mm，这与普通创伤和其他部位伤的处理不同。清创时要敞开创面,清除异物,彻底止血,充分引流,尽早使用抗生素控制感染。伤后 2~3 天如无感染征象,进一步清创后可作初期缝合。对于严重肿胀或因大量组织缺损而难以做到初期缝合的伤口,可用定向减张缝合以缩小创面(图 15-11)。对于有骨膜相连的骨折片,应尽量保留,在延期缝合时作妥善固定。对深部非贯通伤,缝合后必须作引流。如有创面裸露,则用抗生素溶液湿敷,待新鲜肉芽组织形成后尽早用皮瓣技术修复。

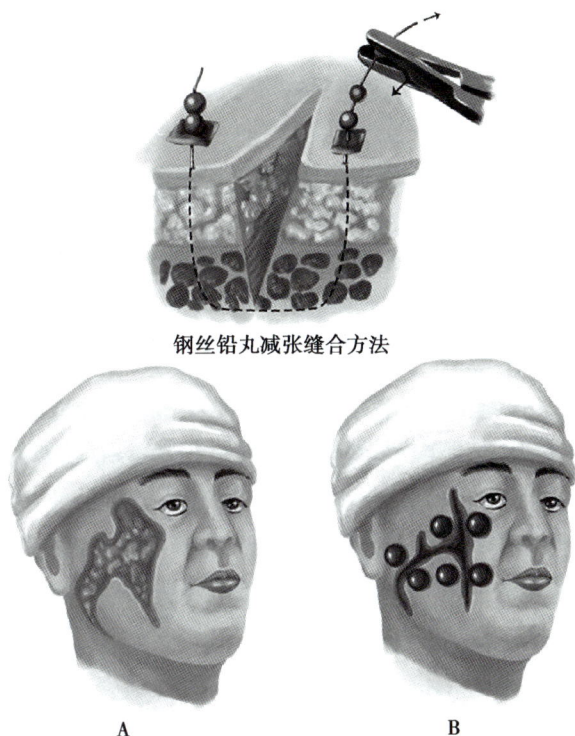

钢丝铅丸减张缝合方法

图 15-11 金属丝定向减张缝合示意图
A. 伤口裂开,组织缺损;B. 定向减张缝合后。

第四节 | 牙和牙槽突损伤

牙和牙槽突损伤(injuries of teeth and alveolar process)在颌面部损伤中较为常见,尤其是上、下颌前牙位于牙弓前部,损伤机会更多。

一、牙挫伤

由直接或间接外力撞击所致,其主要特点是牙周膜和牙髓受损而产生充血、水肿。临床表现为受伤牙松动、疼痛、伸长,有牙周膜炎甚至牙髓炎的表现。

治疗:对牙周膜损伤的牙,应作简单的结扎固定,并防止早接触。如牙髓受损,应作牙髓或根管治疗。

二、牙脱位

在较大的暴力撞击下,牙部分或完全脱位,由于牙周膜撕裂,甚至从根尖孔进入牙髓的神经血管束也撕裂,临床上出现牙松动、倾斜、伸长和疼痛。完全脱位的牙脱离牙槽窝,或仅有软组织相连。

治疗:如部分脱位,应使牙恢复到正常位置,并结扎固定 3 周左右。如牙完全脱位时间不长,应尽快按牙再植的程序,严格消毒,将脱位的牙植入原位,并与邻牙一起结扎固定 3 周左右,再植后要降低咬合,防止再次创伤。

三、牙折

牙折可分为冠折、根折及冠根联合折(图 15-12)。对不同的牙折,处理方法也有差异。

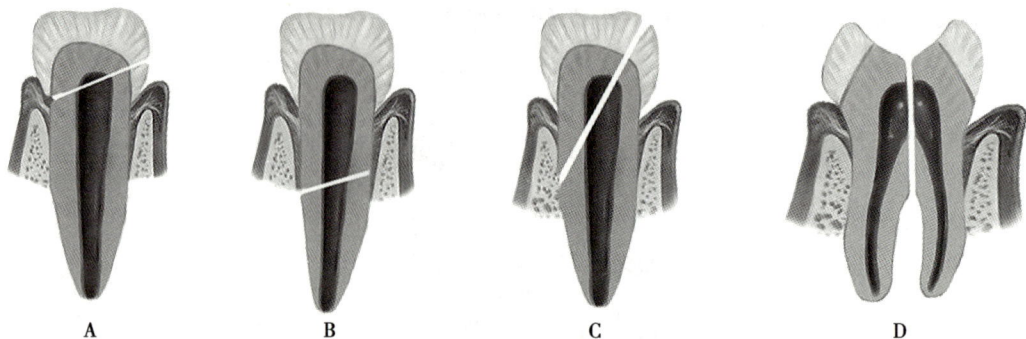

图 15-12 牙折的分类
A.冠折;B.根折;C.冠根联合斜折;D.冠根联合纵折。

(一)冠折

牙冠轻微折损而无刺激症状,可不作特殊处理。如折缘尖锐,应磨至圆钝;如牙髓有明显的刺激症状,并影响形态和功能,应视情况作牙冠修复;如冠折已穿通牙髓,应尽早进行牙髓或根管治疗,再进行牙冠修复。

(二)根折

近牙颈部的根折,应去除牙冠,尽快进行根管治疗后行桩冠修复;根中部的折断应拔除患牙;根尖1/3 折断、牙松动,应及时作结扎固定,并作根管治疗。

(三)冠根联合牙折

冠根联合斜折者,如有条件可行牙髓或根管治疗,然后用金属牙冠恢复功能。

(四)乳牙损伤

乳牙的保留对恒牙萌出和颌面部的发育有重要作用,因此,应视具体情况尽量设法保留受伤的乳牙。对于 4 岁以上的患儿,应制作缺隙保持器,以防止邻牙向近中移动致恒牙萌出障碍或错位。

四、牙槽突骨折

牙槽突骨折多为外力直接作用于牙槽突所致,多伴有唇、牙龈组织肿胀、撕裂及牙损伤,牙槽突骨折块移位可引起咬合错乱。

治疗:将牙槽突及牙复位后,应用牙弓夹板、钢丝结扎、正畸托槽方丝弓或接骨板等方法固定,缝合撕裂黏膜,伴发牙损伤者行牙髓、根管治疗或牙冠修复。

第五节 | 颌骨骨折

颌骨骨折(fracture of the jaws)有一般骨折的共性,例如疼痛、肿胀、出血、骨折移位、感觉异常和功能障碍等。颌骨的解剖生理特点与身体其他部位差异较大,使颌骨骨折的临床表现及处理原则具有特殊性。

一、上颌骨骨折

(一)临床分类

法国学者 Le Fort 根据骨折的好发部位,将上颌骨骨折(fracture of the maxilla)分为Ⅰ、Ⅱ、Ⅲ型。

1. **Le Fort Ⅰ型骨折**　又称低位或水平骨折。典型的骨折线从梨状孔下缘,经根尖下,水平向后过颧牙槽嵴,至上颌结节上方,延伸至两侧上颌骨翼上颌缝附近(图 15-13A)。两侧骨折线可以不在同一平面。来自前方的暴力可使硬腭中缝裂开。

2. **Le Fort Ⅱ型骨折**　又称中位或锥形骨折。骨折线经过鼻骨、泪骨、眶底、颧上颌缝区达上颌骨翼上颌缝处(图 15-13B)。

3. **Le Fort Ⅲ型骨折**　又称高位或颅面分离骨折。骨折线经过鼻骨,泪骨,眶内、下、外壁,颧额缝,颧颞缝,向后下止于上颌骨翼上颌缝,造成完全性颅与面骨的分离(图 15-13C)。

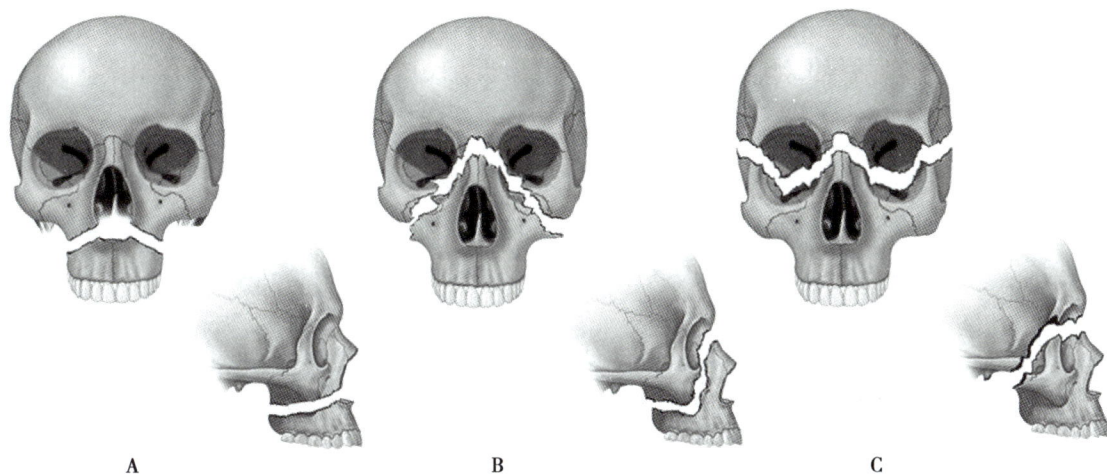

图 15-13　上颌骨 Le Fort 骨折线示意图
A. Le Fort Ⅰ型骨折;B. Le Fort Ⅱ型骨折;C. Le Fort Ⅲ型骨折。

(二) 临床表现

1. **骨折段移位和咬合错乱**　上颌骨骨折段的移位主要受暴力的大小和方向以及上颌骨本身重量的影响。无论上颌骨为哪一型骨折,常同时伴有翼突骨折。由于翼内肌的牵引,上颌骨的后份下移,而出现后牙早接触,前牙开𬌗,软腭也随之移位接近舌根,使口咽腔缩小,可影响吞咽和呼吸。触诊时,上颌骨可出现异常动度。暴力来自侧方或挤压伤时,可发生上颌骨向内上方或外上方的嵌顿性错位,局部塌陷,咬合错乱。在高位颅面分离的伤员,可见面部中段明显增长,同时由于眶底下陷,眼球移位,可出现复视。

2. **眶区淤血**　由于眼睑周围组织疏松,上颌骨骨折时眶周容易水肿,皮下淤血、青紫,呈蓝紫色,成为典型的"眼镜"症状。球结膜下也可出现瘀斑。眶下神经损伤时可出现上唇麻木症状。

3. **颅脑损伤**　高位上颌骨骨折可伴发颅底骨折或颅脑损伤。颅脑损伤可出现意识模糊、肢体运动障碍等表现。如发现鼻腔及外耳道出血,呈淡红色血水,应考虑可能发生脑脊液鼻漏或耳漏,是筛板骨折或合并颅前窝、颅中窝骨折的体征。

二、下颌骨骨折

(一) 下颌骨骨折(fracture of the mandible)好发部位(图 15-14)

1. **正中联合**　胚胎发育时两侧下颌突连接处,并处于

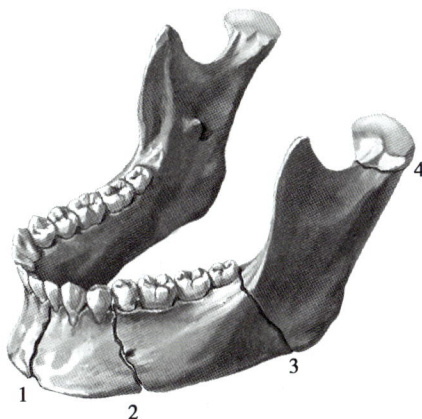

图 15-14　下颌骨骨折的好发部位
1. 颏部正中骨折;2. 颏孔区骨折;3. 下颌角骨折;4. 髁突颈部骨折。

面部突出部位。

2. **颏孔区** 位于下颌牙弓弯曲部。

3. **下颌角** 下颌体和下颌支交界处。

4. **髁突** 此处较细弱,无论直接暴力或间接暴力均易造成此处骨折。

(二) 临床表现

1. **骨折段移位** 下颌骨有强大的咀嚼肌群附着,这些肌肉负责上提和下降下颌骨的运动,即开闭口功能。下颌骨骨折后,肌肉的牵拉是造成骨折段移位的主要因素。

(1)颏部正中骨折:骨折线可为单一的,也可为多骨折线和粉碎性骨折。单发的正中骨折,由于骨折线两侧的牵引力基本相等,常无明显错位;如为双发骨折线,正中骨折段由于颏舌肌和颏舌骨肌的牵拉,骨折片可向下后移位(图 15-15);如为粉碎性骨折,或有骨质缺损,两侧骨折段由于下颌舌骨肌的牵拉而向中线移位。注意后两种骨折都可使舌后坠而引起呼吸困难或窒息。

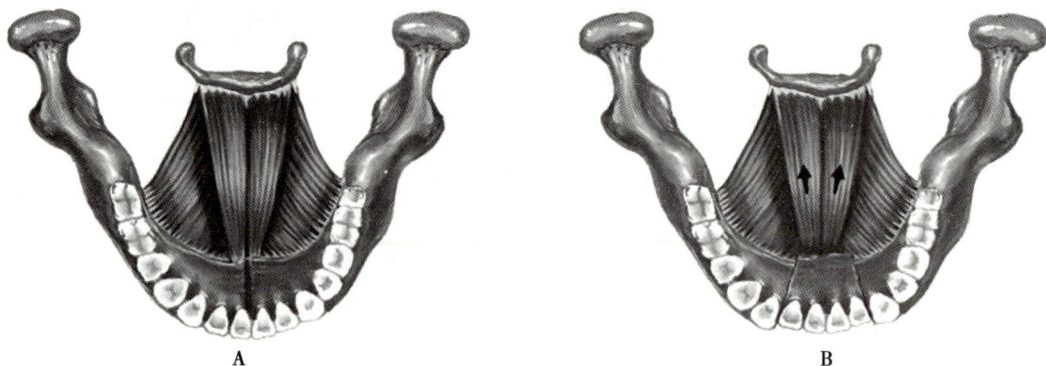

图 15-15 下颌正中联合骨折
A. 下颌正中联合骨折,无移位;B. 下颌正中联合双侧骨折,骨折段向下后移位。

(2)颏孔区骨折:单侧颏孔区骨折,骨折线多为垂直的,将下颌骨分为长短不同的两个骨折段,短骨折段上附着有一侧的全部升颌肌(咬肌、翼内肌、颞肌),主要牵拉力使短骨折段向上、向内移位。长骨折段与健侧下颌骨保持连续,有双侧降颌肌群的牵拉,向下、向后移位并稍偏向患侧,同时又以健侧关节为支点,稍向内旋而导致前牙出现开𬌗(图 15-16)。

(3)下颌角部骨折:下颌角部骨折后也将下颌骨分为长骨折段和短骨折段。如骨折线位于咬肌和翼内肌附着之内,骨折段可不发生移位;若骨折线在这些肌群附着处之前,则短骨折段向上移位,长骨折段因降颌肌群的牵拉,向下、后移位,与颏孔区骨折情况相似。

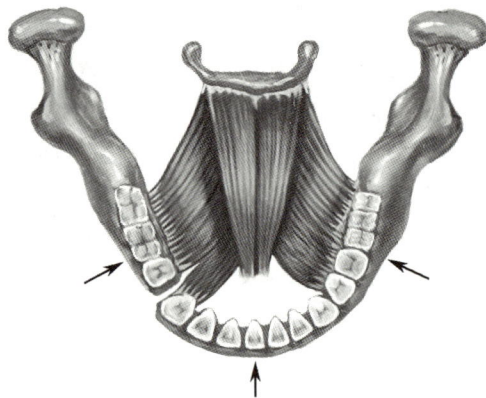

图 15-16 下颌骨颏孔区骨折的移位
短骨折段被升颌肌群牵拉而向上、向内移位,长骨折段被降颌肌群牵拉而向下、向后移位。

(4)髁突骨折:一侧髁突骨折时,耳前区有明显的疼痛,局部肿胀、压痛。以手指伸入外耳道或在髁突部触诊,如张口时髁突运动消失,可能有骨折段移位。低位骨折时,由于翼外肌的牵拉,髁突向前内移位;严重者髁突可从关节窝脱位,向上进入颅中窝。双侧低位骨折时,两侧髁突均被翼外肌拉向前内方,双侧下颌支被拉向上方,可出现后牙早接触,前牙开𬌗(图 15-17)。

2. **咬合错乱和功能障碍** 有无咬合错乱是判断是否发生颌骨骨折的重要体征。颌骨骨折引起的咬合错乱、开口受限、局部出血水肿、疼痛等,可导致咀嚼、吞咽、呼吸、言语等功能障碍。下牙槽神

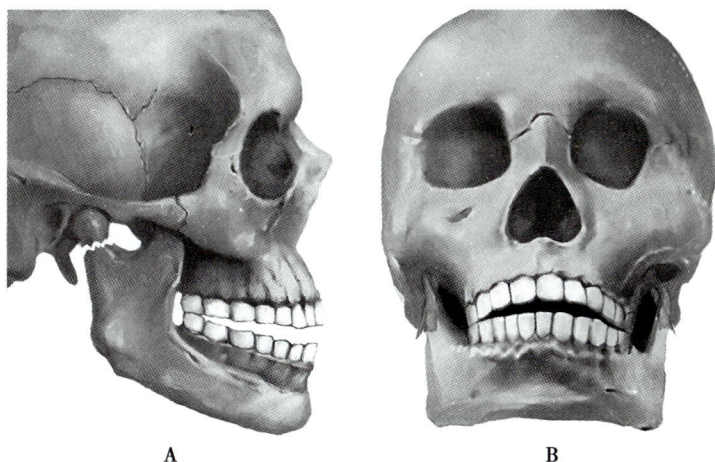

图 15-17 髁突颈部骨折
A. 单侧髁突骨折;B. 双侧髁突骨折引起开𬌗。

经断裂或受压可导致患侧下唇麻木。

3. **骨折段的异常活动** 多数伤员可出现下颌骨骨折段的异常活动,但无明显骨折移位时可无明显活动。医师可用双手握住可疑骨折处两侧骨折段,轻轻向相反方向用力,可感觉到骨摩擦感和骨折段活动。

三、颌骨骨折的诊断

颌骨骨折的诊断需结合致伤原因、临床表现以及影像学检查结果。影像学检查对评估骨折的部位、骨折线方向、骨折移位程度具有重要价值。除传统的 X 线平片和下颌骨全景片外,CBCT、CT 扫描及三维重建检查可提供更精确的信息。髁突骨折的伤员可加拍摄颞下颌关节 X 线片、颞下颌关节断层片等,以明确骨折类型、范围和性质以及有无邻近骨骼的损伤。对合并有严重颅脑损伤的伤员,切忌过多搬动伤员,应待伤情平稳后再作进一步检查。

四、颌骨骨折的治疗原则

颌骨骨折的治疗原则是尽早复位和固定,恢复正常咬合和面型的对称,同时通过预防感染、镇痛、合理营养、增强全身抵抗力等,为骨折的愈合创造良好条件。应密切注意有无全身其他部位合并症,一定要在全身情况稳定后再进行局部处理。

(一)颌骨骨折的复位固定

颌骨骨折的准确复位是固定的前提。上颌骨血供丰富,骨折愈合快,骨折的复位固定应争取在 2 周内进行,下颌骨应争取在 3 周内复位固定,否则易发生错位愈合。

1. **手法复位和外固定**

(1)牙间结扎固定法:此法操作简单,特别适用于伤情较重同时伴有骨折严重出血的伤员,复位后可达到止血效果,减轻骨断端的异常活动和疼痛,避免血肿形成。方法是将骨折线两端的一对或两对牙齿分别用结扎丝拴接在牙颈部,复位后再将骨折线前后的结扎丝末端分别结扎在一起。

(2)单颌牙弓夹板固定法:利用骨折段上的牙与颌骨上其余的稳固牙,借成品金属夹板将复位后的骨折段固定在正常的解剖位置上。此法最适用于牙折和牙槽突骨折,有时适用于移位不明显的下颌骨线形骨折和简单的上颌骨下份的非横断骨折。

(3)颌间固定法:颌间固定(intermaxillary fixation)是以未骨折的颌骨作为基础来固定骨折的颌骨,使咬合关系恢复正常,也是目前最常用的颌骨骨折外固定方法之一。本法适应证广,既适用于单纯下颌骨骨折、单纯上颌骨骨折,也适用于上下颌骨联合骨折和骨折段成角小于 30°的髁突颈部骨折。

上颌骨骨折的固定时间一般为 3~4 周,下颌骨骨折为 4~6 周。

颌间固定有以下几种常用方法。

1)小环结扎法(又称 8 字结扎法):以每两个相邻牙齿作为一个单位,采用金属结扎丝进行颌间固定。此法适用于新鲜、容易复位的骨折。

2)带钩牙弓夹板颌间弹性牵引固定法:使用成品金属牙弓夹板,用金属结扎丝将其分别拴接在上、下颌牙上,再将多个橡皮圈套在上、下颌夹板的挂钩上,作颌间弹性牵引复位和固定。注意牵引的方向应与骨折段移位的方向相反(图 15-18),并在牵引复位的过程中,随时根据咬合关系的恢复情况,调整橡皮圈的牵引力和方向。此种固定方法简便易行,对恢复咬合关系最为准确和稳固,而且适用于已发生纤维愈合、难以手法复位的颌骨骨折。如果骨折断端间移位明显,形成了较大的台阶,此时可将带钩夹板在骨折错位处剪断,进行分段式牙列牵引复位。这种方法也是坚固内固定的辅助固定方法。

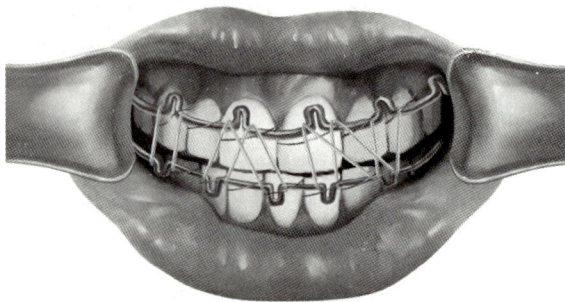

图 15-18　带钩牙弓夹板

此种方法的缺点是不宜用于昏迷的伤员,在牵引过程中不易保持口腔卫生,容易继发龋病。

3)正畸用带钩托槽颌间固定:利用现代正畸固定矫治器作颌间牵引和固定,适用于有牙列的简单骨折固定。

4)颌间牵引钉:这是新型的颌间结扎方法,将自攻钛螺钉分别打入上、下颌骨的牙槽骨中,一般上、下颌各为 3 个,然后用金属丝或橡皮圈将上、下颌骨固定在一起,其作用点在颌骨上,而不是在牙上,使用简单方便,常作为术中的临时复位固定用。

2. 手术复位和内固定　手术复位和内固定是在骨折线区切开组织、显露骨折断端,然后复位并固定骨折的方法。手术复位内固定由于快捷准确、效果可靠,是目前临床使用最广泛的技术。

(1)切开复位和骨间结扎固定法(图 15-19):在骨断端的两侧钻孔,用金属结扎丝穿过骨孔作交叉固定。由于金属丝有弹性和延展性,骨间结扎固定的稳定性较差,还需要用颌间固定或颌间弹性牵引作辅助固定。

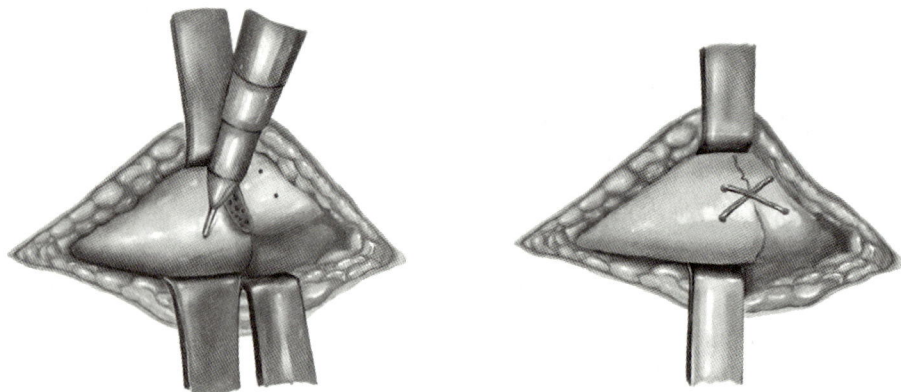

图 15-19　骨间结扎固定法

(2)切开复位和坚固内固定法:坚固内固定(rigid internal fixation)技术采用金属接骨板和螺钉,对骨折固定得更牢固,但亦对术中骨折复位的精确度要求更高。为达到此目的,一般多在术前或术中施行颌间弹性牵引以确立最佳咬合关系,术中作骨折的解剖复位固定,术后数天内即可拆除颌间牵引装置,避免了以往长期颌间结扎的弊病。

上颌骨骨折多采用微型钛接骨板(microplate,厚度 0.4~0.6mm)和螺钉固定,下颌骨骨折一般采用小型钛接骨板(miniplate,厚度 1.0mm)和螺钉固定(图 15-20)。目前绝大多数线形下颌骨骨折均可通过口内切口显露与固定,对面中部的复杂骨折则可通过头皮冠状切口显露和直接复位固定,不增加面部的瘢痕。

(二)髁突骨折的治疗原则

对于髁突骨折(condylar fracture),无论骨折部位是在关节囊内还是在髁突颈部,都分为非手术的闭合性复位固定和手术切开复位固定两种方式。闭合性复位固定方法包括颌间牵引和固定,适用于成人单侧髁突颈部骨折且成角<30°以及髁突囊内骨折等情况,固定时间为 2~3 周。在髁突颈部骨折成角>45°、髁突头有移位或脱位、下颌升支高度降低(通常>5mm)引起开𬌗、陈旧性髁突骨折等情况下,可采用手术切开复位和钛板坚固内固定或拉力螺钉固定。当髁突粉碎性骨折复位困难并伴有功能障碍时,可行髁突摘除术。髁突骨折处理后应重视早期张口训练,以避免关节内外纤维组织增生引起的关节强直。

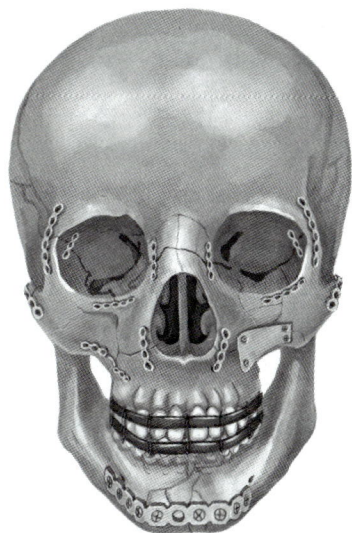

图 15-20 颌骨骨折的坚固内固定法

(三)儿童颌骨骨折的治疗原则

1. **尽早复位** 儿童期为生长发育旺盛期,组织损伤后愈合快,复位时间一般不超过 1 周,固定时间也因此缩短。

2. **咬合关系的恢复可不必像成人那样严格** 因儿童期恒牙尚未完全萌出,随着恒牙的逐渐萌出,咬合关系可以自行调整。

3. **儿童期骨折尽可能采用保守治疗** 常采用牙面贴钩颌间牵引、颅颌弹性绷带等进行固定。对于必须作切开复位的患儿,术中应尽量避免损伤恒牙胚和过多的骨膜剥离。儿童期髁突骨折一般也采用保守治疗,可用开口咬合板,效果良好。如果发现患儿出现颞下颌关节强直的体征,可以采用切开复位和固定方法,以免严重影响儿童的下颌骨发育。

第六节 | 颧骨、颧弓骨折

颧骨、颧弓是面中部两侧较为突出的骨性支架,易遭受直接暴力的打击而发生骨折。颧弓细长而呈弓状,颧骨结实而宽大,两者相比,颧弓骨折(zygomatic arch fracture)尤为多见。

一、临床表现与诊断

1. **骨折移位** 颧弓骨折段一般沿着打击力的方向而向内移位,也可因咬肌的牵拉而向下移位,局部呈现塌陷畸形。但在受伤数小时后,由于局部反应性肿胀,塌陷畸形变得不明显,此时容易造成漏诊。颧骨的骨折移位可造成面侧方塌陷或增宽。

2. **开口受限** 明显内陷的颧弓骨折段会压迫颞肌并阻碍下颌支喙突的运动,造成开口受限。内陷不明显的骨折患者,则可出现轻微开口受限或无开口受限症状。

3. **复视** 颧弓构成眶外侧壁和眶下缘的大部分,颧骨骨折移位后,眼内肌和外侧韧带也随之移位,或受骨折片的挤压,眼球失去支持而发生移位性复视。一般移位 2mm 以内者可以自行调整恢复,但重者可形成持久性复视。

4. **出血和淤血** 颧骨和眶壁损伤后,局部的出血可浸润到眶周皮下、眼睑和结膜下,导致眶周围组织形成明显青紫色瘀斑。如骨折伴有上颌窦黏膜破裂出血,可伴有患侧鼻腔出血。

5. **神经症状** 如伤及眶下神经,可出现眶下区皮肤麻木。如面神经颧支受损,可出现患侧眼睑闭合不全。

6. 影像学检查　传统方法有鼻颏位、铁氏位和颧弓切线位 X 线片检查，目前多用 CBCT、CT 扫描及三维重建等检查，可以更加清晰地显示骨折的部位和移位方向，判断骨折与眼眶、上颌窦及眶下孔的关系。

根据临床表现及影像学检查可明确诊断。需要指出的是，由于颧骨骨折多与邻骨骨折，包括上颌骨、颞骨颧突、额骨颧突和蝶骨骨折同时发生，这类骨折又称为颧骨复合体骨折。

二、治疗原则

凡有开口受限、影响功能的骨折以及塌陷畸形严重者均应进行复位。无开口受限或者面部畸形不明显者，可保守治疗。

复位和固定方法主要有以下几种。

1. 口内切开复位法　在上颌尖牙至第一磨牙前庭沟黏膜移行处作切口，切开黏骨膜，沿颧牙槽嵴向后上方暴露颧骨体下份的骨折端，并可延伸到颧弓下方，然后用骨膜分离器向上外侧撬起移位的骨折段使之复位（图 15-21A），再用微型钛接骨板在颧牙槽嵴处固定。

2. 面部小切口切开复位法　在颧额缝和颧颞缝转折处作局部小切口，注意避开面神经颧支，切开皮肤、皮下组织，直达颧骨、颧弓后上缘，然后用一钩状器械将骨折段拉回或撬回原位，在颧额缝、颧弓骨折处用微型接骨板固定（图 15-21B）。

3. 颞部切开复位法　在患侧颞部发际内作长约 2cm 的切口，切开皮肤、皮下组织及颞筋膜，显露颞肌，再从颞肌与颞筋膜之间深入骨膜分离器至颧弓和颧骨下方，利用杠杆原理将移位的骨折段复位（图 15-21C）。

需要指出的是，对颧骨骨折只作一个部位的固定，固定力显然是不够的，可结合眶下或睑缘下切

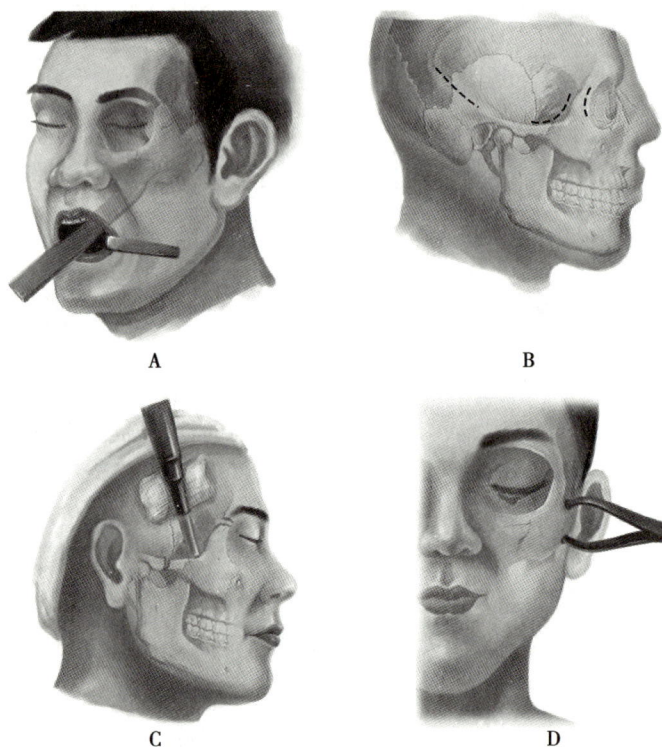

图 15-21　颧骨、颧弓骨折复位法
A. 口内切开复位法；B. 面部小切口切开复位法；C. 颞部切开复位法；D. 巾钳牵拉法。

口、眉弓切口,只有至少做到 3 处内固定,才能使骨折稳定。

4. **巾钳牵拉法**　局麻下,用巾钳刺入皮肤,钳住下陷的颧弓,由后向外上牵拉复位。该方法简单易行,不需作切口,适用于单纯颧弓骨折(图 15-21D)。

5. **冠状切口切开复位内固定**　对复杂的颧骨复合体骨折,颧骨由于 4 个突起的断裂、移位,复位后不容易稳定,需要足够的显露才能充分复位和固定。因此,可采用半侧冠状切口入路外加口内前庭沟入路,或者加用睑缘下入路,充分显露颧额缝、颧上颌缝、颧弓和眶下缘区的骨折线,在直视下进行骨折复位和接骨板内固定。冠状切口隐蔽,面部不留瘢痕,是目前常用的颌面部手术入路之一。

(杨耀武)

思考题

1. 简述口腔颌面部损伤的特点。
2. 简述引起窒息的原因及分类。
3. 口腔颌面部软组织损伤的处理原则有哪些?
4. 试述上颌骨骨折的分类及下颌骨骨折的好发部位。
5. 试述上、下颌骨骨折的临床表现及复位固定方法。

思考题解题思路　　　　　本章目标测试　　　　　本章思维导图

第十六章 | 唾液腺常见疾病

唾液腺(salivary gland)又称涎腺,由腮腺、下颌下腺、舌下腺三对大唾液腺以及位于口腔、咽部、鼻腔和上颌窦黏膜下层的小唾液腺组成。口腔的小唾液腺按其所在的解剖部位,分别称为腭腺、唇腺、磨牙后腺及颊腺等。

唾液腺的腺泡分为浆液性腺泡、黏液性腺泡以及浆液-黏液混合性腺泡三种。腮腺由浆液性腺泡组成,下颌下腺是以浆液性腺泡为主的混合腺,舌下腺及多数小唾液腺是以黏液性腺泡为主的混合腺。

所有腺体均能分泌唾液,后者与吞咽、消化、味觉、语言、口腔黏膜防护以及龋病的预防有着密切的关系。

唾液腺的常见病变有唾液腺炎症、干燥综合征、唾液腺肿瘤及瘤样病变等。

第一节 | 唾液腺炎症

根据感染性质,唾液腺炎症(sialadenitis)以化脓性、病毒性及特异性感染为主,也可由放射性损伤、药物过敏等原因所致。腮腺最常见,其次为下颌下腺,而舌下腺及小唾液腺极少见。

一、急性化脓性腮腺炎

急性化脓性腮腺炎(acute pyogenic parotitis)以往常见于腹部大手术后,故又称为手术后腮腺炎(postoperative parotitis)。由于加强了手术前后的处理,注意体液平衡和口腔清洁,以及有效抗菌药物的应用,手术后并发的腮腺炎已很少见,多系慢性腮腺炎基础上的急性发作或邻近组织急性炎症的扩散。

(一) 病因及病原菌

急性化脓性腮腺炎的病原菌主要是金黄色葡萄球菌,其次为链球菌,而肺炎双球菌、奋森螺旋体少见。这些细菌通常存在于口腔内,当罹患严重的全身疾病,如脓毒血症、急性传染病等时,患者机体抵抗力及口腔生物学免疫力降低;且因高热、脱水、进食及咀嚼运动减少,唾液分泌也相应减少,唾液的机械性冲洗作用降低,口腔内致病菌经腮腺导管口逆行侵入腮腺。严重的代谢紊乱,如腹部大手术后,由于禁食,反射性唾液腺功能降低或停止,唾液分泌明显减少,易发生逆行性感染。

腮腺区损伤及邻近组织急性炎症的扩散也可引起急性腮腺炎。腮腺淋巴结的急性化脓性炎症,破溃扩散后波及腺实质,引起继发性急性腮腺炎,但其病情较上述原发性急性腮腺炎轻。

(二) 临床表现

常为单侧受累,双侧同时发生者少见。炎症早期,症状轻微或不明显,腮腺区轻微疼痛、肿大、压痛,导管口轻度红肿、疼痛。若处理及时,炎症可消散。若未能及时控制,炎症进一步发展,则可使腺组织化脓、坏死。此时疼痛加剧,呈持续性疼痛或跳痛,腮腺区以耳垂为中心肿胀明显,耳垂被上抬。随着病情进一步发展,炎症扩散到腮腺周围组织,伴发蜂窝织炎。皮肤发红、水肿,呈硬性浸润,触痛明显,可出现轻度开口受限,腮腺导管口明显红肿,轻轻按摩腺体可见脓液自导管口溢出,有时可见脓栓堵塞于导管口(图 16-1)。患者全身中毒症状明显,体温可高达 40℃以上,脉搏、呼吸加快,白细胞总数增加,中性粒细胞比例明显上升,核左移,可出现中毒颗粒。

纤维结缔组织将腮腺分隔为很多小叶,腮腺炎形成的脓肿多为散在的多发性脓肿,分散在小叶内。腮腺浅面的腮腺咬肌筋膜非常致密,脓肿未穿破以前不易扪及波动感而呈硬性浸润块。穿破腮腺包膜后,脓液进入邻近组织或间隙,引起其他间隙的蜂窝织炎或脓肿。腮腺深面的包膜薄弱,脓肿穿破后可进入咽旁或咽后间隙,或沿着颈部间隙往下扩散到纵隔,向上可通过颅底扩散到颅内,通过这些途径扩散的机会不多,一旦发生,则病情严重而危险。

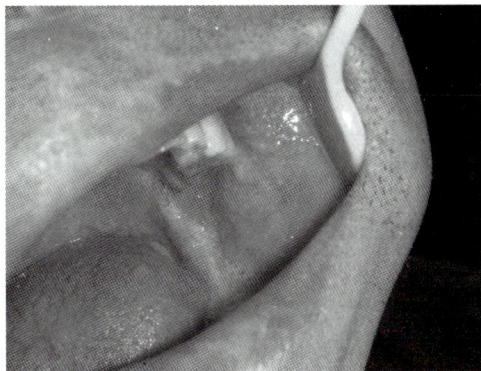

图 16-1　腮腺导管口溢脓

(三)诊断及鉴别诊断

依靠病史及临床检查,急性化脓性腮腺炎的诊断并不困难。急性化脓性腮腺炎不宜行腮腺造影,以免对比剂透过肿胀、薄弱的导管壁进入腺体外组织。诊断时需与以下疾病相鉴别。

1. **流行性腮腺炎**　大多发生于儿童,有传染接触史,常双侧腮腺同时或先后发生,一般一次感染后可终身免疫。腮腺肿大、充血、疼痛,但腮腺导管口无红肿,分泌的唾液清亮,无脓液。外周血检测白细胞计数正常,分类中淋巴细胞比例增高,急性期血液及尿淀粉酶可能升高。

2. **咬肌间隙感染**　主要系牙源性感染,如源自下颌阻生智牙冠周炎。肿胀中心及压痛点位于下颌角部,开口受限明显,腮腺导管口无红肿,分泌清亮唾液。

(四)治疗

1. **针对发病原因**　及时纠正机体脱水及电解质紊乱,维持体液平衡。必要时输注复方氨基酸等以提高机体抵抗力。

2. **选用有效抗生素**　先应用大剂量青霉素或适量头孢菌素等抗革兰氏阳性球菌的抗生素,并从腮腺导管口取脓性分泌物作细菌培养及药物敏感试验,再选用最敏感的抗生素。

3. **其他保守治疗**　炎症早期可用热敷、理疗、外敷如意金黄散,饮用酸性饮料、口含维生素 C 片或口服 1% 毛果芸香碱(pilocarpine)3~5 滴(2~3mg),每日 2~3 次,可增加唾液分泌。温热的硼酸、碳酸氢钠溶液等消毒含漱液也有助于炎症的控制。

4. **切开引流**　已发展至化脓时,必须切开引流。其指征是局部有明显的凹陷性水肿,局部有跳痛并有局限性压痛点;穿刺抽出脓液或腮腺导管口有脓液排出;全身感染中毒症状明显。切开引流的方法是局部浸润麻醉,耳前及下颌支后缘处从耳屏往下至下颌角作切口,切开皮肤、皮下组织及腮腺咬肌筋膜。脓液积聚于筋膜下者,即可得到引流。如无脓液溢出,可用弯血管钳插入腮腺实质的脓腔中引流脓液(图 16-2)。因常为多发性脓肿,应注意向不同方向分离,分开各个腺小叶的脓腔。冲洗后置橡皮引流条,以后每天用生理盐水冲洗,更换引流条。

(五)预防

本病主要系脱水及逆行性感染所致,故对接受腹部大手术及严重全身性疾病患者,应加强护理,保持体液平衡,加强营养及抗感染,同时应加强口腔卫生,进食后漱口、刷牙,并可用过氧化氢溶液或氯己定溶液清洗口腔。

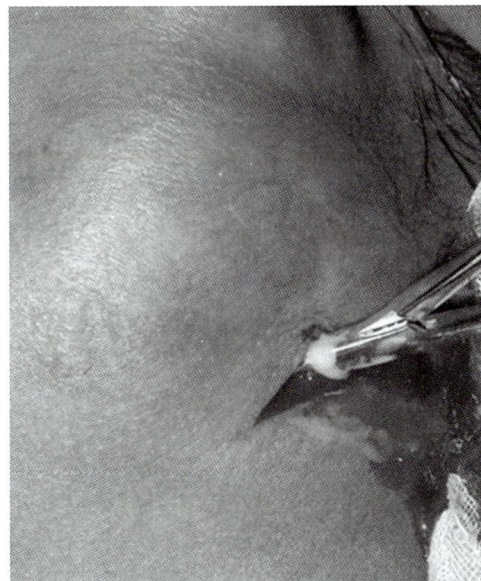

图 16-2　腮腺化脓性感染切开引流

二、慢性复发性腮腺炎

慢性复发性腮腺炎(chronic recurrent parotitis)可见于儿童和成人,但其转归有很大不同。

(一)病因

儿童复发性腮腺炎的病因较复杂。腮腺先天性结构异常或免疫缺陷是潜在的发病因素。儿童期免疫系统发育不成熟,免疫功能低下,容易发生逆行性感染。上呼吸道感染或口腔内存在炎性病灶时,细菌可通过腮腺导管口逆行感染。成人复发性腮腺炎为儿童复发性腮腺炎迁延不愈而来。

(二)临床表现

儿童复发性腮腺炎可发生于儿童期任何阶段,但以5岁左右最为常见。男性多于女性。可突发,也可逐渐发病。腮腺反复肿胀,伴不适,肿胀不如流行性腮腺炎明显,仅有轻度水肿,皮肤可潮红。挤压腺体可见导管口有脓液或胶冻状液体溢出,少数有脓肿形成。腮腺炎间隔数周或数月发作一次。年龄越小,间隔时间越短,越易复发。随着年龄增长,间隙期延长,持续时间缩短。

(三)诊断及鉴别诊断

诊断主要根据临床表现及腮腺造影。腮腺造影显示末梢导管呈点状、球状扩张(图16-3),排空迟缓,主导管及腺内导管无明显异常。

儿童复发性腮腺炎需与流行性腮腺炎相鉴别。流行性腮腺炎常双侧同时发生,伴发热,肿胀更明显,腮腺导管口分泌正常,罹患后多终身免疫,无反复肿胀史。

成人复发性腮腺炎需与干燥综合征相鉴别。后者多见于中年女性,无自幼发病史,常有口干、眼干及结缔组织病。腮腺造影显示主导管扩张不整,边缘毛糙,呈葱皮样或花边样改变。

(四)治疗

儿童复发性腮腺炎具有自愈性,大多在青春期后痊愈。因此,治疗以增强抵抗力、防止继发

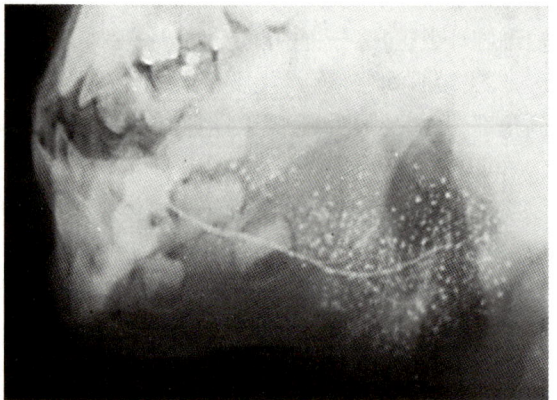

图16-3　儿童复发性腮腺炎腮腺造影表现

感染、减少发作为原则。嘱患儿多饮水,每天按摩腮腺以帮助排空唾液,用淡盐水漱口,保持口腔卫生。咀嚼无糖口香糖,刺激唾液分泌。若有急性炎症表现,可用抗生素。腮腺造影本身对慢性复发性腮腺炎也有一定的治疗作用。

三、慢性阻塞性腮腺炎

慢性阻塞性腮腺炎(chronic obstructive parotitis)又称腮腺管炎,以前与慢性复发性腮腺炎一起,统称为慢性化脓性腮腺炎。

(一)病因

大多数患者由局部原因引起。如智牙萌出时,导管口黏膜被咬伤,瘢痕愈合后引起导管口狭窄。少数由导管结石或异物引起。由于导管狭窄或异物阻塞,阻塞部位远端导管扩张,唾液淤滞。

(二)临床表现

大多发生于中年,多为单侧受累,也可为双侧。患者常不明确起病时间,多因腮腺反复肿胀而就诊。约半数患者的肿胀与进食有关,称为进食综合征(mealtime syndrome)。发作次数变异较大,多者每次进食都肿胀,少者1年内很少发作,大多平均每月发作1次以上。发作时伴有轻微疼痛。有的患者的腮腺肿胀与进食无明确关系,晨起感腮腺区发胀,自己稍加按摩后即有"咸味"液体自导管口流出,随之局部感到松快。检查时腮腺稍肿大,中等硬度,轻微压痛。导管口轻微红肿,挤压腮腺可从导管口流出混浊的"雪花样"或黏稠的蛋清样唾液,有时可见黏液栓。病程久者,可在颊黏膜下扪及粗

硬、呈索条状的腮腺导管。

(三) 诊断及鉴别诊断

主要根据临床表现及腮腺造影。腮腺造影显示主导管、叶间、小叶间导管部分狭窄、部分扩张,呈腊肠样改变(图 16-4)。

慢性阻塞性腮腺炎需与以下疾病鉴别。

1. 成人复发性腮腺炎 有幼儿发病史,造影片上两者明显不同。成人复发性腮腺炎除非有逆行性感染而使主导管稍扩张不整外,叶间、小叶间导管均无变化,只是末梢导管呈散在点状、球状扩张。而阻塞性腮腺炎以导管系统,即主导管、叶间、小叶间导管扩张不规整为特征。

2. 干燥综合征继发感染 亦可有腮腺反复肿胀流脓史,鉴别要点包括:①患者多为中年女性;②有口干、眼干及结缔组织病;③造影片上以末梢导管点状、球状扩张为特征,主导管出现特征性改变。

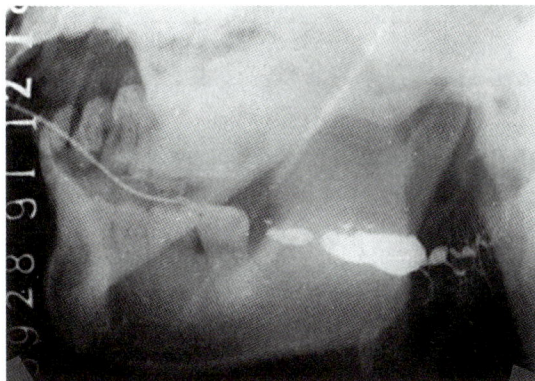

图 16-4 慢性阻塞性腮腺炎腮腺造影表现

(四) 治疗

该病多由局部原因引起,故以去除病因为主。有唾液腺结石者,先去除唾液腺结石。若导管口狭窄,可用钝头探针扩张导管口。也可向导管内注入药物,如碘化油、抗生素等,具有一定的抑菌和抗菌作用。也可用其他保守治疗方法,包括:自后向前按摩腮腺,促使分泌物排出;咀嚼无糖口香糖,促使唾液分泌;用温热盐水漱口,有抑菌作用,可减少腺体逆行性感染;采用唾液腺镜冲洗导管并灌注药物,效果良好。经上述治疗无效者可考虑手术治疗,行保留面神经的腮腺腺叶切除术。

四、唾液腺结石病和下颌下腺炎

唾液腺结石病(sialolithiasis)是在腺体或导管内发生钙化性团块而引起的一系列病变。85% 左右发生于下颌下腺,其次是腮腺,偶见于上唇及唇颊部的小唾液腺,舌下腺很少见。唾液腺结石常使唾液排出受阻,并继发感染,造成腺体急性或反复发作的炎症。

(一) 病因

唾液腺结石形成的原因还不十分清楚,一般认为与某些局部因素有关,如异物、炎症、各种原因造成的唾液滞留等,也可能与机体无机盐新陈代谢紊乱有关,部分唾液腺结石病患者可合并全身其他部位结石。

唾液腺结石病多发生于下颌下腺,与下列因素有关:①下颌下腺为混合性腺体,分泌的唾液富含黏蛋白,较腮腺分泌液黏滞,钙的含量也高出 2 倍,钙盐容易沉积。②下颌下腺管自下向上走行,腺体分泌液逆重力方向流动;导管长,在口底后部有一弯曲部,导管全程较曲折。这些解剖结构特点均使唾液易于淤滞,导致唾液腺结石形成。

(二) 临床表现

可见于任何年龄,以 20~40 岁中青年为多见。病期短者数日,长者数年甚至数十年。

小的唾液腺结石一般不造成唾液腺导管阻塞,无任何症状。导管阻塞时则可出现排唾障碍和继发感染的一系列症状及体征:①进食时腺体肿大,患者自觉胀感及疼痛。停止进食后不久肿大腺体自行复原,疼痛亦随之消失;但有些阻塞严重的病例,腺体肿胀可持续数小时、数天,甚至不能完全消退。②导管口黏膜红肿,挤压腺体可见少量脓性分泌物自导管口溢出。③导管内的结石,双手触诊常可触及硬块,并有压痛。④唾液腺结石阻塞导管会引起腺体继发感染,并反复发作。炎症扩散到邻近组织,可引起下颌下间隙感染。慢性下颌下腺炎患者的临床症状较轻,主要表现为进食时反复肿胀,检查腺体呈硬结性肿块。

(三) 诊断及鉴别诊断

根据进食时下颌下腺肿胀及伴发疼痛的特点,导管口溢脓以及双手触诊可扪及导管内结石等,临床可诊断为下颌下腺结石并发下颌下腺炎。为确诊应作影像学检查。下颌下腺结石可选拍下颌横断片及下颌下腺侧位片,前者适用于下颌下腺管较前部的唾液腺结石(图 16-5),后者适用于下颌下腺管后部及腺体内的唾液腺结石。超声和 CT 对不同位置的唾液腺结石均有较高的诊断率。钙化程度低的唾液腺结石,即阴性唾液腺结石,在 X 线平片上难以显示。在急性炎症消退后,可作唾液腺造影检查,包括常规 X 线造影、数字减影造影和 MR 唾液腺造影(MR sialography)。唾液腺结石所在处表现为圆形、卵圆形或梭形充盈缺损。对于已确诊为唾液腺结石病者,一般不作唾液腺造影,以免将唾液腺结石推向导管后部或腺体内。

典型的唾液腺结石病诊断不难,有时需与下列疾病相鉴别。

1. **舌下腺肿瘤** 应与下颌下腺管结石鉴别。绝大多数舌下腺肿瘤无导管阻塞症状,X 线检查无阳性结石。

2. **下颌下腺肿瘤** 呈进行性肿大,无进食肿胀或下颌下腺炎症发作史。

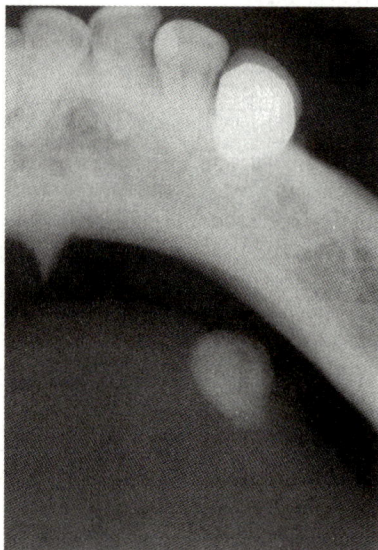

图16-5 下颌横断片显示下颌下腺管前段结石

3. **下颌下间隙感染** 患者有牙病史并能查及病源牙。下颌下区肿胀呈硬性浸润,皮肤潮红并可出现凹陷性水肿。下颌下腺管分泌可能减少,但唾液正常,无唾液腺结石阻塞症状。

(四) 治疗

很小的唾液腺结石可用保守治疗,嘱患者口含蘸有枸橼酸的棉签或维生素 C 片,也可进食酸性水果或其他食物,促使唾液分泌,有望自行排出。能扪及、相当于下颌第二磨牙以前部位的唾液腺结石,可采用口内导管切开取石术。位于下颌下腺管、腺门及部分腺内导管,体积不是很大以及多发性的结石,可采用唾液腺内镜取石术。唾液腺内镜通过导管口进入下颌下腺管,在明确诊断唾液腺结石及其位置的同时,采用钳子或套石篮取出结石。以上方法无法取出的唾液腺结石,以及下颌下腺反复感染或继发慢性硬化性下颌下腺炎、腺体萎缩,已失去摄取及分泌功能者,可采用下颌下腺切除术。

第二节 | 干燥综合征

干燥综合征又称舍格伦综合征(Sjögren syndrome),是一种自身免疫性疾病,其特征表现为外分泌腺的进行性破坏,导致黏膜及结膜干燥,并伴有各种自身免疫性病征。病变限于外分泌腺本身者,称为原发性干燥综合征;同时伴有其他自身免疫性疾病,如类风湿关节炎、系统性硬皮病、系统性红斑狼疮等,则称为继发性干燥综合征。

(一) 病因

确切的病因及发病机制尚不十分明确,一些研究结果表明其发病可能与病毒感染、遗传和性激素异常等多种因素有关,在这些因素的共同作用下,机体可因 T 淋巴细胞、B 淋巴细胞、树突状细胞和巨噬细胞等多种免疫细胞浸润攻击而出现免疫系统受损,组织损伤。

(二) 临床表现

多见于中年以上女性,出现症状至就诊时间长短不一。患者的主要症状有眼干、口干、唾液腺及泪腺肿大,类风湿关节炎等结缔组织病征。由于唾液腺腺泡细胞萎缩,唾液分泌减少,出现口干。严重者言语、咀嚼及吞咽均困难。检查见口腔黏膜干燥,口底唾液池消失,唇舌黏膜发红。唾液腺肿大以腮腺为最常见,也可伴下颌下腺、舌下腺及小唾液腺肿大,多为双侧,也可单侧发生。腮腺呈弥漫性肿大,边界不明显。少数病例在腺体内可触及结节状肿块,质地中等偏软,一个或多个,此为类肿瘤型干燥综合征。由于泪腺受侵,泪液分泌停止或减少,角膜及球结膜上皮破坏,引起干燥性角结膜炎。患者眼有异物感、摩擦感或烧灼感,畏光、疼痛、视物疲劳。泪腺肿大可致睁眼困难、睑裂缩小,特别是外侧部分肿大明显,因而呈三角眼。约半数患者伴有类风湿关节炎,约 10% 的患者伴有系统性红斑狼疮。此外,患者尚可伴有硬皮病、多发性肌炎等。

(三) 诊断

除询问病史及一般体格检查外,可作下列检查以辅助诊断:希尔默试验(Schirmer 试验)提示泪液分泌量降低;荧光素染色检查显示角膜程度不等的着色;全唾液流率测定为全唾液流量下降;核素唾液腺功能测定显示核素摄取和分泌功能降低;唾液腺造影主要表现为末梢导管扩张(图 16-6),排空功能减退;实验室检查显示红细胞沉降率加快,γ-球蛋白增高,血清免疫球蛋白 G(IgG)明显增高,自身抗体如类风湿因子、抗核抗体、抗 SS-A 抗体、抗 SS-B 抗体、抗 α-胞衬蛋白多肽抗体等可能阳性。唇腺活检主要表现为腺小叶内淋巴细胞、浆细胞浸润,腺实质萎缩,导管扩张,导管细胞化生。

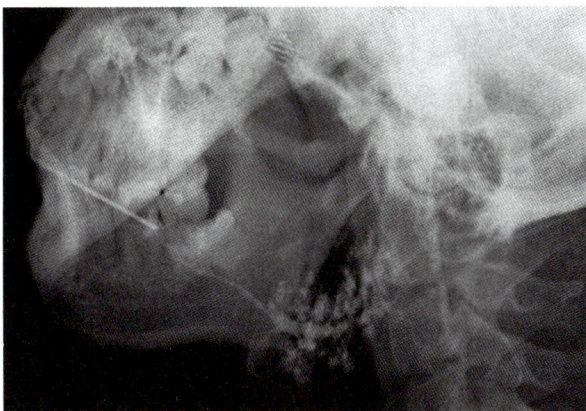

图 16-6　干燥综合征腮腺造影表现

(四) 治疗

主要为对症治疗。眼干可用人工泪液滴眼,也可以用硅酮栓行泪点封闭,以缓解眼干症状。口干可用人工唾液湿润口腔,缓解不适感;亦可用茴三硫(环戊硫酮)等催唾剂刺激唾液分泌。注意口腔卫生,减少逆行性感染的机会。伴发急性炎症时可用抗生素治疗。继发念珠菌感染时,应用抗真菌药。养阴生津、清热润燥的中药亦可缓解症状,阻止病变进展。免疫调节剂如胸腺素,可调节细胞免疫功能,使其与体液免疫相平衡。对伴有类风湿关节炎的继发性干燥综合征患者或类肿瘤型干燥综合征患者,可考虑应用免疫抑制剂,如羟氯喹、泼尼松、雷公藤多苷等。对于类肿瘤型干燥综合征,还可采用手术治疗,切除受累腺体,以防止恶变。

第三节 ｜ 唾液腺黏液囊肿

黏液囊肿(mucocele)是最常见的唾液腺瘤样病变,其中包括一般的黏液囊肿和舌下腺囊肿。

(一) 病因和病理

根据病因和病理表现的不同,唾液腺黏液囊肿可分为外渗性黏液囊肿及潴留性黏液囊肿。

1. **外渗性黏液囊肿**　占黏液囊肿的 80% 以上,组织学表现为黏液性肉芽肿或充满黏液的假囊,无上皮衬里。研究提示,局部创伤或自身免疫性疾病所致的舌下腺慢性炎性病灶是造成导管破裂、黏液外渗的常见原因。

2. **潴留性黏液囊肿**　组织学表现为上皮衬里、潴留的黏液团块及结缔组织被膜,发病原因主要是导管系统的阻塞,可由微小唾液腺结石、分泌物浓缩或导管系统弯曲等原因所致。

(二) 临床表现

1. **黏液囊肿**　好发于下唇及舌尖腹侧。囊肿位于黏膜下,表面仅覆盖一薄层黏膜,故呈半透明、浅蓝色小泡,状似水疱,质地软而有弹性。囊肿很容易被咬伤而破裂,流出蛋清样透明黏稠液体,囊肿消失。破裂处愈合后,又被黏液充满,再次形成囊肿。

2. 舌下腺囊肿　常见于青少年,可分为3类:①单纯型:占大多数,囊肿位于舌下区,呈浅紫蓝色(见文末彩图16-7),扪之柔软、有波动感,常位于口底一侧。较大的囊肿可将舌抬起,状似"重舌"。囊肿因创伤而破裂后,流出黏稠而略带黄色或蛋清样液体,囊肿暂时消失。数日后创口愈合,囊肿长大如前。②口外型:又称潜突型,主要表现为下颌下区肿物,而口底囊肿表现不明显。囊肿触诊柔软,与皮肤无粘连,不可压缩。③哑铃型:为上述两型的混合,即在口内舌下区及口外下颌下区均可见囊性肿物。

(三) 诊断及鉴别诊断

舌下腺囊肿需与口底皮样囊肿及下颌下区囊性水瘤相鉴别。

1. 口底皮样囊肿　位于口底正中,呈圆形或卵圆形,边界清楚,表面黏膜及囊壁厚,囊腔内含半固体状皮脂性分泌物,因此扪之有面团样柔韧感,无波动感,可有压迫性凹陷。肿物表面颜色与口底黏膜相似而非浅紫蓝色。

2. 下颌下区囊性水瘤　常见于婴幼儿,穿刺检查可见囊腔内容物稀薄,无黏液,淡黄清亮,涂片镜检可见淋巴细胞。

(四) 治疗

1. 小唾液腺黏液囊肿　最常用的治疗方法为手术切除,将囊肿连同其表面部分黏膜完整切除。

2. 舌下腺囊肿　根据临床观察,半数以上的舌下腺囊肿可自行消退。对于体积较小的单纯型舌下腺囊肿,可先行密切观察,待其自行消退。对于长期不消退以及口外型或哑铃型舌下腺囊肿,可行舌下腺切除术。术中仅切除舌下腺即可,残留部分囊壁不会造成复发。

第四节 │ 唾液腺肿瘤

唾液腺肿瘤是唾液腺组织最常见的疾病,绝大多数系上皮性肿瘤,少数为间叶组织来源的肿瘤。唾液腺上皮性肿瘤的病理类型十分复杂,不同类型的肿瘤在临床表现、影像学表现、治疗和预后等方面均不相同。

一、唾液腺良性肿瘤

唾液腺肿瘤中,良性肿瘤占 75% 左右,其中以多形性腺瘤及沃辛瘤最常见。

(一) 多形性腺瘤

多形性腺瘤(pleomorphic adenoma)又称混合瘤(mixed tumor)。其生物学特性不同于一般良性肿瘤。其包膜可能不完整,有时在包膜中可见到瘤细胞存在。如采用剜除术或手术中肿瘤破裂,极易造成种植性复发。部分病例可发生恶变,因此该瘤属"交界性肿瘤"(borderline tumor)。

1. 临床表现　最常见于腮腺,其次为下颌下腺,舌下腺极少见。发生于小唾液腺者,以腭部为最常见。任何年龄均可发生,但以 30~50 岁为多见,女性多于男性。肿瘤生长缓慢,常无自觉症状。肿瘤界限清楚,质地中等,扪诊呈结节状,一般可活动。肿瘤在缓慢生长一段时期以后,若突然出现生长加速,并伴有疼痛、面神经麻痹等症状,多为恶变。

2. 诊断　根据病史及临床表现,结合 B 超、CT、MRI 等影像学表现可作出大致诊断。细针穿吸细胞学检查有助于诊断,但大唾液腺肿瘤不宜作切取活检,以免造成肿瘤细胞种植。

3. 治疗　手术切除,不能作单纯肿瘤摘除,即剜除术,而应在肿瘤外正常腺体组织内切除。腮腺多形性腺瘤切除手术应保留面神经,下颌下腺多形性腺瘤切除时常将下颌下腺一并切除。

(二) 沃辛瘤

沃辛瘤(Warthin tumor)又称腺淋巴瘤(adenolymphoma)或乳头状淋巴囊腺瘤(papillary cystadenoma lymphomatosum）。其组织发生与淋巴结有关,在胚胎发育时期,腮腺和腮腺内的淋巴组织同时发育,腺体组织可以迷走到淋巴组织中。这种迷走的腺体组织发生肿瘤变,即为沃辛瘤。

1. 临床表现　多见于男性,好发于 40~70 岁的中老年人,患者常有吸烟史,其发病可能与吸烟有关,可有肿块时大时小的消长史。绝大多数肿瘤位于腮腺后下极。扪诊肿瘤呈圆形或卵圆形,表面光滑,质地软,有时有囊性感。肿瘤常呈多发性,约 12% 的患者为双侧腮腺肿瘤,也可以在一侧腮腺出现多个肿瘤。有些患者术后又出现肿瘤,不是复发而是多发。

2. 诊断　根据患者病史及临床表现,大多可作出诊断。^{99m}Tc 核素显像显示肿瘤所在处核素摄取浓聚,即呈“热”结节,具有特征性,有助于诊断。

3. 治疗　手术切除。由于肿瘤常位于腮腺后下极,可考虑行连同肿瘤及其周围 0.5cm 以上正常腮腺切除的部分腮腺切除术。这种方式不同于剜除术,不会造成复发,但可保留腮腺导管及大部分腮腺的功能。术中应切除腮腺后下极及其周围淋巴结,以免出现新的肿瘤。

二、唾液腺恶性肿瘤

恶性肿瘤约占唾液腺肿瘤的 25%,其中以黏液表皮样癌和腺样囊性癌为最常见。

(一)黏液表皮样癌

黏液表皮样癌（mucoepidermoid carcinoma）根据黏液细胞的比例、细胞的分化、有丝分裂象的多少以及肿瘤的生长方式,分为高分化和低分化两类。分化程度不同,肿瘤的生物学行为及预后大不一样。

1. 临床表现　女性患者多于男性患者,发生于腮腺者居多,其次为腭部小唾液腺和下颌下腺,也可发生于其他小唾液腺,特别是磨牙后区。高分化者常呈无痛性肿块,生长缓慢。肿瘤体积大小不等,边界可清或不清,质地中等偏硬,表面可呈结节状。腮腺肿瘤侵犯面神经时,可出现面瘫症状。术后可以复发,但颈部淋巴结转移率低,血行转移更为少见。

与高分化者相反,低分化黏液表皮样癌生长较快,可有疼痛,边界不清,与周围组织粘连。腮腺肿瘤常累及面神经,颈淋巴结转移率高,且可出现血行转移,术后易复发。因此,高分化黏液表皮样癌属低度恶性肿瘤,而低分化黏液表皮样癌属高度恶性肿瘤。前者较常见,后者少见。

2. 治疗　手术为主,高分化者应尽量保留面神经,除非神经穿入肿瘤或与肿瘤紧密粘连。对面神经与肿瘤粘连而分离保留面神经的患者可采用术中液氮冷冻加术后放疗或 ^{125}I 放射性粒子组织内植入,以杀灭可能残留的肿瘤细胞。高分化者如手术切除彻底,可不加术后放疗,而低分化者宜加用术后放疗。高分化者不必作选择性颈淋巴清扫术,低分化者则需行选择性颈淋巴清扫术。

(二)腺样囊性癌

腺样囊性癌（adenoid cystic carcinoma）过去曾称“圆柱瘤”（cylindroma）,根据其组织学形态,可以分为腺样/管状型及实性型,前者分化较好,后者分化较差。

1. 临床表现　最常见于腭部小唾液腺及腮腺,其次为下颌下腺。发生于舌下腺的肿瘤多为腺样囊性癌。肿瘤易沿神经扩散,常出现神经症状,如局部疼痛、面瘫、舌麻木或舌下神经麻痹。肿瘤侵袭性极强,与周围组织无界限。肿瘤易侵入血管,血行转移率高达 40%,转移部位以肺为最多见。颈淋巴结转移率低。

2. 治疗　手术切除。手术设计时,应比其他恶性肿瘤扩大手术正常周界,术中宜行冷冻切片检查,以确定周围组织是否正常。术后常需配合放疗,以杀灭可能残留的肿瘤细胞。术后可选用化疗,以减少血行转移。

（郭传瑸）

思考题

1. 简述急性化脓性腮腺炎的病因。
2. 简述唾液腺结石病的诊断及鉴别诊断。
3. 简述干燥综合征的诊断和治疗。
4. 舌下腺囊肿分几类?
5. 简述唾液腺腺样囊性癌的临床特点及治疗要点。

思考题解题思路　　　　　本章目标测试　　　　　本章思维导图

第十七章 | 口腔颌面部肿瘤

由于口腔颌面部解剖结构和功能的复杂性,外科手术对患者的外貌具有明显影响,该部位肿瘤的治疗具有鲜明的特色。目前口腔颌面部及相关颈部病变的多学科合作的综合序列治疗和术后的功能重建,已成为口腔科学尤其是口腔颌面外科学的重要内容,口腔颌面外科在头颈部肿瘤的治疗中具有不可替代的地位。

第一节 | 概 述

一、概况

口腔颌面部是人体多种重要器官的集中区,解剖结构复杂,且组织发生来自多层胚叶,因此,所发生的肿瘤具有类型繁多、生物学特性各异、易早期侵犯邻近重要器官(如眼、颅底、颈部)的特点(见文末彩图 17-1)。牙源性和唾液腺源性肿瘤是口腔颌面部特有的肿瘤。口腔颌面部肿瘤的命名亦包括发生部位、组织来源及生物学特性 3 个方面,例如下颌骨成釉细胞瘤、舌鳞状细胞癌、上颌骨肉瘤等。根据这种临床命名法,可对肿瘤有一个总体的认识。有些肿瘤虽为良性,但具有局部浸润性生长和恶变倾向,临床上称之为"交界性肿瘤",例如成釉细胞瘤、多形性腺瘤、乳头状瘤等。对于这些肿瘤,必须采用正确的手术治疗方法。

在全身肿瘤中,良性与恶性的比例约为 1:1,但在口腔颌面部肿瘤中,良性肿瘤的比例高于恶性肿瘤。根据 2018 年 3 月国内 12 所口腔医学院的统计资料,恶性肿瘤仅占 36.2%。口腔颌面部良性肿瘤以牙源性及上皮性肿瘤多见,恶性肿瘤以鳞状细胞癌最常见,原发性口腔癌以舌癌最多,近年来女性口腔癌有明显增加的趋势。

口腔癌的 5 年生存率约为 64%,提高生存率的关键在于早期发现、早期诊断、早期治疗。尽管口腔颌面部位于浅表部位,张口即可直视,诊断应不困难,但是有报道临床误诊率高达 30%,可能是由于缺乏对口腔癌的认识和重视。因此,应当采取有效措施,使非口腔专业医务工作者更好地掌握和熟悉口腔颌面部肿瘤方面的知识。

二、临床表现与诊断

临床上,口腔颌面部恶性肿瘤易误诊为牙周炎、口腔溃疡、上颌窦炎、颌骨骨髓炎、结核等,从而延误病情或使患者失去治愈的机会。因此,在肿瘤诊断过程中,首先要区别肿瘤与非肿瘤性疾病(如炎症、寄生虫、畸形或组织增生所引起的肿块);其次,要鉴别肿瘤的良恶性(表 17-1)。

表 17-1 良性肿瘤与恶性肿瘤的鉴别

鉴别要点	良性肿瘤	恶性肿瘤
发病年龄	发生于任何年龄	癌多见于老年人,肉瘤多见于中青年人
生长速度	一般慢	一般快
生长方式	膨胀性生长	侵袭性生长

续表

鉴别要点	良性肿瘤	恶性肿瘤
与周围组织的关系	有包膜,不侵犯周围组织,界限较清楚,可移动	侵犯、破坏周围组织,界限不清,活动受限
症状	一般无症状	常有局部疼痛、麻木、头痛、开口受限、面瘫、出血等症状
转移	无	常发生转移
对机体的影响	一般对机体无影响,如生长在要害部位或发生并发症,也可危及生命	对机体影响大,患者常因肿瘤迅速发展、转移和侵及重要脏器而发生恶病质和死亡
组织学结构	细胞分化良好,细胞形态和结构与正常组织相似	细胞分化差,细胞形态和结构呈异型性,有异常核分裂

(一) 病史采集

重点应询问最初出现症状的时间、确切的部位、肿瘤的生长速度以及最近是否突然加速生长,这对于区分良性肿瘤与恶性肿瘤和确定晚期恶性肿瘤的原发部位均有帮助。遇有可疑症状时,应抓住不放,不可忽视患者病史中的任何一个细节。

(二) 临床检查

视诊和触诊在临床检查中占重要地位。视诊可了解肿瘤的形态、生长部位、大小以及是否造成功能障碍。触诊可了解肿瘤的边界、质地、活动度以及与邻近组织的关系(图17-2,图17-3)。对颊、口底、舌等处的深部肿瘤应进行双手触诊。听诊对血管源性肿瘤的诊断有一定帮助。当怀疑是恶性肿瘤时,应常规对颈部淋巴结进行触诊,以判断淋巴结有无转移,同时应对患者全身重要脏器进行检查,以排除肿瘤的远处转移。

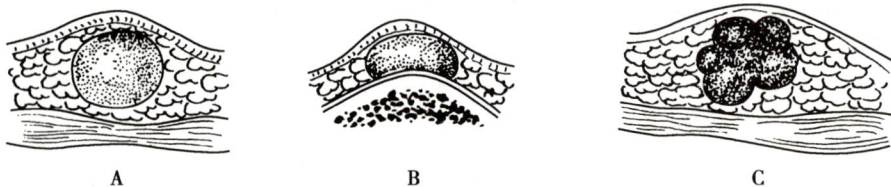

图 17-2　良性肿瘤的临床病理表现
A. 球形;B. 椭圆形;C. 分叶状。

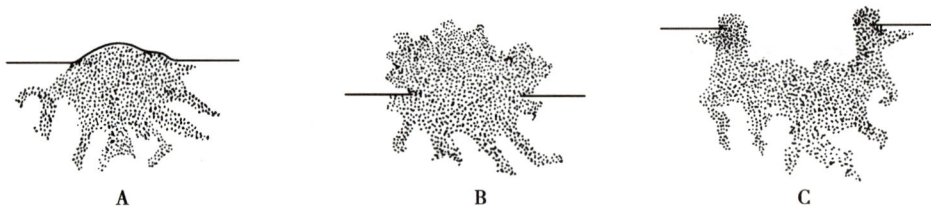

图 17-3　恶性肿瘤的临床病理表现
A. 浸润型;B. 外生型;C. 溃疡型。

(三) 影像学检查

X 线片主要用于了解骨组织肿瘤的性质以及软组织肿瘤对骨组织的侵犯程度。例如,原发性颌骨内癌,颌骨 X 线片表现为颌骨中央底大口小、呈虫蚀状的骨质破坏区。如为牙龈癌,则表现为底小口大、以牙槽骨为中心向底部破坏。

对恶性肿瘤还应常规行胸部摄片,检查肺部有无转移。造影检查,例如唾液腺造影、颈动脉造影、瘤(窦)腔造影等均可协助确定肿瘤的性质、范围,为治疗提供参考。

计算机体层摄影(CT)、磁共振成像(MRI)和数字减影血管造影(DSA)对口腔颌面部深部肿瘤的诊断非常有帮助(图 17-4),特别是 MRI 对深部软组织肿瘤的分辨率非常高,同时也提高了手术范围的精确性。

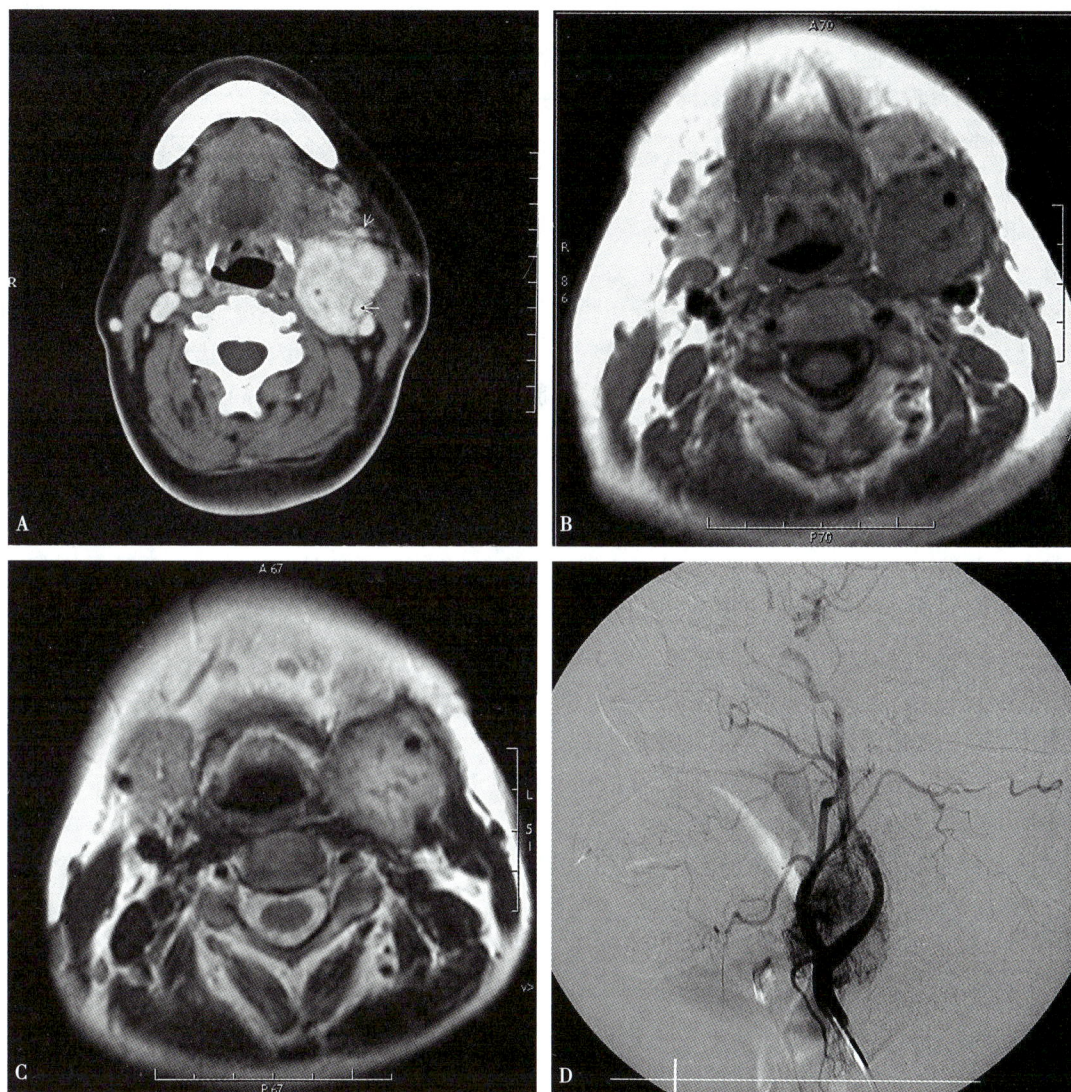

图 17-4　左颈动脉体瘤的 CT、MRI 及 DSA 表现

A. 增强 CT 横断面示左颈鞘内圆形病变强化明显,颈内动脉向后、外移位;B. MRI 的横断面(自旋回波 T_1 加权像)示病变为等信号;C. MRI 的横断面(自旋回波 T_2 加权像)示病变为高信号,病变内可见因丰富的流空血管而形成的"椒盐征";D. DSA 显示颈总动脉分叉处的异常血管团,颈内、外动脉分叉加大,与异常血管团间呈"抱球状"改变。

超声体层检查通常采用 B 型超声探测仪。对口腔颌面部囊性肿瘤和软组织肿瘤,其能较准确地提示有无肿块或肿块大小。此外,其声像图的边界清晰度和肿瘤内光点分布的均匀与否,均为判断肿块良性与恶性的证据。

(四)穿刺及细胞学检查

适用于扪诊时有波动感或深部软而界限欠清的肿块,如深部静脉畸形穿刺可吸出可凝固的血液,囊肿穿刺可吸出液体,有时涂片检查可见胆固醇结晶。

近年来对唾液腺或某些深部肿瘤,也可用6号针头行穿刺细胞学检查,或称"细针吸取活检"(fine needle aspiration biopsy, FNA),此法区别良恶性肿瘤的准确率可达95%,但有时对肿瘤的组织学类型难以完全肯定。

(五)活检

系从病变部位取一小块组织制成切片,在显微镜下观察细胞的形态和结构,以确定病变性质、肿瘤的类型及分化程度等。这是目前比较准确可靠的结论性的诊断方法,但也应结合临床和其他检查方法综合分析,才能更准确地作出诊断。必须正确掌握活检的适应证,因为不恰当的活检不仅增加患者痛苦,而且可能促使肿瘤转移,影响治疗效果。如恶性黑色素瘤患者不宜作普通病理检查,可用液氮冷冻肿瘤后再行活检,既有助于诊断,又最大限度地减少了医源性扩散。

(六)肿瘤标志物检查

随着生物化学、免疫学以及分子生物学、细胞工程学及遗传工程学等相应检测技术的发展,在恶性肿瘤患者的血液、尿液或其他体液中发现了一些特殊的化学物质,这类物质通常以抗原、激素、受体、酶、蛋白质以及各种癌基因等的形式出现。由于这些产物多由肿瘤细胞产生、分泌和释放,故被称为"肿瘤标志物"。因此有时血液及尿液的化验不仅可用于了解患者全身情况,还可以协助对肿瘤的诊断。如恶性肿瘤患者常有红细胞沉降率加快、黏蛋白水平增高;晚期骨肉瘤患者的血清碱性磷酸酶可增高;多发性浆细胞瘤患者的血浆球蛋白增高,尿内可发现本周蛋白(亦称凝溶蛋白);恶性黑色素瘤全身转移时,尿中黑色素试验可呈阳性等。

(七)临床分期

口腔颌面部恶性肿瘤确诊后,还需进一步进行临床分期,以指导治疗的选择和预后的评估。通常采用TNM分类法,T是指原发肿瘤,N是指区域淋巴结,M是指有无远处转移。每个项目再分为若干等级,将不同的T、N、M分级进行排列组合,即可得出临床分期。

三、治疗

对肿瘤的治疗,首先要树立综合治疗的观点。应根据肿瘤的性质及临床表现,结合患者的身体情况具体分析,确定采取相应的治疗原则与方法,制订一个合理的治疗计划。

(一)治疗原则

1. 良性肿瘤 通常以外科治疗为主,如为交界性肿瘤,应切除肿瘤周围部分正常组织,将切除组织作冷冻切片检查。如有恶变,则应扩大切除范围。

2. 恶性肿瘤 应根据肿瘤的组织来源、生长部位、分化程度、发展速度、临床分期、患者的机体状况等,全面研究后再选择适当的治疗方法。

(二)治疗方法

1. 手术治疗 手术仍是目前治疗口腔颌面部肿瘤最主要和有效的方法,适用于良性肿瘤,以及放疗及化学治疗(简称化疗)不能治愈的恶性肿瘤。

口腔颌面部恶性肿瘤手术失败的主要原因是局部复发和/或远处转移。因此,在手术中应严格遵守"无瘤"操作原则:肿瘤切除手术在正常组织内进行;避免切破肿瘤,污染手术野;防止挤压瘤体,以免播散;应行整体切除,不宜分块挖除;对肿瘤外露部分应以纱布覆盖、缝包;表面溃疡者,可采用电灼或化学药物处理,避免手术过程中污染种植;缝合前应用大量低渗盐水及化学药物(5%氮芥)冲洗湿敷;创口缝合时必须更换手套及器械;为了防止肿瘤扩散,还可采用电刀,也可于术中及术后应用静脉或区域性动脉注射化学药物。

对可能有颈部淋巴结转移的恶性肿瘤,还应施行颈淋巴清扫术(neck dissection)。颈淋巴清扫术根据治疗目的的不同,可分为选择性(临床未发现淋巴结转移,但淋巴结转移的可能性大)和治疗性(临床已发现淋巴结转移)颈淋巴清扫术;根据清扫范围的不同,可分为区域性和全颈淋巴清扫术。

2. 放射治疗 目前除早期较小的、对放疗较敏感的肿瘤,以及淋巴、造血组织来源的肿瘤等可通过放射线治愈外,对多数口腔颌面癌瘤来说,放疗均为综合治疗的一部分,可术前放疗,亦可行术后放疗。术前放疗可达到缩小肿瘤、抑制肿瘤快速生长、为手术创造条件的目的;术后放疗则多用于手术不能彻底切除和有些易复发的癌瘤,以减少局部复发。

放疗前的准备:放疗前,应拔除口内病灶牙和肿瘤邻近的牙,拆除金属套冠及冠桥。这样既可减少感染及颌骨坏死的可能性,又可使肿瘤受到放射线的直接照射。此外,要注意口腔卫生。如放疗后发生放射性颌骨坏死或骨髓炎,应进一步处理。

3. **化学治疗** 对于中、晚期口腔颌面部恶性肿瘤,化疗作为综合治疗的一部分,通常是先用化学药物治疗,使肿瘤缩小后再手术,可增加手术治疗的机会,称为新辅助化疗或诱导化疗。

在临床应用中,鳞癌首选平阳霉素(PYM)、紫杉醇(PTX)、甲氨蝶呤(MTX)、顺铂(CDDP)等,腺癌首选羟喜树碱(HPT)、氟尿嘧啶(5-FU)等。通常采用静脉全身给药方式化疗,也可采用动脉插管行区域性化疗,以提高局部药物浓度,减轻全身毒性,提高疗效。

目前,化疗除配合手术与放疗外,还可与热疗(热化疗)、免疫治疗(免疫化疗)以及中医中药治疗等相结合,以提高恶性肿瘤治疗的远期效果。

4. **生物治疗** 外科手术、放疗及化疗在头颈部癌瘤综合治疗中的作用业已被公认和肯定,然而癌瘤的治疗并未因此而取得完全的成功。随着近年来分子生物学研究的进展,以调动机体本身的抗癌功能来达到临床治愈目的的生物疗法被普遍看好,并有望在不久的将来成为治疗癌瘤的第4种常规方法。从广义上来说,生物治疗包括免疫治疗、细胞因子治疗、基因治疗等。

5. **综合序列治疗** 为了提高肿瘤的治疗效果,对晚期肿瘤多倾向于综合治疗或多学科治疗(multi-disciplinary therapy,MDT)。因为任何一种治疗都是一分为二的,有其长处,也有其不足之处。综合治疗可以取长补短,互相补充,获得最好的效果,但必须建立在具体分析的基础上。

目前对口腔颌面部恶性肿瘤强调以手术为主的综合治疗,特别是三联疗法,即手术+放疗+化疗。应当指出:综合治疗不是硬凑,其目的是提高疗效。因此,应邀请相关专业人员共同研究讨论,根据患者全身情况,针对不同性质的肿瘤和发展的不同阶段,有计划和合理地利用现有治疗手段,因人而异地制订出一个合理的个体化治疗方案,其特点不但是个体的、综合的,而且还应当是治疗方法有序排列的。为此,应更准确地称之为"综合序列治疗"。

四、预防

(一)消除或减少致癌因素

去除病因是最好的预防方法。对口腔颌面部肿瘤的预防,应消除外来的慢性刺激因素,如及时处理残根、残冠、错位牙,以及磨平锐利的牙尖、去除不良修复体和不良的局部或全口义齿,以免口腔黏膜经常受到刺激和损伤,从而避免诱发癌肿,特别是舌癌、颊癌及牙龈癌。

注意口腔卫生,不吃过烫及有刺激性的食物。戒除吸烟、酗酒、咀嚼槟榔等不良习惯。在户外暴晒或从事接触有害工业物质的工作时,应加强防护措施。此外,避免精神过度紧张和抑郁,保持积极乐观的心态,对预防肿瘤的发生均具有一定的意义。

(二)及时处理癌前病损与癌前状态

按照WHO的建议,癌前病损是指"一种已有形态学上改变的组织,它较其相应的外观正常的组织具有更大的癌变可能";癌前状态则是指"一种显著增加癌变危险的一般状态"。从临床角度而言,对癌前病损和癌前状态都应予以充分重视。

口腔颌面部常见的癌前病损有白斑和红斑。口腔黏膜白斑是最常见的癌前病损之一。白斑的癌变率文献报道不等,低者不到1%,高者甚至可达60%。

口腔颌面部常见的癌前状态有口腔扁平苔藓、口腔黏膜下纤维性变、盘状红斑狼疮、上皮过角化、先天性角化不良以及梅毒、着色性干皮病等。对于扁平苔藓,尤其是糜烂型和萎缩型扁平苔藓久治不愈者,应提高警惕。据文献报道,扁平苔藓的恶变率为1%~10%。

（三）开展防癌普查及易感人群的监测

早期恶性肿瘤是可以治愈的,但晚期肿瘤的治疗效果很差。早期肿瘤由于症状多不明显或与某些疾病的症状相类似而易被忽略。采取防癌普查及对易感人群(如嗜好咀嚼槟榔者)进行监测,能早期发现癌瘤,并及时有效地治疗。

第二节 │ 口腔颌面部囊肿

一、软组织囊肿

（一）皮脂腺囊肿

皮脂腺囊肿(sebaceous cyst),中医称"粉瘤",是由于皮脂腺排泄管阻塞,皮脂腺囊状上皮因内容物增多逐渐膨胀而形成的潴留性囊肿。囊内为白色凝乳状皮脂腺分泌物。

1. 临床表现　常见于面部,小的如豆,大则可为小柑橘样。囊肿位于皮内,并向皮肤表面突出。囊壁与皮肤紧密粘连,中央可有一小色素点。临床上可以根据这个主要特征与表皮样囊肿进行鉴别。

2. 治疗　手术切除。沿颜面部皮纹方向作梭形切口,应切除与囊壁粘连的部分皮肤。

（二）皮样或表皮样囊肿

皮样囊肿(dermoid cyst)或表皮样囊肿(epidermoid cyst)是由胚胎发育时期遗留于组织中的上皮细胞发展而形成的囊肿,后者也可以由于损伤、手术,上皮细胞植入而形成。皮样囊肿囊壁较厚,由皮肤和皮肤附件所构成。囊壁中无皮肤附件者,则为表皮样囊肿。

1. 临床表现　皮样或表皮样囊肿多见于儿童及青年。皮样囊肿好发于口底和颏下区,表皮样囊肿好发于眼睑、额、鼻、眶外侧、耳下等部位。囊肿生长缓慢,呈圆形。囊肿表面的黏膜或皮肤光滑,囊肿与周围组织、皮肤或黏膜均无粘连,触诊时囊肿坚韧而有弹性,似面团样。

皮样囊肿穿刺检查可抽出乳白色豆渣样分泌物,有时大体标本可见毛发。

2. 治疗　手术切除。在囊肿表面皮肤或黏膜上作切口,显露囊壁,将囊肿与周围组织分离,完整摘除。

（三）甲状舌管囊肿

胚胎至第6周时,甲状舌管自行消失,在起始点处仅遗留一浅凹即舌盲孔。如甲状舌管不消失,则残存上皮的分泌物聚积,形成先天性甲状舌管囊肿(thyroglossal cyst)。

1. 临床表现　甲状舌管囊肿多见于1~10岁的儿童,亦可见于成人。囊肿多发生于颈正中线,自舌盲孔至胸骨切迹间的任何部位,但以舌骨上下部最常见。囊肿生长缓慢,呈圆形,临床上常见者如胡桃大,位于颈正中部,有时微偏一侧。囊肿质软,边界清楚,与表面皮肤及周围组织无粘连。位于舌骨以下的囊肿,舌骨体与囊肿之间可能扪及坚韧的条索与舌骨体粘连,故可随吞咽及伸舌等动作而移动。囊肿感染自行破溃或误诊为脓肿而行切开引流,则形成甲状舌管瘘。

甲状舌管囊肿的诊断可根据其部位和随吞咽移动等而作出,有时穿刺检查可抽出透明、微混浊的黄色稀薄或黏稠液体。对甲状舌管瘘,还可行碘油造影以明确其瘘管走行。

2. 治疗　手术切除囊肿或瘘管,而且应彻底,否则容易复发。手术的关键是,除囊肿或瘘管外,一般还应将舌骨中份一并切除。

（四）鳃裂囊肿

鳃裂囊肿(branchial cleft cyst)多数认为系由胚胎鳃裂残余组织所形成。囊壁厚薄不等,含有淋巴样组织,通常覆有复层鳞状上皮,少数则被以柱状上皮。

1. 临床表现　鳃裂囊肿常位于颈上部,大多在舌骨水平,胸锁乳突肌上1/3前缘附近。有时附着于颈动脉鞘的后部,或自颈内、外动脉分叉之间突向咽侧壁。囊肿表面光滑,但有时呈分叶状。肿块大小不定,生长缓慢。患者无自觉症状,发生上呼吸道感染后肿块可以骤然增大,此时患者则感觉不适。鳃裂囊肿穿破后,可以长期不愈,形成鳃裂瘘。

2. 治疗 手术彻底切除,如遗留残存组织,可导致复发。

二、颌骨囊肿

(一)分类

1. 牙源性颌骨囊肿 牙源性颌骨囊肿发生于颌骨,但与成牙组织或牙有关。根据其来源不同,分为以下几种。

(1)根尖囊肿(radicular cyst):是由根尖周肉芽肿、慢性炎症的刺激引起的牙周膜内上皮残余增生。增生的上皮团中央发生变性与液化,周围组织液不断渗出,逐渐形成囊肿,故亦可称根尖周囊肿。

(2)含牙囊肿(dentigerous cyst):含牙囊肿又称滤泡囊肿,发生于牙冠或牙根形成之后,在缩余釉上皮与牙冠面之间出现液体渗出而形成含牙囊肿。其可来自1个牙胚(含1颗牙),也有来自多个牙胚(含多颗牙)者。含牙囊肿也是最常见的牙源性颌骨囊肿之一,占18%,仅次于根尖囊肿。

(3)牙源性角化囊肿(odontogenic keratocyst):角化囊肿来源于原始的牙胚或牙板残余,有人认为即始基囊肿。角化囊肿有典型的病理表现,囊壁的上皮及纤维包膜均较薄,在囊壁的纤维包膜内有时含有子囊(或称卫星囊腔)或上皮岛。囊内为白色或黄色的角化物或油脂样物质。牙源性角化囊肿占牙源性颌骨囊肿的9.2%。

2. 非牙源性颌骨囊肿 非牙源性囊肿是由胚胎发育过程中残留的上皮发展而来的,与牙齿发育无关,故亦称非牙源性外胚叶上皮囊肿。

(1)球上颌囊肿(globulomaxillary cyst):发生于上颌侧切牙与尖牙之间,牙常被排挤而移位。X线片上显示囊肿阴影在牙根之间,而不在根尖部位。牙无龋坏变色,牙髓均有活力。

(2)鼻腭囊肿(nasopalatine cyst):位于切牙管内或附近(来自切牙管残余上皮)。X线片上可见到切牙管扩大的囊肿阴影。

(3)正中囊肿(median cyst):位于切牙孔后,腭中缝的任何部位。X线片上可见缝间有圆形囊肿阴影。亦可发生于下颌正中线处。

(4)鼻唇囊肿(nasolabial cyst):位于上唇底和鼻前庭内,可能来自鼻泪管上皮残余。囊肿在骨质的表面。X线片上骨质无破坏征象。在口腔前庭外侧可扪及囊肿的存在。

(二)临床表现

颌骨囊肿多见于青少年。初期无自觉症状。若继续生长,骨质逐渐向周围膨胀,则形成面部畸形,根据部位不同可出现相应的局部症状。

(三)诊断

可根据病史及临床表现进行诊断。X线检查对诊断有很大帮助。囊肿在X线片上显示为一清晰圆形或卵圆形的透明阴影,边缘整齐,周围常呈现一明显白色骨质反应线,但角化囊肿有时边缘可不整齐。

(四)治疗

应及时进行手术治疗,以免引起邻近牙的继续移位和造成咬合紊乱。如伴有感染,须先用抗生素或其他抗菌药物控制炎症后再行手术治疗。术前应拍摄X线片或CT,以明确囊肿的范围及其与邻近组织的关系。小型囊肿可直接刮除,如囊腔内有牙根尖暴露但牙仍能保留,应行根管治疗及根尖切除;大型囊肿可先试行开窗术,待囊肿缩小后再行刮除。

第三节 | 瘤样病变和良性肿瘤

一、瘤样病变

(一)色素痣

色素痣(nevi)起源于表皮基底层产生黑色素的色素细胞,多发生于面颈部皮肤,亦偶见于口腔黏膜。根据组织病理学特点,色素痣可分为交界痣、皮内痣和混合痣 3 种。

1. 临床表现　交界痣为淡棕色或深棕色斑疹、丘疹或结节,一般较小,表面光滑、无毛,平坦或稍高于皮表,通常无自觉症状。突起于皮肤表面的交界痣容易受到洗脸、刮须、摩擦与损伤的刺激,并由此可能发生恶性变症状:如局部轻微痒、灼热或疼痛,痣的体积迅速增大,色泽加深,表面出现感染、破溃、出血,或痣周围皮肤出现卫星小点、放射黑线、黑色素环,以及痣所在部位的引流区淋巴结肿大等。恶性黑色素瘤多来自交界痣。

发生于口腔黏膜的色素痣较为少见,而以黑色素斑为多。

2. 治疗　手术治疗为主。注意切口要位于痣边界以外的正常皮肤上。比较小的痣在切除后,可以潜行分离创缘皮肤后直接拉拢缝合。较大的痣可考虑分期部分切除,容貌与功能均保存较好,但不适用于有恶变倾向者。也可采用全部切除,邻近皮瓣转移或游离皮肤移植。如怀疑有恶变,应一次性全部切除后送病理检查。

(二) 牙龈瘤

牙龈瘤(epulis)为来源于牙周膜及颌骨牙槽突结缔组织的炎性增生物或类肿瘤病变,不属于真性肿瘤。

1. 临床表现　牙龈瘤多见于女性,常见于青年及中年人,多发生于牙龈乳头部。位于唇、颊侧者较舌、腭侧者多,最常见的部位是前磨牙区。肿块较局限,呈圆形或椭圆形,有时呈分叶状;大小不一,直径由几毫米至数厘米。肿块有的有蒂如息肉状;有的无蒂,基底宽广。一般生长较慢,但在女性妊娠期可能迅速增大。较大的肿块可以遮盖一部分牙及牙槽突,表面可见牙压痕,易被咬伤而发生溃疡、伴发感染。随着肿块的增长,肿块可以破坏牙槽骨壁;X 线片可见骨质吸收、牙周膜增宽的阴影。牙可能松动、移位。

2. 治疗　手术切除。传统观点认为需将病变波及的牙同时拔除以减少复发。但目前多主张在首次治疗牙龈瘤时尽量保留无骨吸收的牙,并适当处理相应牙槽嵴。如出现复发,再按传统观点处理。

二、良性肿瘤

(一) 成釉细胞瘤

成釉细胞瘤(ameloblastoma)为颌骨中心性上皮肿瘤,在牙源性肿瘤中较为常见。

1. 临床表现　多发生于青壮年,以下颌骨体部及下颌骨角部为常见。肿瘤生长缓慢,初期无自觉症状,逐渐发展可使颌骨膨大,造成畸形,左右面部不对称。肿瘤侵犯牙槽突,可使牙松动、移位或脱落。肿瘤继续增大,使颌骨外板变薄甚至吸收,这时肿瘤可以侵入软组织内。由于肿瘤的侵犯,下颌骨的运动可以受到影响,甚至发生吞咽、咀嚼和呼吸障碍。肿瘤表面常见对颌牙造成的压痕,如果咀嚼时发生溃疡,可能造成继发性感染而化脓、溃烂、疼痛。当肿瘤压迫下牙槽神经时,患侧下唇及颊部可能感觉麻木不适。如肿瘤发展很大,骨质破坏较多,还可能发生病理性骨折。

2. 诊断　根据病史、临床表现、X 线特点,可作出初步诊断。典型成釉细胞瘤的 X 线表现:早期呈蜂房状,以后形成多房性囊肿样阴影,单房性的比较少。成釉细胞瘤因为多房性及有一定程度的局部浸润性,故囊壁边缘常不整齐,呈半月形切迹。在囊内的牙根尖可有不规则吸收现象。

3. 治疗　主要为手术治疗。因成釉细胞瘤有局部浸润周围骨质的特点,需将肿瘤周围至少 0.5cm 的骨质切除,否则治疗不彻底将导致复发,而多次复发后又可能变为恶性。对于较小的肿瘤,可行下颌骨边缘性切除,以保持下颌骨的连续性。对于较大的肿瘤,应行下颌骨节段性切除,即刻或二期植骨修复。

(二) 血管瘤

血管瘤(hemangioma)起源于残余的胚胎成血管细胞,是最常见的婴幼儿血管源性良性肿瘤,发生于口腔颌面部的血管瘤约占全身血管瘤的 60%。

1. 临床表现　多见于出生时(约 1/3)或出生后不久(1 个月内),大多数发生于面颈部皮肤、皮下组织,极少数见于口腔黏膜。

血管瘤具有可以自发性消退的独特生物学行为。其病程可分为增生期、消退期及消退完成期 3 期。

增生期最初表现为毛细血管扩张,四周围以晕状白色区域,迅即变为红斑并高出皮肤,高低不平似杨梅状。随婴儿第一生长发育期,约在 4 周龄以后快速生长,此时常是家长最迫切求治的时期。如生长在面部,不仅可导致畸形,还可影响运动功能,诸如闭眼、张口运动等。有的瘤体还可继发感染。快速增生还可发生于婴儿的第二生长发育期,即 4~5 月龄时。血管瘤一般在 1 年以后即进入消退期。消退是缓慢的,病损由鲜红色变为暗紫、棕色,皮肤可呈花斑状。据统计,50%~60% 的患者的血管瘤在 5 年内完全消退;75% 的患者在 7 年内消退完毕;10%~30% 的患者可持续消退至 10 岁左右,但可为不完全消退。因此,所谓消退完成期一般在 10~12 岁。大面积的血管瘤完全消退后可有局部色素沉着、浅瘢痕、皮肤萎缩下垂等体征。

2. 诊断　根据病史与临床表现,表浅血管瘤的诊断并不困难。但深部血管瘤有时与静脉畸形难以鉴别,必要时可采用普萘洛尔进行诊断性治疗。

3. 治疗　婴幼儿血管瘤除生长在非美观部位、处于稳定期、不影响美观与功能的中小型病变可以采用"等待观察"策略外,其他情况下均应积极治疗,以控制生长、加速消退、最大限度地减少并发症的发生。口服普萘洛尔具有疗效确切、不良反应少且轻微的优点,目前已取代糖皮质激素成为治疗血管瘤的一线药物。少数累及重要部位的巨大血管瘤,也可早期予以手术治疗。

(三)脉管畸形

脉管畸形(vascular malformation)属于先天性发育畸形,与血管瘤不同的是,脉管畸形无血管内皮细胞异常增殖,故不会发生消退,而是缓慢地扩张并贯穿整个病程。

1. 临床表现

(1)微静脉畸形(venular malformation):多发生于颜面部皮肤,常沿三叉神经分布区分布,口腔黏膜较少见。出生后即有,呈鲜红或紫红色,与皮肤表面相平,边界清楚。其外形不规则,大小不一,从小的斑点到直径数厘米,大的可以扩展到一侧面部或越中线至对侧。以手指压迫病损,表面颜色褪去;解除压力后,血液又立即充满病损区,恢复原有大小和色泽。

(2)静脉畸形(venous malformation):由衬有内皮细胞的无数血窦所组成。血窦的大小、形状不一,如海绵结构。窦腔内血液凝固而形成血栓,并可钙化为静脉石。好发于颊、颈、眼睑、唇、舌或口底部。其位置深浅不一,如果位置较深,则皮肤或黏膜颜色正常;表浅病损则呈现蓝色或紫色。边界欠清,扪之柔软,可以被压缩,有时可扪到静脉石。当头低位时,病损区则充血膨大;恢复正常位置后,肿胀亦随之缩小,恢复原状,此称为体位移动试验阳性。

静脉畸形病损体积不大时,一般无自觉症状;继续发展、长大时,可引起颜面、唇、舌等畸形及功能障碍。若发生感染,则可引起疼痛、肿胀、表面皮肤或黏膜溃疡,并有出血的危险。

(3)动静脉畸形(arteriovenous malformation):是一种迂回弯曲、极不规则而有搏动性的血管畸形,主要由血管壁显著扩张的动脉与静脉直接吻合而成,故亦有人称为先天性动静脉畸形。

动静脉畸形多见于成人,幼儿少见,常发生于颞浅动脉所在的颞部或头皮下组织中。病损高起而呈念珠状,表面温度较正常皮肤高。患者可能自己感觉到搏动。扪诊有震颤感,听诊有吹风样杂音。若将供血的动脉全部压闭,则病损区的搏动和杂音消失。肿瘤可侵蚀基底的骨质,也可突入皮肤,使其变薄,甚至坏死出血。颌骨内的动静脉畸形临床少见且隐蔽,常在门诊拔牙时发生大出血而被发现。

(4)淋巴管畸形(lymphatic malformation):由淋巴管发育异常所形成,常见于儿童及青少年。好发于舌、唇、颊及颈部。按其临床特征及组织结构,可分为微囊型与大囊型两类。

1)微囊型:由衬有内皮细胞的淋巴管扩张而成。淋巴管极度扩张弯曲,构成多房性囊腔,呈海绵状。淋巴管内充满淋巴液。在皮肤或黏膜上呈现孤立的或多发性散在的小圆形囊性结节状或点状病损,无色、柔软,一般无压缩性,病损边界不清楚。口腔黏膜的淋巴管畸形有时与微静脉畸形同时存在,出现黄、红色小疱状突起,称为淋巴管-微静脉畸形。

发生于唇、下颌下及颊部者,有时可使患处显著肥大畸形。发生于舌部者常呈巨舌症,引起颌骨畸形、开殆、反殆、牙移位、咬合紊乱等。舌黏膜表面粗糙,呈结节状或叶脉状,有黄色小疱突起。在长期发生慢性炎症的基础上,舌体可以变硬。

2)大囊型:主要发生于颈部锁骨上区,亦可发生于下颌下区及上颈部。一般为多房性囊腔,彼此间隔,内有透明、淡黄色水样液体。病损大小不一,表面皮肤色泽正常,呈充盈状态,扪诊柔软,有波动感。与深部静脉畸形不同的是体位移动试验阴性,但有时透光试验为阳性。

(5)混合型脉管畸形(mixed malformation):存在一种类型以上的脉管畸形时可称为混合型脉管畸形。如前述的微静脉畸形与微囊型淋巴管畸形并存;动静脉畸形伴发局限性微静脉畸形;静脉畸形也可与大囊型淋巴管畸形同时存在。

2. 诊断 表浅脉管畸形的诊断并不困难,位置较深的脉管畸形应行体位移动试验和穿刺来确定。对动静脉畸形以及深层组织内的静脉畸形、大囊型淋巴管畸形等,为了确定其部位、大小、范围及其吻合支的情况,可以采用超声、动脉造影、瘤腔造影或磁共振血管成像(MRA)来协助诊断,并为治疗提供参考。

3. 治疗 脉管畸形的治疗应根据病损类型、位置及范围等因素来决定。目前的治疗方法有激光治疗、硬化剂注射、外科切除、介入治疗等,一般采用综合疗法。

(四)神经纤维瘤

神经纤维瘤(neurofibroma)是由神经鞘细胞及成纤维细胞两种主要成分组成的良性肿瘤,分单发与多发两种,多发性神经纤维瘤又称为神经纤维瘤病。

1. 临床表现 神经纤维瘤多见于青年人,生长缓慢。口腔内较少见。颜面部神经纤维瘤的临床表现主要是表面皮肤呈大小不一的棕色斑,或呈灰黑色小点状或片状病损。扪诊时,皮肤内有多发性瘤结节,质地较硬。多发性瘤结节可沿皮下神经分布,呈念珠状,也可呈丛状,如来自感觉神经,可有明显触痛。沿着神经分布的区域内,有时有结缔组织呈异位增生,皮肤松弛或折叠下垂,遮盖眼部,引起功能障碍和面部畸形。肿瘤质地柔软,虽瘤内血供丰富,但一般不能压缩。邻近的骨受侵犯时,可引起畸形。头面部多发性神经纤维瘤还可伴先天性枕骨缺损。

2. 诊断 神经纤维瘤病有遗传倾向,为常染色体显性遗传。因此对患者的直系家属最好进行全身检查,才能确定是否有家族史。

3. 治疗 手术切除。对小而局限性的神经纤维瘤可以一次完全切除。但对巨大肿瘤通常只能作部分切除,以纠正畸形及减轻功能障碍。需要特别注意的是,神经纤维瘤血运丰富,界限不清,术中出血多且止血难度大,故应作充分的术前准备。

(五)骨化性纤维瘤

骨化性纤维瘤(ossifying fibroma)为颌面骨比较常见的良性肿瘤。

1. 临床表现 骨化性纤维瘤常见于青年人,多为单发性,可发生于上、下颌骨,但以下颌骨较为多见。女性多于男性。此瘤生长缓慢,早期无自觉症状,不易被发现。肿瘤逐渐增大后,可造成颌骨膨胀肿大,引起面部畸形及牙移位。发生于上颌骨时,常波及颧骨,并可能波及上颌窦及腭部,使眼眶畸形、眼球突出或移位,甚或产生复视。下颌骨骨化性纤维瘤除引起面部畸形外,还可导致咬合紊乱,有时可继发感染,伴发骨髓炎。

2. 诊断 骨化性纤维瘤易与骨纤维异常增殖症、牙骨质化纤维瘤、纤维骨瘤等其他纤维骨病损混淆,应结合临床、X线表现尤其是病理检查来确诊。

3. 治疗 由于骨化性纤维瘤属真性肿瘤,故原则上应行手术切除。

第四节 ┃ 口腔颌面部恶性肿瘤

一、癌

口腔颌面部恶性肿瘤以癌最为常见,其中又以鳞状细胞癌最多,占80%以上。鳞状细胞癌(squamous cell carcinoma)简称鳞癌,多发于40~60岁的成人,男性多于女性。由于发生部位不同,其临床表现、恶性程度、转移部位及治疗方法也有所不同。

(一)口腔癌

口腔癌是指发生在舌体(舌前2/3)、颊、牙龈、硬腭、口底等黏膜部位的上皮源性恶性肿瘤,其中以舌癌最为多见,其次为牙龈癌、颊癌。

1. 临床表现

(1)舌癌(carcinoma of the tongue):是最常见的口腔癌,多发生在舌中1/3侧缘,大多数为鳞癌,少数为腺癌、淋巴上皮癌或未分化癌等。

舌癌早期可表现为溃疡、外生与浸润3种类型。有的患者的第一症状仅为舌痛,有时可反射至颞部或耳部。外生型可来自舌乳头状瘤恶变。浸润型表面可无突起或溃疡,最易延误病情,患者常不能早期发现。舌癌常表现为溃疡及浸润同时存在,伴有自发痛和程度不同的舌运动障碍。

舌癌晚期可直接超越中线或侵犯口底,以及浸润下颌骨舌侧骨膜、骨板或骨质。向后则可延及舌根或咽前柱和咽侧壁,此时舌运动可严重受限,舌固定,涎液增多外溢而不能自控,进食、吞咽、言语均感困难。疼痛剧烈,可反射至半侧头部。

舌癌的淋巴结转移率较高,通常为40%左右。转移部位以颈深上淋巴结群最多。舌癌至晚期,可发生肺部转移或其他部位的远处转移。

(2)牙龈癌(carcinoma of the gingiva):在口腔癌中的发病率仅次于舌癌而居第2位,但近年来有逐年下降趋势。

牙龈癌在临床上可表现为溃疡型或外生型,其中以溃疡型为多见。起始多源于龈乳头及龈缘区。溃疡表浅,呈淡红色,以后可出现增生。由于黏骨膜与牙槽突附着甚紧,较易早期侵犯牙槽突骨膜及骨质,进而出现牙松动,并可发生脱落。X线片可出现恶性肿瘤的破坏特征——虫蚀状不规则吸收。

牙龈癌常发生继发感染,肿瘤伴以坏死组织,触之易出血。体积过大时可出现面部肿胀,皮肤受侵。

牙龈癌侵犯骨质后,常出现下颌下淋巴结转移,后期则颈深上淋巴结群受累。

(3)颊癌(carcinoma of the buccal mucosa):颊癌也是常见的口腔癌之一。

颊癌通常有溃疡形成,伴深部浸润,仅少部分表现为疣状或乳突状的外突型。腺源性颊癌则少有出现溃疡者,主要表现为外突或浸润硬结型肿块。由白斑发展而来的颊癌,常可在患区查见白斑。

颊癌早期一般无明显疼痛,因此患者往往延误就医;当癌肿浸润肌肉等深层组织或合并感染时,出现明显疼痛,伴不同程度的开口受限,直至牙关紧闭。牙周组织受累后,可出现牙痛或牙松动。由于癌瘤浸润、溃疡形成,特别是伴发感染时,可出现局部继发性出血,疼痛加重。患者常有下颌下淋巴结肿大,亦可累及颈深上淋巴结群。

(4)口底癌(carcinoma of the floor of mouth):口底癌指发生于口底黏膜的癌,应注意与来自舌下腺的癌鉴别。

口底癌以发生在舌系带两侧的前口底为常见,局部可出现溃疡或肿块。由于口底区域不大,极易侵犯舌系带而至对侧,并很快向前侵及牙龈和下颌骨舌侧骨板;进一步侵入骨松质后,可使下前牙发生松动,甚至脱落。向后侵犯,除波及后口底外,还可深入舌腹肌层。晚期向深层侵犯口底诸肌群。

口底癌,特别是前口底癌极易发生双侧颈淋巴结转移。最易侵及的是颏下及下颌下淋巴结,后期则多转移至颈深上淋巴结群。

（5）腭癌（carcinoma of the palate）：腭癌仅指硬腭的原发性癌肿，软腭癌应列入口咽癌范围。腭癌以来自腭部小唾液腺的黏液表皮样癌、腺样囊性癌为多，鳞癌较少见。

腭鳞癌常先起自一侧，并迅速向牙龈侧及对侧蔓延。肿瘤多呈外生型，边缘外翻，被以渗出和血痂，触之易出血；有时亦呈溃疡型。腭鳞癌周围的黏膜有时可见烟草性口炎表现或白斑。由于腭黏骨膜与腭骨紧贴，故易早期侵犯骨质。

腭鳞癌的淋巴结转移部位主要为下颌下淋巴结及颈深上淋巴结。

2. 诊断 根据病史、临床表现，口腔癌的诊断并不困难，活检病理确诊也很方便。需强调的是，口腔癌的触诊十分重要，通过触诊可大致了解肿瘤的性质和实际浸润部位。此外，X线片、CT、MRI、PET-CT等也是十分重要的影像学检查手段，可以进一步了解肿瘤的大小、位置、与邻近组织器官的关系，以及颈部淋巴结与远处转移的状况，并据此进行临床分期。

3. 治疗 对于早期口腔癌，一般主张手术扩大切除原发灶，颈部行同期或分期颈淋巴清扫术。中、晚期口腔癌则应采取综合治疗方案。

（1）手术治疗：手术是治疗口腔癌最主要和有效的手段。手术时应严格遵循肿瘤外科的原则，第一次手术常是治愈的关键，如切除不彻底则容易复发，再次手术往往难以获得满意的效果。

1）原发灶的扩大切除：原发灶的切除要有足够的边界和深度，要在病灶边界外至少1cm的正常组织内进行整体切除。当病灶累及深部肌肉时，要将肌肉从其起点至止点切除。肿瘤侵犯颌骨时，也应将受累的颌骨一并切除。

2）颈淋巴清扫术：由于口腔癌的颈部淋巴结转移率较高，原发灶较大者，即使没有颈部淋巴结肿大，一般也应考虑同期行选择性颈淋巴清扫术，以消除潜在的转移途径。对于临床淋巴结阳性的患者，则应同期行治疗性颈淋巴清扫术。原发灶较小者，如颈部淋巴结无明显肿大，也可密切观察，一旦发生转移，即应行治疗性颈淋巴清扫术。

3）缺损的修复重建：原发灶切除后，遗留缺损较大而不能直接拉拢缝合时，要根据缺损的类型以及患者的全身情况，选择合适的软组织瓣、骨组织瓣或复合组织瓣进行修复重建。硬腭及上颌骨手术切除后的缺损也可采用赝复体修复。

（2）放射治疗：可用作对晚期口腔癌患者术前、术后的辅助治疗。如为术前放疗，放疗结束后通常需休息数周，如无特殊情况即可进行手术治疗。如为术后放疗，一般在术后4~6周内进行。

（3）化学治疗：对晚期患者可进行术前诱导化疗，可望提高患者的生存率。可单一用药，亦可联合用药。

4. 预后 早期口腔癌预后较好，晚期预后较差。总体来说，5年生存率约为64%。

（二）唇癌

唇癌（carcinoma of the lip）指发生于唇红黏膜的癌，主要为鳞状细胞癌。发生于唇内侧黏膜者应属颊黏膜癌；发生于唇部皮肤者应归于皮肤癌。

1. 临床表现 唇癌常发生于唇中外1/3间的唇红缘部黏膜。早期为疱疹状、结痂的肿块，随后出现火山口状溃疡或菜花状肿块。以后肿瘤向周围皮肤及黏膜扩散，同时向深部肌组织浸润。晚期可波及口腔前庭及颌骨。

下唇癌常向颏下及下颌下淋巴结转移；上唇癌则向耳前、下颌下及颈深淋巴结转移。

2. 诊断 依据病史及临床表现不难作出诊断，病理活检可以确诊。

3. 治疗 早期患者无论采用外科手术、放射、激光或低温治疗，均有良好的疗效。但对晚期患者及有淋巴结转移者，则应采用外科治疗为主的综合治疗。

4. 预后 唇癌预后较好，5年生存率可达85%左右。

（三）口咽癌

口咽癌（carcinoma of the oropharynx）是指原发于软腭与舌骨水平之间，包括舌根、软腭、扁桃体、咽侧壁、咽后壁及会厌周围等部位的上皮源性恶性肿瘤。

1. 临床表现 口咽癌根据发病部位不同,可分为舌根癌,舌、腭咽弓(咽柱)癌,扁桃体癌以及软腭癌。不同部位的口咽癌在临床表现上存在着某些不同的部位特征,但其主要临床表现基本相似,有溃疡型、外生型及浸润型 3 种。口咽癌初期症状不明显,可有咽部不适、异物感。肿瘤破溃感染后出现咽痛,固定于病变侧,也可有舌咽神经反射的耳内痛。如肿瘤在扁桃体咽侧壁,向上侵及鼻咽部,可造成一侧耳鸣、听力减退。如肿瘤侵及咽侧、翼内肌,可出现张口困难。舌根部肿瘤向深部浸润后,可出现伸舌偏斜和发声障碍,且常有唾液带血、口臭、呼吸不畅等。肿瘤长大后,因阻塞可产生呼吸及吞咽困难。

口咽癌的淋巴转移部位主要为颈深上淋巴结和咽后淋巴结,转移发生早且转移率高。

2. 诊断 详细检查口咽部,即可见肿瘤。活检是确诊的必要手段。

3. 治疗 采用以手术治疗为主的综合治疗。

4. 预后 由于口咽部解剖隐蔽,毗邻关系复杂,故远期疗效较差。

(四)上颌窦癌

上颌窦癌(carcinoma of the maxillary sinus)患者因发病部位及临床表现不同而常就诊于耳鼻咽喉科及口腔科,以鳞癌常见。

1. 临床表现 早期,由于癌瘤局限于上颌窦内,患者可以毫无症状而不被发觉。当肿瘤发展到一定程度后,才出现明显症状而引起患者注意。

临床上,患者可因肿瘤的原发部位不同而出现不同的症状。当肿瘤发生自上颌窦下壁时,则先引起牙松动、疼痛、颊沟肿胀,如将牙痛误认为牙周炎等而将牙拔除,则肿瘤突出于牙槽部,创口不愈合而形成溃烂面;当肿瘤发生自上颌窦内壁时,常先出现鼻阻塞、鼻出血,一侧鼻腔分泌物增多,鼻泪管阻塞时会有流泪现象;肿瘤发生自上壁时,常先使眼球突出、向上移位,可能引起复视;肿瘤发生自外壁时,则表现为面部及颊沟肿胀,以后皮肤溃破,肿瘤外露,眶下神经受累时可发生面颊部感觉迟钝或麻木;肿瘤发生自后壁时,可侵入翼腭窝而引起开口受限。

上颌窦癌常转移至下颌下及颈部淋巴结,有时可转移至耳前及咽后淋巴结。远处转移少见。

2. 诊断 应与牙周炎、根尖周炎、慢性上颌窦炎等相鉴别,必要时可行上颌窦探查术,以便早期发现,及时治疗。X 线片在判断有无原发肿瘤及定位上远不及 CT,因此对上颌窦癌的影像学检查,CT 应作为首选。

3. 治疗 采用以手术为主的综合治疗。早期肿瘤局限于上颌窦内而无骨质破坏者,可行上颌骨全切除术;如病变波及眶下板,切除范围需包括眶内容物;如病变累及其他部位,应施行上颌骨扩大根治性切除术,甚至施行颅颌面联合切除术;较晚期上颌窦癌最好先行放疗或化疗,待肿瘤初步控制后再手术。

4. 预后 上颌窦癌的预后迄今仍不能令人满意,据文献报道,5 年生存率大多在 50% 以内。失败原因主要是治疗后局部复发,患者很少死于转移病灶。

(五)颜面部皮肤癌

颜面部皮肤癌(carcinoma of the facial skin)主要有鳞状细胞癌和基底细胞癌,其中又以基底细胞癌较为多见。

1. 临床表现 颜面部皮肤癌多发生于鼻部、鼻唇沟、眼睑、唇部皮肤、颊及耳颞部。病损处可表现为中央凹陷,边缘呈卷状;也可因创伤、溃疡引起出血而形成破溃;还可表现为溃疡和瘢痕组成巢状斑块。

2. 诊断 皮肤癌的诊断比较容易,一旦临床怀疑,可作病理检查确诊。

3. 治疗 首选治疗方法是手术。此外,对切除困难区域和多原发性皮肤癌的原发灶,可用低温或激光治疗。

4. 预后 皮肤癌的治疗效果一般较好,尤其是基底细胞癌。

二、软组织肉瘤

软组织肉瘤系一组起源于间叶组织的恶性肿瘤,口腔颌面部以纤维肉瘤、恶性纤维组织细胞瘤、横纹肌肉瘤为最常见。

1. 临床表现　以青壮年多见。病程发展较快,多表现为实质性(或有分叶)肿块,表面皮肤或黏膜血管扩张充血,并可出现溃疡或有溢液、出血。晚期肿瘤可呈巨大肿块,浸润正常组织后引起一系列功能障碍,如呼吸不畅、开口受限等,全身多见恶病质。一般较少淋巴结转移,但常发生血行转移。

2. 诊断　主要依据活检以明确诊断。

3. 治疗　以手术治疗为主,应采用局部彻底广泛切除。如有淋巴结转移,亦应行颈淋巴清扫术。对于局部复发率较高的肉瘤,术后可辅以放疗及化疗。需特别强调综合治疗的作用,如对横纹肌肉瘤,单纯采用手术治疗的疗效很差,近年来采用手术结合放疗及化疗后,5 年生存率已达 60% 左右。

4. 预后　通常预后较癌为差。

三、骨源性肉瘤

骨源性肉瘤系起源于骨间质的恶性肿瘤。口腔颌面部以骨肉瘤最为常见,其次是软骨肉瘤及恶性纤维组织细胞瘤。

1. 临床表现　可发生于任何颌面骨,但以上、下颌骨最为常见。发病年龄轻,多见于青少年。病程较快,呈进行性的颌面骨膨胀性生长,表面皮肤常有血管扩张及充血,后期肿瘤破溃,可伴发溢液或出血。颌骨破坏可导致牙松动、移位甚至脱落,亦可发生病理性骨折。骨源性肉瘤在 X 线片上显示为软组织阴影伴骨破坏,有时有骨质反应性增生及钙化斑、块出现,牙在肿瘤中呈飘浮状。晚期患者血清钙、碱性磷酸酶水平可升高,肿瘤易沿血液循环转移至肺。

2. 诊断　除根据临床表现外,主要依靠 X 线、CT 作出初步诊断,最后还要依靠病理检查才能确定。

3. 治疗　采用以手术为主的综合治疗。手术需行大块根治性切除,特别要强调器官切除的概念,以避免因管道或腔隙传播而导致局部复发。

4. 预后　据文献报道,骨源性肉瘤的 5 年生存率为 30%~50%。

四、恶性淋巴瘤

恶性淋巴瘤(malignant lymphoma)系起源于淋巴系统的恶性肿瘤,在病理上可分为霍奇金淋巴瘤(Hodgkin lymphoma, HL)与非霍奇金淋巴瘤(non-Hodgkin lymphoma, NHL)两大类。NHL 与 HL 的发病率之比约为 5∶1。

1. 临床表现　可发生于任何年龄,但以青、中年为多。起源于淋巴结内者称结内型,以颈部淋巴结最为常见。起源于淋巴结外者称结外型,可发生于牙龈、腭、颊、口咽、颌骨等部位。结内型早期表现为颈部、腋下、腹股沟等处的淋巴结肿大,质地坚实而具有弹性,无压痛,大小不等,可移动,以后互相融合成块,失去动度。结外型临床表现多样,有炎症、坏死、肿块等各型。晚期多出现全身性表现,如发热、肝脾大、全身消瘦、贫血等。

2. 诊断　疑为恶性淋巴瘤时,及时作病理检查非常重要。对结内型可以采用细胞学穿吸活检,也可摘除整个淋巴结作病理检查。对结外型,则钳取或切取活检都可考虑。采用免疫组化特殊染色可以提高诊断的正确率。

恶性淋巴瘤由于是全身性疾病,除了口腔颌面部、颈部病损外,要排除纵隔、胸部、肝、脾、后腹膜等部位淋巴结受侵,为此除常规 X 线摄片外,CT 或 MRI 都是必须采用的检查手段。

3. 治疗　恶性淋巴瘤对放疗及化疗都比较敏感,因此采用以放疗或化疗为主的综合治疗。

对经过放疗后不消退的结外型口腔颌面部恶性淋巴瘤,特别是已侵犯骨组织者,也可考虑局部扩大根治性切除术,术后再考虑进行化疗。

4. 预后　恶性淋巴瘤中 HL 的预后较 NHL 好,但总的来说,预后不够理想。

(蒋灿华)

思考题

1. 简述口腔颌面部良、恶性肿瘤的鉴别要点。

2. 简述口腔颌面部肿瘤的治疗原则。

3. 简述脉管畸形的分类和治疗。

4. 肿瘤外科手术中的"无瘤"操作原则有哪些?

5. 简述口腔颌面部恶性肿瘤综合序列治疗的方法和意义。

思考题解题思路　　本章目标测试　　本章思维导图

第十八章 | 颌面部神经疾病

支配口腔颌面部感觉与运动功能的主要神经是三叉神经和面神经。临床上常见的颌面部神经疾病有两种：三叉神经痛和面神经麻痹。临床上通常将三叉神经痛分为原发性和继发性两种，其临床共同特征是三叉神经分布区域内出现剧烈疼痛。面神经麻痹通常分为中枢性和周围性面瘫，临床共同特征是出现面神经瘫痪。

第一节 | 三叉神经痛

三叉神经痛（trigeminal neuralgia）是指在三叉神经分布区域内出现阵发性电击样剧烈疼痛，历时数秒到数分钟，间歇期无症状。疼痛可由口腔或颌面部的任何刺激引起。以中老年人多见，多数为单侧性。临床上通常将三叉神经痛分为原发性和继发性两种。原发性三叉神经痛系指无神经系统体征，且应用各种检查并未发现明显与发病有关的器质性病变者。而继发性三叉神经痛则是指由机体的其他病变压迫或侵犯三叉神经所致，此型有明确病因可查；除表现出疼痛症状外，一般尚有神经系统体征。

一、病因

1. 原发性三叉神经痛 原发性三叉神经痛的病因和发病机制尚不明确，通常认为病变在周围部，在三叉神经感觉根、半月神经节或其周围支及末梢。

（1）血管神经压迫学说：近年来通过大量临床实践、颅脑手术所见、病理解剖及动物实验等，对原发性三叉神经痛的病因有了新的认识。现在国内外多数学者接受并认同小脑的微血管压迫邻近的神经感觉根是引起三叉神经痛的主要原因。

血管的压迫可导致神经出现切迹、神经移位或扭曲，并发生脱髓鞘改变。这种脱髓鞘的轴突与邻近的无鞘纤维发生"短路"（又称伪突触形成），轻微的触觉刺激即可通过"短路"传入中枢，而中枢的传出冲动亦可再通过"短路"而成为传入冲动，如此很快达到一定的"总和"而引起疼痛发作。近年来有学者认为三叉神经根损伤可导致半月神经节神经元的小神经丛高度兴奋，而后者形成一个"点火中心"，并通过脱髓鞘突触并列形成的伪突触传递和交叉后释放形成一正反馈放大，故由一支或多支这样的神经纤维支配的面部或口内"扳机点"的短期刺激可引发整群纤维兴奋，导致疼痛发作。

（2）解剖结构异常：如在某些三叉神经痛病例中发现三叉神经压迹处有尖锐的小骨刺，以及颞骨岩部肥厚、岩嵴过高、局部硬脑膜增厚等，均可能导致对神经根和半月神经节产生局部压迫。

（3）颈内动脉管前端的骨质缺陷，使该动脉与半月神经节十分接近，它的搏动长期影响着半月神经节的感觉根，使之发生脱髓鞘改变而引起疼痛。

（4）神经分支所经过的骨孔因骨膜炎而发生狭窄，压迫神经可引起疼痛。

（5）机体特别是面部遭受过于寒冷的刺激也是三叉神经痛的重要起因。

（6）此外，高血压、供应神经血供的动脉硬化、血管张力的破坏等也可能导致本病的发生。

2. 继发性三叉神经痛 继发性三叉神经痛的病因可能为颅中窝和颅后窝的颅内病变，如多发性硬化、原发性或转移性颅底肿瘤、鼻源性和耳源性的颅底蛛网膜炎、脑血管动脉瘤等。颅内肿瘤，特别是位于脑桥小脑三角部、三叉神经根部及半月神经节的肿瘤,均可引起三叉神经分布区的疼痛。此外,鼻咽癌、上颌窦癌及各种转移癌等也可能导致神经痛。

病灶感染如额窦炎、筛窦炎、上颌窦炎、骨膜炎、中耳炎、化脓性岩骨炎等都可以引起继发性三叉神经痛,特别是牙源性病灶感染更有其特殊意义。

二、病理

有关三叉神经痛组织形态学改变的意见不一,有的认为并无神经组织的明显病理性改变,而多数倾向于认为半月神经节及感觉根内有明显的变化。

近年来的研究发现,在电子显微镜下观察到半月神经节感觉根内节细胞的消失、炎性浸润、动脉粥样硬化改变及脱髓鞘改变等。主要变化为髓鞘的病变,表现为节细胞的轴突上常有不规则的球状茎块,是由于髓鞘的不正常染色所形成的。这种变化沿着神经束分布,并发生于相邻的神经束上。目前已公认脱髓鞘改变是引起三叉神经痛的主要病理变化。

三、临床表现

本病的主要表现是在三叉神经某分支区域内,骤然发生闪电式的极为剧烈的疼痛。疼痛可自发,也可以由轻微刺激"扳机点(trigger zone)"所引起,如表情肌的运动、轻微触摸面部、微风的吹拂、头部的转动以及刷牙漱口等均能引起疼痛发作。所谓"扳机点"是指在三叉神经分支区域内某个固定的局限的小块皮肤或黏膜特别敏感,对此点稍加触碰,立即引起疼痛发作。疼痛先从"扳机点"开始,然后迅速扩散至整个神经分支区域。"扳机点"可能是一个,但也可能为两个以上,一般取决于罹患分支的数目。此点常位于牙龈、牙齿、上下唇、鼻翼、口角及颊部黏膜处。为避免刺激,患者常不敢洗脸、刷牙、剃须、微笑等,导致面部表情呆滞、木僵,颜面及口腔卫生不良,常出现湿疹、口炎、牙石堆积、舌苔增厚、少进饮食、身体消瘦。

疼痛如电击、针刺、刀割或撕裂样剧痛,发作时患者为了减轻疼痛而做出各种特殊动作:有的用手掌紧按患侧面部或用力揉搓痛处;有的则做一连串迅速的咀嚼动作;而另一些则相反,如咬紧牙关,或迅速摆动头部或上身;还有的则咬唇、伸舌、咂嘴等。发作时还常常伴有颜面部表情肌的痉挛性抽搐,口角被牵向患侧。有时还可以出现痛区潮红、结膜充血,或流泪、出汗、流涎以及患侧鼻腔黏液增多等症状,称为痛性抽搐。发作多在白天,每天发作时间一般持续数秒、数十秒或1~2分钟后又骤然停止。两次发作之间称间歇期,无任何疼痛症状。只有少数病例于间歇期中在面部相应部位有轻微钝痛。疾病的早期一般发作次数较少,持续时间较短,间歇期较长;但随着疾病的发展,发作愈来愈频繁,间歇期亦缩短。

病程可呈周期性发作,每次发作期可持续数周或数个月,然后有一段自动的暂时缓解,缓解期可为数天或几年,在此期间疼痛甚至消失,以后疼痛复发。三叉神经痛很少有自愈者。部分疾病的发作期与气候有关,一般在春季及冬季容易发病。

有的患者由于疼痛发作时用力揉搓面部皮肤,可出现皮肤粗糙、增厚、色素沉着,脱发、脱眉,有时甚至引起局部擦伤并继发感染。

有些患者因疼痛牵涉到牙,常疑为牙痛而坚持要求拔牙,故不少三叉神经痛患者都有拔牙史。

原发性三叉神经痛患者无论病程长短,神经系统检查均无阳性体征,仍保持罹患分支区域内的痛觉、触觉和温度觉等感觉功能和运动支的咀嚼功能。只有在个别病例中有某个部位皮肤的敏感性增加。

继发性三叉神经痛患者可因病变部位不同,伴有面部皮肤感觉减退、角膜反射减退、听力减退等神经系统阳性体征。

但在原发性三叉神经痛病例中,也有因受摩擦局部皮肤增厚、粗糙,或由于接受过封闭治疗、理疗或局部敷药等而出现局部感觉减退的情况。对这类患者应仔细检查有无其他神经系统阳性体征,以便与继发性三叉神经痛相鉴别。

四、检查

检查的目的是明确罹患的分支，即查明发生疼痛症状的分支。为了进一步明确是原发性三叉神经痛还是继发性者，必须同时检查伴随的其他症状和体征，如感觉、运动和反射的改变。

1. **定分支检查**　定分支首先要寻找"扳机点"。各分支的常见"扳机点"部位如下。

眼支：眶上孔、上眼睑、眉、前额及颞部等部位。

上颌支：眶下孔、下眼睑、鼻唇沟、鼻翼、上唇、鼻孔下方或口角区、上颌结节或腭大孔等部位。

下颌支：颏孔、下唇、口角区、耳屏部、颊黏膜、颊脂垫尖、舌颌沟等处，并需要观察在开闭口及舌运动时有无疼痛发作。

对上述各分支的常见"扳机点"按顺序进行检查，由于各"扳机点"痛阈高低不同，检查时的刺激强度也应由轻至重做适当的改变。

（1）拂诊：以棉签或示指轻拂可疑的"扳机点"。

（2）触诊：用示指触摸"扳机点"。

（3）压诊：用较大的压力进行触诊。

（4）揉诊：对可能的"扳机点"用手指进行连续回旋式重揉动作，每一回旋需稍作刹那停顿，这种检查方法往往能使高痛阈的"扳机点"出现阳性体征，多用于眶下孔和颏孔区的检查。

2. **三叉神经功能检查**　原发性三叉神经痛一般无论病情轻重，都不影响患侧神经的功能。在定分支检查后，应再进行功能检查，以便了解神经径路是否正常。青壮年的初发患者，若有第三支非典型三叉神经痛发作，应考虑桥小脑角肿瘤，特别是表皮样瘤的可能性。

（1）感觉功能：可用探针轻划（触觉）与轻刺（感觉）患侧的三叉神经各分布区的皮肤与黏膜，并与健侧相比较，原发性三叉神经痛的检查结果是两侧一致。若痛觉丧失，需再作温度觉检查，即以试管盛冷、热水进行测试。如痛觉与温度觉均丧失而触觉存在，可能是脊束核损害。

（2）角膜反射（corneal reflex）：嘱患者向一侧注视，用捻成细束的棉絮轻触角膜，由外向内，反射作用为双侧直接和间接的闭眼动作。角膜反射可受多种病变的影响。一侧三叉神经受损害造成角膜麻痹时，刺激患侧角膜则双侧均无反应，而在作健侧角膜反射试验时，仍可引起双侧反应。

（3）腭反射：用探针或棉签轻刺软腭边缘，可引起软腭上提。一侧反射消失，表明该侧上颌神经的分支腭后神经或蝶腭神经的损害。上颌神经损害时，还表现为嗅吸氨气、醋酸等时无灼痛感，以及用细软猪鬃刺激鼻腔下部黏膜时不发生喷嚏反射。

（4）运动功能：三叉神经运动支的功能障碍表现为咀嚼肌麻痹，咬紧牙时咬肌松弛无力，若下颌舌骨肌与二腹肌前腹麻痹，吞咽动作时患侧此两肌松弛。

凡出现上述神经功能性改变者，说明神经径路上有损害，常见的为占位性病变，必须进一步检查以明确诊断。局限性的麻木、感觉障碍也可能是由于维生素 B_1 缺乏、神经症、三叉神经痛、注射无水乙醇或手术后，根据病史不难确定。

五、诊断

依据病史、疼痛的部位和性质、发作表现和神经系统无阳性体征，一般诊断原发性三叉神经痛并不困难，但要排除继发性三叉神经痛。为了准确无误地判断疼痛的分支及疼痛涉及的范围，查找"扳机点"具有重要意义。在初步确定疼痛的分支后，用1%~2%利多卡因在神经孔处行阻滞麻醉以阻断相应的神经干，这属于诊断性的封闭治疗。

继发性三叉神经痛的疼痛可不典型，常呈持续性。一般发病年龄较小，病程短，故对50岁以下的患者应着重怀疑肿瘤的可能性，对年轻患者的不典型三叉神经痛，特别是双侧性三叉神经痛，应怀疑多发性硬化症。检查时，在三叉神经的分布区域内出现病理症状，如角膜反射的减低或丧失。角膜反射的变化是有意义的体征,常提示为症状性或器质性三叉神经痛。此外,也常伴有三叉神经分布区的痛觉、温度觉与触觉障碍,还可以出现咀嚼肌肌力减弱与肌萎缩。

怀疑为继发性三叉神经痛时,应进一步作详细的临床检查,按需要拍摄颅骨 X 线片(特别是颅底和岩骨),常需要作特殊造影、CT、MRI 检查等以明确诊断。

六、鉴别诊断

1. 非典型面痛 非典型面痛的主要特点是疼痛不局限在某一感觉神经支配区内,不易定位,疼痛范围广,深在或弥散,无"扳机点"存在,疼痛发作时常伴有明显的自主神经症状。应根据其临床症状及特点与三叉神经痛相鉴别。

2. 牙痛和其他牙源性疾病 三叉神经痛有时可与牙痛相混淆,特别是牙髓炎和髓石所引起的疼痛比较剧烈。但牙髓炎所引起的疼痛为持续性的,夜间疼痛加剧(三叉神经痛在夜间疼痛减轻或消失),对冷热刺激敏感,有病灶牙存在。髓石引起的疼痛多在体位改变或睡眠时发生,不存在"扳机点",亦无周期性发作的特点,X 线片可见牙髓腔内有结石存在。

在临床上有不少三叉神经痛患者误认为牙痛而要求拔牙,此时必须认真鉴别。

有时颌骨内的埋伏牙以及颌骨或上颌窦肿瘤压迫神经时也可引起神经痛,可行 X 线检查确诊。其他牙源性感染如牙周炎、颌骨骨髓炎,以及拔牙术后创口感染等都能引起颌面部疼痛。但这些疾病所引起的疼痛为持续性、深在性钝痛,有明显病灶可查,疼痛一般不受外界刺激的影响,无"扳机点",去除病灶后疼痛消失。

3. 鼻窦炎 如急性上颌窦炎、额窦炎等,多在流行性感冒后发生,继急性鼻炎之后,可有嗅觉障碍、流大量黏液脓性鼻涕、鼻阻塞。疼痛呈持续性,不如三叉神经痛剧烈,但持续时间长,局部皮肤可有红、肿、压痛及其他炎症表现。X 线片可见鼻窦腔密度增高,呈弥漫性模糊阴影,有时可见液平面,抗生素治疗有效。

4. 颞下颌关节紊乱病 颞下颌关节紊乱病(TMD)是常见的颞下颌关节疾病。其临床表现为张口及咀嚼时关节区及其周围肌群出现疼痛,常伴有关节弹响、张口时开口型偏斜、歪曲等症状。颞下颌关节紊乱病一般无自发痛,多在关节后区、髁突部及相应肌和骨质破坏区有压痛。一般在咀嚼及大张口时诱发疼痛。

5. 舌咽神经痛 舌咽神经痛(glossopharyngeal neuralgia)为舌咽神经分布区域的阵发性剧痛,多见于男性。疼痛性质与三叉神经痛相似,但疼痛部位在咽后壁、舌根、软腭、扁桃体、咽部及外耳道等处。

七、治疗

继发性三叉神经痛应针对病因治疗,对原发性三叉神经痛可采取以下几种方法治疗。

1. 药物治疗 对原发性三叉神经痛均首先采用药物治疗,无效时再考虑其他方法。

(1)卡马西平(carbamazepine):为抗癫痫药,是目前治疗三叉神经痛的首选药物。用药方法是从小剂量开始,并逐渐增加至理想剂量,以达到既能控制疼痛又不引起不良反应的效果。开始时 100mg,每日 2 次,如不能镇痛,以后每日增加 100mg,直到能控制疼痛为止,但不能超过最大剂量(1 200mg/d),找出其最小有效量作为维持剂量服用,一般为 300~800mg/d,约 70% 的病例有效。当疼痛完全消失达 4 周时,可逐渐减少药量。不良反应有眩晕、嗜睡、恶心、皮疹、消化功能障碍、白细胞减少,停药后可恢复正常。

(2)苯妥英钠(phenytoin sodium):也是一种常用的药物,对多数病例有一定疗效。一般剂量为每次 50~100mg,每日 2~3 次,极量为 500mg/d。其中毒症状为头晕、步态不稳、震颤和视力障碍等。

(3)氯硝西泮(clonazepam):以上两药无效时可用,不良反应可有嗜睡及步态不稳,还可引起呼吸抑制、呼吸道分泌物增加,对有呼吸系统疾病患者慎用,肝病、青光眼患者忌用。

（4）七叶莲：是中成药，用于治疗三叉神经痛，每次 3 片（每片含量相当于生药 5g），每日 4 次。此药无严重不良反应，少数出现口干、上腹不适、头晕等，停药后即可恢复。

此外，可根据情况配合使用其他镇痛药。

2. 射频温控热凝术（percutaneous radiofrequency thermocoagulation）　20 世纪 70 年代以来，在国外用射频温控热凝半月神经节及其感觉根治疗三叉神经痛取得了良好效果。至 20 世纪 80 年代，国内也已开展此项技术。临床实践证明，这是目前治疗三叉神经痛较好的方法，其镇痛效果好，复发率低，可重复治疗。

应用射频温控热凝术治疗三叉神经痛成功的关键在于准确的穿刺及定位。近年来采用术中 CT 定位进行穿刺及射频治疗，使穿刺技术不再单纯依靠经验，医师可在穿刺过程中依据 CT 图像以避免反复多次穿刺。穿刺针的定位可通过图像显示，通过 CT 定位后分层扫描图像所见，进一步调整穿刺针在卵圆孔内的深度及位置，使其能准确到达所要破坏的三叉神经分支，特别是可避免对三叉神经第一支的损伤，从而大大提高了治疗的成功率并减少并发症的发生。

3. 针刺疗法　按循经穴位与神经分布的解剖位置相结合的原则，选择邻近神经干的穴位，以患者有强烈针感为宜。第一支痛常用的穴位是下关、太阳、头维、丝竹空等配合谷穴。第二支痛时选下关、四白、迎香、颊车、听会配合谷穴。第三支痛时选下关、颊车、大迎、地仓、合谷等。

4. 封闭疗法　方法为 1%~2% 利多卡因行疼痛神经支的阻滞麻醉，也可加入维生素 B_{12} 作神经干或穴位封闭，每日 1 次，10 次为一疗程。

5. 理疗　常用维生素 B_1 或维生素 B_{12} 和普鲁卡因，采用离子导入法将药物导入疼痛部位，或采用穴位导入法，均可获得一定疗效。

6. 注射疗法　常用无水乙醇或 95% 乙醇准确地注射于罹患部位的周围神经干或半月神经节。其目的在于产生局部神经纤维变性，从而阻断神经的传导，以达到镇痛效果。

7. 微血管减压术　微血管减压术属于功能性外科治疗，既能阻断疼痛，又不破坏三叉神经正常感觉功能，不会导致神经支配区的麻木。因需要开颅手术，较其他治疗方法的风险因素有所增加。因此，必须提倡神经外科和口腔外科共同完成微血管减压术。

除上述疗法外，近年来国际上和国内采用伽马刀、X 刀、冷冻、激光、多柔比星注射神经干或外周神经支、半导体激光照射结合局部封闭治疗、山莨菪碱、维生素 B_1 外周神经注射配合半导体激光穴位照射等疗法，均获得一定疗效。

对三叉神经痛选择治疗方法时，应遵守循序渐进的原则。应首选对机体无损害或损害最小的治疗方法。一般先从药物治疗或封闭、理疗等开始，如无效再依次选择半月神经节射频温控热凝术、注射疗法、神经撕脱术等。只有当这些方法均无效时才考虑做颅内手术。

第二节 ｜ 面神经麻痹

面神经麻痹（facial paralysis）主要表现为面部表情肌群运动功能障碍，也称为面瘫。

根据引起面神经麻痹的病损部位不同，分为中枢性面神经麻痹和周围性面神经麻痹两种（表18-1）。

表18-1　中枢性面神经麻痹和周围性面神经麻痹的特点

比较要点	中枢性（核上性）	周围性
病损位置	面神经核以上至大脑皮质中枢	面神经运动纤维病变
病变部位	脑干	脑桥下部、中耳、腮腺等
特点	病变对侧睑裂以下的表情肌瘫痪；常伴有与面瘫同侧的肢体瘫痪	病变侧表情肌全部瘫痪（上睑提肌除外）；可伴或不伴有听觉、味觉改变及唾液分泌障碍

中枢性(核上性)面神经麻痹:病损位于面神经核以上至大脑皮质中枢之间,即当一侧皮质脑干束受损时,称为中枢性或核上性面神经麻痹。因病变在面神经核以上的上位神经元,故又称为面神经核上瘫。其临床特点表现为:①病变对侧睑裂以下的颜面表情肌瘫痪;②常伴有与面瘫同侧的肢体瘫痪;③无味觉和唾液分泌障碍。

周围性(核性或核下性)面神经麻痹:面神经运动纤维发生病变所造成的面瘫称为周围性面神经麻痹。病变可位于脑桥下部(如出血、肿瘤等)、中耳或腮腺等部位。其临床特点为:①病变侧全部表情肌瘫痪(上睑提肌除外),如眼睑不能闭合、不能皱眉、额纹消失,口周肌群瘫痪症状与核上瘫相同;②可伴有听觉改变、舌前 2/3 的味觉减退以及唾液分泌障碍,其中最多见的是贝尔麻痹。

一、贝尔麻痹

贝尔麻痹(Bell palsy)是指临床上不能确定病因的、不伴有其他体征或症状的单纯性周围神经麻痹,一般认为是经过面神经管的面神经部分发生急性非化脓性炎症所致。

(一)病因

目前其确切病因尚不明确,一般认为面部受凉是其主要病因。贝尔麻痹常在局部受冷风吹袭或着凉后发生,故可能是因寒冷引起营养面神经的血管痉挛,导致神经缺血和毛细血管损害而发生水肿,水肿进一步加重神经受压和阻碍淋巴与血液的流通,形成恶性循环而导致面瘫。也有由风湿性面神经炎、茎乳孔内的骨膜炎引起面神经肿胀、受压、血液循环障碍而致病者。

本病也可能由某种病毒感染所引起,如单纯疱疹病毒、水痘-带状疱疹病毒、流行性腮腺炎病毒、脊髓灰质炎病毒等。病毒感染神经鞘膜,发生炎症、水肿。

(二)病理

病理变化主要是面神经水肿,髓鞘或轴突有不同程度的变性,以在茎乳孔和面神经管内的部分尤为显著。部分患者的乳突和面神经管的骨细胞也有变性。

(三)临床表现

贝尔麻痹起病急骤,且少有自觉症状,不少患者主诉临睡时毫无异常,但晨起盥洗时忽觉不能饮水与含漱;或者自己并无感觉而为他人首先所察觉。这种不伴其他症状或体征的突发性单侧面瘫,常是贝尔麻痹的特殊表现。

面瘫的典型症状有:患侧口角下垂,健侧向上歪斜;上下唇因口轮匝肌瘫痪而不能紧密闭合,故发生饮水漏水以及不能鼓腮、吹气等功能障碍。上、下眼睑不能闭合的原因是眼轮匝肌瘫痪后,失去了与受动眼神经支配的上睑提肌保持平衡协调的随意动作,致睑裂扩大、闭合不全、露出结膜;用力紧闭时,则眼球转向外上方,此称贝尔征(Bell sign)。由于不能闭眼,故易患暴露性角膜炎。在下结膜囊内,常有泪液积滞或溢出,这种泪液运行障碍一般由泪囊肌瘫痪与结膜炎等原因引起。前额皱纹消失与不能蹙眉是贝尔麻痹或周围性面瘫的重要临床表现,也是与中枢性面瘫鉴别的主要依据。

表情肌瘫痪症状在功能状态时更为突出。因此,评估治疗效果或恢复程度也必须在功能状态下进行。

面瘫的症状还取决于损害部位。如发生在茎乳孔外,一般都不发生味觉、泪液、唾液、听觉等方面变化。但当同时出现感觉功能与副交感功能障碍时,则所出现的症状对损害的发生部位具有定位意义。因此,还应进行下列各种检查。

(1)味觉检查:伸舌,用纱布固定、擦干唾液后,以棉签蘸糖水或盐水涂于患侧的舌前 2/3,嘱患者对有无味觉以手示意,但不要用语言回答,以免糖(盐)水沾至健侧而影响检查结果。如用甜味刺激检查时,可将糖水涂于舌尖;稍偏后则对咸味敏感;依次向后对酸味与苦味敏感。味觉的敏感性虽有个体差异,但左右两侧一般相同。

(2)听觉检查:主要是检查镫骨肌的功能状态。

(3)泪液检查:亦称 Schirmer 试验,目的在于观察膝状神经节是否受损。

（四）诊断及鉴别诊断

本病具有突然发作的病史与典型的周围性面瘫症状,诊断并不困难。根据味觉、听觉及泪液检查结果,还可以明确面神经损害部位,从而作出相应的损害定位诊断。

1. **茎乳孔以外**　面瘫。

2. **鼓索与镫骨肌神经节之间**　面瘫+味觉丧失+唾液腺分泌障碍。

3. **镫骨肌与膝状神经节之间**　面瘫+味觉丧失+唾液腺分泌障碍+听觉改变。

4. **膝状神经节**　面瘫+味觉丧失+唾液腺、泪腺分泌障碍+听觉改变。

5. **脑桥与膝状神经节之间**　除面瘫外,感觉与分泌功能障碍一般均较轻;如损害影响听神经,尚可发生耳鸣、眩晕。

6. **核性损害**　面瘫+轻度感觉与分泌障碍,但往往影响展神经核而发生该神经的麻痹,当损害累及皮质延髓束时可发生对侧偏瘫。

本病应与中耳炎、损伤、听神经瘤、腮腺疾病等引起的面神经核麻痹相鉴别。需要注意有无中耳流脓史、外伤史、听觉障碍、腮腺病变等。

（五）治疗

贝尔麻痹的治疗可分为急性期、恢复期、后遗症期三个阶段来考虑。

1. **急性期**　起病1~2周内可视为急性期。此阶段主要是控制组织水肿,改善局部血液循环,减少神经受压。用糖皮质激素联合抗病毒药治疗效果最佳,可采用地塞米松10mg静脉滴注,连续7~10日或口服泼尼松30mg/d,顿服或分2次服,连续5日,逐渐减量停药。疗程共10~14日。联合抗病毒药疗效更佳,常选用阿昔洛韦或利巴韦林口服或静脉滴注。此外,为促进神经髓鞘修复,给予维生素B_1 100mg肌内注射,每日1次;维生素B_{12} 500μg肌内注射,每日1次;也可口服维生素B_1、维生素B_{12}。可进行理疗,用超短波热疗法或红外线照射茎乳孔部。此时期不宜应用强烈针刺、电针等治疗,以免导致继发性面肌痉挛。可进行局部热敷、肌按摩。嘱患者注意保护眼部,以防引起暴露性角膜炎。特别是要防止角膜损害,可用眼膏,入睡后应以眼罩掩盖患侧眼,减少户外活动,不宜吹风和持续用眼。

2. **恢复期**　第2周末至2年为恢复期。此期的治疗主要是尽快使神经传导功能恢复和加强肌收缩。除可以继续给予维生素B_1、维生素B_{12}外,还可给予烟酸、地巴唑等药物,以及行面部电刺激、电按摩等。针刺可取较多穴位,如加取地仓、翳风、太阳、风池、合谷、足三里等穴位的强刺激,留针时间延长,并可加用电针。应继续注意保护眼睛。

恢复期可根据病情进行面肌的被动和主动运动锻炼。可对着镜子按摩面肌,练习各种瘫痪肌的随意运动。大多数病例在起病后1~3个月可完全恢复,药物治疗在6个月后已很少有效,但1~2年内仍有自行恢复的可能。

3. **后遗症期**　2年后面瘫仍不能恢复者,可按永久性面神经麻痹处理。

（六）预后

预后主要取决于病损的严重程度,以及治疗是否及时、得当。约80%的贝尔麻痹病例可在2~3个月内恢复。轻症病例多无神经变性,经2~3周后即开始恢复,于1~2个月内可痊愈;神经部分变性者,需3~6个月恢复;更严重者恢复缓慢或不恢复。目前判断面瘫预后优劣的较好方法是采用肌电图与电兴奋性测验,可进一步明确面神经的功能状态,对预后的估计有一定帮助。

（七）预防

防止面部特别是耳后部受风寒,如夏季夜晚不要在窗口、屋顶睡觉,乘火车、汽车时避免耳后部长时间地受冷风吹袭。

二、永久性面神经麻痹

永久性面神经麻痹(permanent facial paralysis)是指由肿瘤压迫或累及面神经、外伤和手术意外损伤面神经等引起的不可逆的面神经麻痹。

（一）病因

较常见的有颅内肿瘤,中耳、颞骨手术或外伤损伤面神经;此外,还有颌面部外伤、火器伤以及颌面部血管瘤、淋巴瘤和腮腺的恶性肿瘤等因手术而发生的损伤。少数贝尔麻痹的治疗无效,也可后遗永久性面神经麻痹。

（二）临床表现

永久性面神经麻痹的临床症状与其他原因所致的中枢性或周围性面神经麻痹相同,不同的只是面部表情肌功能未恢复。用肌电仪和电兴奋性测验无反应或不出现电位变化,说明神经已经变性。

（三）治疗

永久性面神经麻痹的治疗方法主要是手术治疗。

1. **神经吻合术**　神经遭受外伤或因手术需要或在术中误伤时,均应立即行神经断端直接吻合术。

2. **神经游离移植术**　适用于损伤或手术造成面神经部分缺损者,用于移植的神经常采用自体耳大神经和腓肠神经,亦有采用股内侧皮神经前支、股外侧皮神经和颈丛的皮支等。切取神经的长度应比实际缺损长 15% 左右。对于晚期损伤性或手术后面神经麻痹的病例,必须在远端面神经肌组织接头处尚未变性之前进行移植,才能达到效果。在手术中应注意彻底切除两断端及周围的瘢痕组织,形成具有良好血供的局部组织床,以利于移植神经的成活。

近年来国外相继报道了一些面神经已完全变性的神经移植的新方法,如面神经横跨移植(cross transplantation)技术、带血管神经的股薄肌移植技术,以治疗面神经损伤晚期病例。

对于无法进行神经吻合和神经移植的病例或已经采用上述手术失败者,可采用筋膜悬吊法等进行整形手术治疗。

在早期亦有采用面-舌下神经交叉吻合者,但因其并发症严重,现已极少用。

对于单纯面神经下颌缘支麻痹者,除可采用上述筋膜悬吊或肌瓣悬吊法之外,还可根据患者具体情况采用转移下唇轮匝肌至上唇的方法,以达到动力矫正的目的,亦可行 "Z" 字成形术来矫正口角歪斜。

（王　巍）

思考题

1. 如何确诊三叉神经痛并定位分支?

2. 三叉神经痛常需与哪些疾病鉴别?

3. 原发性三叉神经痛首选的治疗药物是什么?简述该药物的应用方式。

4. 何谓贝尔麻痹?如何确定病变累及的面神经损伤部位?

思考题解题思路　　　　本章目标测试　　　　本章思维导图

近年来，口腔数字化技术取得了显著进展并广泛应用于口腔医学各学科，深刻改变了口腔疾病的诊疗模式，使口腔治疗更为精准、高效、微创和安全。口腔数字化技术通过融合三维数据采集技术、数字建模技术、计算机辅助设计与辅助制作（computer aided design and computer aided manufacturing，CAD/CAM）、手术导航技术、机器人技术、人工智能技术及相关材料技术开展口腔疾病的诊疗。数字化是口腔医学未来发展的重要方向，对未来的口腔医学将产生更深远的影响。

第一节 | 口腔数字化技术

一、三维数据采集技术

临床上对患者进行三维数据采集是进行数字化设计和制作的基础。数据采集是口腔数字化技术的重要组成部分，既包括使用三维光学扫描设备获取数字化牙颌模型数据、面部扫描数据，也包括使用 CT、锥形束 CT（CBCT）等设备获取影像学数据。

（一）数字化牙颌模型

数字化牙颌模型是通过各种三维扫描技术，将口腔内牙齿及牙龈等软硬组织、传统印模、牙颌模型的表面三维形态转换为三维数字化牙颌模型（图 19-1），通常存储为标准细分曲面语言（standard tessellation language，STL）格式。数字化牙颌模型可以通过直接数字印模技术或间接数字印模技术来获取。

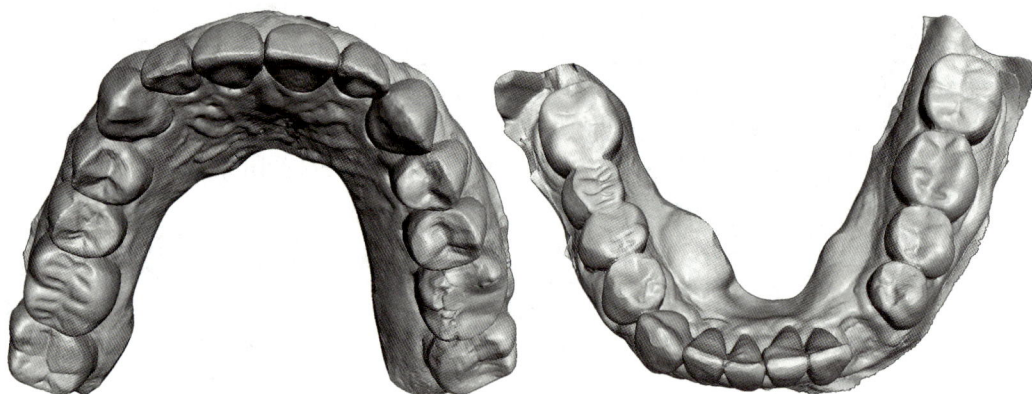

图 19-1　数字化牙颌模型

直接数字印模技术是应用口内三维扫描设备扫描牙齿、牙龈等软硬组织并生成数字化牙颌模型的技术，其原理是小面积单视场扫描得到数据后再进行连续重叠拼接、重建处理等。扫描时需将扫描头放入口内，沿牙列及周围牙龈移动，显示器上实时显示扫描生成的牙颌模型，可随时暂停扫描，检查模型并补充扫描，从而保证模型质量。与传统印模相比，该方法不再使用流动性印模材料及托盘，避免患者产生恶心等不适。

间接数字印模技术是应用三维扫描设备扫描传统印模、牙颌模型并生成数字化牙颌模型的技术，主要采用光栅投影、线激光、三维立体摄影等光学扫描技术，具有效率高、分辨率高的优点。口外扫描仪单视场扫描范围大，图像拼接次数少，对全牙弓扫描也能获得较高的准确度。口外扫描仪对印模和模型有一定要求：如印模表面反光性强，可能需要喷粉；印模和模型本身要有较高的准确度，否则扫描后获得的数字模型也不准确。

（二）CBCT

CBCT是口腔数字化数据采集的重要组成部分。CBCT使用锥形束X线扫描器在一次扫描中获得患者头颅或特定区域的三维立体影像。CBCT可用于拍摄牙列、牙槽骨、上下颌骨、颞下颌关节甚至软组织的三维影像，其优点包括空间分辨率高、伪影小、放射剂量低且扫描时间短。目前，CBCT越来越广泛地应用于口腔疾病的分析诊断及治疗设计中，包括但不限于：用于分析牙齿的位置、形态和根管结构，辅助根管治疗、复杂牙拔除等；用于牙槽骨的体积及密度测量，判断骨缺损程度，辅助规划种植手术；用于检查颞下颌关节形态、位置，辅助颞下颌关节紊乱病的诊断；也可用于颌骨外伤、肿瘤的诊断和治疗计划的制订。

使用CBCT时要尽量避免产生伪影，因为伪影可严重降低影像质量，干扰口腔疾病的诊断及治疗计划的制订。金属伪影是常见的伪影，表现为在高密度金属周围呈现放射状的条纹分布，口内金属来源包括金属冠桥、金属桩、矫治器等。减少金属伪影的方法有：拆除无法保留的金属修复体后再行CBCT扫描；调整扫描范围，或拍摄时将上、下牙列分开，以避开有金属的部位；随着深度学习等人工智能技术在影像学的应用，可通过改进算法来消除或减轻伪影。CBCT扫描过程中，患者头部移动会产生运动伪影，表现为影像上模糊、双重的骨轮廓，因此拍摄前需要嘱患者放松、保持身体不动，或通过辅助装置固定头部。产生运动伪影后，一般需要重新扫描。

（三）颜面部三维扫描

颜面部三维扫描可分为动态扫描和静态扫描。动态扫描通常借助2~3组三维摄像头从不同角度连续采集患者面部数据，并通过软件进行实时拼接，以获得患者颜面部三维动态信息。但动态扫描所需设备昂贵，目前应用较少。静态扫描设备有手持式设备和台式设备。手持式面部扫描通常利用光栅技术获得患者面部局部三维形态，并通过连续拼接获得面部整体形态，其优势是非常便捷，但其扫描精准性受操作规范程度和患者配合情况的影响较大。台式面部扫描设备也是利用光栅成像技术获取颜面部三维形态数据，单次成像范围大，整体面部数据由软件后期处理形成。颜面部扫描数据在涉及口腔颜面部美学相关的设计中越来越显示出其独特价值，可与数字化牙颌模型、CBCT扫描数据整合配准到统一的坐标系，构建数字虚拟患者（图19-2）。

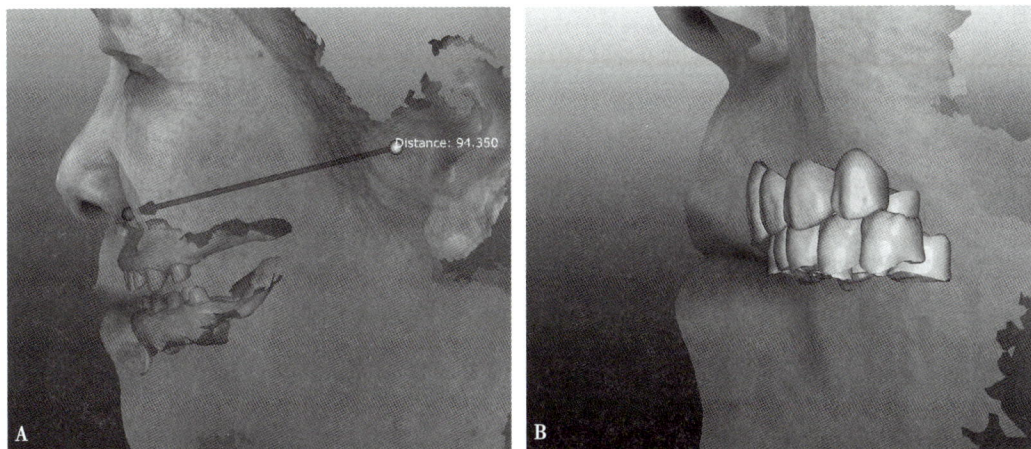

图19-2 在虚拟患者上进行修复体设计
A. 将数字化牙颌模型与面部扫描数据配准到同一坐标系；B. 修复体设计。

二、数字化设计技术

口腔医学领域的数字化设计主要是根据诊治需要,利用通用或专用的 CAD 软件处理和分析数据,确定治疗方案,设计修复体、赝复体、导板及其他辅助治疗装置。目前,随着大数据和人工智能技术的进步并在口腔医学领域的广泛应用,口腔数字化设计过程越来越智能、精准和高效。

(一)数据的处理

CAD 软件可读取、显示各种设备采集的患者数据,并可以进一步处理数据。数字化牙颌模型的处理方法包括:对模型进行修整,自动修补模型上的孔洞,通过人工智能技术对牙齿进行分割及排齐等。CBCT 扫描数据的处理包括:将医学数字成像和通信(DICOM)数据进行三维重建,根据需要进行解剖结构的分割,如分割出单颗牙、牙槽骨、下颌神经管、肿瘤等,通过算法减少或去除伪影;可以对不同来源的数据进行配准,以利于进一步进行数字化设计。

(二)数字化设计

数字化设计多借助专用的 CAD 软件系统,通过内置自动化、智能化的算法及相关医学图形数据库的支持,采用人机交互式的操作模式,实现高效、精确、量化的口腔数字化设计。与传统方法相比,数字化设计的优势是,其所使用的 CAD 软件嵌入了口腔领域的知识和专家经验,并通过将算法应用到 CAD 软件中,可极大提高医师、技师的设计水平和效率,并且随着案例和数据的积累,可进一步训练和优化算法,提高其智能化水平。

三、数字化制作加工技术

数字化制作加工技术即 CAM,是将 CAD 软件设计的修复体、赝复体、导板、个性化植入物及其他辅助治疗装置的数字文件导入 CAM 软件,并通过数控程序精确控制加工设备,选用合适的材料,完成最终的加工制作。数字化制作加工技术可分为减材制造(subtractive manufacturing)和增材制造(additive manufacturing)技术。目前常用的可应用于数字化制作加工的口腔材料主要包括金属、陶瓷以及复合树脂材料。

(一)减材制造技术

减材制造技术即数控切削技术(numerical control processing, NCP),是 CAM 技术中较成熟和常用的一种,是利用计算机控制系统来精确控制机械设备进行切削加工的技术。它通过预先编程的指令,使设备按照特定的路径和切削参数进行切削加工,将固体坯料去除部分材料而形成设计的形态。根据数控切削设备运动轴(包含刀具主轴与坯料夹持轴)的自由度数,可分为 3 轴、4 轴、5 轴等设备类型。一般来说,数控切削设备的轴数越多,其加工能力和灵活性就越强,但设备的复杂性和成本也会增加。

目前,口腔医学领域用于数控切削的材料包括:①金属,包括贵金属、非贵金属合金、纯钛等,用于制作金属基底冠桥、种植基台、覆盖义齿连接杆、可摘局部义齿支架、导板等;②陶瓷,包括长石质瓷、玻璃陶瓷、氧化锆陶瓷等,可制作各种全瓷修复体、基台等;③复合树脂,可制作各种树脂修复体、导板等。数控切削技术是最早应用于口腔医学领域的 CAM 技术,其加工精度高、能加工的材料多、应用场景多。该技术的不足之处是加工过程中材料浪费较多。

(二)增材制造技术

增材制造技术即 3D 打印,是一种通过逐层堆叠材料来创建三维物体的制造技术。与数控切削不同,3D 打印是一种"加法"制造技术。其一般过程是:将 CAD 设计好的数字模型输入打印设备配套软件中,该软件将数字模型切分成一系列薄层,每一层都会成为打印的一个"切片"。在软件中还可以设置多个打印参数,如打印层厚、打印速度、填充密度、支撑结构等,这些参数将影响打印的质量和性能。打印参数设置好后,3D 打印机将逐层地将材料添加到打印平台上,按照预定的路径和形状逐渐堆叠。

3D 打印几乎可以制造任意形态的物品,在口腔医学领域可以制作多种修复体、赝复体、导板及其他辅助治疗装置。目前,可用于 3D 打印的材料发展迅速,材料种类也越来越多,如树脂、金属、陶瓷等。通过 3D 打印可生成模型、导板、各种修复体、个性化植入物等。

第二节 ｜ 口腔数字化技术的临床应用

一、数字化技术在口腔修复学中的应用

(一) 数字化技术在固定修复中的应用

数字化技术可用于牙体缺损的嵌体、高嵌体、全冠等的设计制作以及牙列缺损的固定义齿修复。基本的程序是,临床上进行牙体预备、排龈、制取数字印模,然后进入修复体的数字化设计流程。

数字化设计过程中,边缘线的确定是非常关键的步骤,因其与修复体边缘的适合性密切相关。通常 CAD 软件可以提供自动和手动两种模式来确定边缘线,实际工作中两种模式可结合应用,并变换观察角度来确定边缘线以提高效率和精确性;软件可以计算出就位道,通常软件确定的就位道比较合适,技师可再观察并作微调;当预备体上有少量倒凹时,软件还可以自动进行填倒凹处理。接下来可生成和修改修复体形态。

修复体形态可通过数据库/生物再造法、镜像法或复制法生成。数据库/生物再造法是从软件内置的数据库中选择与目标修复牙牙位、空间限制条件最接近的牙齿来生成修复体;镜像法是将同颌对侧同名牙形态通过镜像翻转的方法在预备体上生成修复体;复制法是将预备前的牙齿形态、诊断蜡型或诊断饰面的形态复制到预备体上生成修复体。无论采用哪种方法,修复体生成后大部分情况下还需要技师进行适当的调整和修改,以形成更理想的𬌗面形态、邻接触关系等,可以根据需要设计表面纹理、作虚拟回切形成内冠形态等。当修复体设计完成后,即可进入 CAM 环节。

(二) 数字化技术在可摘局部义齿中的应用

对于可摘局部义齿而言,口内扫描只能获得牙列及黏膜组织的表面形态,目前无法直接扫描获得功能状态下的数字印模。因此,口内扫描仅适合 Kennedy Ⅲ类(即单侧非游离缺失)牙列缺损的数字印模获取。对于其他类型的牙列缺损,通常还须用传统方法制取印模、灌制石膏模型,再通过口外扫描获得数字模型。另外,数字化颌位关系记录与转移也非常关键,主要涉及如何应用颌位关系数据,将上、下颌数字模型匹配到虚拟𬌗架中。

在可摘局部义齿支架设计环节,基本流程是在数字模型上进行虚拟模型观测、选择合适的就位道、自动填倒凹,参考设计图完成𬌗支托、卡环以及大、小连接体等各组成结构的设计。目前有多种可摘局部义齿数字化设计软件在临床应用,通常软件中内置可摘局部义齿支架不同结构的数据库,在设计过程中随时调用,有的系统还融入了人工智能技术,采用智能匹配算法筛选数据库中的修复体整体形态,并自动变形匹配到患者牙列缺损模型上。与传统方法相比,数字化设计效率更高、操作更简单、医技沟通更方便(图 19-3)。

在数字化制造方面,由于可摘局部义齿结构和形态的特殊性,其支架部分更适合采用 3D 打印的方式制作。可以先用树脂打印出支架,然后利用传统的铸造方法进行金属支架的制作;或者直接采用金属 3D 打印技术制作支架,省略了铸造环节,其应用更广泛。支架制作后,进一步排牙、装盒、打磨、抛光,完成义齿最终制作,或通过 CAD/CAM 技术制作树脂牙,再粘接于支架上。

(三) 数字化技术在全口义齿中的应用

由于无牙颌黏膜表面多数区域缺乏曲率变化特征,导致口内扫描有较大误差,并且口内扫描难以获得边缘整塑的状态。因此通常先制取传统印模,再通过口外扫描仪扫描印模,或灌制石膏模型后再扫描来获得无牙颌数字印模。同样,无牙颌颌位关系的数字化主要通过对传统颌位记录如𬌗托、哥特式弓及闭口式印模的口外扫描,再将无牙颌数字模型与颌位记录进行配准,从而建立上、下颌模型的

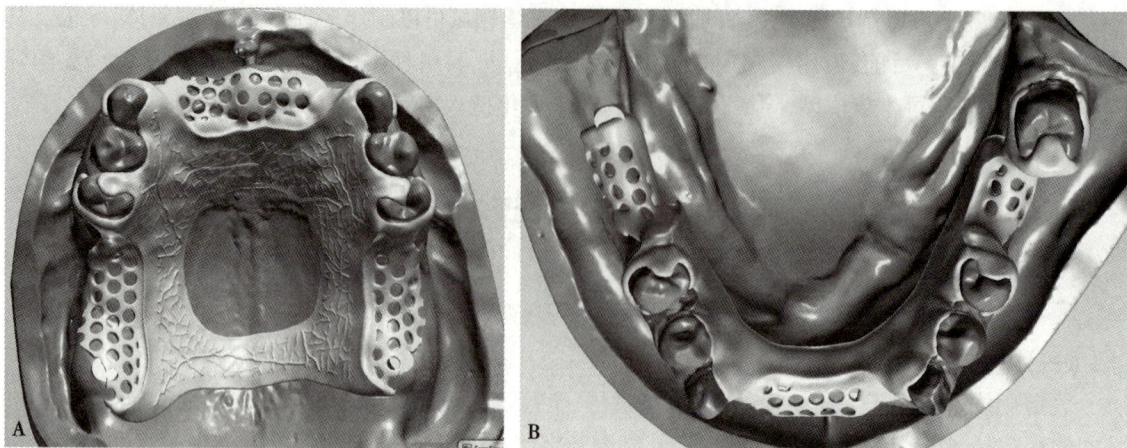

图 19-3　可摘局部义齿支架设计（制作材料为聚醚醚酮）
A. 上颌支架设计；B. 下颌支架设计。

空间位置关系。

目前全口义齿设计软件的功能已经相当完备，其设计过程类似，在确定𬌗平面以及上下颌牙弓中点、尖牙区、上颌结节、磨牙后垫等参考点和基托的范围后，自动排列全口义齿人工牙，技师可以对人工牙及牙列在各方向上进行调整，以更好地适应牙弓形态；排牙完成后再设计基托，形成美观的牙龈曲线，进一步调整咬合关系，直至完成全口义齿的三维设计。

全口义齿的数字化加工目前大都采用数控切削的方式。通常分别切削出人工牙列和粉色的基托，然后将二者粘接在一起，形成完整的全口义齿。由于切削的材料为预成的，避免了传统加工方式中材料的聚合收缩，且残余单体少，切削精度高、效率高，组织面适合性好，义齿固位力强。但粘接过程可能会产生较大误差，因此也有采用一体化切削的方案，一般用双色树脂盘进行切削并辅以外染色处理，其优点是省略粘接步骤，提高了精确度，但技术要求相对高。

二、数字化技术在口腔种植学中的应用

（一）数字化技术在口腔种植规划设计中的应用

种植手术前需要进行详细的规划设计，需要综合考虑多方面因素，选择适合的种植体并将其植入理想的三维位置，以利于上部结构修复、减少并发症、实现良好的美学效果及远期疗效的维持。近年来，以修复为导向的种植理念获得广泛认可，而利用数字化技术进行术前设计能更为准确地实践这一理念。

设计前需要获得患者 CBCT 扫描数据及数字化牙颌模型。为方便后期设计，有时需要患者咬着棉卷或𬌗记录材料，使上、下牙列分开后再行 CBCT 扫描；如口内有多个金属修复体而预计会形成明显伪影，可以设计制作放射导板，患者戴着放射导板再行 CBCT 扫描；设计前技师可在数字化牙颌模型上将修复体的形态设计出来，为种植规划设计提供指引。

数据导入种植规划设计软件中进行处理并配准，个别牙种植修复需要考虑缺牙间隙大小、牙槽骨量及其倾斜角度、未来修复形态、固位方式等因素来进行种植体植入设计（图 19-4）；多牙缺失时考虑的因素更为复杂，例如是采用固定桥修复还是种植覆盖义齿修复，种植体的分布，等等。

（二）数字化技术在口腔种植手术实施中的应用

种植规划设计完成后，可以借助静态导板、动态导航以及种植机器人实施口腔种植手术，将种植体植入预先确定的位置。

根据支持和固位方式，可将静态导板分为牙支持、骨支持和黏膜支持三大类。导板设计完成后，可以通过 3D 打印或数控切削的方式加工。种植手术时，使用配套的种植工具，导板可以限制预备钻针运动的方向及预备深度，从而完成窝洞精准预备及种植体最终植入（图 19-5）。

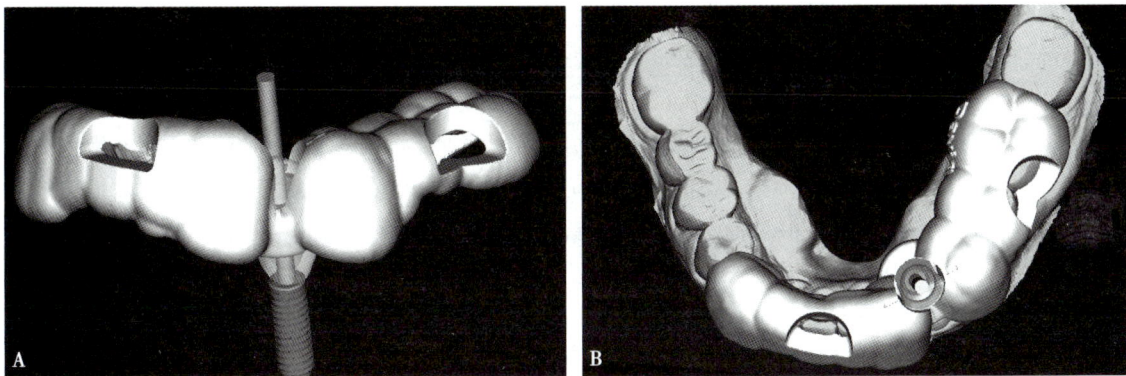

图 19-4　种植导板设计
A. 导板与种植体；B. 导板在数字模型上。

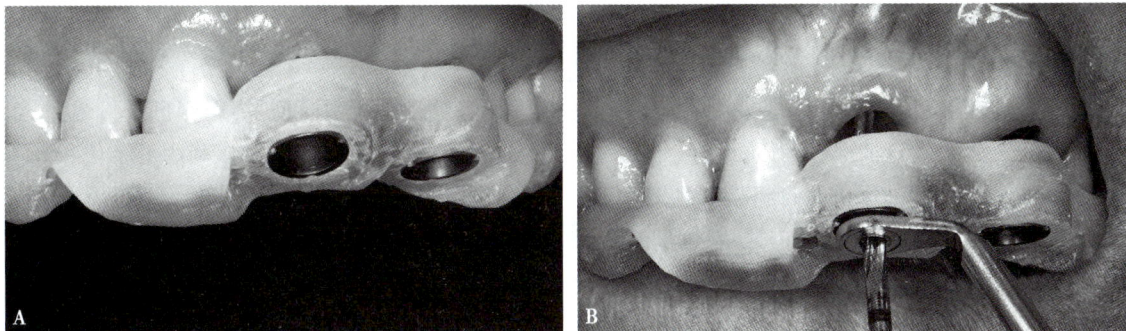

图 19-5　种植导板的应用
A. 导板在口内就位；B. 导板引导下窝洞预备。

动态导航系统利用光学导航设备，术前进行手术规划后，需要将手术器械和患者口内特征点进行配准，术中钻针的三维位置、预备深度及其与虚拟规划位置的偏差等信息均可以实时在显示器上显示，引导术者随时调整以实现精准预备及种植体植入。因此，术者不仅需要观察术区，也要观察显示器进行种植操作，这与常规手术有明显不同，需要经过训练和实践才能逐渐适应。动态导航不需要制作导板，可以在 CBCT 扫描当天手术，缩短治疗时间，并且术中对冷却水无阻挡，避免局部过热。

在动态导航系统的基础上加上机械臂并集成相应的软硬件系统就构成了口腔种植机器人系统，可分为主从式和自主式机器人。前者在术中起辅助作用，手术过程仍由医师完成；后者由机器人完成手术，医师来监控手术过程。应用种植机器人的基本流程是：术前做好规划后，通过光学导航系统对患者的颌骨和机械臂进行注册与校准，由机械臂携带种植手机进行窝洞预备，术者可在软件界面中监测钻针的实时深度、角度和阻力等。窝洞预备完成后，通过机械臂植入种植体。机械臂具有随动功能，能够实时跟踪患者术中发生的移动而相应移动，从而保证种植体植入的精度和患者的安全。

（三）数字化技术在口腔种植修复中的应用

当种植体获得良好的骨结合后，可进入种植修复程序。目前数字化技术已经融入口腔种植修复各流程中。首先可以通过直接法或间接法获得数字化种植模型，使用口内扫描制取数字化种植印模时，除了影响口内扫描的一般因素外，扫描杆的设计和材质也是重要的影响因素。其次，在数字化设计阶段，可通过专用软件设计个性化基台、支架和牙冠等，大多通过数控切削完成修复体制作。

三、数字化技术在口腔正畸学中的应用

（一）数字化技术在口腔正畸分析诊断中的应用

临床上获得患者各种数据资料，尤其是三维数据如数字化牙颌模型、CBCT 数据及面部扫描数据

后,可进行正畸分析诊断。模型测量是正畸分析中基础而重要的内容,目前基于三维牙颌模型的分析可以替代石膏模型上的分析,并且分析软件的自动化程度越来越高,可以自动识别牙齿形态、排列,迅速计算出牙冠宽度、拥挤度、覆殆覆盖、Bolton 指数、牙弓宽度、牙列不调指数等信息。

基于 CBCT 的三维测量避免了二维测量中存在的放大率、重叠等问题,可以获得患者正畸前更为详细的信息,如阻生牙、牙根、牙槽骨、颞下颌关节、上颌窦和气道等的相关信息。CBCT 数据通过影像软件转换为二维图像用于测量分析,随着人工智能技术的快速发展,可以实现自动定点、自动完成头影测量分析,可以极大提高正畸医师的工作效率。但在实际工作中,人工智能系统分析的结果可能不完全正确,正畸医师需要进一步分析判断。CBCT 数据三维重建后还可以进行三维诊断分析,尤其可以重建出牙根以便对冠根移动进行精准设计控制。

颜面部扫描数据因其比二维照片更真实、立体地呈现面部美学特征,可用于记录治疗前、中、后面部软组织的变化,以及预测正畸治疗给面部软组织形态带来的变化。颜面部扫描数据与数字化牙颌模型、CBCT 扫描数据进行整合配准后构建数字化虚拟患者,更有利于医师进行详细的分析,也更有利于医患沟通。

(二) 数字化技术用于口腔正畸治疗方案的制订

口腔正畸治疗方案的制订是一项系统工程,正畸医师需对患者牙列模型、头影测量分析数据、面部分析数据、生长发育情况、患者主诉等信息进行综合分析后才能制订治疗方案。利用数字化和人工智能技术,口腔正畸方案的制订将迎来新的模式。例如,口内扫描仪与人工智能排牙系统进行整合,口内扫描完成后可在很短时间内完成牙列自动分割和自动排牙,这既是治疗效果的预测,也是良好的医患沟通工具,然而这往往只是一个初步的排齐整平方案,需要正畸医师充分考虑各方面因素并进行调整,才能制订出准确的方案;利用人工智能技术,学习影响正畸拔牙方案的相关数据,可以建立正畸拔牙方案人工智能系统,当输入新的患者的相关数据时,系统可输出建议的拔牙方案;对于需要正畸-正颌联合治疗的患者,在建立数字化虚拟患者的基础上,可以进行虚拟手术截骨及面部形态预测,并进一步设计截骨导板、颌骨定位殆板等,提高了治疗方案的设计效率。

(三) 数字化技术辅助口腔正畸治疗的实施

口腔正畸治疗依赖于各种矫治器的设计、加工、粘接等,数字化设计和加工技术可以辅助口腔正畸治疗更精准、高效地实施,提高治疗质量,缩短治疗时间。

传统的直丝弓托槽矫治器和弓形是以正常殆牙齿平均数据为基础设计的,但并不适合所有患者的牙齿和牙弓,临床上正畸医师需要进行弓丝弯制、托槽再定位以补偿解剖差异所导致的一系列问题。通过数字化技术,可以在数字化排牙基础上设计唇侧个性化托槽矫治器、个性化弓丝及托槽间接粘接定位器。个性化托槽矫治器可以通过金属 3D 打印或数控切削技术制作,而托槽间接粘接定位器通常用树脂 3D 打印制作,辅助托槽精确粘接。个性化唇侧托槽矫治器可以缩短临床治疗周期,提高实际矫治后的牙弓对虚拟排牙的牙弓的实现率。同样也可以设计个性化舌侧托槽矫治器,在数字化排牙的模型上设计底板与牙面完全贴合的舌侧托槽及个性化舌侧弓丝,其优点是大大降低了托槽厚度,提高患者的舒适度。

无托槽隐形矫治技术诞生于 20 世纪 90 年代,该技术在数字化牙颌模型上进行计算机辅助诊断与设计,制作出一系列个性化无托槽隐形矫治器,患者在医师指导下按顺序配戴,从而逐步完成错殆畸形矫治。无托槽隐形矫治具有美观、舒适、前瞻性治疗设计等优点,但对于复杂病例的矫治效能仍有不足,矫治中可能需要辅助手段的配合。近年来,随着设计软件、材料性能的提升以及各种辅助附件和装置的改进,无托槽隐形矫治也可以应用于相对复杂的病例。

四、数字化技术在口腔颌面外科学中的应用

(一) 数字化技术在口腔颌面外科手术设计中的应用

数字化外科手术设计即虚拟手术设计,是指基于影像学数据建立三维立体模型,使用虚拟现实技

术在计算机中建立模拟环境,医师借助虚拟环境信息,通过镜像、截骨、位移等运算实现手术设计的量化、精细化和可视化。目前该技术已广泛应用于颅颌面的截骨、骨瓣移植重建、正颌手术、骨牵引、先天颅面畸形整复手术等术前设计。当在手术设计软件中综合多源数据构建成虚拟患者时,术者可同时参考咬合、颌骨、软组织的三维信息,对截骨范围、骨瓣截取和塑形、种植体植入位置及软组织外貌进行系统分析设计,实现解剖-生理-功能-美观统一的术前设计。

术前常涉及的数字化设计技术包括:①三维重建技术:指对三维物体建立适合计算机表示和处理的数学模型,是在计算机环境下对其进行处理、操作和分析的基础,也是在计算机中建立表达客观世界的虚拟现实的关键技术,分为体绘制重建和表面绘制重建。三维重建技术是数字化外科技术的基础。②图像分割技术:是根据目标与背景的先验知识,将图像中的目标、背景进行识别、标记,将目标从背景或其他伪目标中分离出来的过程。图像分割分为基于边界分割和基于阈值分割两大类。通过图像分割可以将骨、血管、软组织肿瘤从影像学数据中提取出来。③镜像技术:是指基于任意平面,将三维数据进行左右或上下翻转。该技术在数字化手术设计中经常用到,例如,患者颌骨一侧有缺损或畸形,而另一侧形态正常,通常使用镜像技术用健侧形态来设计患侧未来的形态。④颌骨虚拟重建技术:可以选择具有合适三维形态的腓骨或髂骨,通过三维设计、定位实现上下颌骨缺损区域的重建,以维持或恢复患者颌面部外形。⑤头颅形态数据库技术:当缺损或畸形跨越中线、累及双侧或多个解剖亚单元时,无法通过镜像技术来进行设计,可通过以年龄、性别及解剖标志点为参数检索头颅形态数据库,从而获得相匹配的形态数据来解决上述难题。随着人工智能技术的发展,术前的设计将更为智能高效。

(二)数字化技术在口腔颌面外科手术实施中的应用

1. 3D 打印技术 3D 打印技术可用于制作:①颌骨模型,可以为手术提供参考信息,辅助钛板和钛网等植入物预成形(图 19-6A),从而实现更好的形态和贴合度,并提高手术效率;②外科导板,用于引导截骨、肿瘤切除,引导腓骨、髂骨成形,实现术前设计的形态(图 19-6B);③个性化植入物,植入后发挥固定、恢复外形及功能的作用。

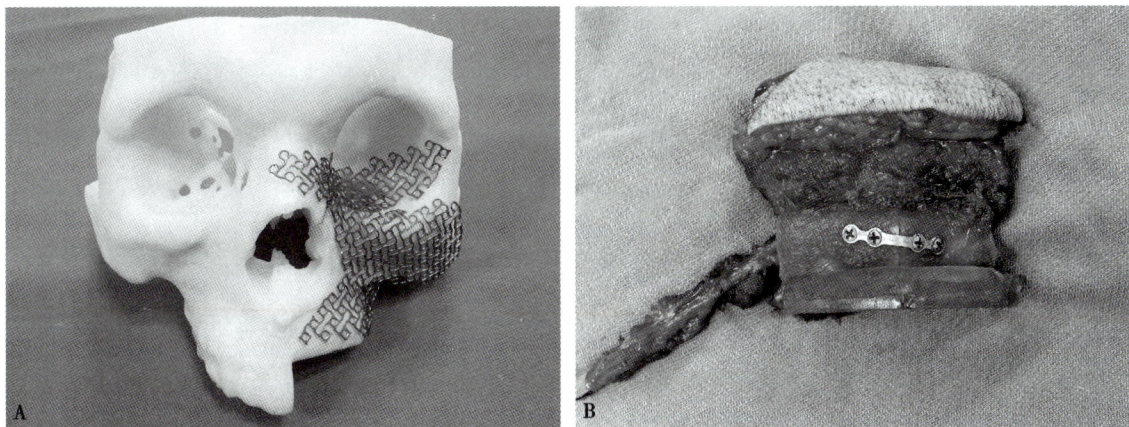

图 19-6 外科模型及塑形模板
A. 颌骨模型;B. 腓骨塑形模板。

外科导板是术前虚拟设计信息的载体,常用于辅助手术精准实施,减少手术并发症。例如,为了实施下颌骨截骨术,术前设计制作好截骨导板,术中固定在下颌骨需要切除的部位,辅助进行准确截骨手术;在颌骨重建中,可以设计制作腓骨塑形模板(图 19-6B),术中可以根据模板的长度和角度,对将要移植的腓骨进行塑形,确保塑形后腓骨的长度和角度与术前设计一致,以利于骨块的固定和缺损区的修复。对于需要实施多个手术步骤的复杂病例,可设计序列导板辅助每一手术步骤的实施,从而提高手术效率,甚至减少手术次数。但外科导板从设计到制作需要一定时间,因此术前等待时间也会相应增加。

2. 外科导航系统 与口腔种植导航系统类似,利用外科导航系统,术前对患者影像学数据进行三维重建和可视化处理,获得三维模型,制订合理、精确的手术计划,开展术前模拟。在术中通过注册操作,把三维模型与患者的实际体位、空间中手术器械的实时位置统一在一个坐标系下,并利用三维定位系统对手术器械在空间中的位置数据实时采集并显示,医师通过观察三维模型中手术器械与病变部位的相对位置关系实施手术。外科导航系统广泛应用于肿瘤的切除和重建,骨折尤其是眶周、颧骨骨折的复位固定术,以及面侧深区穿刺活检等领域。其优势在于实时性,可以即刻提示重要的解剖结构,提供实时的形态信息和位置信息,使医师有限的视觉范围得到延伸。与外科导板相比,导航系统更为灵活,术中如更改了手术方案,导航系统也会及时更新,按新的方案引导实施手术。医师在导航手术中需要在术野和显示器间反复核对,手眼配合有一定难度,需要进行一定的培训。

3. 手术机器人 手术机器人系统主要由医师控制台、床旁机械臂系统和成像追踪系统三部分组成。手术机器人系统不能独立完成手术,需要医师来操作机器人进行手术。随着5G的快速发展和应用,利用手术机器人进行远程手术成为可能。手术机器人的优势在于能扩大手术视野,实现较人手更为精准的手术操作,更好地控制手术切缘,减少手术创伤,减轻术后并发症。目前手术机器人系统在舌根及口底软组织肿物切除、颌下腺切除术、颈淋巴清扫术及游离组织瓣重建术等手术中得到广泛的应用。作为相对新的技术,手术机器人的软硬件发展迭代较快,智能化水平也快速提升,未来将有更多的应用场景。

(陈 立)

思考题

1. 生成数字化牙颌模型的方法有哪些?
2. CBCT上金属伪影的表现是什么? 如何减轻或消除金属伪影?
3. 数字化制作加工技术有哪些?
4. 修复体形态可通过哪些方法生成?
5. 如何获得可摘局部义齿和全口义齿的数字模型?
6. 种植规划设计后,可借助哪些数字技术将种植体精准植入?
7. 无托槽隐形矫治技术的优缺点分别是什么?
8. 颌面外科术前常涉及的数字化设计技术包括哪些?

思考题解题思路   本章目标测试   本章思维导图

第二十章 口腔疾病与全身系统性疾病的关系

本章数字资源

口腔是呼吸道和消化道的起始部，是机体的一个重要组成部分。口腔唾液内含有细菌、病毒和微量元素。口腔黏膜是天然屏障，一旦上述口腔微生态发生改变、受损，均可引起局部和全身系统性疾病。与此同时，全身疾病可以累及口腔内组织器官，且表现为特征性的临床症状而被首先发现。因此临床医学生在这一章的学习后，应注意在查体时不要遗漏口腔检查。

第一节 全身系统性疾病在口腔的表现

对全身系统性疾病在口腔的多种表现，正确的诊断依赖于仔细地询问病史，以及相关的检查（医学影像学检查、活检、实验室检查、特殊检查等）。

一、血液及出血性疾病

（一）白血病

各型白血病（leukaemia）均可出现口腔表征，急性白血病尤为明显。口腔表征主要有以下方面。

1. **牙龈增生、肿大** 牙龈增生严重，增生牙龈的高度可能与咬合面平齐，外形不整，呈不规则肿大。

2. **牙龈及口腔黏膜出血** 为自发性出血，检查口腔时可见增生的龈缘上有血凝块。口腔黏膜及皮肤出血时形成瘀点、瘀斑。牙龈颜色不均匀，苍白与紫红相间杂。龈袋内出血、溢脓而造成口臭。

3. **牙龈坏死** 由于血管栓塞，牙龈组织可发生坏死。此种坏死性溃疡的附近无明显炎症反应。

4. **牙痛、牙松动** 由于白细胞在牙髓内浸润，可出现类似牙髓炎的剧烈牙痛。龈组织内白细胞浸润和继发感染，日久可使牙松动。

5. **淋巴结肿大** 最常见于颈淋巴结，呈双侧性、多发性肿大。肿大淋巴结质地软或中等硬度，不粘连，无痛。

对出现上述口腔特征的患者一定要详细询问病史，认真进行体格检查和必要的实验室检查，以作出明确诊断。

与此同时，对上述口腔疾病的处理原则是，在白血病的缓解期，如果要行牙周翻瓣等创伤性手术，应与内科医师共同讨论制订治疗方案，做好围手术期的密切观察和防治。

（二）贫血

不同病因的贫血（anemia）有其独特的口腔表征。

1. **缺铁性贫血** 口腔黏膜苍白，舌面丝状乳头及菌状乳头萎缩，舌面光滑发亮，舌尖也可见萎缩性改变，唇、颊及舌黏膜受刺激或炎症激惹后可形成溃疡。黏膜和舌有烧灼痛，口角有炎症或皲裂。

2. **巨幼细胞贫血** 早期的口腔症状表现为疼痛性舌炎和舌的烧灼感。继之舌部出现溃疡，舌乳头萎缩，舌色亮红，呈火红样斑块，尤以舌缘和舌尖明显。严重者舌面光滑，呈蜡片状，舌部肌张力丧失。不少患者出现戴义齿困难而又不能以义齿制作不良来解释。

3. **再生障碍性贫血** 口腔黏膜苍白，牙龈少量持续出血，黏膜及皮肤出血而有瘀点、瘀斑，轻微的创伤即可引起溃疡和坏死，常见于龈缘、颊黏膜和硬腭。不少患者伴发扁桃体炎和咽炎。

（三）出血性疾病

出血性疾病包括血小板减少性紫癜、血友病等。主要口腔表征为明显的出血倾向，可由刷牙或咀嚼时唇、舌、口腔黏膜被咬破以及口腔治疗时器械创伤所引起。伴牙周病的患者可因结石及慢性炎症而出现牙龈自发性出血，乳牙脱落及恒牙萌出等都可引起严重出血。创伤如未穿破黏膜则形成黏膜下血肿，穿破黏膜后则产生继发性出血。患者在接受任何口腔颌面部手术（如拔牙、牙周手术等）时均可发生严重出血，口腔创伤愈合延迟。

对出血性疾病患者进行口腔治疗时应注意：非手术性的口腔治疗应避免损伤口腔黏膜。非做不可的口腔手术治疗，应在血液科医师的会诊和协助下住院进行。即便拔牙，也要在拔牙前了解其凝血因子及血小板缺乏的程度。如为重型及中型缺乏患者，需进行预防性处理，术前、术后应输注相关血液成分或新鲜血液，直至伤口愈合为止。术中尽量减少创伤，麻醉针头应选择较细的针头。对血友病患者，口内义齿的设计应尽量避免卡环、支托等金属装置。对于龋齿的备洞和充填，应使用橡皮障，避免对牙龈及其他口腔软组织的损伤。对存在出血性疾病且发生口腔出血的患者应加强口腔护理，维持良好的口腔卫生。

二、营养性疾病

（一）维生素 A 缺乏症

维生素 A 缺乏可使全身淋巴细胞和浆细胞减少，局部抵抗力降低，在口腔可引起龈炎、牙龈增生肥大以及牙周疾病。严重的维生素 A 缺乏可导致釉质及牙本质发育不全。由于骨化过程的迟缓，可出现颌骨发育不良、恒牙牙列萌出迟缓及牙列不齐，以下颌牙列较明显。补充维生素 A 后，病变可中止发展，症状可逐渐减轻。

（二）维生素 B_1 缺乏症

维生素 B_1 缺乏在口腔的表现可为红唇、舌及牙龈黏膜异常光滑、水肿，呈紫玫瑰红色调，舌缘出现牙痕，牙龈出血，失去点彩。唇部皮肤和黏膜交界处出现小疱，内含浆液，并出现小裂口。三叉神经分布区的周围神经炎可表现为口腔黏膜感觉过敏、舌灼痛等症状。补充维生素 B_1 后，症状可迅速改善。

（三）维生素 B_2 缺乏症

维生素 B_2 缺乏的口腔表征为：①口角炎：口角湿白糜烂，发生裂缝，裂缝由口角横延约 1cm，上面覆盖黄痂，两侧对称发生。②唇炎：唇黏膜鲜红、火红，剥脱糜烂，唇部纵裂增多、加深，尤以上唇为著，有时还会出现干燥脱屑、唇肿胀，有灼热感。③舌炎：舌黏膜发红，丝状乳头萎缩，菌状乳头充血增大，自觉疼痛，尤其在进食刺激性食物和热饮食时更明显。舌背黏膜呈点彩状或杨梅状，或舌面光秃、蜕皮，呈地图状舌，严重者整个舌肿胀。舌背形成纵裂。舌边缘常出现牙痕。通过改进饮食及维持消化功能正常，这些症状可很快消退。

（四）叶酸缺乏症

叶酸缺乏症的口腔表征主要为严重的舌炎、广泛的口炎及龈炎。舌尖和舌缘充血、水肿，丝状乳头萎缩甚至消失，舌呈火红色，舌侧缘、舌背可出现表浅性溃疡，舌疼痛明显。口腔黏膜和牙龈发炎、红肿，上皮脱落，有烧灼感，出现浅表性糜烂或小溃疡，唾液分泌增加，吞咽困难。上述症状的严重程度常伴随多种 B 族维生素的缺乏而加重。根据症状补充 B 族维生素、大量叶酸及水分，可以治愈。

（五）维生素 C 缺乏症

维生素 C 缺乏症又称坏血病，轻度的维生素 C 缺乏，其口腔症状不明显，但严重时表现为龈炎、出血及骨的发育障碍。牙龈红肿、增生肥大，以龈乳头最为明显，呈紫红色，质地松软，触之易出血，也可自发性出血，伴血腥样口臭。局部刺激如结石、菌斑、牙列不齐、创伤等常加重牙龈的出血和感染，牙周膜纤维结缔组织破坏，牙槽骨吸收，导致牙松动甚至脱落。在补充足够维生素 C 的同时进行口腔局部治疗，可取得良好效果。

（六）维生素 D 缺乏症

维生素 D 缺乏症又称佝偻病,常见于小儿。口腔颌面部表征有:方颅、釉质发育不良、易患龋齿和牙列萌出延迟。X 线检查可见颌骨的小梁结构扩大,骨密质及牙槽骨骨硬板变薄。明确诊断后补充维生素 D 可控制病变进展,同时应加强防龋措施。

三、内分泌系统疾病

（一）糖尿病

内分泌系统疾病中,糖尿病与口腔的关系最为密切。据报道,2 型糖尿病患者患牙周病的可能性是健康人的 3 倍;糖尿病患者全口无牙的可能性是健康人的 15 倍;糖尿病患者中牙周感染更普遍、更严重,并在年轻时即可发生。糖尿病的口腔表征有:①龈炎、牙周炎、龈色深红、肿胀、易出血,龈缘呈肉芽组织样,易发生牙周脓肿,牙可在短期内松动;②舌色深红、肿大,有牙痕,并可发生沟裂,舌刺痛,口腔常有甜味或烂苹果味;③口腔黏膜干燥,充血发红,透明度下降,红唇部干裂;④腮腺肿大,呈双侧无痛性、弥漫性肿大。

在为糖尿病患者制订治疗方案时,把有必要诊疗的口腔疾病作为重点内容。进行口腔治疗,如拔牙、牙周病深部刮治或其他手术前应给予抗生素,防止术后感染;手术时减少手术创伤。

（二）甲状旁腺功能亢进症

甲状旁腺功能亢进症的口腔颌面部主要表现为:①颌骨多囊性瘤样病变,患者诉骨痛;X 线片显示骨小梁减少,影像模糊不清,骨皮质变薄,骨髓部分被纤维组织所取代,严重者可发生病理性骨折;②复发性龈瘤、龈炎,牙周袋形成,牙槽嵴广泛吸收,牙齿松动、移位,甚至脱落。

四、特异性感染

除常见的结核病、放线菌病以外,梅毒较为常见。梅毒的口腔表征有:①梅毒性树胶肿:好发于硬腭正中,亦可发生于唇、舌、牙龈和扁桃体。初起时病变呈半球形膨隆,硬如橡皮,很快因坏死和骨破坏而引起腭穿孔,亦有向鼻腔穿孔者。②梅毒性溃疡:各期梅毒均可引起口腔溃疡。一期硬下疳,溃疡浅,边缘与底部有硬的浸润,见于唇、舌尖、牙龈、扁桃体及腭;二期梅毒疹可同时发生黏膜溃疡;三期树胶肿中心破溃,形成深在性溃疡。③梅毒性舌炎:梅毒性间质性舌炎只发生于男性,舌乳头萎缩、表面光滑、过角化,出现梅毒性白斑、表面硬结,并形成沟裂。④牙发育异常:见于晚期先天性梅毒,上前牙呈颈宽切缘突,切缘呈半月形,切牙之间有较大空隙,称为哈钦森牙。下颌第一恒磨牙牙尖向中央倾斜,形似桑葚,故又称桑葚牙。恒牙可有发育不良,萌出较晚,牙列不齐。

口腔颌面部梅毒损害无论是先天性的还是后天获得性的,均为全身性疾病的局部表现,因此应行全身性治疗。口腔颌面部晚期梅毒损害所致畸形、组织缺损的修复及矫形,必须经正规的驱梅治疗后方可进行。

五、皮肤黏膜病

有一些口腔黏膜的疾病常常与皮肤病并发,称为皮肤黏膜病,如扁平苔藓、慢性盘状红斑狼疮、药物过敏性口炎、渗出性多形性红斑、天疱疮、良性黏膜类天疱疮等,其中有的已在第八章"口腔黏膜常见疾病"中描述,本节重点叙述慢性盘状红斑狼疮及药物过敏性口炎。

（一）慢性盘状红斑狼疮

慢性盘状红斑狼疮(chronic discoid lupus erythematosus, CDLE)是结缔组织病的一种,以皮肤黏膜损害为主,约 5% 的患者可转变成系统性红斑狼疮。慢性盘状红斑狼疮的病因尚不明确,大多认为是自身免疫性疾病。患者可能存在先天性易感因素,并在各种后天性刺激因素(如日光照射、寒冷刺激、内分泌紊乱、细菌或病毒感染、精神神经紧张、药物等)的作用下,机体产生自身抗原,使免疫活性细胞失去识别能力以及自身稳定功能失调,从而产生大量抗自身组织抗体。患者血液中抗原和抗体相结合,形成抗原-抗体复合物,沉积于组织中,产生病损。

皮肤病损好发于面部突起部位,如额、鼻、颧部。耳廓、躯干、四肢皮肤也可发病。病变表现为边缘清楚的桃红色斑,中心凹陷,表面覆有鳞屑,周围为放射状扩张血管,典型病损呈"蝴蝶斑"。

口腔病损以下唇多见,其次为颊,少数为舌、腭。新鲜病损表现为鲜红色斑,中央萎缩,糜烂从萎缩区开始,周围有角质性脱屑,毛细血管扩张呈放射状。病损向皮肤蔓延,黏膜-皮肤界限模糊。陈旧性病损呈萎缩、瘢痕、角化性病变,出现白色放射状条纹,黏膜脱色或色素沉着。

实验室检查显示红细胞沉降率增快,γ-球蛋白增高,多种组织抗体如类风湿因子、抗核抗体阳性。

慢性盘状红斑狼疮患者应尽量避免诱发因素,如避光,避寒冷,调节内分泌功能,并注意调节患者情绪等。全身治疗可用维生素、氯喹、糖皮质激素等。局部治疗可用具有抗感染、镇痛、防腐、生肌作用的药液、药膏、散剂等。长期不愈的病损,可局部注射糖皮质激素类药物。

(二) 药物过敏性口炎

药物过敏性口炎(allergic medicamentosus stomatitis)是药物通过口服、注射或局部涂搽、含漱等不同途径进入机体内,使过敏体质者发生超敏反应而引起的黏膜及皮肤的超敏反应性疾病。

变态反应是引起药物过敏的主要原因,患者常为过敏体质,药物作为半抗原进入机体,产生相应抗体或致敏淋巴细胞,当再次接触同一药物后,机体产生变态反应。

口腔病损多见于口腔前部,如唇及颊、舌的前 2/3 部分,上腭亦常发生病变。表现为黏膜灼热发胀、充血,继之出现红斑、水疱,水疱大小不等,多为大疱。疱破后局部糜烂,疼痛明显,渗出多,在表面形成灰黄或灰白色假膜。口腔中唾液增多,唾液中常混有血液。多伴有相应淋巴结肿大、压痛。炎症消退后,舌背黏膜可遗留白色斑块状病损。

皮肤病损好发于口唇周围、四肢下部、手足的掌背两面以及躯干等部位,表现为大小不等的多形性红斑、丘疹、水疱。疱为表皮内疱。红斑呈彩虹状,红斑中央出现水疱,状似虹膜。

重型药物过敏者有较重的全身症状,如高热、咽峡炎、头痛、肌肉痛、关节痛等。身体其他腔孔的黏膜,如眼、鼻腔、阴道、尿道、肛门等均可出现病损,发生炎症及糜烂等。部分患者伴有泪腺及大唾液腺的损害,导致泪液及唾液分泌减少,是干燥性角结膜炎常见的病因之一。

对于药物过敏性口炎,应查清致敏药物,避免再次接触或使用。对可疑致敏物质,亦应停止使用。全身可用抗组胺药、糖皮质激素、维生素 C;对重症者给予支持治疗。局部可用抗炎、镇痛、收敛、防腐、生肌药物。

六、艾滋病

艾滋病又称获得性免疫缺陷综合征,其口腔表征主要有:①口腔黏膜白念珠菌感染:四型白念珠菌感染的症状和体征均可出现。多数出现在艾滋病发病之前,常为艾滋病的先兆症状,少数患者出现在疾病的中期。临床可见腭部及舌部黏膜白色病损,口腔多处黏膜出现片状红斑或白斑,表面有白色干酪样渗出物,患者有吞咽困难、疼痛及烧灼感,涂片镜检可见白念珠菌。②口腔毛状黏膜白斑:好发于双侧舌缘、舌腹、舌背和口底,颊、腭等部位也可受累,表现为边界不清的白色斑块,微隆起,界限模糊,范围数毫米至数厘米不等,病损有时呈皱褶状或增生成毛毯状。③口腔卡波西肉瘤:可单发或多发于口腔黏膜的任何部位,以硬、软腭及牙龈最常见,表现为紫红色大小不一的斑片或扁平高起的包块,扪之柔软,边界不清,易出血,临床表现类似血管瘤,有时可出现疼痛。除卡波西肉瘤外,也可出现伯基特淋巴瘤、鳞状细胞癌等口腔恶性肿瘤。④龈炎、牙周炎:龈炎波及游离龈、龈乳头和附着龈,牙龈呈现紫红色肿胀,增生肥大可覆盖牙面;游离龈缘新月形红线纹及附着龈点状红斑为其特征性改变;早期龈乳头坏死、溃疡、疼痛;牙周附着及牙槽骨迅速破坏,并累及全口牙;牙周脓肿反复发作。⑤口腔疱疹:在口腔黏膜上出现伴有小水疱形成的疼痛性病变,可能由单纯疱疹病毒或柯萨奇病毒 A 组引起。⑥面颈部淋巴结肿大:常见耳前、耳后、颈后区及下颌下淋巴结肿大。⑦唾液腺感染:腮腺、下颌下腺肿大,常为双侧性、弥漫性肿大,质软,有的伴口干、眼干、关节痛等类似干燥综合征的症状。有的表现为腮腺囊肿,并常伴颈淋巴结肿大。

约 95% 的艾滋病及艾滋病相关综合征患者有口腔颌面部疾病的表现,在发病前常有念珠菌病、口腔疱疹和口腔溃疡等口腔病史。因此,对不明原因出现上述症状及体征的患者,特别是对易感人群,详细询问患者的生活方式和社交活动,对于早期诊断艾滋病是非常重要的。口腔毛状黏膜白斑可以作为诊断 HIV 感染的早期指征,具有诊断价值。对长期有淋巴结肿大而又无明确病因者,应行活检以明确造成淋巴结肿大的原因,排除艾滋病的可能。艾滋病有高度的传染性,口腔技术操作引起的出血可导致患者与医务人员以及患者与患者之间的交叉感染,因此应认真做好隔离及消毒工作。

七、综合征

某些综合征除全身其他部位的病损外,还伴有口腔的一些病损,下面选择其中最常见的几个综合征作为代表,说明口腔与全身疾病的关系。

(一) 克罗恩病

克罗恩病(Crohn disease),曾称克隆病,又称局限性回肠炎。除因肠道的肉芽肿性炎症而出现一系列胃肠道症状外,约 20% 的患者可伴有口腔黏膜的肉芽肿性病变,表现为口腔黏膜溃疡、小结节及牙龈增生。好发部位依次为颊、唇、龈、腭及咽。发生于颊沟的溃疡呈线状,经久不愈。有小结节增生,颇似"义齿肉芽肿"。发生于唇部时,可呈弥漫性肿胀。增生的牙龈发红,有时呈颗粒状。口腔肉芽肿性病变可成为该病的初始症状。随着肠道克罗恩病的加重,口腔溃疡也逐渐加重。

(二) 黑斑息肉综合征

黑斑息肉综合征(Peutz-Jeghers syndrome)有明显家族性,系显性遗传病。其特征是黏膜、皮肤色素斑,全胃肠道多发性息肉和家族遗传性。临床表现为:①色素常沉着于口周、眼周及掌跖、指(趾)间皮肤,唇红缘及口腔黏膜也可有色素沉着。色素呈多发性,色黑而不褐,颇似黑色素斑。许多患者幼儿时期即在面部、口周、指间出现色素沉着斑。口唇与皮肤的色素斑可在青春期后逐渐消退,但口腔黏膜色素斑常持久不退。②胃肠道息肉多发生于小肠,也可见于胃及大肠,引起胃肠道症状,如腹痛、腹泻及出血等。结肠的多发性息肉症有恶变倾向。

(三) 斯德奇-韦伯综合征

斯德奇-韦伯综合征(Sturge-Weber syndrome)是一种特殊类型的脑血管畸形,以颜面部血管瘤和癫痫发作为其特征。临床表现为:①一侧三叉神经分布区出现鲜红斑痣,可逐渐扩大、颜色加深,或表面出现结节,常累及半侧面部皮肤及同侧口腔黏膜,有时同侧头部、颈部、躯干亦可被累及,偶见皮损发生于双侧或面中部;②婴儿及幼儿期常出现抽搐,开始多在鲜红斑痣对侧,以后全身发生抽搐,部分病例经过相当长时期可出现对侧痉挛性偏瘫;③约半数患者出现眼损害,多见于同侧,眼球较对侧大,可外凸、眼压增高,常见有青光眼,结膜、虹膜及脉络膜血管瘤病及视网膜脱离,少数有视神经萎缩;④智力低下;⑤X 线检查可见同侧颅内沿脑回分布的线条状或斑点状钙化,软脑膜有静脉血管瘤。

(四) 多发性基底细胞痣综合征

多发性基底细胞痣综合征(Gorlin syndrome)为家族性常染色体显性遗传病。其特征是多发性基底细胞痣或基底细胞癌、颌骨多发性囊肿、肋骨畸形、颅内钙化。临床表现为:①颌骨牙源性角化囊肿:下颌骨多于上颌骨,单发或多发,常为双颌同时累及。②痣样基底细胞癌:主要发生于面部、颈部、躯干上部、眶周、眼睑、鼻、颧突等部位。上唇为面部最常发生的部位,一般为单侧,多数病损处于静止状态。③肋骨畸形:包括分叉肋、融合肋、肋骨发育不全或部分缺失。④颅内钙化:最常见为大脑镰钙化,其次为小脑幕钙化。

(五) 遗传性外胚叶发育不全症

遗传性外胚叶发育不全症为与 X 染色体有关的隐性遗传病。其特征是:少汗、毛发稀少及牙齿发育不全。临床表现为:①口腔:大部分乳牙、恒牙缺失,上中切牙及尖牙呈锥形冠,牙齿数目缺少,甚或全口无牙,面部垂直距离降低;②皮肤:由于汗腺部分或全部缺失,以致无汗或缺汗,患者不能耐受高温,皮肤干燥,体毛缺少,表现为毛发稀疏,眉毛、腋毛、阴毛等缺如;③面部:额部突出,鼻梁塌陷,形似鞍鼻,眼周出现色素沉着。

综上所述,诊治口腔疾病时,对具有口腔表征的综合征要有充分了解,必要时作相应的全身检查,以便作出正确诊断。如果确定为综合征,应进行全面的治疗设计,以提高整体治疗水平。

第二节 | 口腔疾病对全身健康的影响

口腔疾病不仅影响口腔器官功能的发挥,而且常常影响全身的健康,导致生命质量下降。口腔治疗的目标应当从阻断病变发展、防止失牙、重建外形与功能以及促进组织再生,逐渐扩展到长期有效地控制口腔感染,消除与全身健康有关的危险因素,提高生命质量,促进全身健康。下面以口腔最常见的两大疾病——龋病和牙周炎为例,说明口腔疾病对全身健康的影响。

一、龋病

龋病是导致牙齿缺失的主要原因。牙齿缺失必然导致咀嚼功能下降,影响食物的消化和吸收,从而导致营养不良。如龋患较多的儿童,常常形体消瘦,严重者影响发育。

龋齿如不及时治疗,可以发展为慢性根尖周脓肿,牙龈出现瘘管,反复流脓,这时便可能成为一个"病灶"。所谓"病灶"是指一个局限的具有病原微生物感染的组织,病灶内的微生物或其毒性产物可播散到远隔组织或器官,引起该组织器官的疾病或症状。美国微生物学家 W. D. Miller 在 1891 年便提出了"口腔病灶感染学说",该理论自 19 世纪末到 20 世纪初期在医学界及牙医学界盛行,指出口腔细菌及其产物可通过血液循环形成菌血症,从而进入身体其他部位并导致疾病,如关节炎、心内膜炎、肾炎等。当时研究最多的是牙病与关节炎的联系,一些学者通过微生物学研究发现,口腔病灶如慢性根尖周炎组织中的细菌主要是链球菌,尤其是草绿色链球菌,这类细菌喜好在关节、心内膜等处定植;并且在关节炎处可分离出与口腔病灶内相同的链球菌。口腔病灶引起关节炎、心内膜炎等疾病发生,可能是机体某些组织如滑膜、心内膜由于链球菌的作用而发生变态反应性炎症的结果。拔牙、牙周洁治等口腔操作可以引起暂时性菌血症,但一般无后遗症;对于心瓣膜有器质性病损的患者,则可能引起细菌性心内膜炎。因此,进行可能引起菌血症的口腔操作时要采取预防措施,如采用氯己定液漱口;对有中、高度危险的患者,在操作前和操作后要预防性应用抗生素。

在病灶学说盛行时期,有报道称去除牙病灶后,关节炎、心内膜炎、肾炎、多种眼病(如虹膜睫状体炎、球后视神经炎、视网膜炎)以及多种皮肤病(如多形性红斑、疱疹、荨麻疹、湿疹)得以治愈或症状得到缓解。因此当时很多学者主张拔除患龋病、根尖感染及牙周病的牙,甚至一度提倡拔除全口牙。但是到了 20 世纪 40 年代以后,大量的临床研究表明,拔除病灶牙后并非所有全身疾病都能治愈,此外,口腔状况良好或全口无牙的个体也会患上类似的全身疾病。由于缺乏足够的科学证据,加之许多全身疾病的发病原因逐步得到揭示,口腔病灶感染学说逐渐被冷落和否定,保守性治疗逐渐取代激进的破坏性治疗。通过更先进的治疗消除口腔内感染已成为共识,进而推动了牙体牙髓病学和牙周病学的极大发展。

二、牙周炎

牙周炎是导致牙齿缺失的另一重要原因,多见于中老年人。但有的牙周炎好发于 20 岁左右的年轻人,甚至有早在青春期即开始发病者,而且常常病情发展迅速,治疗效果也较差。牙周炎对机体有很大危害,由于一组牙或全口牙松动甚至丧失而影响咀嚼功能,增加胃肠道的功能负担。牙周炎引起的口臭,以及牙龈退缩和牙齿移位带来的美观问题等,都会对患者的心理、工作和社会活动带来严重影响。

重度牙周炎患者牙周袋内壁溃疡面积的总和相当于成人的一个手掌大小,约 $72cm^2$。细菌及其代谢产物通过袋内壁进入外周血及深层组织,大量的炎症介质也可不断进入血液。同前面提到的慢性根尖周炎一样,牙周炎也可能成为病灶,造成远隔脏器的病损。机体作为一个整体,牙周炎症反应不仅局限于牙周病灶内,还可通过免疫细胞和炎症介质影响全身系统。除了熟知的牙周感染可引起感染性心内膜炎以外,自 20 世纪 80 年代以来,尤其是近十年大量研究表明,牙周炎可能是心脑血管疾病(动脉硬化、心肌梗死、脑卒中等)、糖尿病、早产及新生儿低体重、呼吸道感染、类风湿关节炎等疾病的危险因素。

(一)心脑血管疾病

心脑血管疾病主要包括高血压、冠心病、急性心肌梗死、心绞痛、外周动脉疾病和脑卒中,而动脉粥样硬化是其主要病因。动脉粥样硬化已经被证实也是一种炎症性疾病。流行病学证据显示,牙周炎与动脉粥样硬化之间存在联系,是动脉粥样硬化性心血管疾病的独立危险因素。

牙周感染在心血管疾病中的潜在致病机制包括以下两方面。

1. 牙周致病菌及其产物穿透牙周上皮屏障,入侵并直接损害心血管系统(如内皮细胞、动脉粥样斑块部位)。牙周细菌在心脏病中发挥作用的证据有:①牙周炎患者常发生较严重的菌血症;②在动脉粥样硬化斑块部位发现牙周细菌;③牙龈卟啉单胞菌能引起血小板凝集;④牙龈卟啉单胞菌能黏附和侵入内皮细胞。

2. 牙周致病菌的毒力因子以及感染产生的炎症介质(如脂多糖、C 反应蛋白、内皮细胞黏附分子等)作用于血管系统的靶细胞,在促进动脉粥样硬化、血栓形成、急性炎症反应方面起到重要的作用。

值得注意的是,牙周炎与心血管疾病之间是否存在直接的因果关系目前尚无定论。虽然牙周炎的治疗可降低外周循环中的炎症指标,但目前还没有确切的证据表明牙周治疗可以预防心血管疾病。

(二)糖尿病

糖尿病是最常见的内分泌代谢疾病,其所致死亡率仅次于肿瘤和心血管疾病,严重影响人类健康。对胰岛素的敏感性降低,即胰岛素抵抗是 2 型糖尿病的重要原因之一。目前已知炎症和胰岛素抵抗之间存在着密切联系,肿瘤坏死因子-α(tumor necrosis factor-α, TNF-α)、白细胞介素-1β(interleukin-1β, IL-1β)、白细胞介素-6(interleukin-6, IL-6)可激活核因子 κB(nuclear factor kappa B, NF-κB)抑制物激酶等途径,使胰岛素受体底物-1(insulin receptor substrate-1, IRS-1)出现异常丝氨酸磷酸化,并抑制正常的酪氨酸磷酸化,从而干扰胰岛素和受体结合后进一步的信号转导,使糖原合成发生障碍,降低对胰岛素的敏感性,出现胰岛素抵抗。

牙周炎与糖尿病之间的关系已被广泛研究了 60 余年,两者之间的双向促进关系已得到确认。目前,慢性牙周炎已被定义为糖尿病的第六并发症。流行病学调查和动物实验发现,慢性牙周炎和侵袭性牙周炎患者血清中的 C 反应蛋白、TNF-α、IL-6 的水平升高,而这些炎症因子可能通过促进形成糖化血红蛋白(HbA1c)而降低对胰岛素的敏感性,进而影响血糖控制以及改变脂肪代谢。因此,预防和控制牙周炎就成为糖尿病治疗策略的一个重要组成部分。有研究结果显示,随着牙周基础治疗后牙周炎症明显改善,血清中 TNF-α 的水平降低,血糖水平和 HbA1c 水平较治疗前明显下降,糖尿病用药量减少。此外据报道,牙周基础治疗结合抗生素的全身应用(尤其是四环素族,如多西环素)或者米诺环素的局部施用,可进一步促进牙周状况的改善,使血糖控制得更好。

(三)早产和新生儿低体重

低出生体重(<2 500g)、早产(<37 周)等是影响新生儿疾病率和死亡率的主要因素。导致早产和低出生体重儿的原因包括吸烟、酗酒、精神压力、营养不良、高龄,以及母体其他部位的感染和炎症。有研究报道,患有严重牙周炎的孕妇生产出早产低出生体重儿的危险性较健康人增加 7 倍。动物实验结果显示,牙周炎母鼠产出的小鼠体重较健康鼠要轻 25%。给大鼠静脉注射口腔细菌产生的毒素,低剂量时,15% 的大鼠发生流产;高剂量时,100% 的大鼠流产。通过对相关文献进行系统性综

述和 meta 分析,结果支持牙周炎与早产和低出生体重儿之间存在关联。牙周炎导致早产或低出生体重的机制可能是:①牙周致病菌通过母体血液和胎盘,引起子宫内感染:早产孕妇羊水中可分离培养出一般在口腔内发现的核酸杆菌,其传播可能是通过菌血症得以实现的。②口腔感染促进炎症介质,如前列腺素 E_2(prostaglandin E_2,PGE_2)、TNF-α 等的产生,这些炎症介质在妊娠期达到临界水平时,便引起提前分娩。牙周炎相关的细菌及其产物(如内毒素)、炎症介质等威胁到胎儿的健康,因此对于妊娠或计划妊娠的妇女需要倡导口腔卫生维护、定期进行口腔护理以及必要时的牙周治疗。

(四)呼吸系统疾病

牙周炎与肺部感染的关系越来越受到人们的重视。Scannapieco 对第一次和第三次全美国民健康与营养状况调查的资料进行分析时发现,随着牙周附着丧失的增加,肺功能表现出减低的趋势,从而首次提出牙周炎与慢性阻塞性肺疾病(chronic obstructive pulmonary disease,COPD)之间存在着密切的联系。COPD 患者的呼吸道内可检测出牙周致病菌,口腔细菌如牙龈卟啉单胞菌、伴放线聚集杆菌、衣氏放线菌、中间普雷沃菌等能够被吸入下呼吸道和肺,进而引起感染。同时口腔作为呼吸道致病菌的存储库,可促进 COPD 的发生和发展。牙周致病菌产物以及炎症牙周组织释放的细胞因子和酶,还可能改变呼吸道上皮,破坏黏膜屏障,促进呼吸道病原体附着与增殖,增加呼吸道感染机会。此外,唾液中与慢性牙周炎相关的酶还可降解唾液膜,从而降低非特异性宿主防御机制对潜在的呼吸道病原体的防御。

临床研究表明,口腔细菌、口腔卫生不良和牙周炎可能影响肺部感染的发生和发展,尤其是在长期住院患者和老年体弱者。临床研究显示,通过机械清洁和局部使用 0.2% 氯己定清洁口腔,可显著改善口腔卫生,并使肺炎发病率降低 40%。

(五)慢性胃炎和胃溃疡

幽门螺杆菌(*Helicobacter pylori*,Hp)是慢性胃炎和胃溃疡的病原菌。牙菌斑是 Hp 的储库,牙周袋内可检出 Hp,并且在牙周探诊出血位点 Hp 的检出率更高。有研究表明,完善的牙周治疗可改善牙周临床指标,并且使菌斑中的 Hp 显著减少。

(六)类风湿关节炎

类风湿关节炎是一种自身免疫性炎症性疾病,可影响全身多个器官和系统,以持续的滑膜炎伴关节结缔组织(软骨和骨)破坏为特点,造成关节结构性损害和功能丧失。临床研究表明,牙周炎与类风湿关节炎之间存在密切关联,牙周炎可能是类风湿关节炎发病的一个致病因素,反之亦然。2000 年 Mercado 等研究发现,在类风湿关节炎患者中同时患有牙周炎的个体占 80%,其中 62.5% 属于重度牙周炎。

慢性牙周炎与类风湿关节炎具有相似的病理表现,均为炎症介导的骨破坏,提示二者的免疫遗传特性可能存在相似性。遗传学研究显示,人类白细胞抗原(HLA)与类风湿关节炎有很强的相关性,HLA-DR4 等位基因可能是类风湿关节炎的易感基因之一。一方面,循证医学证据显示,慢性牙周炎与类风湿关节炎的发生以及持续的炎症反应之间存在直接的因果关系。在类风湿关节炎患者的关节滑液中可检出牙周致病菌及其高水平抗体。新近的研究结果提示,牙龈卟啉单胞菌可能参与了宿主自身免疫反应过程,与机体免疫耐受丧失或自身免疫反应放大相关,进而在遗传易感个体导致类风湿关节炎的发生。另一方面,类风湿关节炎患者唾液流动减慢,增加牙菌斑的形成,同时类风湿关节炎造成的上肢活动性损害和残疾会降低手的灵巧性,使维持口腔卫生更加困难,从而增加患龋、慢性牙周炎和牙齿丧失的风险。近年来有临床证据显示,牙周治疗可以在一定程度上缓解类风湿关节炎的症状和体征。

(七)与其他系统疾病的相关关系

近年来研究表明,慢性牙周炎还与阿尔茨海默病、慢性肾病、炎性肠病(inflammatory bowel disease,IBD)、结肠癌、胰腺癌等系统疾病相关。

(周　青)

?

思考题

1. 举例说明全身系统性疾病在口腔的表现有哪些。
2. 口腔疾病中的牙周炎对全身的影响有哪些？

思考题解题思路　　　　　本章目标测试　　　　　本章思维导图

推荐阅读

[1] 冯海兰,郭传瑸. 口腔医学导论. 2版. 北京:北京大学医学出版社,2013.

[2] 周学东,唐洁,谭静. 口腔医学史. 北京:人民卫生出版社,2013.

[3] 单艳华,陈琦,张大庆,等. 近代中国牙医师创办牙医学院之历史探析. 中华口腔医学杂志,2022,57(11):1163-1168.

[4] 何三纲. 口腔解剖生理学. 8版. 北京:人民卫生出版社,2020.

[5] 房兵,王丹茹,王旭东. 口腔医学美学. 上海:上海交通大学出版社,2023.

[6] 朱也森,姜虹. 口腔麻醉学. 北京:科学出版社,2012.

[7] 岳林,王晓燕. 牙体牙髓病学. 3版. 北京:北京大学医学出版社,2022.

[8] 王佐林. 口腔种植临床操作与技巧. 北京:人民卫生出版社,2021.

[9] 赵铱民. 口腔修复学. 8版. 北京:人民卫生出版社,2020.

[10] 马绪臣. 颞下颌关节病的基础与临床. 北京:人民卫生出版社,2004.

[11] 张志愿. 口腔颌面外科学. 8版. 北京:人民卫生出版社,2020.

[12] 王勇. 口腔数字化技术. 2版. 北京:人民卫生出版社,2023.

[13] 葛立宏. 儿童口腔医学. 5版. 北京:人民卫生出版社,2020.

[14] NELSON S J. Wheeler's dental anatomy, physiology and occlusion. 11th ed. St. Louis, Missouri:Elsevier,2019.

[15] LOOS B, CLAFFEY N, CRIGGER M. Effects of oral hygiene measures on clinical and microbiological parameters of periodontal disease. J Clin Periodontol,1988,15(4):211-216.

[16] SILK H, DOUGLASS A B, DOUGLASS J M, et al. Oral health during pregnancy. Am Fam Physician,2008,77(8):1139-1144.

[17] FREEDMAN G A. Contemporary esthetic dentistry. St. Louis, Missouri:Elsevier,2011.

[18] CHAPPLE I L C, MEALEY B L, VAN DYKE T E, et al. Periodontal health and gingival diseases and conditions on an intact and a reduced periodontium:Consensus report of workgroup 1 of the 2017 World Workshop on the Classification of Periodontal and Peri-Implant Diseases and Conditions. J Periodontol,2018,89(Suppl 1):S74-S84.

[19] PAPAPANOU P N, SANZ M, BUDUNELI N, et al. Periodontitis:Consensus report of workgroup 2 of the 2017 World Workshop on the Classification of Periodontal and Peri-Implant Diseases and Conditions. J Clin Periodontol,2018,89(Suppl 1):S173-S182.

[20] MISCH C E. Dental implant prosthetics. 2nd ed. St. Louis,Missouri:Elsevier,2015.

[21] OKESON J P. Management of temporomandibular disorders and occlusion. St. Louis,Missouri:Mosby,2019.

[22] MASRI R, DRISCOLL C F. Clinical applications of digital dental technology. 2nd ed. Ames,Iowa:Wiley-Blackwell,2023.

中英文名词对照索引

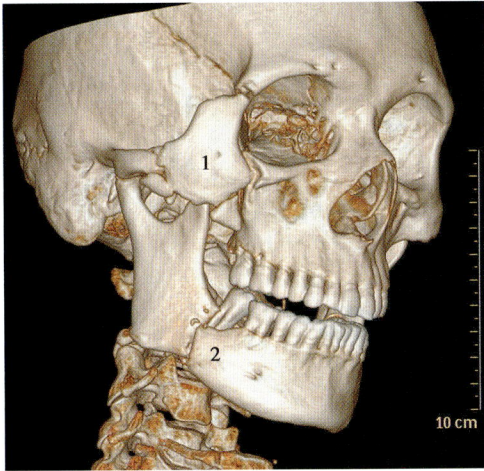

彩图 2-5　颌面部骨折的三维 CT 图像
1. 颧骨骨折；2. 下颌骨骨折。

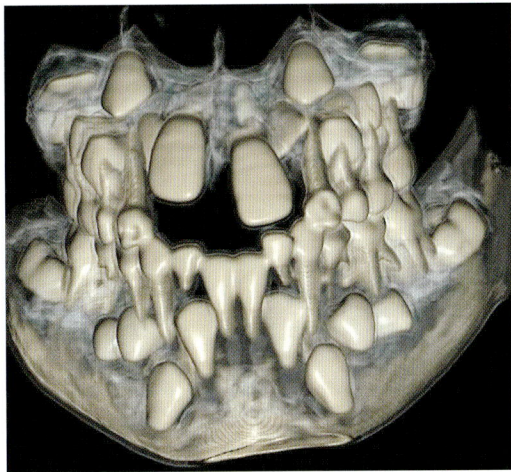

彩图 2-6　儿童混合牙列 CBCT 图像

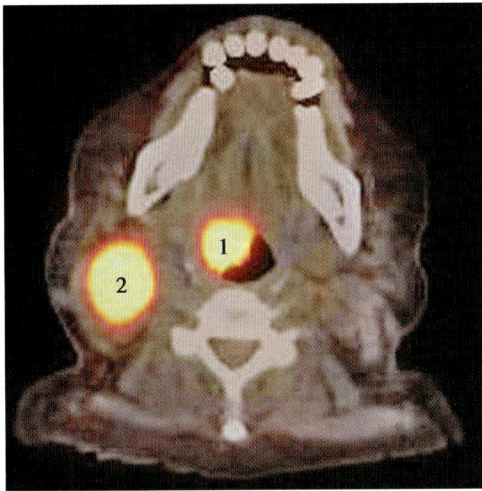

彩图 2-9　舌癌伴颈部转移的 PET-CT 图像
1. 右舌根癌；2. 颈部淋巴结转移性癌。

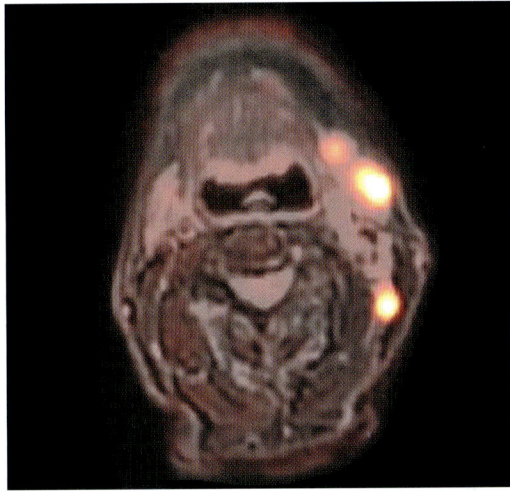

彩图 2-10　左颈部淋巴瘤的 PET-MRI 图像

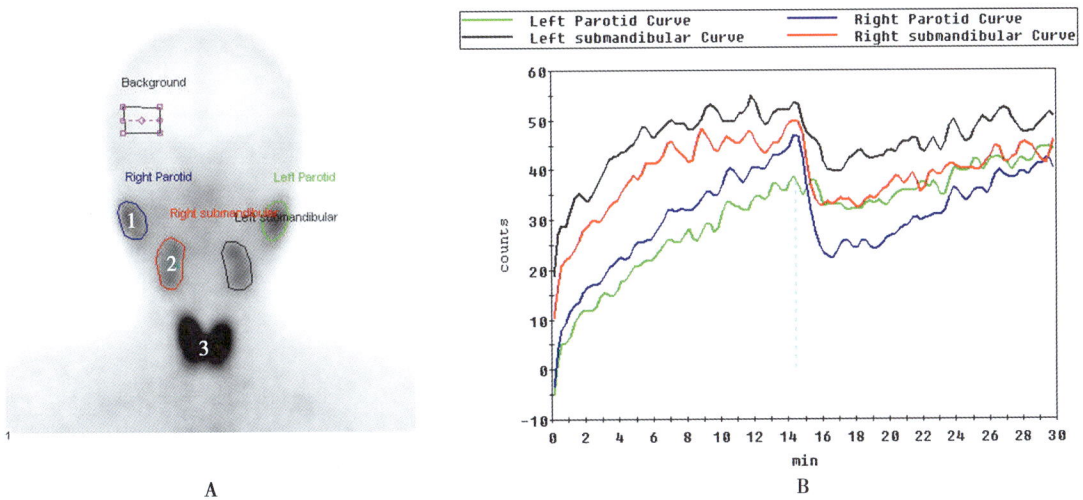

彩图 2-11　ECT 图像
A. 头颈部相关腺体的放射性核素显像；1. 腮腺；2. 颌下腺；3. 甲状腺；B. 正常腮腺和颌下腺摄锝 30 分钟内的分泌曲线。

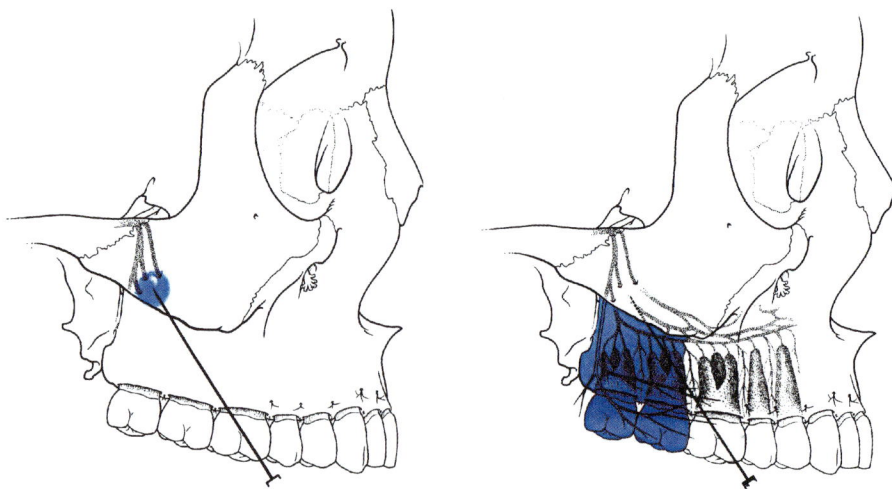

彩图 5-1　上牙槽后神经阻滞麻醉

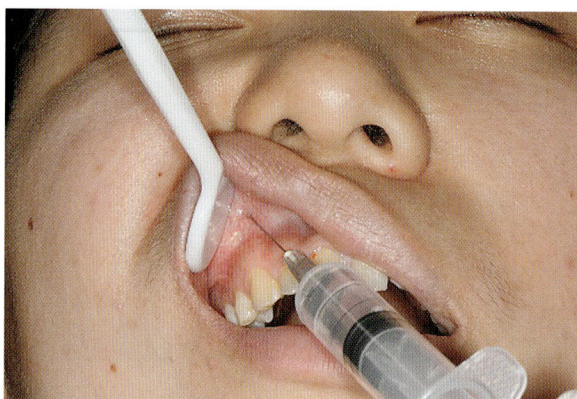

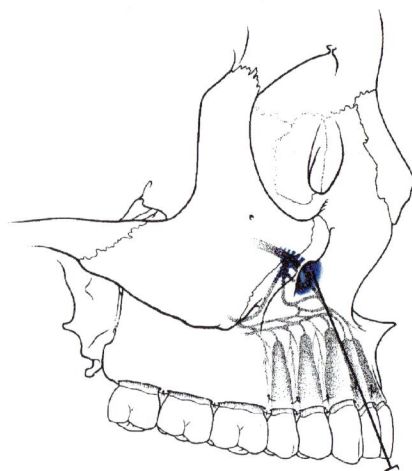

彩图 5-2　眶下神经阻滞麻醉（口内注射法）

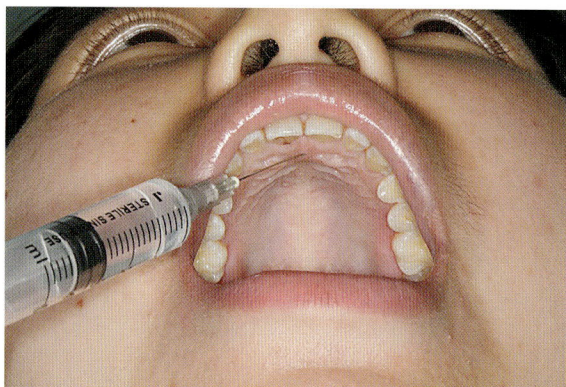

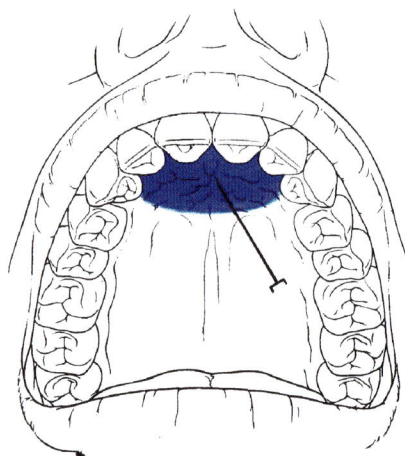

彩图 5-3　鼻腭神经阻滞麻醉

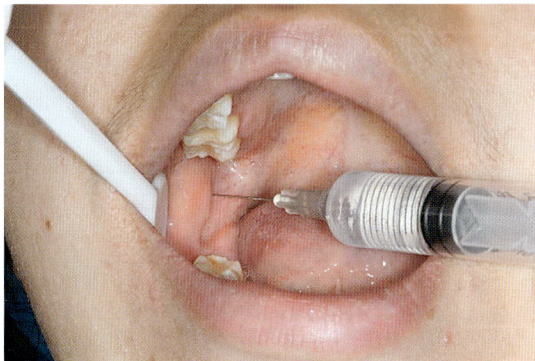

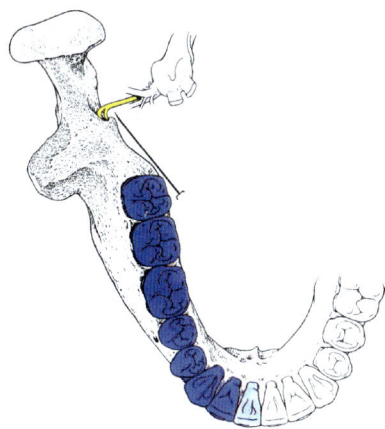

彩图 5-4　下牙槽神经阻滞麻醉

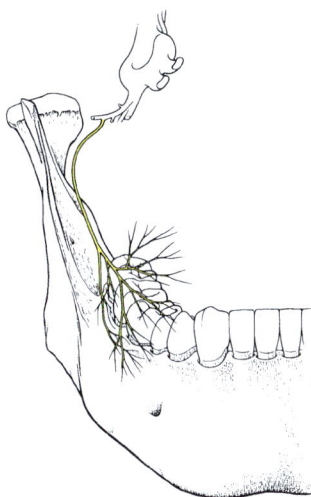

彩图 5-5　颊神经的走行分布

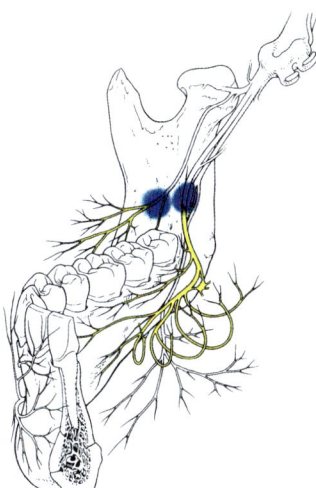

彩图 5-6　颊神经阻滞麻醉

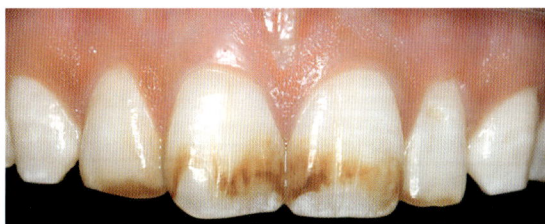

彩图 6-4　氟牙症

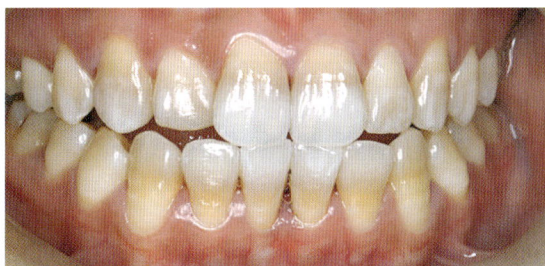

彩图 6-5　四环素牙

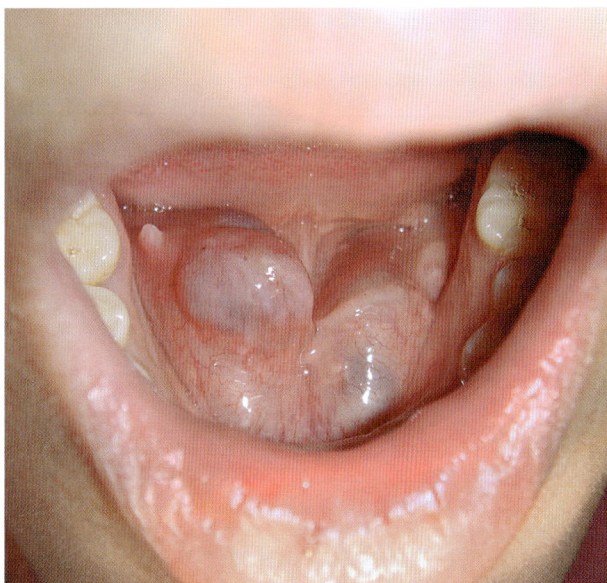

彩图 16-7　舌下腺囊肿

蝶窦
鼻中隔
鼻咽腔
翼外肌
软腭肌
咽旁前间隙
颊肌
颊脂垫
颊间隙
舌下腺
下颌下腺管
舌神经
下颌下淋巴结
下颌舌骨肌神经
颏舌肌
下颌下腺
下颌舌骨肌
舌骨
胸骨舌骨肌和颈深筋膜中层

颞深间隙
颞浅间隙
颞肌
颞筋膜间隙
颧弓
颞下间隙
翼内肌
咬肌下颌间隙
翼下颌间隙
咬肌
下颌支
舌下间隙及舌神经
下牙槽动脉及神经
面动脉
下颌下腺管
面静脉
颏舌骨肌
下颌下间隙
舌深动脉吻合支

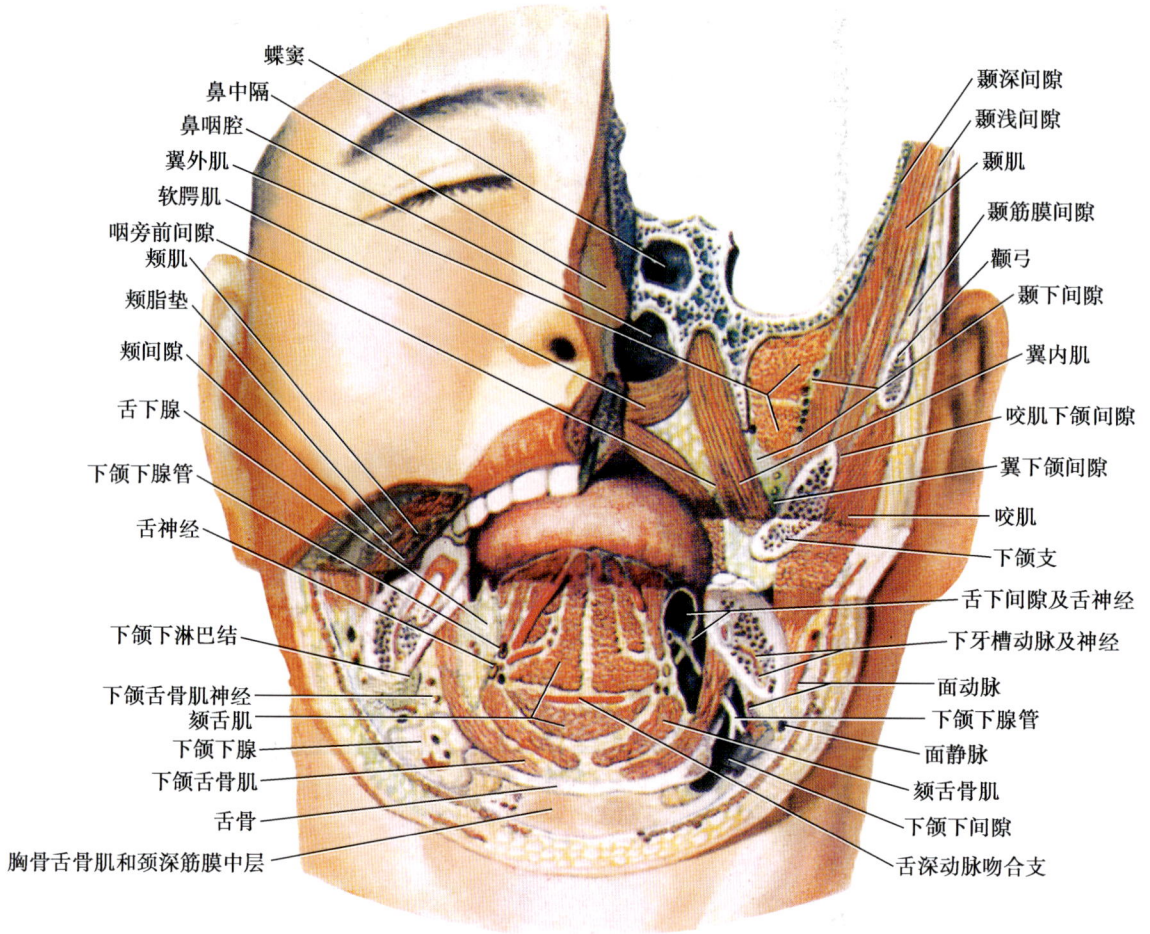

彩图 17-1　头颈部解剖图谱,包括颅底、眼眶及颈部

10